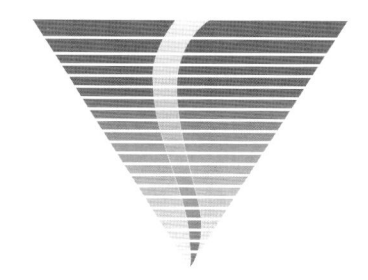

形成外科ADVANCEシリーズⅡ-4

美容外科
最近の進歩 第2版

監修 杏林大学教授
東京大学名誉教授
波利井 清紀

編著 東京警察病院形成外科部長
大森 喜太郎

克誠堂出版

執筆者一覧
（五十音順）

市川　広太	東海大学医学部形成外科
市田　正成	（医）社団いちだクリニック
内沼　栄樹	北里大学医学部形成外科
宇津木龍一	北里研究所病院美容医学センター
遠藤　隆志	筑波大学臨床医学系形成外科
大森喜太郎	東京警察病院形成外科
小住　和徳	OZUMIクリニック
河原　理子	日本医科大学形成外科
倉片　優	東京警察病院形成外科
小林誠一郎	岩手医科大学形成外科
酒井　成身	聖マリアンナ医科大学横浜市西部病院形成外科
佐久間文子	神尾記念病院耳鼻科
佐藤　兼重	昭和大学医学部形成外科
白壁　征夫	美容形成外科サフォクリニック
新冨　芳尚	蘇春堂形成外科
菅原　康志	自治医科大学形成外科
鈴木　芳郎	美容形成外科サフォクリニック
征矢野進一	神田美容外科形成外科医院
高柳　進	メガクリニック
谷野隆三郎	東海大学医学部形成外科
鶴切　一三	つるきり形成・皮フ科
出口　正巳	白壁美容外科
中山　凱夫	筑波大学臨床医学系形成外科
野平久仁彦	蘇春堂形成外科
林　和弘	北里大学医学部形成外科
原口　和久	昭和大学医学部形成外科
波利井清紀	杏林大学医学部形成外科
百束　比古	日本医科大学形成外科
平賀　義雄	平賀形成外科
平野　明喜	長崎大学医学部形成外科
古川　晴海	中野坂上クリニック
保阪　善昭	昭和大学医学部形成外科
松尾　清	信州大学医学部形成外科
松野　功	赤坂まつの矯正歯科
三宅伊豫子	戸田中央総合病院形成外科
宮坂　宗男	東海大学医学部形成外科
矢島　和宜	蘇春堂形成外科
矢永　博子	矢永クリニック・皮膚再生研究所

第2版　序

　1998年に初版として編集された形成外科Advanceシリーズ「美容外科最近の進歩」はこのたび改訂出版されることになりました。

　今回は前回の執筆者の一人の暇先生がご逝去されたこともありまして，数章において執筆者の変更や追加を，あるいは，この5～6年の間の美容外科の進歩に伴った加筆や修正なども行っています。これらの結果，初版における形式や内容を多くの点で守りながら，より充実した内容となっています。

　本書の執筆者は，現在日本の美容外科の第一線で形成外科を母体とする美容外科の邁進に努めておられる先生方です。したがって2000年代初頭の日本美容外科学会の現状が記されていると言っても過言ではないと思います。

　21世紀に入りましてから美容外科はことのほか進展を見ておりまして，従来にはなかった新しい分野の登場も見ています。一方，これら新しい手技や手法のなかに，より慎重に捉えなければならない事項が含まれていることも事実でしょう。これらのことを踏まえ，今後正しく美容外科が発展し，治療成績がさらに向上していくことを望みながら本書の編集にあたりました。

　監修の波利井清紀先生をはじめ，本書にご執筆下さいました諸先生にあらためて厚く感謝の意を申し上げるところです。

2004年12月

東京警察病院形成外科

大森　喜太郎

初版　序

　今般，波利井清紀教授のご推挙により形成外科ADVANCEシリーズ「美容外科：最近の進歩」の編集を担当させて頂きました。日本の美容外科の歴史は決して平坦なものであったとは思えません。古くには異物注入による乳房増大術に伴う各種の問題が大きく提起され，ある種医道上の問題として，形成外科の設立ならびに形成外科をもとにした美容外科医の養成が取り上げられた経緯もございました。近年におきましては，FDAによるSilicon Mammaプロテーゼの実質的使用禁止が提示されるようなことがありましたし，過大ともとれる宣伝広告を含みますマスコミとの付き合い方につきましても，いくつかの問題が提起されてきたところでございます。書いていけば書ききれない程いろいろな事がこの30～40年の間に起こってまいりましたが，形成外科が誕生しこの形成外科によって育てられた美容外科医が今，第一線に立ち始めた時期に相当しています。今回の諸先生におかれましても，ほぼこのような観点から一文ずつご執筆頂いたつもりでございます。

　未だたいへん未熟で，形成外科創設の時期に期待されたものをすべて満足しているとはとても言い難いとは存じますが，今後の発展に期し，今この段階でいちおう言えることを述べておくのもよい機会と存じ本書の編纂にあたりました。

　波利井清紀先生をはじめ本書にいろいろご執筆下さいました諸先生に厚く感謝申し上げるところです。

1998年10月

東京警察病院形成外科

大森　喜太郎

目　次

I　総　論

1．形成外科と美容外科 …… 2
（大森喜太郎）

美容外科診療要約　4

2．美容外科とインフォームドコンセント …… 5
（新冨芳尚，野平久仁彦）

はじめに　5
A．外科医サイドの条件　5
B．患者サイドの条件　6
C．手術全般についてのIC　7
D．美容手術全般についてのIC　7
E．手術の種類別のIC　7

3．美容外科と精神科疾患
─術前における精神医学的スクリーニングの重要性について─ …… 9
（林　和弘，内沼栄樹）

はじめに　9
A．身体醜形恐怖症　9
B．統計的分析　10
C．術前の精神医学的スクリーニングの重要性　10
D．われわれの施設における精神医学的アプローチ　11
E．われわれの精神医学的スクリーニングの実際　11
F．症　例　12
まとめ　13

II　顔面の形成外科

4．眼瞼の手術　a．上眼瞼の構造と眼瞼の手術
─特に上眼瞼の人種的な特徴と瞼裂の左右差をもたらす要因について─ …… 16
（三宅伊豫子，平賀義雄）

はじめに　16
A．手術に必要な上眼瞼の解剖と動き　16
B．症　例　23
C．考　察　24

眼瞼の手術　b．埋没法と切開法の比較 …… 25
（市田正成）

はじめに　25
A．重瞼術の種類　25
B．埋没式縫合法　25
C．抜糸式縫合法　30
D．切開式重瞼術　30
E．埋没法と切開法の比較　33
まとめ　33

眼瞼の手術　c．埋没法とその問題点 …… 34
（鶴切一三）

はじめに　34
A．概　念　34
B．術前評価と問題点　35
C．手術とその問題点　37
D．術後評価と問題点　42
E．症　例　44
F．考　察　44

眼瞼の手術　d．Blepharoplastyに関する新しい考察 …… 45
（松尾　清）

はじめに　45
A．重い瞼と軽い瞼　45
B．上眼瞼の解剖　46
C．開瞼の病態生理　48
D．瞼の老化は腱膜の異常により起こる　48
E．腱膜の異常も同時に治すblepharo plasty　50

5．Face lift operation　a．その歴史と説明方法 ……………………………………………… 51
（大森喜太郎）

　　はじめに　51
　　A．Face lift 手術の小史　51
　　B．Mini lift について　52
　　C．ボリュームへの挑戦　52
　　D．Face lift 手術の説明方法　53

　Face lift operation　b．SMAS を中心として ……………………………………………… 57
（鈴木芳郎，白壁征夫）

　　はじめに　57
　　A．SMAS の概念と解剖　57
　　B．SMAS を扱ううえでの注意点　58
　　C．手　技（SMAS-plastyma 法）　59
　　D．症　例　63
　　E．合併症とその対策　63
　　F．SMAS 法の限界とその対策　65
　　G．考　察　65

　Face lift operation　c．Composite rhytidectomy を中心として …………… 67
（宇津木龍一）

　　はじめに　67
　　A．Composite rhytidectomy の概念　68
　　B．術前評価と患者の選択　69
　　C．手　技　72
　　D．手術結果　72
　　E．考　察　73

III　鼻の美容外科

6．シリコンインプラントによる鼻形成術の問題点 ……………………………………………… 76
（出口正巳）

　　はじめに　76
　　A．シリコンインプラントの性質　77
　　B．解　剖　77
　　C．術前の評価と患者の選択　77
　　D．手　技　77
　　E．症　例　78
　　F．シリコンインプラントによる鼻形成術の問題点と対策　78
　　G．考　察　84

7．自家軟骨移植による鼻修正の適応と問題点 ……………………………………………… 86
（遠藤隆志，中山凱夫）

　　はじめに　86
　　A．概　念　86
　　B．解　剖　87
　　C．術前の評価　87
　　D．手　技　88
　　E．症　例　90
　　F．考　察　91

8．二次的鼻修正 ……………………………………………………………………………… 96
（古川晴海）

　　はじめに　96
　　A．人工材料物が原因の場合の二次修正　96
　　B．自家物材料が原因の場合の二次修正　100
　　C．最近の降鼻術用注入物について　101
　　D．考　察　101

9．腸骨移植による高度鼻変形の治療 ……………………………………………………… 103
（菅原康志，波利井清紀）

　　はじめに　103
　　A．手　技　103
　　B．症　例　106
　　C．考　察　107
　　まとめ　109

10．斜鼻矯正に対する closed osteotomy と鼻中隔弯曲症に対する同時手術 ……… 111
（佐久間文子，波利井清紀）

　　はじめに　111
　　A．術前の評価と説明　112
　　B．手　技　112
　　C．症　例　114
　　D．考　察　115
　　まとめ　119

IV Facial bone contouring surgery

11. 外科的手技の適応と問題点 ……………………………………………………………… 122
（平野明喜）

 はじめに　*122*　　　　　　　　　　C．Reduction　*124*
 A．アプローチ　*122*　　　　　　　D．各　論　*125*
 B．Augmentation　*123*　　　　　 E．考　察　*133*

12. 咬合に関与しない外科的手技 …………………………………………………………… 134
（佐藤兼重）

 はじめに　*134*　　　　　　　　　　C．頬骨突出について　*136*
 A．概　念　*134*　　　　　　　　　D．症　例　*137*
 B．下顎骨角部突出について　*135*　　E．考　察　*139*

13. 咬合に関与する外科的手技 ……………………………………………………………… 141
（倉片　優）

 はじめに　*141*　　　　　　　　　　D．術前・術後管理　*144*
 A．術前の評価　*141*　　　　　　　E．症　例　*145*
 B．術式の選択　*142*　　　　　　　F．考　察　*146*
 C．手　技　*142*

14. 歯科矯正と美容外科 ……………………………………………………………………… 149
（松野　功）

 はじめに　*149*　　　　　　　　　　B．症　例　*155*
 A．治療手順　*149*　　　　　　　　C．考　察　*160*

V 体幹・乳房の美容外科

15. 乳房異物の除去と再建手術
　　　―自家組織による再充填術を中心に― ………………………………………………… 162
（百束比古，河原理子）

 A．概　念　*162*　　　　　　　　　E．術後管理　*165*
 B．解　剖　*163*　　　　　　　　　F．症　例　*165*
 C．術前の評価　*163*　　　　　　　G．考　察　*168*
 D．手　技　*164*

16. 豊胸術の適応と問題点 …………………………………………………………………… 170
（高柳　進）

 はじめに　*170*　　　　　　　　　　D．術後管理　*173*
 A．概　念　*170*　　　　　　　　　E．症　例　*173*
 B．術前の評価　*171*　　　　　　　F．考　察　*173*
 C．手　技　*171*

17. Endoscopic breast augmentation ……………………………………………………… 178
（野平久仁彦，新富芳尚，矢島和宜）

 はじめに　*178*　　　　　　　　　　D．手　技　*180*
 A．概　念　*178*　　　　　　　　　E．術後管理　*183*
 B．解　剖　*179*　　　　　　　　　F．症　例　*184*
 C．術前の評価　*179*　　　　　　　G．考　察　*184*

18. 乳頭・乳輪の整容的形成術 ……………………………………………………… 186
(酒井成身)

　　はじめに　186
　　A．乳房再建後の乳頭・乳輪の作成　186
　　B．陥没乳頭 (inverted nipple)　191
　　C．肥大乳頭 (hypertrophic nipple)　194
　　おわりに　194

19. Liposuction の適応と安全性 ……………………………………………………… 196
(小住和徳)

　　A．脂肪吸引の適応　196
　　B．手術を安全に行うポイント　198
　　C．術後管理　201
　　D．安全性　201
　　まとめ　205

20. Lipoinjection の適応と症例の選択 ……………………………………………… 206
(原口和久, 保阪善昭)

　　はじめに　206
　　A．適　応　206
　　B．術前の評価と説明　207
　　C．手術方法　207
　　D．術後指導　209
　　E．治療症例　209
　　F．考　察　209
　　まとめ　212

VI　新しい展開

21. 美容外科における内視鏡下手術とその展望 ……………………………………… 216
(小林誠一郎)

　　はじめに　216
　　A．美容外科における内視鏡下手術の種類　216
　　B．皮下内視鏡下手術の基礎知識　217
　　C．代表的手術法　219
　　D．考　察　221

22. 美容外科における再生医療とその展望 …………………………………………… 223
(矢永博子)

　　はじめに　223
　　A．概　念　224
　　B．手技および術後管理　224
　　C．症　例　225
　　D．考　察　227
　　E．今後の展望　227

23. 人工生体材料の現状と問題点 ……………………………………………………… 230
(市川広太, 宮坂宗男, 谷野隆三郎)

　　A．総　論　230
　　B．各　論　233
　　まとめ　239

24. Filler 療法の適応と問題点 ………………………………………………………… 240
(征矢野進一)

　　はじめに　240
　　A．概　念　240
　　B．術前の評価　241
　　C．手技および術後管理　241
　　D．症　例　242
　　E．考　察　245

I 総論

1 形成外科と美容外科
2 美容外科とインフォームドコンセント
3 美容外科と精神科疾患

I 総論

1 形成外科と美容外科

SUMMARY

今日の「形成外科学」は見事なまでの発展を遂げ，形成外科の創成期と比べれば格段の進歩があったことは論を持たない。そして現在形成外科の中でも再建外科をおもに専攻される先生の中に，今後美容外科を取り込もうとする機運は一段と高まっている。今後，形成外科の諸先生におかれては，よりよい形で大きな発展を美容外科の領域においても果たして下さることを切に希望する。

21世紀が幕を明けた今日において，今まで踏襲されてきた美容外科的手法の単なる延長線上に，未来の美容外科が花開いていくと考えることは多分に早計なのかも知れないと思っている。一つは現在までに理解され確立したかに見える手術であっても，その手術の目的となる変形の捉え方や手法の変化によって，別の概念構成が行われるとしても不思議ではないからである。また骨延長術式の発展など身体そのものの持つ修復機能の見直しやその理解が進み，これらが美容外科に応用されていくことも夢の世界ではないと考えている。今後は現在までに使用可能な各種の治療方法の改善改良を試みると同時に，倫理面を含めた全科学的な解釈の上に立って美容外科の発展を願うものである。さらに身近なところでは皮膚培養に代表されるように，将来的には人間のパーツの培養が行われ，これら再生医療を用いた各種の手術が施行されるようになってもまったく不思議はない。おそらくそれは初めは稚拙とも思える手段により実現を見るであろうが，これらはより高度な科学的な進歩の中で改善され実用に耐えうるものに変化していくことは想像に難くない。

形成外科と美容外科の関係を表現する代名詞的な役割として，その両者は"車の両輪のごとく"とするものが従来からよく用いられている。「言いえて妙」と思いながら，ある日，曾野綾子氏のエッセイ「昼寝するお化け」（週刊ポスト，1997年2月28日号200頁）が目に入った。氏のエッセイの本論は，運輸省に対して評議員選任を巡る行政処分の取消し請求の訴えを起こした事の次第である。その文末に「官と民は車の両輪として働くべき」だというくだりがある。論旨は「どちらか一方が大きくても車は曲がるのだから，どちらも平等に大切にするべきだ」とある。従前から形成外科・美容外科を論ずる際に用いられてきた両輪論では相互の知識・経験をキャッチボールするといった意味合いから，多分に学際的（interdisciplinary field）な関係を強調することが多かったのではと思ってきたが，"車の両輪"の意味を正しく解釈すれば，確かに両者の一方を律すれば事は曲がるという語感はたいへん興味深い。と同時に，形成外科と美容外科をこのような観点から，その相互に別な歴史を持たせ独立単体として認め合ったうえで"両輪"の一方ずつにはめ込む考え方は，形成外科を土台とする美容外科を育成しようとする日本の形成外科の創設当初の考え方の間に少なからぬ離齬が存在する。

日本の形成外科が創設された昭和30年代初頭，世界各地からPlastic Surgeryに関する問い合わせやお知らせが東京大学の三木威勇治教授のもとに寄せられたことが想像される。そして，いわゆる美容整形と整形外科との混同からくる諸問題も同氏のもとに集まった点が挙げられている（医学のあゆみ，72：503，1970）。確かにこのような事態は，中国では"Plastic Surgery"を整形外科と標記し，日本では，"Orthopedic Surgery"を整形外科と標記するnaming上の離齬に由来する事柄があったにしろ，

日本に"Plastic Surgery"を専門分野とする医師の養成が示唆されていたことは間違いない。そしてこの専門分野の中に美容外科あるいは整容外科的な内容が入っていたことに疑いを持つ余地はない。そしてこのことは当時異物注入による乳房増大術が巷にはびこり，社会問題化し三木をして医道上の問題と言わしめていた事実を重ね合わせると理解はより容易となる。

ともかく長い医療の歴史の中に，内科も外科もその他多くの departmentalization ができあがり，公式ではないにしろ美容整形もあった中に形成外科は誕生したのである。そして形成外科的によく訓練された美容外科医を作り出すことも形成外科創設の目的の一つであったので，日本美容外科学会もおおむねこの趣旨のもとに大森清一のもとに作られたと考えるのが自然である。この形成外科創成期に三木によって書かれた"Plastic Surgery and Cosmetic Surgery について"をここに再掲する。

> Plastic Surgery 即ち形成外科が最近何かと話題になるのは，むしろ Cosmetic Surgery 即ち美容外科の意味に於いてであるようである。Plastic Surgery には，正常にするという意味はあるが，より美しくするという意味はない。しかし正常ということは，どこに線を引くかはむずかしい。例えば，先天性の醜形例えば鼻が少し低いということを正常でないと考えると，隆鼻術もまさしく Plastic Surgery technic である。このようなことが，何でもかでも美しくなろうとする人々，就中若い女性の望みとからんで，Plastic Surgery の cosmetic な面が強く前面に押し出されたのが現状である。且つこの Cosmetic Surgery は，これを行う医師の自らを律することが厳でないと，世の誤解を招きやすい。今日の Plastic Surgery の焦点は，医学上のものではなくて，むしろ医道上の問題ですらある。
> （三木威勇治：特集　Plastic and cosmetic surgery—Plastic and cosmetic surgery について．最新医学 12：239-240, 1957 より引用．原文のまま）

一方，国際的レベルの学会で形成外科に関する最大の学会は IPRAS である。当初この学会は International Society of Plastic Surgeons：IPS として Honorary President に Sir. Harold Gillies，General Secretary に Tord Skoog で 1955 年創設され，その後 1967 年にローマでの第 3 回の学会において"Reconstructive"の一文字が入ることが決まった。

この会自体は，その"11th Congress of the International Confederation for Plastic, Reconstructive and Aesthetic Surgery"を，波利井清紀会長のもとで 1995 年に日本で開催している。この学会名は前回の総会において"Aesthetic"が加わり，以前の IPRS から IPRAS に変更された。このことは形成外科本体としても以前にも増して"Aesthetic"部門の重要性をアピールしたものとなっている。この IPRAS はその sub division として以下に示す 3 つの chapter を持っている。それらは ISAPS・ISRM・ISCFS で，それぞれ国際美容外科・国際マイクロサージャリー・国際頭蓋顎顔面外科となる。これらの chapter の中で最も歴史の古いものは ISAPS で，美容外科に関する国際学会として，他に例を見ない孤高な地位を保ち世界的に見ても指導的な役割を果たしている。学会の存在理由は当然のことながら各分野における学問的発展を通じ，人々のためになる知識や経験を語り合う場であると同時に，学会員の資質の向上を通じ学会員のメリットも保障されることも会の存続における重要な案件である。このためには，所属会員は所定の研修制度などを通じ，会の定める code of ethics を尊重し，形成外科医であるならば形成外科を発展させその基本的理念や概念にたって形成外科を母体とし，その内に本質的に内在する美容外科発展に寄与することを旨としていると言えよう。このような認識は正常化させるという Plastic な意味内容において Reconstructive な手術と Aesthetic な手術を同体とする。言い換えるならば，形成外科と美容外科はその用語においても同一であると理解され，学会レベルにおいても現在の IPRAS が IPS に再統合される日が来ることを否定できない。

将来のことはさておき現在あるいは過去を見る限り，形成外科が本質的な意味合いで美容外科となり得るのは，その形成外科の定義の中にある。形成外科とは「身体外表を含む軟部組織と手足と頭蓋顔面骨」をその対象とし，主として組織移植手術によって過不足を修正することにより形態の改善を図ることを旨としている。手法として用いられる組織移植手術の選択順位は局所，遠隔，遊離とし，いかなる組織移植方法でも不可能，あるいはその結果が reasonable でないと考えられた場合エピテーゼあるいは各種のプロテーゼが用いられる（Manchester, 1964）。したがって他の分野との比較においてこの

形成外科が美容外科の土台となり得る資質は，その対象においても有意にあり，用いられる手法においても同様で，美容外科に必要なほぼすべてを提供できる素地をもっている唯一の科であると言える。ただし，このような形式が形成外科の定義として運用されるようになったのは医療の歴史の中では比較的新しく，一般的な認識としては Harold Gillies にその根源をみる。したがって，形成外科の歴史自体はおそらく70年前後と他科に比較してはるかに浅い。

一方，美容外科あるいは美容外科的な要素は，人間の持つ本質的欲求の一つとして，ここで述べる形成外科をもととした美容外科の歴史とは無関係に存在していたと考えるのは理にかなったことで，このような考え方からさかのぼれば美容外科の歴史は当然古代に達することになろう。そして事実 IPRAS のもととなる形成外科が，世界的なレベルで伝播し統合されていった時代に立ち返ってみれば，当然のことながら形成外科は各種の専門科で教育を受けた医師が，その必要性から Gillies の提唱したコンセプトのうえに集約されたと考えるのが自然である。たとえば Gillies 自身を例にとってもその出身は耳鼻科であった。このような過程からわが国を含む各国の形成外科は順次整備され，Gillies の提唱した形成外科のコンセプトはその概要において保存され，その存在価値は多くの再建外科の分野においても力を発揮すると同時に，美容外科の土台となる各種の知識・経験を生み出してきたと言える。

これまで Plastic なるものに統合される形成外科ならびに美容外科について述べてきた。ここで著者が提唱している美容外科診療要約について述べる。

美容外科診療要約

ある人が何か身体的不具合を訴えて医師に診てもらうことが医療行為の原点である。この時医師は必要に応じて諸々の検査を行い，触診などを加味し診断を下すことになる。そして診断名を患者に知らせ，その診断に対する治療方法を説明し患者の同意のもとにそれを施行することが医療の原則である。これを美容外科に置き換えてみると，たとえば何らかの不具合を感じ医師に相談している点において，おそらく差はないと考えられる。そこでつぎに診断となるわけであるが，ここで診断そのものを補佐する客観的な事実が，ともすれば得にくいことが問題として挙げられる。そして，用いられる治療方法が限定的に手術というかなり断定的な内容を持ったものであることが，診断の曖昧さと相まって美容外科の役割りをわかりにくくする最大の原因となっていると考えられる。そこで美容外科における診断とは，一体何を意味しているのかということを定義づける必要が存在する。

多くの場合美容外科において診断しなければならない内容は，変形の程度であったり，概念構築が終わっていない事項などを相手にしている。そこで，変形にあってはその該当する変形の程度を，医師と患者が同一のものとして認定する作業が必要で，認定して割り出された変形こそが，ここにおける診断名である。また，概念構築が終わっていない事項例においては，この概念の形成から始め，同様の過程を経て変形の認定が行われなければならない。したがって，常に美容外科における診断は，医師と患者相互が認め合った変形そのものが診断となる。この変形に対する治療方法として適切な治療方法を選択することは医師の務めであり，その必要な方法を含めた治療方針に同意を得ることも，実際の施行に先立って行わなければならない治療の一過程と見ることができる。

実際に美容外科の診療にあたって難渋するのは手術の方法名が先に存在し，それに合わせて変形の同定が行われやすいという点で，このことは治療目標の設定に少なからぬズレを生じがちである。この自戒のもと著者は常日頃から他の診療行為と同様，医療においては正常化することこそが医療の原点であろうと考えている。この正常とは概念的な正常を指し，一定の数値を言っているわけではない。そしてこの正常には常にある幅の閾値が存在する。そこでこの閾値を上下させることにより手術の目標水準の設定を変化させることができることを加味しておく。この時に美容外科であるからといって，ことのほか美しくとかきれいとかいったことに惑わされると，本来たいへん個人的な問題である美醜の概念にとらわれ目的にズレが生じる恐れを危惧する。したがって認知された変形に対し，より質的に高度な処理を施すことによって，よりよい，より美しい結果を得ると考えるのが妥当なのではないかと考えている。

〔大森喜太郎〕

I 総論

2 美容外科とインフォームドコンセント

SUMMARY

インフォームドコンセントについて具体的に述べると膨大なものになってしまう。したがって限られた頁数の中でこのことについて述べるとするとインフォームドコンセントを行うにあたり最低限，気をつけなければならない基本的な事項を挙げていくことになる。インフォームドコンセントを行うには，説明をする医師，それを聞く患者，取り扱う疾患または手術の種類の基本的には3つの要素が挙げられる。本稿ではこの3つの要素のおのおのについてポイントを述べた。

- A．説明をする外科医サイドの条件
  医師の倫理観と技量との経験によって同じ疾患に対する説明でも大きな内容の差が生じる。
- B．説明を聞く患者サイドの条件
  インフォームドコンセントを聞く側の理解力の判定がもっとも大切である。そのうえで患者の年齢，性別，などなどが条件となる。
- C．取り扱う疾患または手術法にしたがったポイント
  美容外科という特殊な分野においてはいわゆる外科手術に加え，独特の押さえておかなければならないポイントがある。代表的な例を2，3挙げて説明した。

はじめに

インフォームドコンセント（以下IC）を行うにあたり，その内容は多くの条件によって極めて異なったものとなってくる。美容外科においてこの条件のおもなものを挙げると以下のようなものがある。

- A．外科医サイドの条件
  倫理観，知識，技量，経験，知名度
- B．患者サイドの条件
  人種，年齢，性別，教養と理解力，職業，性格，経済レベル，宗教，配偶者の有無
- C．手術の種類別による条件

以上の一つ一つについて詳細を述べていくと膨大なものになるので，自分なりの経験からICを行うにあたり大切と思うポイントのみを挙げていく。

A 外科医サイドの条件

1．倫理観

高い倫理観を持つことは美容外科のみでなく医業を行うにあたって最も大切な条件と言える。本人が持って生まれた素質や環境もあるだろうが，教育の現場において倫理の教育はまったくなおざりにされている分野ではないだろうか。自分のレベルを越えたICを巧みに行い，患者が手術を受けるように誘導する経営優位の美容外科医があまりに多いのに悲しさを覚える。患者にとってその手術が本当に幸福を与えるものであるのかどうか，患者を自分の身内として考えてあげることが最も理想的なICを行う根本となろう。

2．技量と経験

美容外科を始めた頃のICと豊富な経験を積んで

きた現在のICはかなり変化してきている。それは患者の要求を引き受ける範囲，レベル，責任のとり方などが広く高く強くなってきていることである。当然のことであるが自分の技量と経験に鑑みて自信のもてない手術は引き受けるべきではなく，責任をとれる範囲でのICを行うことが大切である。ICで言葉巧みに言いくるめて，できもしない高度の手術をさも行ったようにふるまう「みせかけの手術」「もどき手術」で高額の費用を請求している外科医が多いのは恥ずかしいことである。

B 患者サイドの条件

1. 教養と理解力

　ICは医師と患者との信頼関係を作るためのものであるのに，丁寧かつ完全なICを行ったにもかかわらずトラブルが生じたとしたらそのほとんどは患者サイドの理解力の欠如，あるいは常識の低さに負うところが多いと言える。したがって患者サイドのレベルを見抜く力を養っていくことも美容外科医にとってはとても大切なことと言える。どんなに模範的なICを行っても患者がそのことを理解したかどうかによって評価が変わってくるということである。そして理解力の低い患者には著者はその患者の保護者や友人など可能な限り理解力のある第三者を同席させて再度ICを行うようにしている。

2. 年　齢

　就職をしている場合はそれなりの常識というものを身につけているが，高校生から大学生の非就業の年齢は美容外科医にとって要注意の年齢である。何か1つ美容手術をすることによって大きく変身できるのではないかというイメージが大きすぎ，しかもそれが特定のタレントであったりする。このような年齢の患者では十分注意して必ず保護者または本人が信頼する第三者とともにICを行う方がよい。一方，高齢者は他人の眼を気にすることが多く，急激な変化を嫌うので，手術はマイルドに行うように心がけた方がよい。たとえば皮下の出血斑もずっと消えないのではないかと真剣に心配する人も多く，安心感を与えるきめの細かいICを行うことが必要である。

3. 性　別

　美容外科においては，女性患者に比べて男性患者は手術を決定するにあたって適応の有無を十分注意して決めなければならない。特に眼瞼と外鼻の美容形成を目的として受診する男性患者にはさらなる注意が必要である。患者が訴える改善すべき欠点を術者が具体的に認識できない症例では，手術は絶対に断るべきとまで言いたい。

4. 経済レベル

　患者が自分の経済レベルを越える費用を必要とする手術を希望する場合，どのような手段で費用を支払うかもICを行ううえで考慮しなければならない観察点である。無理をして集めた全額を一括に支払う場合，その患者の手術に対する異常な期待感が推測され，術後のわずかな欠点も許されないこととなるので，本人の経済レベルを越えた高額な手術は控えた方がよい。

5. 配偶者の有無

　配偶者がいる場合，夫に内緒で手術をしたいという女性は意外と多い。この場合まずは夫の承諾や理解を求める努力が大切である。どうしても協力を得られない場合は夫の社会的地位，職業，生活レベルなど十分な検討を加えてICを行わなければならない。

6. 第三者の評価

　患者に共通する興味深い出来事の一つに，われわれ専門医の評価より友人の評価を何より重要視するという傾向があることである。そしてその友人の評価を表す言葉はたいていの場合「変だ」という実に曖昧な一言なのである。したがってICの中に他人の評価について述べる項目を入れることも大切である。友人の評価とは，長いつきあいの中で慣れとしてインプットされた患者の顔のイメージが強いため，患者の顔のわずかな変化にも敏感に反応しただけのことで，手術の結果に対する正当な評価ではあり得ないのである。たとえば，和服だけを常用しているよく知っている女性が突然洋服を着るとわれわれは「なんとなく変だ」と思うわけで，その人に洋装が似合わないということではないのである。同じ

ようなことが配偶者や孫のいる高齢の患者にも言える。結局，配偶者や孫にとってはいつも見慣れた妻や祖母の急激な変化についていけないだけのことで，手術の結果が悪いわけではないのである。であるのに，「主人や孫が'変だ'といってよそよそしくするので元に戻して下さい」と言ってくる患者がよく見られる。この点からも高齢者の手術はマイルドに行うことが必要であり，ICも第三者の評価について説明しておくことが大切である。

7. トラブルを起こしやすい患者

① 受診してすぐその日の手術を希望する人
② 約束した受診日を守らない人
③ 病院を渡り歩いている人
④ 眼や口唇，鼻，胸などいろいろ相談の部位が散漫で目的の定まらない人
⑤ 攻撃的な性格の人
⑥ すぐ泣く人
⑦ 自分の意志でなく他人から勧められて受診した人
⑧ なかなか決断のできない人

などなどよく注意して，手術を行う前に十分外科医サイドも患者の観察を行い患者のタイプをふまえたICを行うことが重要である。

C 手術全般についてのIC

① 創痕，腫張，血腫，出血斑，感染など合併症一般についてよく説明する。
② 形成外科，美容外科においてはポイントを押さえた術前写真を撮っておくことがICを行ううえでとても大切である。

D 美容手術全般についてのIC

① 他人の目を意識するのではなく，自分のために手術をするという意識を持って手術を受けさせること。
② すべての手術に限界があることを知ってもらうこと。
③ 結果の評価は3カ月後を目安として術直後の状態を見て判断させないこと。
④ トラブルが生じた際，可能な限り修正手術を

あわててしないで自然緩解を待つよう勧めること。患者は自然治癒を待つことを，放置されるものと思い込む人が多いので自然の治癒による改善の大切さを説明する。

E 手術の種類別のIC

1. 二重瞼

① 広い二重瞼をつくって気に入らず狭く修正するのは非常に困難なことなので，広めを希望する患者にはよくICを行っておくこと。
② 左右の二重幅の誤差についての説明。
③ 二重瞼がゆるんだり消失したりすることもあり得ること。
④ 経時的に二重瞼の幅は狭くなってくること。

2. 除皺術

① 顔面表情がある限り皺の再生は防ぎようがないこと。
② 手術効果の持続性について。

3. 鼻形成

① 隆鼻をすることにより本来存在しながらも目立たなかった鼻柱の弯曲や鼻腔の左右差が強調されることがあるので，術前に本来ある変形の有無をよくチェックして，そのことについて説明しておくこと。
② 副鼻腔炎など鼻疾患を有している場合は注意が必要である。

4. 豊胸術

① カプセル拘縮について。
② 乳癌との関係について。
③ バッグの変成や持続性について。

5. 脂肪吸引

① 全体的なbody contourを整えるというよりも余分についた脂肪の盛り上がりの部分を除去するというイメージで吸引術を受ける方がベターであること。特に下肢においては全体的に細くすることには限界があることなど。

6. レーザー治療

① 魔法の道具ではなく，限界があること。
② 照射後の皮膚反応は個人，症状によってさまざまな反応を起こすこと。特に色素沈着について話しておくこと。

「美容外科とインフォームドコンセント」というあまりに大きいテーマを頂き，それを引き受けたことを後悔している。詰まるところは，医の原点である「患者に最高の治療を施す」という基本精神にのっとった治療を続けている医師であれば，心のこもった意義のあるインフォームドコンセントが自然に行えるのではなかろうかと思っている。

(新冨芳尚，野平久仁彦)

I 総論

3 美容外科と精神科疾患
―― 術前における精神医学的スクリーニングの重要性について ――

SUMMARY

美容外科を受診する患者のなかには，何らかの精神医学的問題を抱えている患者が意外に多い。手術による形態的な改善をもって患者に心理的な満足を与えることはわれわれ形成・美容外科医の仕事であるが，このような患者に対しては外科的治療のみではなく，精神医学的側面からのケアや治療が非常に重要となる。当施設では美容外科診療において開設当初から精神神経科と協力して受診患者の精神医学的側面の評価を行うことに重点を置いてきた。この術前スクリーニングの最近の試みとして，美容外科受診患者全員に対して精神科医の立ち合いのもとに初診時の面接を行い，精神医学的評価を行った。このうち何らかの精神疾患が疑われるとして抽出された症例は全体の43％で，さらなる詳細な面談によって精神医学的な診断が確定したものは32％と高率であった。にもかかわらず精神医学的診断が確定した症例のうち，その後も継続して精神科治療を受けている患者はわずかに20％にも満たないことは，精神疾患に悩む患者を精神科へ橋渡しすることの難しさを痛感させられる結果である。

形成・美容外科医であるわれわれの治療目標は患者の望む通りの顔や体の形態を作り上げることだけではない。むしろ最小限の手術効果によって患者の背景にある心理的問題を解消して社会性を向上させることが重要である。こういった意味で精神科的なアプローチは必要不可欠であり，精神科医と形成・美容外科医が密接な連携を保ちながら，患者の精神医学的心理特性の評価を行っていくことが美容外科診療を行ううえで重要であると考えられる。

はじめに

形成外科は形の異常を治すことによって心理的歪みも取り除き，心身ともに正常化して社会に復帰させようとする診療科と言える。近年容貌への関心が高まるにつれて美容外科分野への患者のニーズが高くなってきており，形成外科領域において美容外科が重要な分野となっている。美容外科手術が社会にも認知されつつある中で，客観的には正常もしくは極めて軽微としか認められない容貌の醜さや変形を執拗に訴えて，頻回に手術を要求しこれを繰り返す患者群への対応に難渋することは，日常診療において決して稀なことでない。このように美容外科を受診する患者の中には，何らかの精神医学的問題を抱えている患者は意外に多い。手術による形態的な改善をもって患者に心理的な満足を与えることはわれわれ形成・美容外科医の仕事であるが，このような患者に対しては外科的治療のみではなく，精神医学的側面からのケアや治療が非常に重要となる。

本稿では美容外科分野と精神医学領域とのかかわりから，特に術前の精神医学的スクリーニングの重要性について概説する。

A 身体醜形恐怖症

自らの特定部位を主観的に醜いと考えて，これが原因で「人に嫌われている」といった強い恐怖を持つために，日常生活および社会生活が大いに制限・障害されてしまう病態については，精神医学の分野では歴史的にも古くから報告されてきた。Kraepelinはその症状を一種の強迫神経症と考え，またJanetは体の恥ずかしさに対する強迫観念と捉えていたようである[1,2]。1891年Morselli[3]は，外見が正常範囲であるにもかかわらず，他人に気づかれると考える訴えを醜形恐怖症（dysmorphophobia）と

名付けた。こういった症状に対する診断は時代とともに変化してきたが，1970年代までは精神分裂病，人格障害，うつ病などのさまざまな疾患に付随して現われる非特異的症状として扱われてきた。その後，独立した臨床単位としての醜形恐怖症の存在が言われ始め，1980年アメリカの精神医学会が作成した「精神疾患の分類と診断の手引き；第3版」(Diagnostic and Statistical Manual Disorders, 3rd edition 以下 DSM-III)[4]によって醜形恐怖症の診断基準が明白に示された。現在のDSM-IV（同第4版）[5]という最新の診断基準では，醜形の範囲は主に顔面からさらに拡大して身体醜形恐怖症（Body Dysmorphic Disorder）という呼称となっている。またうつ病や強迫性障害を合併する症例も多い。大脳生理学的なメカニズムとしては，尾状核を中心にその障害部位が指摘されており，PETによって同部位の活動過多が証明されている。尾状核が障害を受けているため，外からの入力をとめることができずに，すべての刺激が大脳基底核のループの中に入ってしまい，強迫観念，強迫行動となってしまうものと考えられている[1]。

　美容外科を受診してくる患者の中には，この身体醜形恐怖症をはじめ，視線恐怖症などの神経症やうつ病・うつ状態などの精神医学的な問題がその訴えの背景にあると思われる症例が少なくない。しかし，こういった患者らは，自ら精神科的治療を求めることは皆無なため，その実態の把握は非常に困難であると言える。

B 統計的分析

　過去の報告（Reich[6]，福田ら[7]，Connollyら[8]，Napoleon[9]）では，形成外科・美容外科手術希望患者のうち30〜70％前後に何らかの精神科的問題があり，Sarrwerら[10][11]によれば美容外科患者の7％，瘢痕の修正術希望の患者の16％に身体醜形恐怖症が認められたと報告されている。1994年の当施設における調査[12]においても美容形成術希望患者の35％に精神科疾患が指摘されている。前回とは異なったアプローチであるが最近の再調査（後述）においても，美容外科受診患者全体の32％に何らかの精神医学的問題が認められた。報告によって多少のばらつきはあるものの，いずれにしてもこれらの数値は非常に高率であると言える。このような傾向は2回以上の頻回な手術歴をもつ患者に強く認められる印象がある。

　精神科疾患を持つ患者らは自分の容貌が原因で周囲から嫌われているといったような信念や恐怖等を抱いていて，それを背景に社会適応や人間関係が大きく障害されていることが多い。

C 術前の精神医学的スクリーニングの重要性

　初診時の時点ですでに精神科疾患が発症してしまっているケースは別にして，術後に精神医学障害が表面化してくる背景には，われわれ外科医の立場からみると主に2つの要因があると考えられる。1つは手術前には精神疾患は認められなかったものの，手術の結果が自分の希望・予想とかけ離れたものとなってしまったために，反応性に精神的ダメージを生じる場合である。2つめは精神疾患が術前より存在していたにもかかわらず，それに術者が気づかずにもしくはその評価を怠ったまま手術を施行してしまい，術後に症状が悪化してしまう場合である。

　前者は外科医としての手技の向上と，患者が実際にどのような形態的変化を望んでいるか丁寧に時間をかけて問診し手術プランを立てていくことで，ある程度の予防効果が期待できる。後者に関連してGipsonら[13]の報告が興味深い。彼らは整鼻術を施行した86症例の10年後の追跡調査を行ったところ，精神分裂病（統合失調症）5例，他の精神疾患32症例を認めたと報告している。しかし，それらはいずれも手術施行時には精神医学的には正常と判断されていた。著者らの経験からも明らかに手術後から精神疾患が表面化してきた症例を経験している。

　このように精神医学的には一見正常範囲内と思われる患者のなかにも手術を契機に精神医学的問題が悪化してくるケースは珍しくはない。このような症例に対して手術だけに限らず適切な治療を提供するためには，術前の精神医学的側面のスクリーニング作業が重要となってくる。Edgertonら[14]は正常部分もしくは軽微な変形を気にする患者の72％に精神的・性格的異常があると判定されたとしているが，やはりその大部分は形成外科医には異常と判断できなかったと報告している。これらの例を見ても

精神医学的側面が正常か異常かを定めるスクリーニング作業を形成外科医だけが行うことは非常に困難であり，またリスクを伴うことがわかる。畷[15]は精神心理面に異常をかかえて美容外科の門をたたく患者で外科医が扱えるのは，心配性（神経質な人）と神経症のごく一部で，その他の神経症・精神病・性格異常の患者は精神科医に委ねるべきであると結論づけている。

D われわれの施設における精神医学的アプローチ

著者らの施設における美容外科診療においては，開設当初から精神神経科と協力して受診患者の精神医学的側面の評価を行うことに重点を置いてきた。スクリーニングによって精神医学的問題が疑われる症例に対しては，手術療法の前段階として可能な限り精神科治療を優先できるように努めている。また，精神科治療は不要だがいわゆる神経質すぎると思われる患者や，精神科による治療効果がある程度得られていてもなお手術を希望する患者に対しては，精神科医師と十分に検討を行う。そのうえで精神医学的な側面から術後社会性の向上が期待される内容に限って最小限の手術を患者に提示するようにしている。

精神疾患が疑われる患者に対して手術を行うかどうかは大いに議論のあるところである。しかし，手術を簡単に断ってしまうと患者は受診しなくなってしまい，これは単に手術をしなかったというだけではなく，彼らの精神側面を救う機会をも同時に放棄することに成りかねないので，症例によっては精神科医の協力のもとに積極的に取り組んでもよいと考えている。実際に精神医学的問題が比較的軽度な症例では，Druss[16]の述べているように，術後対象である容姿の改善により期待通りの社会性を獲得できた症例もある。しかし，逆に手術沈溺（polysurgical addict）の状態となる危険もはらんでいるため細心の注意が必要である。

E われわれの精神医学的スクリーニングの実際

当施設における具体的なスクリーニング方法であるが，従来は美容外科手術希望患者には，通常の他科診療依頼にしたがって精神科を受診してもらい，精神科医における問診および心理検査として，Cornell Medical Index（CMI），YG性格検査，Sentence Completion Test（SCT），ロールシャッハテストなどを行って評価をしてきた[12]。この際，当科では手術希望患者全員にこのようなシステムを適応していることを患者によく説明してなるべく精神科受診に対して抵抗を生じないよう配慮してきたつもりである。しかし，患者のなかには精神科受診に対して理解を示さず拒否するケースも少なからずあった。

そのため最近の試みとして，美容外科受診患者全員に対して，精神科医の立ち合いのもとに初診時の面接を行い，精神医学的評価を行った。精神症状のスクリーニングは，形成・美容外科医が行う面接を精神科医が同席して聞き，必要に応じて質問を追加して精神症状の評価を行った。具体的にはハミルトンうつ病尺度の抑うつ項目と不安項目の2項目を用い，抑うつ項目と不安項目の少なくとも一方が1点以上の症例を『精神疾患が疑われる』と判定した。さらにそれによって抽出された症例については精神科医がより詳細な面接を行い，DSM-IVによって精神医学的診断を確定した。結果としてスクリーニングを行った全患者のうち『何らかの精神疾患が疑われる』として抽出された症例は全体の43％で，さらなる詳細な面談によって精神医学的な診断が確定したものは32％であった。精神疾患の診断を担当した精神科医が患者の美容外科受診理由や手術の既往に関してブラインドではないため，それが先入観となり精神疾患の診断が高くなった可能性は否定できない点はこの手法の限界点と考えた。この方法は同じ診察室でそのままカウンセリングが受けられることから，患者には比較的好意的に同意を得ることができたが，依然として手術を担当する外科医以外が初診時の診察に立ち会っていることに違和感や嫌悪感を示す患者がいたことも事実であり，このような反省点をふまえて患者にとってより簡便で受け入れやすいスクリーニング検査が今後必要であると考えられた。

その一手段として美容外科患者特有の精神医学的・心理的問題を捉えていく質問表が挙げられる。当施設における調査では神経症をはじめとする不安障害とうつ病・うつ状態が大きな比重を占めている

ことから，不安尺度とうつ尺度をポイント制とした自己評価式質問表が適切ではないかと考えて，その作成を試みているところである。

F 症　例

【症例1】16歳，女

生来奥二重であったが，1年6か月前から重瞼幅の左右差が気になり出した。左上眼瞼を針でつつく行為を続けていたが，希望する二重のラインにはならなかった。眼瞼の形態について気にしだすと鏡ばかりを見ていて勉強など他のことが手につかなくなってしまい，家庭内でも母親と口論になることもしばしばあった。重瞼術希望で当科を受診した。精神科医によるカウンセリングを施行し視線恐怖症と診断された。患者本人，母親，形成外科医，精神科医の4者による面談を数回持ち，初診時手術に反対していた母親の同意を得て左右の重瞼幅を改善する目的に左重瞼術を施行した。術後は眼瞼形態のことで気分が落ち込んだり，日常生活が制限されることはなくなった。

【症例2】24歳，女

中学生の頃同級生から顔が長いといじめを受けた。大学卒業後も対人関係に自信が持てず4年間定職に就けなかった。顎を短くして，鼻を高くし，目をパッチリさせて，当時いじめた友人達を見返してやりたいと当科を受診した。精神科的には醜形恐怖症と診断された。精神科医と相談の結果，手術としては他病院ですでに施行された重瞼術の左右差の修正のみを行う方針とした。手術の結果には満足し眼瞼以外で気になる箇所は依然あるものの，精神科治療に対して積極的となり当科および精神科で引き続き経過観察中である。

【症例3】29歳，女

インプラントによる隆鼻術を他病院で受けたが，術後より異物感，頭重感が発生し，また他人の視線が気になって外出困難となった。異物除去を希望して当科を受診した。精神科医の術前評価で視線恐怖症の診断が確定した。インプラント除去とそれに伴う軽微な変形の修正のみを目的として手術を行った。術後より異物感，頭重感は改善し患者の満足も得られた。しかし，術後3年目に「最近になってパキパキ音を立てながら，だんだん顔が歪んできたような気がする」との訴えで再度当科を受診した。臨床所見，画像所見のいずれにおいても治療対象となるような異常は見られず，外科的治療よりむしろ精神的な治療が必要なことを本人に説明した。本人も精神科治療の必要性を理解し，精神科における治療が開始された。

【症例4】32歳，男

大学時代に鼻が大きいことを自覚して，他院で鼻骨骨切り術および鼻尖形成術を受けた。術直後より斜鼻などの顕著な変形が生じたため，同院を受診したが術者から手術は失敗ではないと取り合ってもらえず，修正希望で当科を受診した。

診察時は常に黒のサングラスをかけて，落ち着きなく視線を逸らしながら，自分の鼻の形態の異常さと前医の悪口を時には手紙を準備してきて説明した。また町ですれ違う他人が，「自分の鼻が異常に大きい」と噂しているとの妄想的な訴えもあった。友人からも離れ対人関係に大きな問題を抱えて，自尊心の低下を来していた。精神医学的には醜形恐怖症と診断された。

手術が妥当か非常に悩んだが，精神科医と協議の末かなり高度に残る術後変形に対して修正を行うことは必要と判断し，計2回の整鼻術を施行した。形態的な問題は改善し，これ以上の手術が必要ないことも自覚できるようになったが，依然として自分の鼻に対する妄想的な他人の態度に対応しきれず外出困難なことから，精神科医によるカウンセリングおよび治療を継続中である。

【症例5】65歳，女

異物注入による隆鼻術を他院で施行される。非吸収性の異物が原因で鼻部にしこりを触れるようになり，その除去を目的に再度同院で手術を施行された。しかし，その後も異物感・変形が残存するとの訴えで当科を受診した。

あまりにも安直に手術を受けたことに対して自らを責める反面，前医の術前の説明不足を執拗に訴えた。術前に精神医学的評価の必要性を説明したが，本人の承諾は得られなかった。異物が残存していることが気になってしまい日常生活にも支障が生じていることから，手術を行う方針とした。注入異物は全摘出が不可能なことと，また正常組織を一部含んで摘出せざる得ないため異物摘出後の変形防止に自家組織移植が必要なことを説明し，十分な納得が得

られたと判断したうえで手術を行った。

　術後，鼻尖部の形態には満足するものの，部分的な炎症性色素沈着と自家組織移植を行った鼻背部が軽微ではあるが以前より高くなった気がすることに対して新たな不満が生じた．本人の強迫的な修正手術希望はあるものの，これ以上手術を行っても本人の訴える症状の改善が得られないばかりか悪化の可能性もあると判断し，本人にその旨説明を行った．精神医学的側面の評価・治療の必要性を感じながらも，現在も本人の承諾が得られず経過観察中である．

　ここに示した症例1，症例2および症例3は術前におけるスクリーニング作業，精神科におけるカウンセリングおよび治療，形成・美容外科手術の全てが比較的うまく機能した症例と言える．症例4のようにその訴えが妄想的な形をとっているものも多く，これが悪化すると妄想障害（パラノイア）となり，その治療は極めて困難となる．一般的に美容外科受診患者の精神科治療へのニーズや理解は依然として低く，症例5のように著者らが必要と判断しながらも本人の理解が得られず精神科への橋渡しができない症例が多いことも事実である．当科においても精神科的診断がついた症例のうち，その後も継続して精神科治療を受けている患者はわずかに20%にも満たないことは著者らの努力不足を痛感させられる結果である．しかし，スクリーニング作業により精神医学的問題を指摘されたことによって，長期間の自分の悩みが単に容貌に関わるものではなく精神疾患に起因するものであったと認識することができ，心理的に救われたと美容外科手術よりむしろ精神科治療に意欲的となった症例もある．

まとめ

　形成・美容外科医であるわれわれの治療目標は患者の望む通りの顔や体の形態を作り上げることだけではない．むしろ最小限の手術効果によって患者の背景にある心理的問題を解消して，社会性を向上させることが重要である．こういった意味で精神科的なアプローチは必要不可欠であり，精神科医と形成・美容外科医が密接な連携を保ちながら，患者の精神医学的心理特性の評価と外科的治療を行っていくことが重要であると考えられる．また，それを正しい方向性を持って実行するためには，窓口となるわれわれ形成・美容外科医も日頃から精神医学心理学分野について学ぶ姿勢を持つことが大切である．

（林　和弘，内沼栄樹）

文　献

1) Phillips KA：The Broken Mirror, Oxford University Press, New York, 1996
2) 町沢静夫：精神面からみた美容外科患者．形成外科 43：S9-S13, 2000
3) Morselli E：Sulla Dismorfofobia e sulla Tafefobia due forme non per anco descritte di Pazzia con idée fisse. Bolletino della R. Academia Medica 6：110-119, 1891
4) American Psychiatric Association：Diagnostic and Statistical Manual Disorders, 3rd Edition, American Psychiatric Association, Washington DC, 1980
5) American Psychiatric Association：Diagnostic and Statistical Manual Disorders, 4th Edition, American Psychiatric Association, Washington DC, 1994
6) Reich J：Factors influencing patient satisfaction with the result of esthetic plastic surgery. Plast Reconstr Surg 55：5-13, 1975
7) 福田修，坂東正士，中山凱夫ほか：変形恐怖症（dysmorphophobia）の統計的観察．形成外科 20：569-577, 1977
8) Connolly EH, Gipson M：Dysmorphophobia：A long term study. Br J Psychiatry 132：568-570, 1978
9) Napoleon A：The presentation of personalities in plastic surgery. Ann Plast Surg 31：193-208, 1993
10) Sarrwer DB, Wadden TA, Pertschuk MJ, et al：Body image dissatisfaction and body dysmorphic disorder in 100 cosmetic surgery patients. Plast Reconstr Surg 101：1644-1649, 1998
11) Sarrwer DB, Whitaker LA, Pertschuk MJ, et al：Body image concerns of reconstructive surgery patients；An under-recognized problem. Ann Plast Surg 40：403-407, 1998
12) 幸田るみ子，福山嘉綱，西脇淳ほか：美容形成術希望患者の心理特性に関する実態調査の統計的検討．精神医学 36：523-529, 1994
13) Gipson M, Connoly FH：The incidence of schizophrenia and severe psychological disorders in patients 10 years after cosmetic rhinoplasty. J plast Surg 28：155-159, 1975
14) Edgerton MT, Jacobson WE, Meyer E：Surgical-psychiatric study of patients with minimal deformity. Br J Plast Surg 13：136-145, 1960
15) 暖稀吉：美容外科と精神疾患．美容外科：最近の進歩，大森喜太郎編，第1版，pp9-17，克誠堂出版，東京，2002
16) Druss RG, Symonds FC, Crikelair GF：The problem of somatic delusions in patients seeking cosmetic surgery. Plast Reconstr Surg 48：246, 1971

II 顔面の形成外科

4 眼瞼の手術

　a. 上眼瞼の構造と眼瞼の手術

　b. 埋没法と切開法の比較

　c. 埋没法とその問題点

　d. Blepharoplastyに関する新しい考察

5 Face lift operation

　a. 基本手技と最近の動向

　b. SMASを中心として

　c. Composit liftを中心として

4 眼瞼の手術

a. 上眼瞼の構造と眼瞼の手術
―特に上眼瞼の人種的な特徴と瞼裂の左右差をもたらす要因について―

SUMMARY

上眼瞼の東洋人的な特徴を，主に眼瞼中央部の矢状断のMRIと組織像を対比しながら解析した．さらに症例を提示し，上眼瞼手術，特に重瞼術に際して重要な眼瞼の脂肪の状態，前頭筋と眼瞼挙筋の働き，Heringの法則などにふれ，以下の点を強調した．

① 上眼瞼には位置的に4種の脂肪が観察され，重瞼術に際してはこれら脂肪の処理が重要である．
② 眼瞼がほとんど眼窩上縁の外側に位置し，眉毛と上眼瞼が同一平面にあるような構造においては，開瞼に際して前頭筋が重要な役割を果たす．
③ 左右対称な重瞼を作成するためには，眼瞼挙筋の正常な働きが不可欠である．

はじめに

上眼瞼の解剖については，「形成外科」誌"美容外科に必要な眼瞼の解剖[1]"において述べたが，眼瞼の手術にあたっては教科書的な記載では不十分な場合が多い．東洋人の眼瞼の眼窩に対する位置的な関係や，上眼瞼そのものの構造，あるいは眼窩内の脂肪の量は眼瞼の手術，特に重瞼術にあたってたいへん重要な意味を持ってくる．また，眼瞼の美容手術を希望する人に，時に軽度の眼瞼挙筋や前頭筋，あるいは眼輪筋の機能異常などの合併症があり，それが術後の眼瞼の非対称をもたらす原因ともなる．

今回は眼瞼の手術，特に重瞼術を行うにあたって必要な上眼瞼の構造と，非対称な手術結果をもたらす要因について，著者らの経験を述べてみたい．

A 手術に必要な上眼瞼の解剖と動き

1. 上眼瞼の脂肪

眼瞼の脂肪が東洋人に多いことはよく知られた人種的な特徴であるが，東洋人であってもその量には著しい個人差がある（図4・1）．

上眼瞼の脂肪は以下の4種類に区別される（図4・2）．① 皮下脂肪，② 眼窩隔膜前脂肪，③ 眼窩脂肪，④ 瞼板前脂肪．

脂肪の多い人は，一般に，以上4つの脂肪全体が増加している場合が多いが，重瞼を作成する際に問題となるのはおもに②，③，④である（図4・3）．一方，脂肪の少ない眼瞼は組織学的には西洋人の構造と同様である（図4・1-b, d）．

脂肪の多い上眼瞼のMRIと組織の正中矢状断像を見ると瞼縁から5～7mmで経皮的に重瞼術を行う場合，瞼板に到達するまでに以下の5つの層に遭遇することになる（図4・3）．① 皮膚と皮下組織，② 眼輪筋，③ 瞼板前面に垂れ下がってきた隔膜前軟部組織と眼窩隔膜，④ 瞼板前脂肪織（図4・3-4），さらに⑤ 眼窩脂肪（図4・3-3）が隔膜切除によって重瞼線上に逸脱してくる場合が多い．隔膜前軟部組織は脂肪が多い場合は黄白色であり，eyebrow fat padと呼ばれているものと一連のものと考えられるが，脂肪の少ない場合には白色で線維様に見える．瞼板前脂肪は瞼板上に伸びてきた挙筋腱膜の線維間に沈着した脂肪として前者とは区別できる（図4・2-4）．MRI上では瞼板前脂肪は瞼板上の三角形の白色部分であり（図4・2-4），組織的には1992年，鶴切[2]が指摘したように不規則に離解した線維間に沈着した脂肪粒である．したがって切開法重瞼術の際には，眼瞼皮膚が挙筋に連動して動くようにするため，皮膚を挙筋腱膜より隔てているこれら組織を帯状に切除し，皮膚を挙筋腱膜，または

4. 眼瞼の手術　17

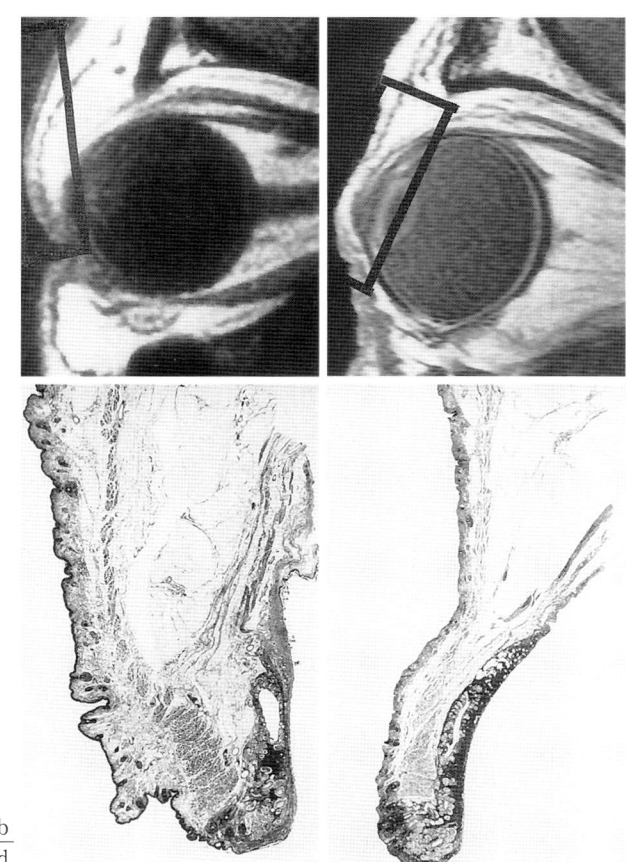

(a, c) はれぼったい上眼瞼。脂肪が全体に多い。
(b, d) 薄い上眼瞼。脂肪が全体に少ない。
図4・1　上眼瞼のMRI像と黒枠部の組織像—正中矢状断—1

瞼板に固定する必要がある（図4・6）。一方，脂肪の少ない上眼瞼の薄い症例（図4・1-b）では，ルーズで動きやすい皮下組織と眼輪筋を瞼板前挙筋腱膜に糸で固定するだけで上眼瞼皮膚は挙筋と連動することとなる。

2. 開瞼に対する前頭筋の役割

東洋人の特徴の一つとして，凹凸の少ない平坦な顔と細い目が挙げられるが，眼瞼がほとんど眼窩上縁より外側（矢状断で眼窩上縁と下縁を結ぶ線の外側）に位置し，眉毛と上眼瞼が同一平面にあるような構造においては，開瞼時，眼瞼挙筋と前頭筋が同時に収縮する場合は，眼瞼はその合力の方向として斜め上方に引き上げられるものと思われる（図4・4, 5）。またこのような構造の東洋人においては，眼球と眼窩上縁との距離が狭く（図4・4▶，図4・11-c ➡），眼瞼全体を眼窩内に引き込むことは難しく，眼瞼後葉のみが眼窩内に挙筋によって引き込まれるが，眼瞼前葉は眼窩上縁より押し出されて眼窩外に取り残されることとなる（図4・4-a）。その取り残された部分が視野を妨げると，これを反射的に引き上げるのが前頭筋の役目である。その際，前頭筋の力が弱いと十分に挙上されずに眼瞼の前葉である皮膚，皮下組織は瞼裂より垂れ下がり視野を狭めることになる。片側性の前頭筋麻痺の症例において左右を比べてみると，この前頭筋の開瞼時における役割が明らかである（図4・5）。一方，眼瞼が全体として眼窩上縁より内側に位置するような構造においては，前頭筋はほとんど開瞼力としての役割を果たしていないように思われる（図4・4-b）。

MRI像によると，前頭筋は頭側から下降し，眼輪筋は眼瞼側から上昇し，眉毛の領域で狭い間隙を挟み重なるように連結し，リングを形成しているように見える（図4・5-c）。したがって，眼輪筋が弛緩し，前頭筋が収縮する際には眉毛が挙上される。一方，前頭筋が弛緩し，眼輪筋が収縮する際には眉毛は押し下げられる。たとえば，前頭筋が異常に収縮する眼瞼下垂のような状況においては，瞼裂縦径（以後，開瞼幅と称す）は狭く，上眼瞼縁と眉毛との距離が増大し，特異な顔貌となる（図4・7）。この際，眼窩隔膜上の軟部組織も引き上げられ，一見sunken eyeのような外観を呈する。このような場合は，開瞼幅を拡大することにより視野を広げると，おそらくは後述のHeringの法則[3]によると思われるが，前頭筋の緊張が自然に緩み，眉毛が下降し上眼瞼の膨らみも回復し，顔貌の改善に役立つこととなる。

本来，前頭筋は両側性の神経支配を受けているが，学習によってある程度左右別々に動かすことができるようになる。したがって，幼児の片側性眼瞼下垂においては両側の眉毛を挙上して患側の視野を広げようとするが，成人においては，下垂側の眉毛をより挙上して患側の視野を広げる努力をしていることが観察される（図4・8）。このことは眼瞼下垂手術時，術式を決定する際に重要である[4]。

一般に，前頭筋の動きは無意識に調節されているように見えるが，この筋は横紋筋であるため，前述の成人の下垂時に見られるように，左右別々に収縮させることも学習により可能となる。そのため，重瞼の幅に微妙な影響を及ぼすこととなる。すなわち，片側の眉毛を挙上する癖のある人では，挙上された側の見かけ上の重瞼幅は拡大し，左右の非対称

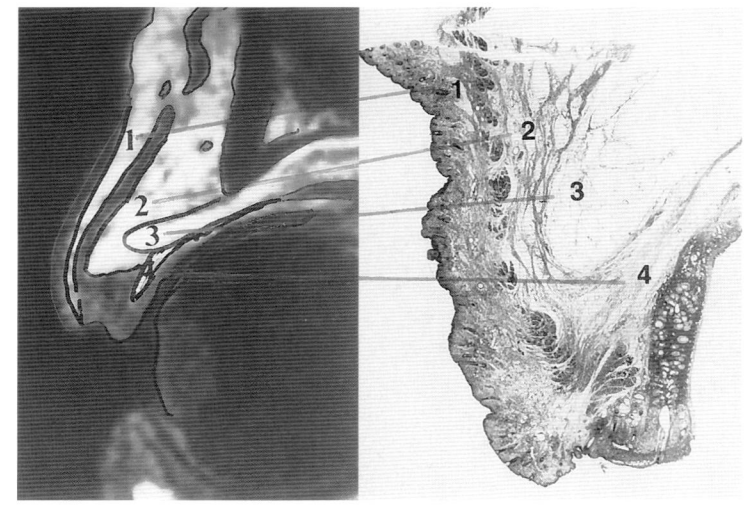

図4・2　上眼瞼のMRI画像と組織像—2
1：皮下脂肪　2：眼窩隔膜前脂肪　3：眼窩脂肪　4：瞼板前脂肪

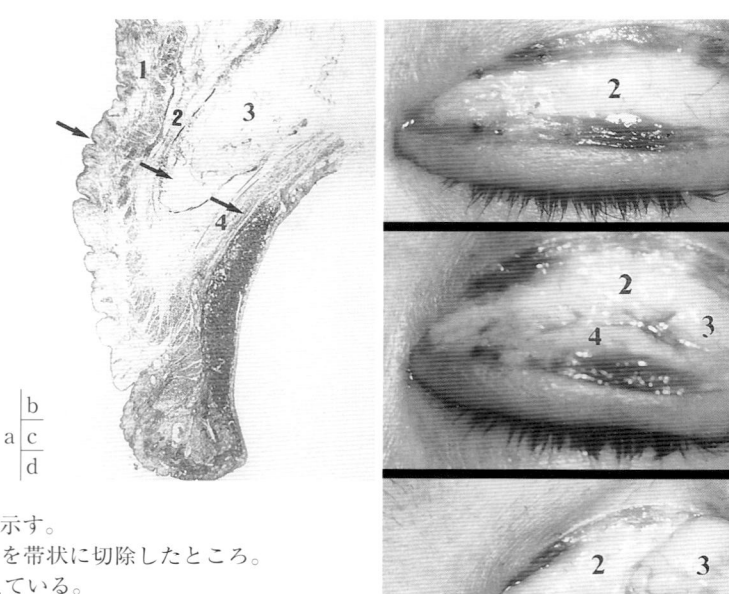

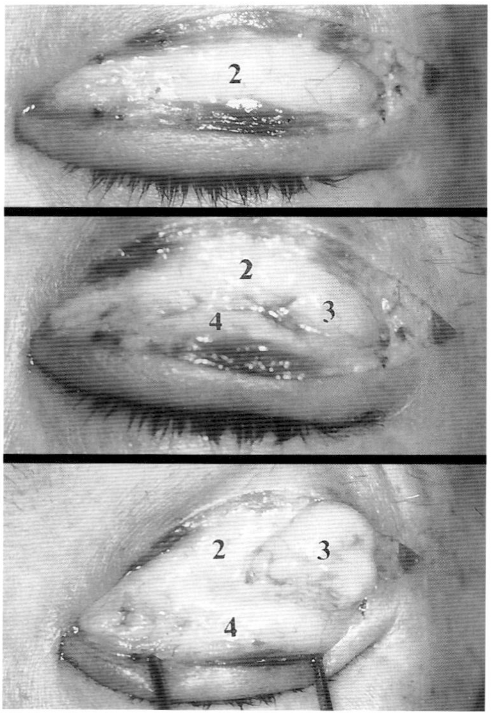

(a) 矢印は重瞼切開線を示す。
(b) 上眼瞼皮膚と眼輪筋を帯状に切除したところ。隔膜前脂肪2が見えている。
(c) 隔膜前脂肪を一部切除したところ。瞼板前脂肪4と隔膜に覆われた眼窩脂肪3が隔膜前脂肪の下に見える。
(d) 隔膜を破って眼窩脂肪を出したところ。
図4・3　上眼瞼の組織像と切開法重瞼術時の脂肪の状態

を来すこととなる。また，眉毛の位置の非対称な人には，往々にして，軽い眼瞼下垂が合併している場合があるので注意を要する。

3. 前頭筋の拮抗筋としての眼輪筋の役割

東洋人では前頭筋が開瞼の役割を担うことが多いので，眼輪筋は挙筋のみならず前頭筋に対しても拮抗筋として働くこととなる。

一般に，平坦な顔貌の高齢者は眉毛を挙上して視野を広げていることが多いが，時に眉毛が異常に低く瞼裂に接近している人に遭遇する。このような場合，眼瞼痙攣や顔面神経麻痺後の眼輪筋の異常共同運動による瞼裂の狭窄例があるので注意する必要がある（図4・9）。このような場合には，眼輪筋の切除により筋力を弱め，前頭筋や挙筋とのバランスをとる必要がある[7]。

4. 重瞼術における挙筋の役割

わずかな片側性の眼瞼下垂に気づかずに重瞼術を行った際，術後に明らかな左右差が現われてくるの

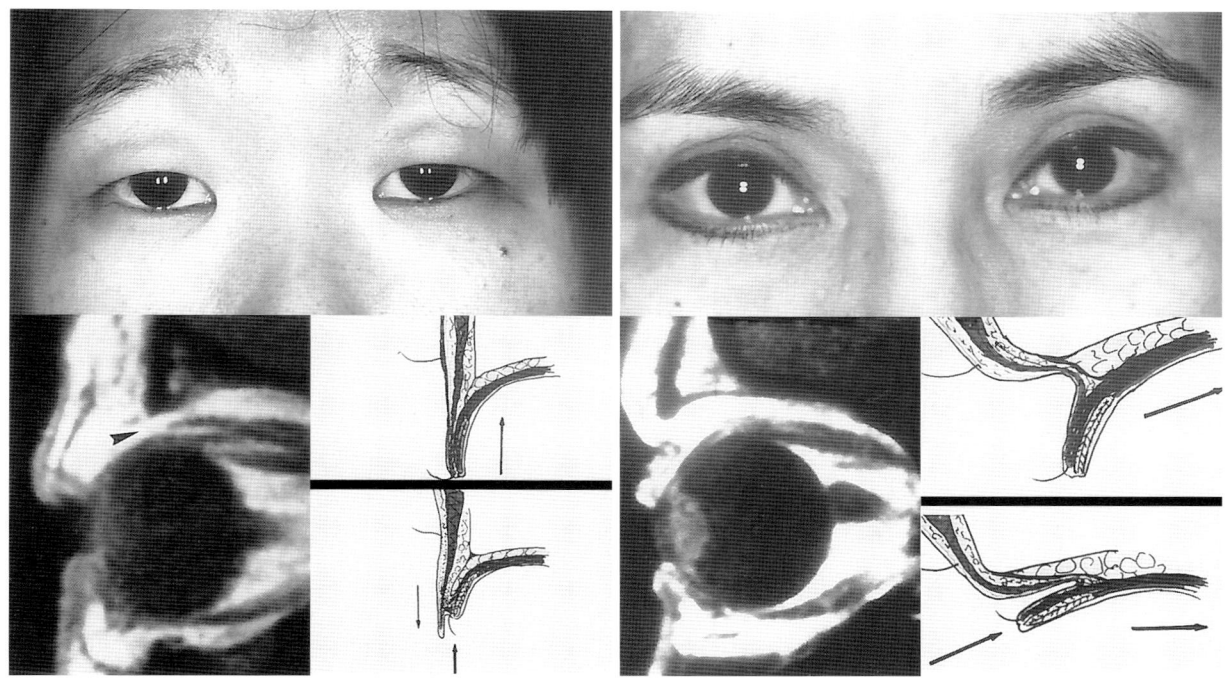

(a) 東洋的な眼瞼
側面像で眉毛と上眼瞼は一直線上にあり，眼瞼はその大半が眼窩の外側に位置している。このような場合，開瞼に際して眼瞼前葉は眼窩外に取り残され瞼裂より垂れ下がり，後葉のみが挙筋の収縮時，眼窩内へ引き込まれる。
▶印は眼窩前縁と眼球間距離が狭い状態を示している。

(b) 西洋的な眼瞼
側面像で上眼瞼はほとんど眼窩内に位置し，開瞼に際しては眼瞼全体が挙筋で眼窩内へ引き込まれる。

図 4・4　東洋的な眼瞼と西洋的な眼瞼の比較

は，不十分な開瞼と患側の眉毛の挙上で見かけ上の重瞼幅が拡大されるためである（図4・10-a）。一重瞼のみと思って軽い両側性の眼瞼下垂例に重瞼術を行った際には，重瞼は浅く，はっきりしないものとなる[8]（図4・10-b）。

さらに，皮膚の下垂や挙筋の機能障害で視野が狭窄されると，前述のように，前頭筋を利用して開瞼しようとするため，眉毛と眼瞼縁との距離が拡大し，上眼瞼軟部組織が眼窩より挙上し，上眼窩部の陥凹が強まる。この際に，いわゆる sunken eye と誤解し脂肪移植などを安易に行うと思わぬ結果をもたらす（図4・11）。このような場合，瞼裂幅を拡大して，視野を広げるだけで眉毛が自然に下垂してくるので，上眼瞼のくぼみは改善されることが多い。また眉毛が下がり上眼瞼皮膚に余裕が出てくるのでくっきりとした二重となる（図4・7-a）。すなわち，左右対称のはっきりとした重瞼を作るためには挙筋の機能が正常であることが不可欠な条件である。

なお，開瞼幅について述べる際に忘れてならないのは Hering の法則[3]である。Hering が外眼筋の両側性支配について述べた法則は眼瞼挙筋についても当てはまることが報告されており[5,6]，その Hering の法則によると片方の開瞼が悪いと「視野が狭いので目を開け」という命令は両側の眼瞼挙筋に伝達されることとなる。したがって，健側の瞼裂幅は拡大される（図4・12-a）。一方，片側の開瞼幅が拡大すると逆の命令が発せられ，健側の挙筋は弛緩してくる（図4・12-b）。この法則は，著者らの観察によると，挙筋と同時に前頭筋が収縮する仕組みになっている眼瞼においては，挙筋のみならず前頭筋にも当てはまるものと思われる。すなわち，片側性の眼瞼下垂においては「片目の開きが悪いぞ」という信号が中枢にいき，その結果，挙筋の動きの悪い患側では，前頭筋に命令が伝わり異常に収縮し，眉毛の挙上となって現われ，健側においては挙筋の過度な収縮を来し，瞼裂幅は正常な時よりも拡大されてくる（図4・8-b）。ただし小児のように眉毛が両側性に対称的に動く場合には，両側の眉毛の挙上と健側の瞼裂の異常拡大を来す（図4・8-a）。さらに，大人でも両側性眼瞼下垂の場合は，両側性の眉毛の挙上が

20　II. 顔面の形成外科

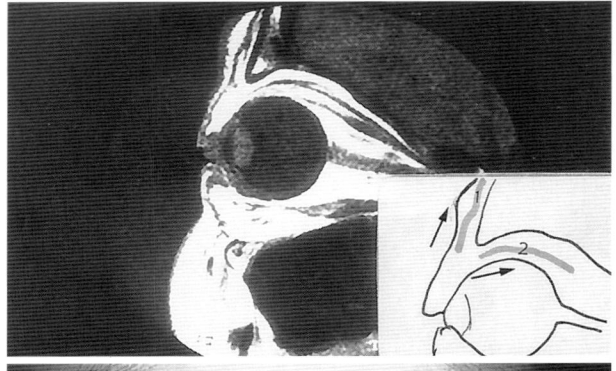
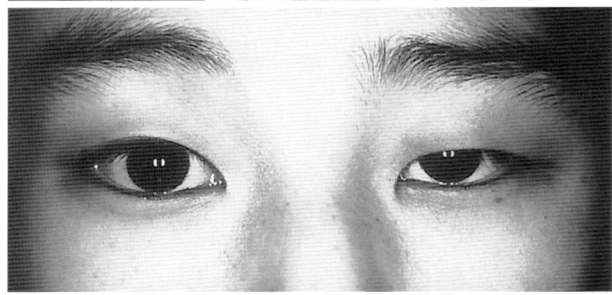
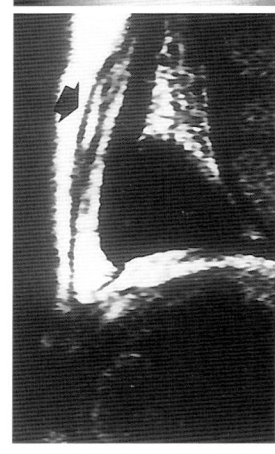
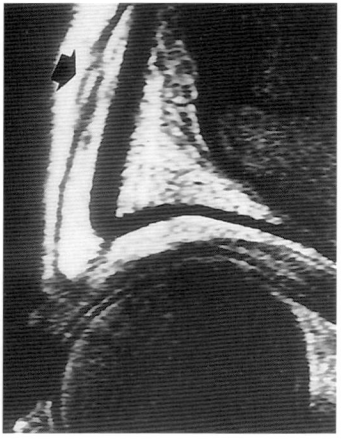

上から (a) MRI における前頭筋と眼瞼挙筋の作用方向を示している。東洋人の多くは両者を同時に収縮させて開瞼している。
(b) 左前頭筋麻痺の症例。麻痺側では挙筋のみで開瞼しているため瞼裂が狭いが，正常側では前頭筋の協力で開瞼幅は拡大されている。ただし Hering の効果も加わっている。
(c) 前頭筋と眼輪筋が眉毛の高さでリングを形成し連結している状態を示している（矢印）。
図 4・5　上眼瞼の MRI と左前頭筋麻痺の症例

起こる（図 4・7-a）。
　一般に Hering の法則により健側の瞼裂が拡大している場合（図 4・12-a）は，手術的に下垂側の瞼裂の拡大を図ることにより眼瞼の異常後退は自然に改善され，術前よりも瞼裂幅は縮小して見える（図 4・12-b）。また前頭筋が異常に収縮していた場合には，術後は前頭筋も自然に弛緩し眉毛は下垂してくる（図 4・7）。前述のように，この眉毛の下垂によ

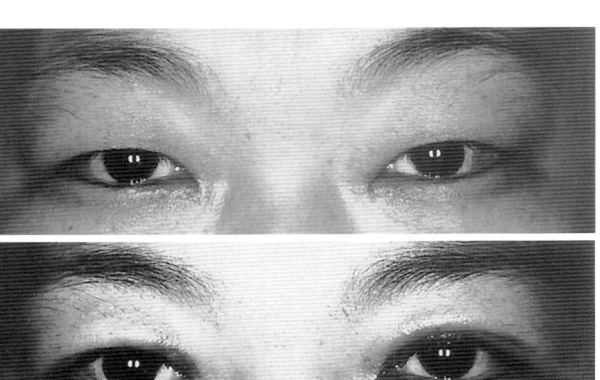
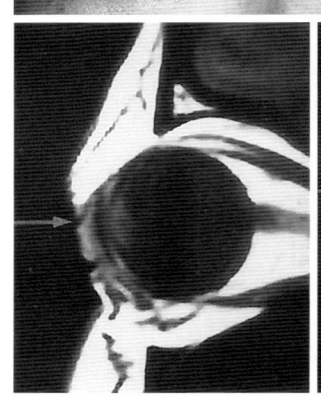
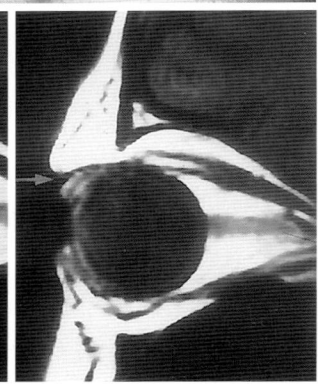

(a) 術　前	
(b) 術　後	
(c) 術後 MRI 像，閉瞼時	(d) 術後 MRI 像，開瞼時

図 4・6　症例 1
脂肪の多い上眼瞼に切開法で重瞼術を施行した症例。矢印は切開線を示す。

り，術前には陥凹して見えた上眼瞼も正常に復することとなる。

5. 上眼瞼の可動域を決定する瞼裂横径と眼瞼対眼窩の位置的関係

　東洋人は西洋人に比べると一般に瞼裂横径は狭く直線的である（図 4・4）。また上眼瞼が上眼窩縁より外側に位置していることが多く，前頭筋と挙筋の共同作用で開瞼している関係で，挙筋の後方への牽引力が弱く，開瞼幅も狭い。すなわち，眼瞼が眼窩縁の外側に位置する東洋的なタイプと，眼瞼が眼窩縁より内側に位置する西洋的なタイプの MRI を比較して明らかなように，前者では眼窩上縁と眼球との距離が狭く，眼瞼全体として眼窩内に引き込まれるには無理があり，その前葉を眼窩外に残すこととなる（図 4・4-a）。その結果，この残された組織の重みと前頭筋の上方牽引力が眼瞼の後方移動をさら

4. 眼瞼の手術　21

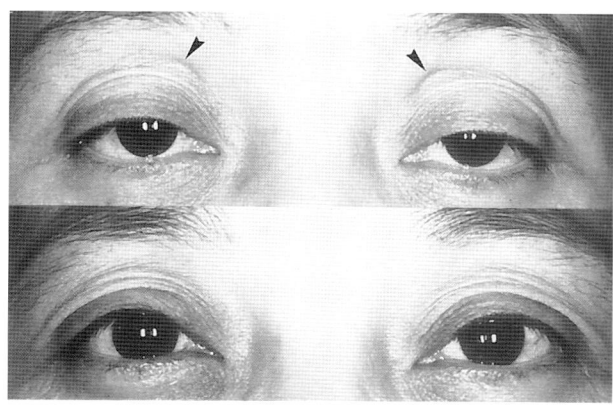
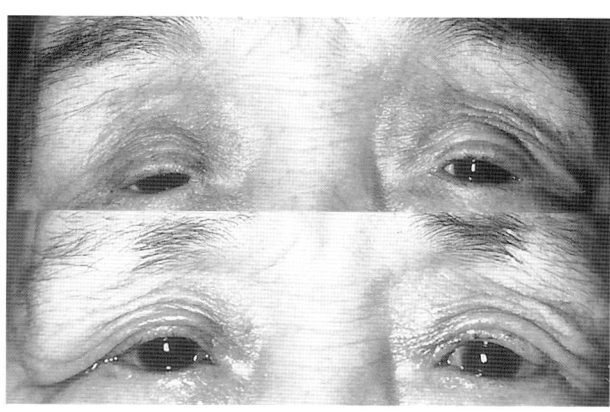

(a) 症例 2：後天性両側性眼瞼下垂の術前（上），術後（下）を示す。術後視野の拡大により眉毛が下がり上眼瞼の陥凹（▶印）が消失している。

(b) 症例 3：瞼裂癒合にて視野の狭窄を来した症例の術前（上），術後（下）を示す。術後視野の拡大により眉毛が著しく下降している。

図 4・7　症例 2，3

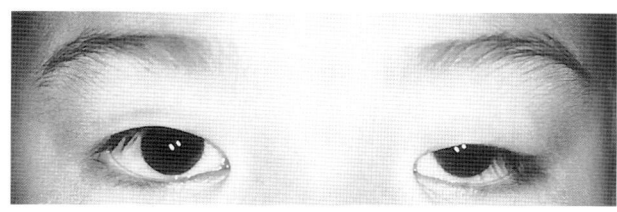
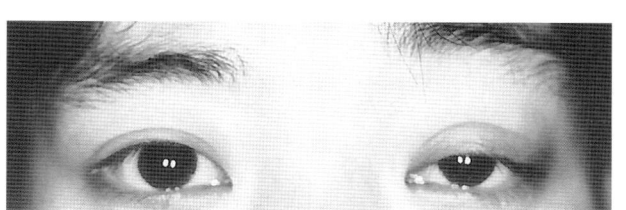

(a) 症例 4：幼児の左側眼瞼下垂例。眉毛は患側のみならず健側においても挙上されている。

(b) 症例 5：成人の左側眼瞼下垂例。眉毛は患側のみで挙上されている。健側の瞼裂は Hering の法則で普通よりも拡大されている。

図 4・8　症例 4，5

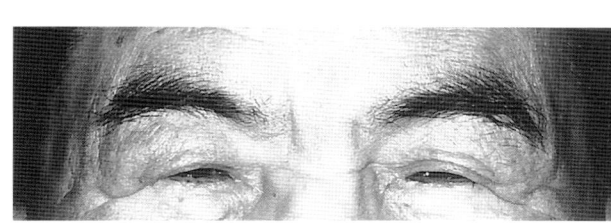
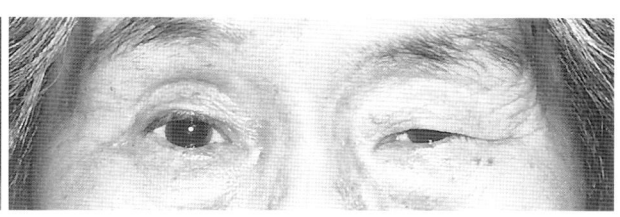

(a) 症例 6：眼瞼痙攣により眉毛と上眼瞼縁との距離が狭くなっている。

(b) 症例 7：左顔面神経麻痺後の眼輪筋咀嚼筋共同運動による左瞼裂幅の狭窄を示す。

図 4・9　症例 6，7

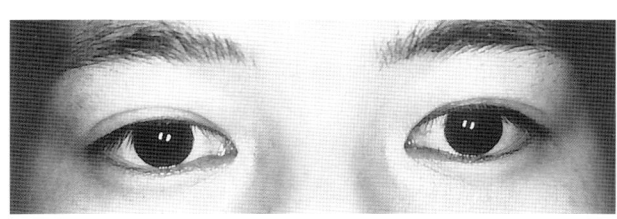
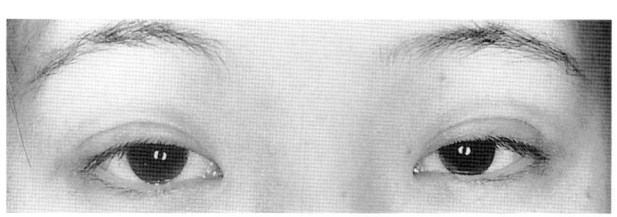

(a) 症例 8：右軽度眼瞼下垂に気がつかず両側同幅の重瞼術を行った症例。患側の見かけ上の重瞼幅が広い。

(b) 症例 9：両側眼瞼下垂例に重瞼術を行った症例。挙筋の働きが悪いとはっきりとした重瞼ができない。このような場合には重瞼術と同時に挙筋の短縮が必要である。

図 4・10　症例 8，9

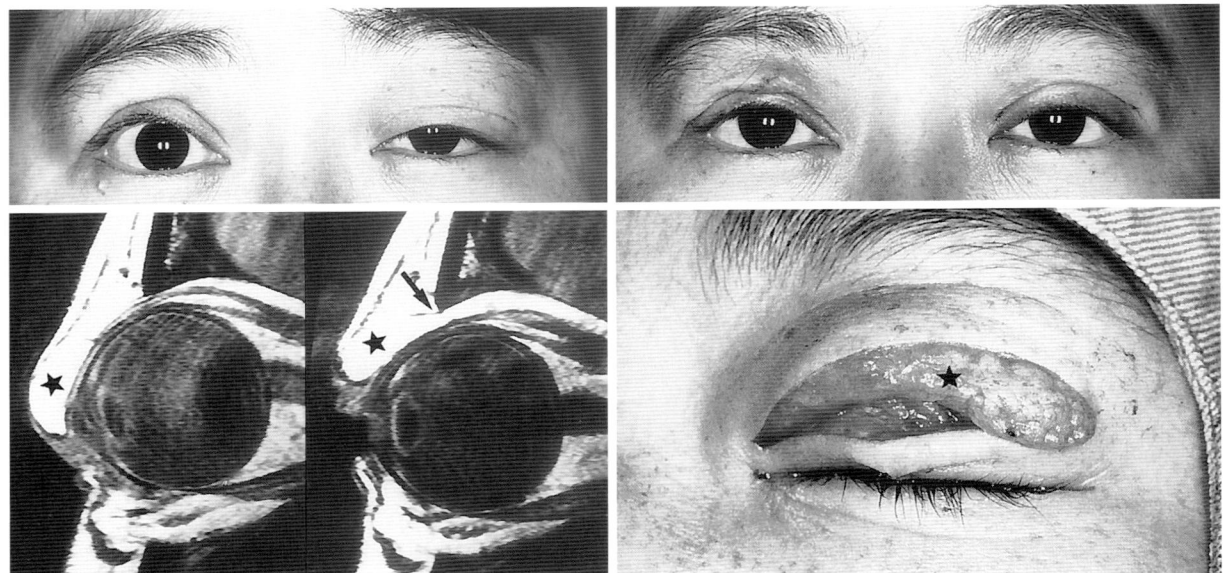

(a) 術前：左側は移植されたままの状態である。

(b) 術後：手術に際しては，まず左側において移植された脂肪（d-★）を切除し，右側においては挙筋の一部を切断して眼瞼の異常後退を解除した。

(c) 左眼瞼のMRI像に移植された脂肪が観察される（★）。なお，開瞼時その脂肪が眼窩縁に引っ掛かり挙筋の動きを止めている状態が見られる（→）。

(d) 術中移植されていた脂肪を示す（★）。

図4・11　症例10
某院にて上眼瞼に脂肪移植され眼瞼下垂を来し，数カ月後同院にて右の移植脂肪が取り出された症例

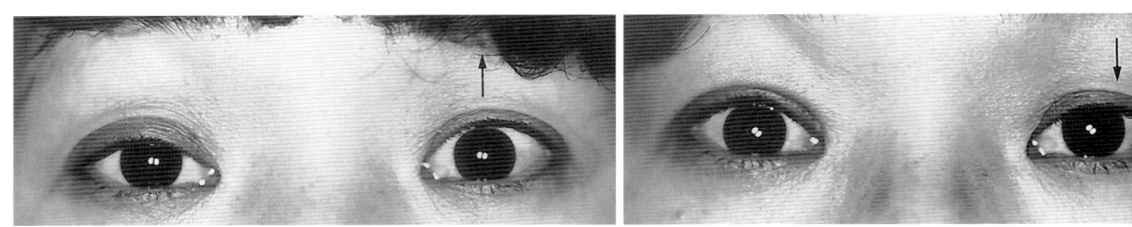

(a) 術前：Heringの法則により左側の瞼裂幅が拡大している。

(b) 術後：普通より拡大されていた左側（健側）の瞼裂幅が右下垂手術後縮小し自然な状態に戻っている。

図4・12　症例11
右眼瞼下垂時に見られるHeringの効果

に阻止する形となる。

　一方，西洋人的なタイプでは上眼瞼全体が眼窩縁より内側に位置し，挙筋の収縮により眼瞼は全体として眼窩後方へ引き込まれ，眼瞼横径が弯曲して長いことと相まって開瞼幅は拡大される。このような構造上の違いを無視して，東洋人に眼瞼の可動域の大きい西洋人と同じような幅の広い重瞼を作成すると美容的には失敗することが多く，二重というよりも sunken eye の状態となる（図4・13-a）。したがって，東洋人的なタイプでは，皮膚が十分に折れ曲がり，はっきりした二重ができる領域は，比較的動きの著しい瞼板に近い領域に限られることになる。

6. 加齢による眼瞼の変化

　加齢により眼瞼皮膚が下垂し視野を狭める現象はよく知られているが，そのほかにもさまざまな変化が眼窩領域に現れてくる。

　一般に加齢とともに眼窩隔膜と挙筋結合部（以下S-A junctionと略称）が後退し，いわゆる老人性下垂（膜性下垂）が生ずる。この変化はMRIで瞼板とS-A junction間の距離の延長となって確認できる（図4・14）。

　また，眼球が後退してくるため挙筋の牽引方向の変化や弛みが現れ，上記の老人性下垂を増強する。

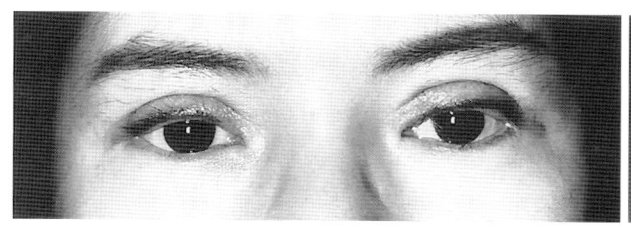
(a) 症例12：東洋的な眼瞼の可動域の小さい人に幅の広い重瞼術が行われた状態を示す。

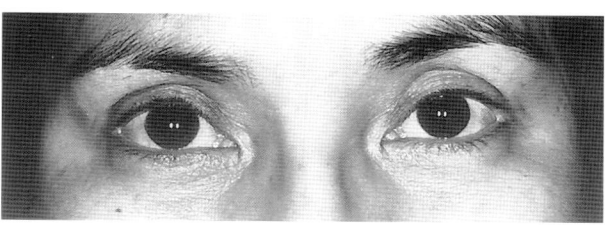
(b) 症例13：西洋的な，眼瞼の可動域の大きい人に幅の広い重瞼術が行われているが，症例12と異なりあまり違和感はない。

図4・13　症例12，13

手術に際しては上記の変化を考慮し，軽度の場合はS-A junctionを前転し瞼板上縁に固定し，正常な構造を回復するだけで下垂は消失する。しかし高度の場合（図4・15）は，挙筋の動きを押さえ込んでいるまくれあがったS-A junctionを両側で切断し隔膜を開き，挙筋を前転し十分に開瞼できる位置で瞼板上縁に固定する必要がある。

下眼瞼においては加齢変化は内反，外反症や目袋の増強となって現れる。

短く直線的な東洋人の下眼瞼では眼輪筋，皮膚が上方に摺り上がり瞼板を眼球側に押し曲げ，いわゆる老人性内反症を起こしやすい。一方，西洋人は外反を来しやすいと言われている。さらに加齢による眼球の後退は下眼瞼が眼球側に折れ曲がりやすいスペースを提供する[9]。

眼瞼のこのような変化はさまざまな方法で矯正されてきたが，下眼瞼の皺取り術時の眼輪筋処理の仕方でも矯正可能である。

眼窩脂肪の逸脱による目袋については，眼窩脂肪の量，眼窩そのものの構造，隔膜その他の支持組織の脆弱性などによって程度は異なるが，老人性の目袋は後者によるところが大きい。

この目袋を目立たなくするためには，逸脱した脂肪を元の位置に押し戻すか，はみ出した脂肪を切除する。

B 症　例

【症例1】脂肪の多い症例の重瞼術（図4・6）

切開法にて前述の各脂肪組織を重瞼予定線上にて帯状に切除し，皮膚を瞼板に固定して重瞼を作成した症例である。MRIでは癒着した皮膚が瞼板と一緒に挙上して折れ曲がっている様子が見られる。

【症例2，3】視野の狭窄による眉毛挙上と上眼瞼の陥凹例（psuedo-sunken eye）（図4・7）

症例2：両側性後天性眼瞼下垂に対して挙筋の短縮を行った症例。症例3（図4・7-b）：上下眼瞼癒着による瞼裂の狭窄例。視野の拡大により前頭筋が自然に弛緩してくる現象は，一種のHering効果と考えている。

【症例4，5】小児（症例4）と成人（症例5）の片側性眼瞼下垂時における眉毛の位置の比較（図4・8）

【症例6，7】眼瞼痙攣（症例6）および顔面神経麻痺後の眼輪筋と咀嚼筋の共同運動による瞼裂狭窄（症例7）例（図4・9）

東洋人で眉毛が下垂している場合，眼輪筋の痙攣や顔面神経麻痺後の異常な眼輪筋の収縮を疑う必要がある[7]。

【症例8，9】片側性（症例8），両側性（症例9）の軽度眼瞼下垂に気づかず重瞼術を施行した症例（図4・10）

同じ幅の重瞼術を行っても左右の二重瞼が非対称になったり，はっきりとした重瞼ができず，初めて下垂に気づくことが多い。このような場合には挙筋の短縮が必要である[8]。

【症例10】某医にて上眼瞼陥凹に対して脂肪が移植され眼瞼下垂状態となり，右側は移植された脂肪が取り出されている症例（図4・11）

この症例では移植脂肪と挙筋腱膜が癒着し別々に動くことができないため，眼窩縁に引っ掛かった移植脂肪が挙筋の動きを制限し，眼瞼下垂を生じている。左側においては，移植された脂肪を切除し，下垂の改善を図り，右側においては，挙筋の一部を切断し眼瞼の異常後退を解除した。

【症例11】Hering効果を示す右眼瞼下垂の1例（図4・12）

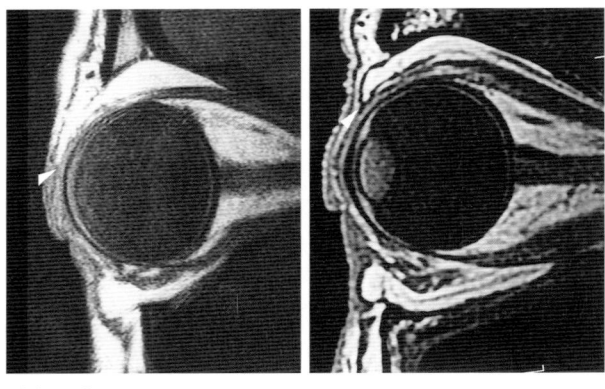
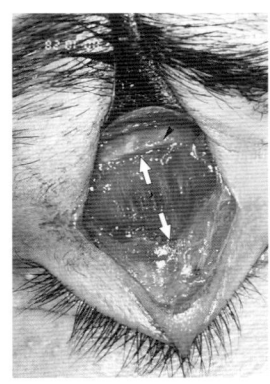
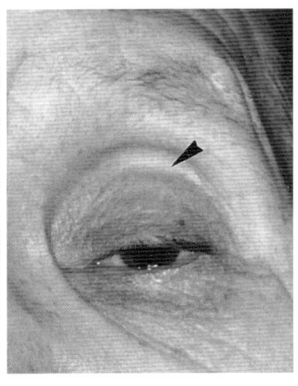

(a) 正常の MRI
　S-A junction (septo-aponeurotic junction) は正常では瞼板上縁 1～2 mm のところにある (▷印)。
(b) 加齢により S-A junction が後退している (▷印)。
図 4・14　眼窩隔膜付着部の加齢による後退

(a) 瞼板上縁と S-A juncion の距離が増大している (⇨)。
(b) 臨床像を示す。
図 4・15　著しく後退した S-A junction (▶印)

右側の下垂により左健側の瞼裂縦径が Hering 効果により普通よりも拡大している。右側の挙筋の短縮により，術後，左健側の瞼裂が自然に縮小している。

【症例 12，13】 眼瞼の動きの少ない東洋人タイプと眼瞼の可動域の大きい西洋人タイプに対して同程度の幅の広い重瞼術が行われた症例 (図 4・13)

C 考　察

上眼瞼の構造と一口にいっても，人種的個人的にも，微妙な違いがあり，それが上眼瞼の手術の結果にさまざまな影響を及ぼす。

今回は特に手術方法を選ぶ際の指標となると同時に，その結果を左右する眼瞼の脂肪量，眼窩と眼瞼の位置的関係，前頭筋の働き，挙筋の動き，眼瞼の可動域，Hering の法則などについてふれた。これらはそれぞれ相互に絡み合って手術の結果を左右することとなる。なかんずく，眼球や眼瞼の動きは神経学的に両側性の支配を受けているため，一側の異常は，本来正常であるはずの対側にも影響を及ぼすことを考慮する必要がある。健側の状態に合わせ患側の手術を行っても，術後思いがけず左右の非対称を来すのはこのためである。たとえば，健側の瞼裂幅に合わせて片側性の眼瞼下垂を矯正した場合，術後には健側の瞼裂幅が Hering の効果で縮小してくるため，予想に反して左右の対称性が得られないことがある。

また，眼瞼の可動域の小さい東洋人に西洋人と同じ大きな幅の重瞼を作成し予想に反する結果になる

のは，よく見られる初歩的な合併症の一つである。

上眼瞼の手術にあたっては，個々の症例の左右の眼瞼の動きや解剖学的な特徴を把握し，筋力や視力に異常がないかを十分にチェックしたうえで，眼瞼の本来の構造をできる限り温存することを原則として手術を行うことが大切であろう。

本稿の組織像はすべて，つるきり形成外科院長・鶴切一三先生のご厚意によりご提供いただきました。

稿を終えるにあたり，貴重な写真をご提供頂いた，鶴切先生，ならびに MRI 撮影に関しご指導・ご協力頂いた戸田中央総合病院放射線科・後藤正人係長に深謝致します。

(三宅伊豫子，平賀義雄)

文　献

1) 三宅伊豫子，平賀義雄：美容外科に必要な眼瞼の解剖．形成外科 38：S65-S71, 1995
2) 鶴切一三：矢状断面における組織学的検討 (第一報)．日美会報 14：19-29, 1992
3) Hering E：Die Lehre vom binokularen Sehen. Leipzig, Engelman, 1868. English translation：Bruce Bridgeman, pp 17-22, Plenum Press, New York, 1977
4) 三宅伊豫子，平賀義雄：眼瞼下垂手術のポイント．日美会報 19：39-47, 1997
5) 三宅伊豫子，丹下一郎，徳丸ひづるほか：開瞼異常に対する手術の問題点．日美会報 12：11-17, 1990
6) Gay AJ, Salmon ML, Windsor CE：Hering's law, the levators, and their relationship in disease states. Arch Ophthal 77：157-160, 1967
7) 三宅伊豫子，吉方りえ，平賀義雄：眼輪筋異常による瞼裂狭小に対する手術経験—両側性眼瞼痙攣と顔面神経麻痺後変形．日美会報 18：34-39, 1996
8) 三宅伊豫子，平賀義雄：眼瞼下垂と重瞼術．日美会報 17：13-19, 1995
9) 三宅伊豫子：睫毛内反症．美容外科プラクティス I，市田正成ほか編，p88, 文光堂，東京，2000

II 顔面の形成外科

4 眼瞼の手術
b. 埋没法と切開法の比較

SUMMARY

重瞼術は，諸家によって種々の方法が報告され，また行われているが，その手術法が多いということは換言すれば「完璧に確実な方法がない」ということになる。

重瞼術の理想は①重瞼線が消失しない，②腫れが引くのが早い，③しかも傷あとが残らない，手術法と言うことになろうが，残念ながらそんな手術法はない。であるからこそいろいろな手術法が工夫されているのである。

著者が美容外科を手掛けた約30年前は，重瞼術と言えば切開法が当然のごとく行われていたが，「埋没法は腫れも少なく明日からでも仕事ができる」と，マスコミで宣伝されるようになって，一気に埋没縫合法が人気の的となり，美容外科への患者の関心も深まり，非常に増加した。しかしその結果，切開法は初回手術としてはほとんど行われなくなった。

美容外科手術はその手術法の選択の時点で患者の希望を最優先して埋没法で手術をすることが多いが，最初から重瞼線が早期に消失すると予測できるケースも多々ある。

切開法は，解剖学的構造を変えることができるため，重瞼線が消失することはほとんどないが，社会復帰までに時間がかかる，瘢痕が残るなどの理由で敬遠されることが多い。

ここでは各種の手術法を解説し，比較検討を行った。

はじめに

日本の美容外科においては，ほくろやシミを除けば昔も今も，重瞼術が最も多く行われている。

重瞼術の種類は，切開法と縫合法に大別される。また縫合法は抜糸式と埋没式がある。ここでは各種の手術法を比較検討する。

A 重瞼術の種類

重瞼術は切開法と，縫合法とに大別できる。

切開法は全切開法と部分切開法とに分けることができる。また縫合法は埋没式縫合法と抜糸式縫合法に分けられる。

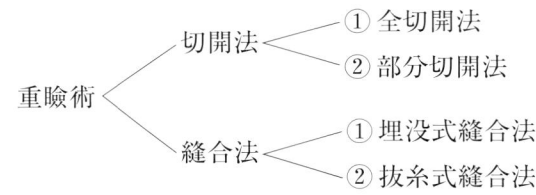

これらの手術方法は，それぞれに一長一短がある。また時代のニーズによって，人気不人気であるのも事実である。そして，この重瞼術が日本では昔も今も，美容外科の分野では非常に重要な位置を占めているのは，それだけ患者が増え続けているがゆえである。

筆者が美容外科に興味を持ち，足を踏み入れた頃は，全切開法が普通で，縫合法はまれに行う手術法であった。そして抜糸式縫合法がかなり普及して来た頃，一方で埋没縫合法が俄然人気を博するようになると，切開法も抜糸式も日陰の存在になってしまった。その代わり，誰でもが足を運べるような美容外科になってきたのである。それが時代のニーズと言うこともできるのではないかと思う。なぜなら，手術の翌日から学校や職場に行けるとなれば，自分も手術が可能と思えてくるのも無理はないであろう。

B 埋没式縫合法

この手術（以下縫合法とする）は，あらかじめ決

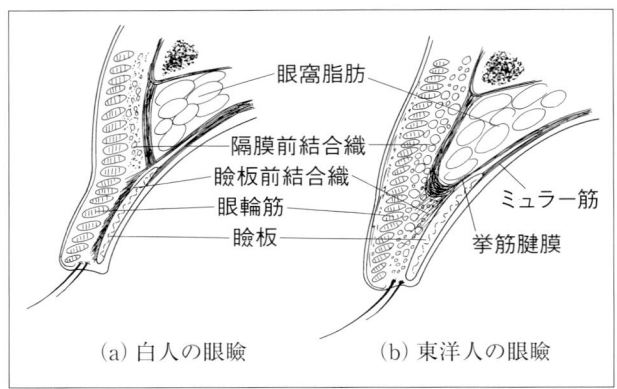

図4・16　白人と東洋人の眼瞼の解剖学的比較

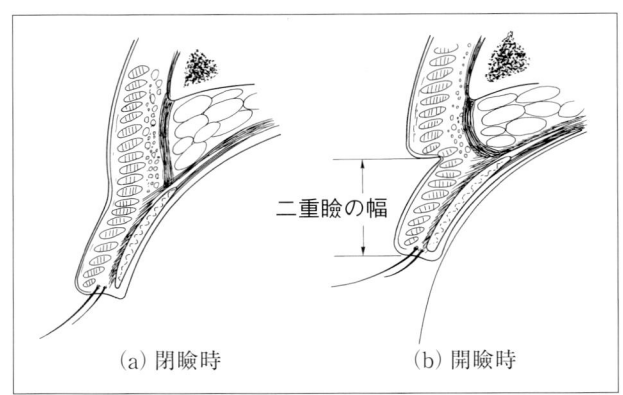

図4・17　白人の眼瞼
はっきりした二重で幅も広い。

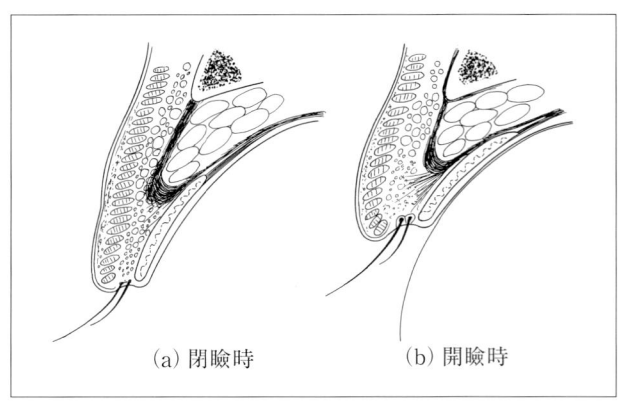

図4・18　東洋人の一重瞼の解剖
隔膜前および瞼板前の結合織が非常に厚い。

めた重瞼線に沿って，皮膚と瞼板，または皮膚と眼瞼挙筋を，細いナイロン糸によって連結させ，しかもその縫合糸を皮下に埋没させて，効果の持続を図るという方法である。しかし，細いナイロン糸で連結させる方法だけに，持続性には不十分なところがあるのは当然で，それゆえ諸家によっていろいろな手術方法が考案されているのである。この方法は①皮膚眼瞼挙筋連結法と，②皮膚瞼板連結法に大別できる[1]。

1. 皮膚眼瞼挙筋連結法

代表的なものは，武藤[2]の方法（図4・19）である。予定の重瞼線上にA，Bの2点を取り，その間隔は眼瞼幅の1/3程度とする。点Aから針を刺入しその位置に相応する眼瞼挙筋の付着部付近の点Cに出す。つぎに，点Bに相応する結膜上の点Dに，挙筋の中を通して出す。そして，点Dから皮膚上の点Bに貫通させる。最後にBからAまで皮下ぎりぎりに通して同じA点に出すのである。結紮は適当と思われる程度に縫合糸を締めてから行う。

考 察

本法は，解剖学的（図4・16～18）にも妥当な重瞼を縫合糸で作る点において理にかなっているのであるが，実際の手術では縫合糸の締め加減が最も重要であり，難しい。締め方が強過ぎると，重瞼幅が広く不自然に見えるようになり，落ち着くのに時間がかかる。また弱過ぎると，早く重瞼線が消失することになる。この方法は締め加減に慣れるのに少々熟練を要する。

2. 皮膚瞼板連結法

予定の重瞼線上の点と瞼板とを連結する方法である。瞼板は軟骨様で，皮膚からの連結をするための支点として適当で，縫合糸の締め方の加減を一定にしやすいため，同じ方法ではいつも一定の成果が得られるところが，多くの美容外科医が実行する理由である。

しかし，一重瞼の構造上（図4・18），すべての症例に絶対に重瞼線が消失しない術式ではなく，それが諸家によってさまざまな術式眼瞼挙筋報告されている所以でもある。次に代表的な諸家の術式を紹介する。

a. 渡部法（図4・20）[3]

図に示すように，皮膚から瞼板に針を貫通させ1～2mm離れた結膜上を皮膚まで戻るが，3～4mm離れた重瞼予定線上に出す。今度は皮下ぎりぎりにもとの刺入点に出して，結紮する。同じ方法で2カ所または3カ所縫合する。縫合糸は7-0ナイロンまたは6-0 SCSを使用している。結膜側での瞼縁からの距離は皮膚側よりも少し広い程度とする。

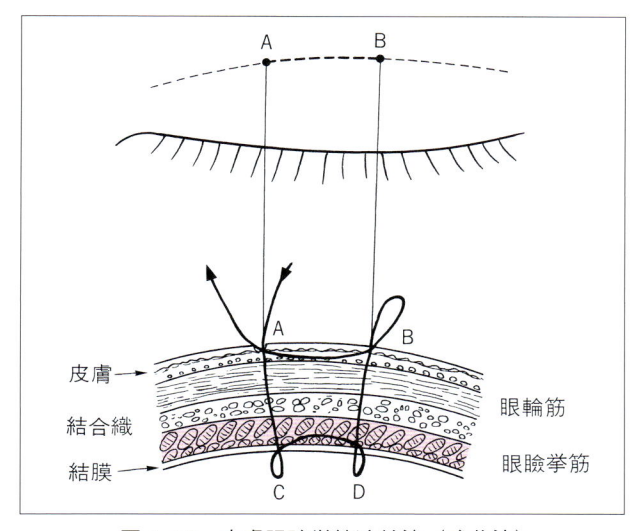

図4・19 皮膚眼瞼挙筋連結法（武藤法）
縫合糸を瞼板上縁付近の挙筋にかける。糸の締め加減が重要である。

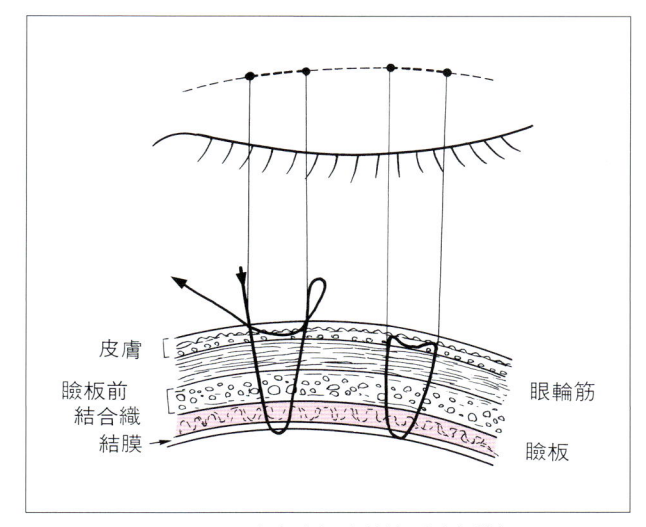

図4・20 皮膚瞼板連結法（渡部法）
結膜側には1～2mmの幅で縫合糸を露出させるがすぐに埋没する。

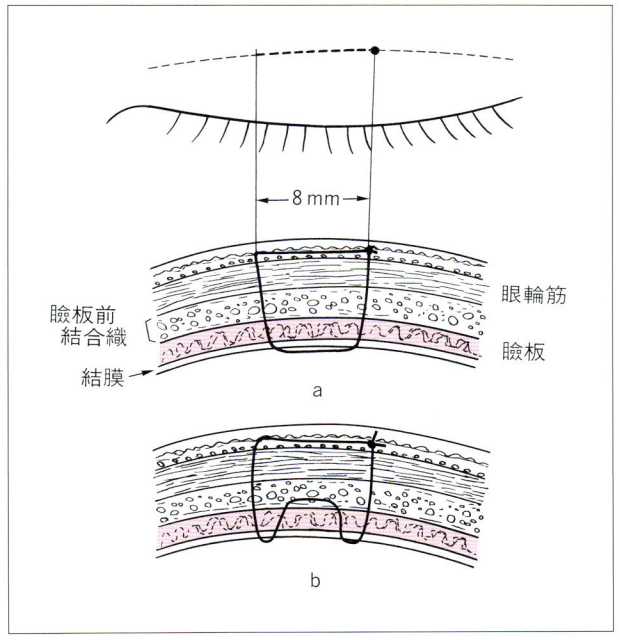

図4・21 皮膚瞼板連結法（鶴切法）
(a) 原法は結膜側に8mm幅で糸を露出させたまま縫合する簡単な方法であった。
(b) 改良法として、糸を露出させる幅を1～2mmにとどめるようにした。

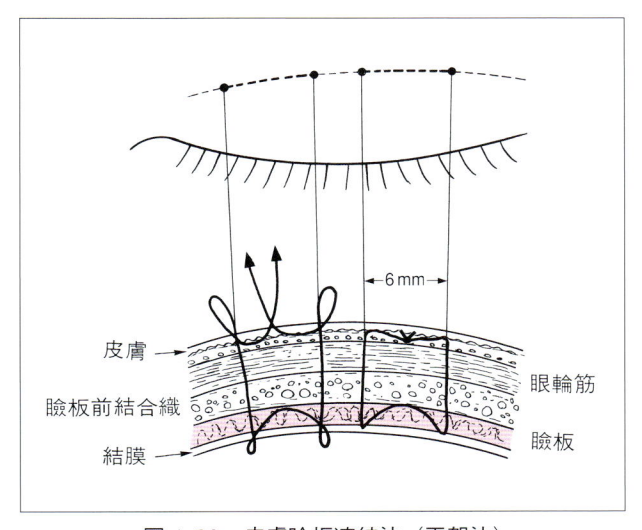

図4・22 皮膚瞼板連結法（平賀法）
瞼板に縫合糸をかけるが、結紮時には結膜下にすべて糸は埋没させる。

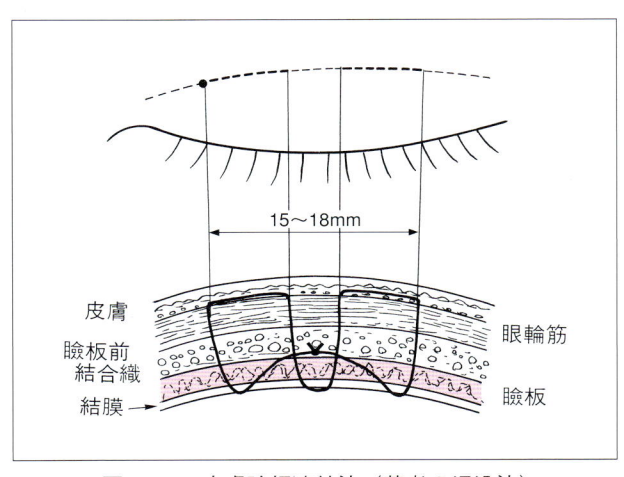

図4・23 皮膚瞼板連結法（著者の埋没法）
結膜側の眼板上縁部にて結紮するが、反転していた眼瞼を元に戻すと、結び目は瞼板の前面に完全に埋入する。

b. 鶴切法（図4・21）[4]

渡部法を改良して結膜側で広く支えるために、図のように8mm程度の幅で縫合糸をかけることにした。原法は現在では行わず、改良法が行われているが、多くの美容外科医がこの方法に準じている。

c. 平賀法（図4・22）[5]

図のように縫合糸の幅を約6mmとし、2カ所で縫合する方法である。結膜側の瞼縁からの距離は皮

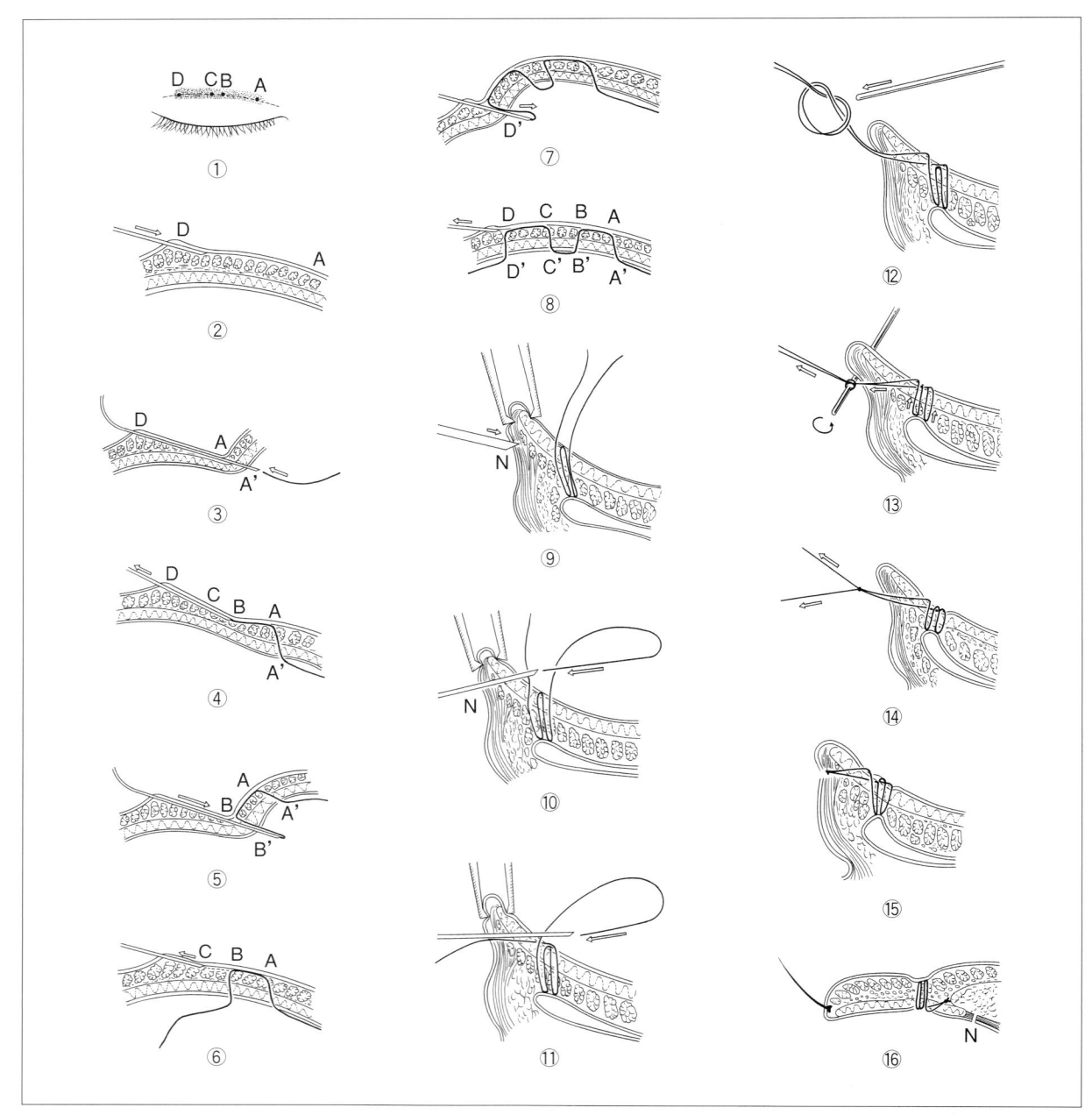

図 4・24　著者の埋没法

① 予定重瞼ライン上に点 ABCD をとる。AD＝15〜18mm，AB＝CD＝6〜7mm
② 25G 針で D から A に向かい皮下ぎりぎりの浅層を前進する。
③ 針先が A に達したところで眼瞼を反転し瞼板を貫通させ A′ に出す。約 20cm の 7-0 ナイロン糸（針なし）の一端を 25G 針の内腔に挿入し針の反対側に出るまで押し込む。
④ 針先を B まで戻す。
⑤ 再び瞼板を貫通し B′ に出す。いったん糸を針の内腔から出す。
⑥ 針を C まで戻し，今度は C′ に向かい瞼板を貫通する。再び針の内腔にナイロン糸を入れる。
⑦ D まで針を戻し，同様に D′ に針を出す。
⑧ 針からナイロン糸を抜き，針はいったん抜去する。
⑨ 眼瞼を反転し，瞼板上縁中央部分を有鉤鑷子でつかみ，18G 針で瞼板の上縁，ぎりぎりのところから瞼板前面に沿って深さ 7〜8mm の穴を開ける（N 点）。
⑩ 再び 25G 針を N の穴から A′ から 2mm 離れた点に出す。A′ に出ている糸を針の内腔に入れた後，針を戻すと糸は N の穴から出る。
⑪ もう一度同じ穴 N に針を刺入し D′ から 2mm 離れた点に出す。同じ操作で糸は両端とも穴 N から出ることになる。
⑫ 2 本のナイロン糸を止め結びをするための輪を作り，涙管ブジーを通す。
⑬ ブジーを廻しながら瞼板にできるだけ近づけたところでブジーを抜去する。
⑭ 止め結びは 1 回だけで固定力はあるので，しっかりと締めるため糸を引っ張る。最近はさらにもう 1 回結紮を追加する方法にして，結び目が解けることがなくなった。
⑮ 結紮部から約 0.5mm 残して糸をカットして結び目が自然に中の方へ埋入することを確認する。
⑯ 反転した眼瞼を元に戻すと結び目はさらに奥の方に入り込んでしまう。

4. 眼瞼の手術   29

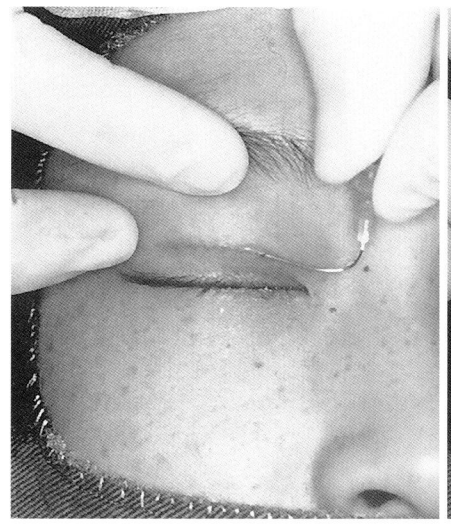

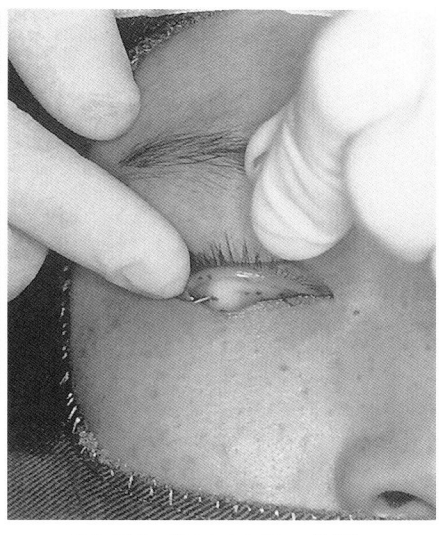

(a) 25G針を曲げて使用する（図4・24 − ②の状態）。　　(b) 術中（図4・24-③の状態）。　　(c) 術中（図4・24-⑬の状態）。

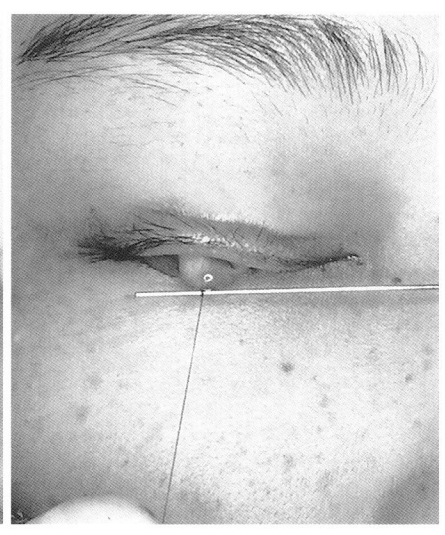

図4・25　著者の埋没法を利用した実際の症例

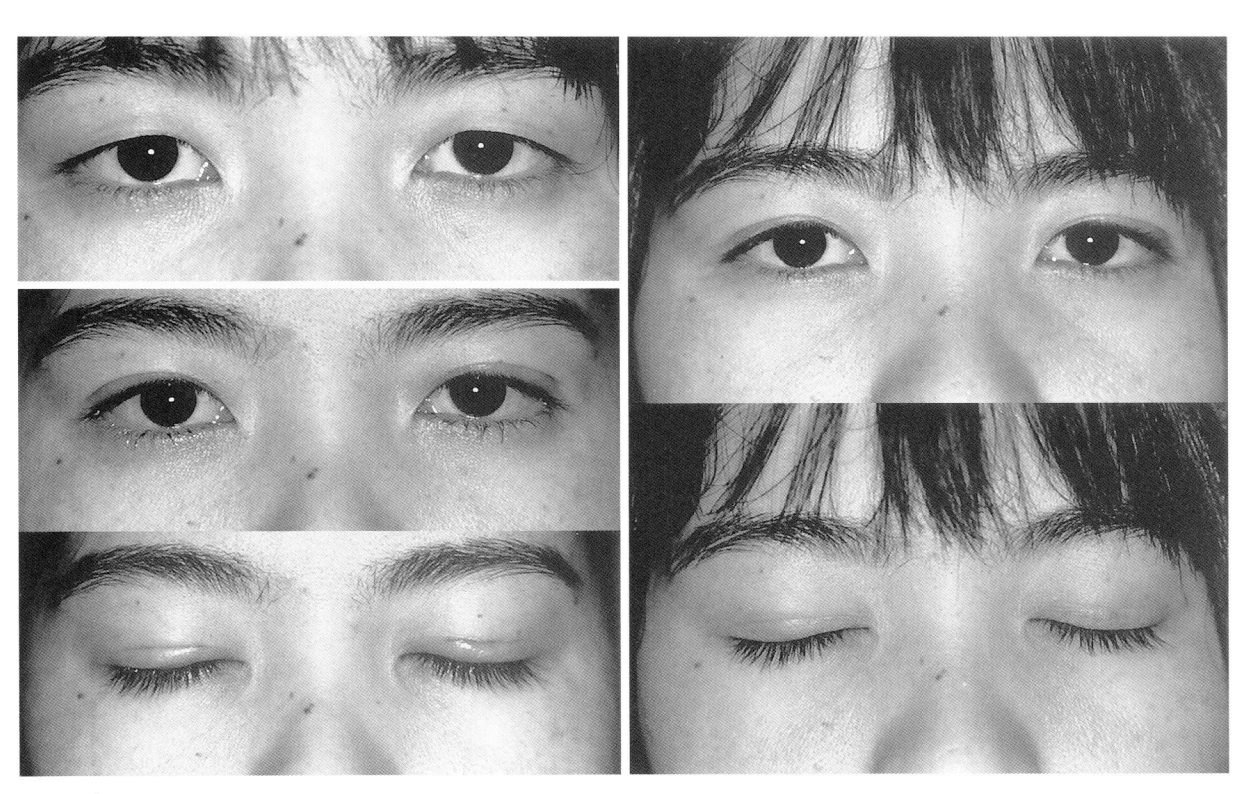

a	d
b	e
c	

(a) 術　前
(b, c) 手術直後

(d, e) 術後1週，腫脹は少ない。

図4・26　症例1：25歳，女，埋没法

膚側よりも1mm程度狭くして，自然な仕上がりになるようにする。

　d．著者の方法（結膜側結紮法）（図4・23〜25）[1)6)]
　著者の方法は縫合糸の結紮を結膜側で行い，その結び目を最も安全な瞼板の前面上に埋没させる方法である。縫合糸（7-0ナイロン）をすべてガイド役の25G針の針腔に刺入して導いて行く方法であるため，「25G法」と呼ばれたりしているが，皮膚側には25G針の穴が1カ所に開くだけで術後の瘢痕が目立たない。結膜側に出る糸の瞼縁からの距離は，普通で4〜4.5mm，少し狭い幅で3〜3.5mm，広い幅で5〜6mmとし，術直後からより自然な二重瞼と

なるように考えている。

【症例1】 25歳，女（図4・26）

完全な一重瞼の状態であったが，埋没法で手術した。術後1週の状態で，腫脹の消退がかなり早いことがわかる。

考　察

皮膚瞼板連結法は，埋没法としては簡単で良い結果が得られやすい。ただし，筆者の方法は手技的に繁雑で慣れるまでに少々経験を要する。しかし，慣れてしまうと，さほど難しい手技ではなく，他の埋没法と同様に，両方で10分程度で手術は終了する。この方法は皮膚に25G針の穴が開くのみであるため，術後翌日からアイメイクも可能で傷あとも残らない。

皮膚側で結紮する方法は結紮部の埋め込みに注意する必要があり，これが不十分であると，結び目が皮下ぎりぎりにとどまり目立ったり，上皮細胞を巻き込んで術後cystを形成することがある。

また，瞼板に縫合糸を通すことで，霰粒腫を誘発することがある。

埋没法すべてに言えることであるが，何度同じ方法で手術をしても1年または数年後には重瞼線が消失するケースがある。これはつまるところ手術適応に問題があるわけで，本来切開法で手術をしなければ安定した二重瞼が得られないケースなのである。

C 抜糸式縫合法

この方法は端的に言えば武藤[2]の埋没縫合法を抜糸式にした方法である。

その代わりに，糸は2-0絹糸を用いて，しかも重瞼線に沿って5～6針糸をかけて，1週間置く。糸が皮膚に食い込まないように皮膚側にビーズ玉を通して置くため，通称ビーズ法（白壁法）と言われる方法である。そして糸の周囲にあえて炎症または組織反応を起こさせて，そこに線維化を促すというものである（図4・27）。

解剖学的には理にかなっているのであるが，1週間は人には見せられないほど不自然な状態で，1週間後の抜糸の後から急速に腫脹が引いていくというものである。埋没法のナイロン糸と違い，縫合糸の太さから貫通糸の数からしても，埋没法よりもずっと確実性がある。

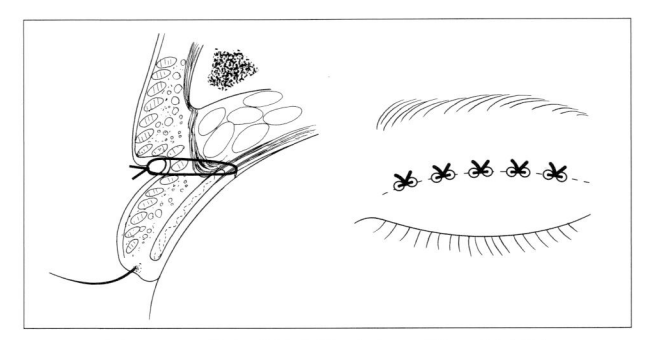

図4・27　抜糸式縫合法（ビーズ法，白壁法）
3-0ないし4-0絹糸にて皮膚から挙筋を貫通して再び皮膚に戻り，縫合糸が皮膚にくい込まぬようにビーズ玉で止める。

考　察

本法も時代のニーズとともに忘れ去られた感のある手術法ではあるが，また人気が復活することもあるかもしれない。荒っぽい方法ではあるが，解剖学的には理屈に合った手術法なのであるから。

D 切開式重瞼術

切開式重瞼術（以下切開法という）は，予定の重瞼線に沿って皮膚を切開し，皮下の解剖学的構造を白人のそれに近く作り替えることによってより安定した二重瞼を作る方法[1]である。

図4・28は，基本的な切開法を模式的に描いたものである。著者は切開法の際，少しでも皮膚を切除する方針であるが，切開法では皮膚を取らずにただ切開するのみという人も多い。また縫合線部位で皮下縫合をすることの是非であるが，完全な一重瞼の場合は，著者も3針の中止めを施す方針を取っている。奥二重瞼の場合は睫毛付近の皮下組織が少ないため中止めは必ずしも必要がないと考えている。

切開法は全切開法と部分切開法とがあるが，原則的には同じで，瘢痕の長さを短く済ませるなら部分切開法ということになる。ただし，部分切開法では皮膚は切除しない。その点全切開法では皮膚切除もできるのであるから，著者は全切開法で手術をするなら，将来必ず眼瞼皮膚は緩んでくるのであるから，そのために，現状で少しでも皮膚に弛みがある場合は，皮膚を切除しておくのが賢明と考えている。

1. 全切開法

内眼角から外眼角付近まで，全体に切開して重瞼線を付ける方法である。

適　応

以下のような場合によい適応となる。

①睫毛内反症がある
②かなり腫れぼったい眼瞼で，眼窩脂肪や結合織の脂肪が多い状態
③余剰皮膚が多い眼瞼

デザイン

患者の希望がどんな二重瞼であるか正確に聞き出すことが重要である。奥二重，狭い二重，広い二重，末広型，平行型，逆末広型などいろいろな形状がある。

著者は若年者には3〜4mm，中年以上になると，5〜8mmの皮膚切除を行う。

手　術

①エピネフリン入りの麻酔液を局所注射して3分以上待ってから手術を開始する。
②皮切：皮膚に垂直にメスを入れる。
③筋層切開：麻酔液で膨隆しているため，眉毛側には筋層を残すようにメスを下方に進める。皮膚縫合の時点で余りが目立つようなら切除すればよい。
④瞼板前結合織の切除：瞼板の上に縫合糸がかけられるように，瞼板が完全に露出してしまわないように注意して結合織を切除する。
⑤眼窩脂肪の処理：外側中心に余剰と思われる脂肪を無理なく引き出した分だけ切除する。
⑥中止め縫合：完全な一重瞼の場合は3針睫元側皮膚切開線の皮下を，瞼板に固定縫合する。これが重瞼線の消失の予防になる。
⑦皮膚縫合：3〜4針7-0ブレードシルク，残りは7-0ナイロンで連続縫合する。
⑧抜糸：術後5〜6日に行う。

2. 部分切開法

部分切開法では，諸家によって皮膚切開の幅や数がいろいろである。1カ所10mm前後の切開をする

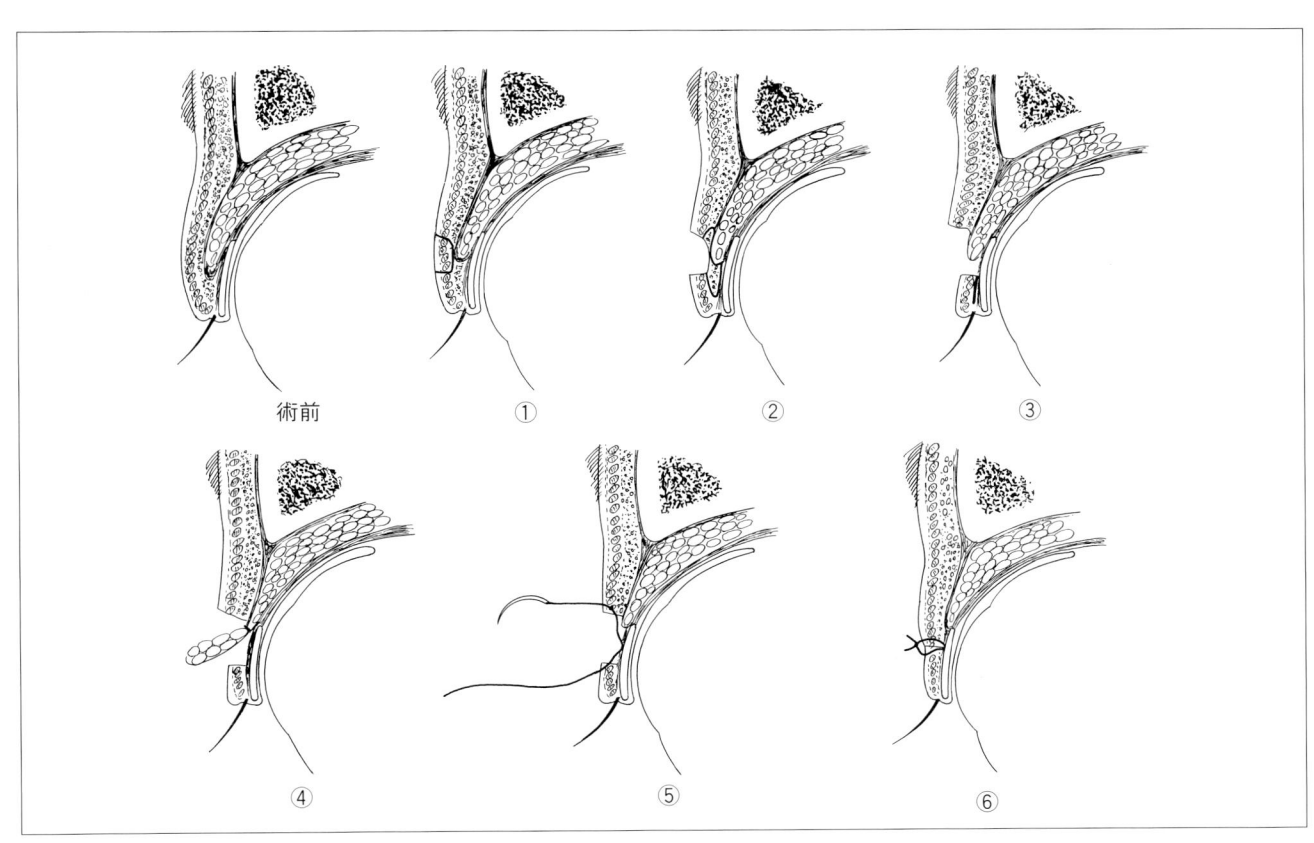

① デザイン
② 皮膚および眼輪筋を切除する。
③ 瞼板前および隔膜前の結合織を切除する。
④ 眼瞼の中外側から眼窩脂肪を軽く引き出し切除する。
⑤ 7-0ブレードシルクで瞼板前結合織をanchoringしながら皮膚を1層縫合する。
⑥ 縫合終了の状態

図4・28　重瞼術切開法

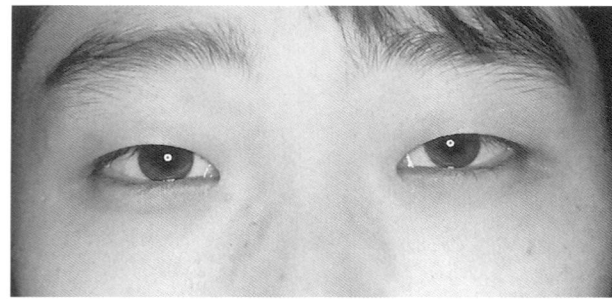

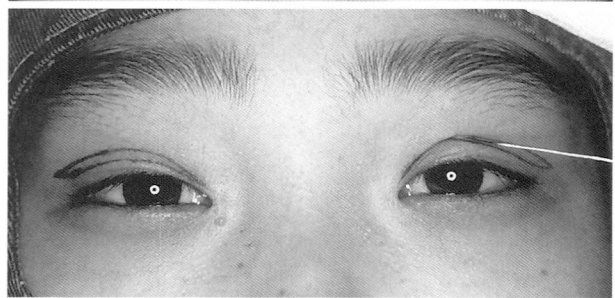

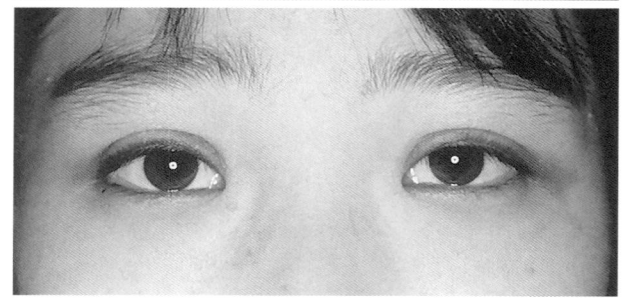

(a) 術前。腫れぼったく典型的な一重瞼である。
(b) 術前のデザイン
(c) 術後2週の状態
図4・29 症例2：23歳，女，切開法

方法から，2, 3カ所を5mm程度に短く切開する方法もある。小切開でその周辺つまり内側，外側を5mm程度は重瞼線に沿って軟部組織を切除することが可能なので，切開線の長さを節約して，同じ効果を得ることもできるわけである。

通常皮膚は7-0ナイロン糸で縫合するが，新冨法のように顕微鏡下でこれを行い，皮膚縫合は8-0, 9-0ナイロンを用いると，瘢痕がほとんどわからないくらいきれいに治癒する方法もある。症例を選べば，瘢痕も目立たず重瞼線も消失しにくいという理想的な方法である[7]。

【症例2】23歳，女（図4・29）
完全に一重で腫れぼったい瞼をしており，切開法で手術をすることを勧めた。術後2週の状態で，まだかなり腫脹が残っている。二重瞼の幅が広いほど，腫脹がひくのに時間がかかる。

【症例3】27歳，女（図4・30）
もともと二重瞼ではあるが，腫れぼったい瞼が気になるのと，重瞼線がよく消えることがあるとのことで，切開法で手術を行った。

3. 考　察

切開法は，近年埋没法のダウンタイムの短さとい

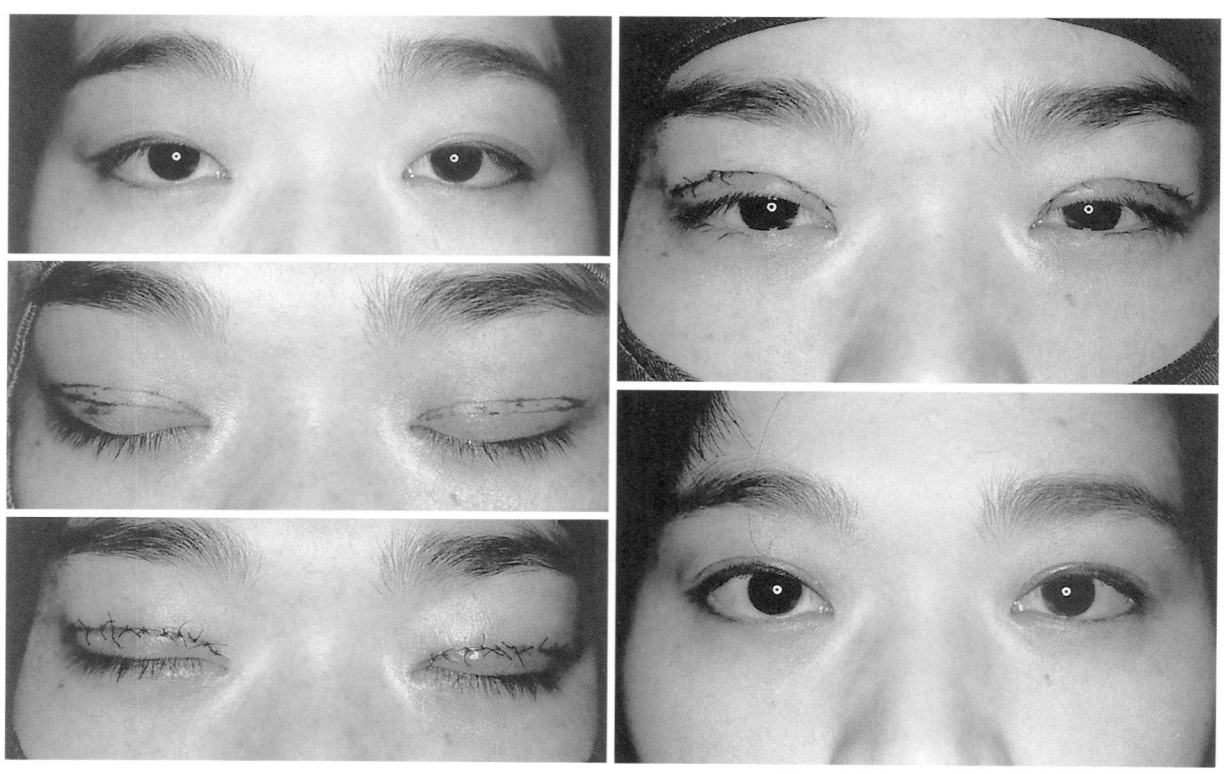

a b c / d e　(a) 術　前　(b) 術前のデザイン　(c) 手術直後　(d) 手術直後開瞼時　(e) 術後10日
図4・30　症例3：27歳，女，切開法

表 埋没法と切開法の比較

	埋 没 法	切 開 法
適応範囲	・すべてに適応があるとは言えない ・腫れぼったい細い目には不適当	すべてに適応可能
手術時間	短い（片方5〜10分）	長い（片方20〜40分）
習熟するまでに要する時間	短い	長期間（多数例を要す）
希望通りの重瞼線ができるか	必ずしも希望通りにはならない	ほとんどの例で可能
重瞼線が消失する可能性	かなりある。ただし瘢痕を残さない	ほとんどない。ただし瘢痕を残す
おもな合併症	・埋没糸が原因で角膜を損傷することがある ・皮下嚢腫を形成することがある	・血腫（止血不十分で起こる） ・全く予想外の重瞼
術前の状態に戻せるか	埋没糸を抜去することで可能	不可

う観点からその人気に押されて，若年層ではすっかり希望者が少なくなっているが，眼瞼除皺術と併用できること，重瞼線の消失がほとんどないことから，価値ある手術法には違いない。この切開法を修得していないと，美容外科医として一人前とは決して言えず，それほど熟達するのには数多くの経験が必要なのである。

E 埋没法と切開法の比較

埋没法と切開法を比較すると[1]，表のようになる。時代のニーズに応えるべく，短期間に社会復帰できる手術方法がリクエストの多い埋没法ということに現在のところなっているが，永久にこの傾向が持続するかどうかはわからない。もし，日本でも堂々と美容外科手術をすることが社会的ステイタスとされる時代になってしまえば，出来栄えと確実性が重視され，人気の手術法が代わってくるかも知れない。

美容外科がかなり大衆的になったと言えども，日本では周囲の人には内緒にしておきたいと言う人がまだ圧倒的大多数である。その点で，お隣の韓国には先を越されてしまった気がする。これは国民性で，やむを得ないと現在は言っておくことにする。

まとめ

重瞼術は，昔も今もやはり美容外科手術の中心的存在には違いない。また，簡単に手がけることができるようでも，実は奥が深い。初心者は思わぬ落とし穴にはまることもある。

埋没法全盛と言っても美容外科医はやはり切開法に習熟するべきである。

二重瞼の形状も，理想とされるものは時代によって変遷がある。すなわち，無理に彫りの深い二重瞼を目指すよりも，平坦な造りの日本人に似合った形でよいという考えに達したと言える。現に「外人のような目にして欲しい」という患者は今はほとんどいないと言ってもよい。それは日本人が自分達に似合った真の美に目覚め，欧米コンプレックスを一つ克服した証しなのかもしれない。

（市田正成）

文　献

1) 市田正成：眼瞼．スキル美容外科手術アトラス，pp2-56，文光堂，東京，2003
2) 武藤靖雄：図説整容外科学，南山堂，東京，1977
3) 渡部純至：美容形成外科学．長田光博ほか編，p299，南江堂，東京，1987
4) 鶴切一三：私の行っている埋没式重瞼術―眼科的問題点と手技の改善．日美外報 19：87-93, 1997
5) 平賀良雄：図説臨床形成外科講座 6, pp34-35 メジカルビュー社，東京，1987
6) 市田正成：結膜側結紮法による新しい埋没式重瞼術（第1報）．日美外報 14；9-17, 1992
7) 新冨芳尚，野平久仁彦：重瞼術，切開法．形成外科 42：1029, 1999

II. 顔面の形成外科

4 眼瞼の手術
c. 埋没法とその問題点

SUMMARY

美容外科手術の中で最も需要が多いのが，埋没法による重瞼術である．手技も簡単で，一般人には「プチ整形」の範疇で捉えられている．しかし，術者として患者に接していると，埋没法の奥の深さを痛感している．術後患者の満足を得，クレームを付けられないようになるまでには，経験だけでなく，患者に対する観察眼を養うことが最も大切である．術前に患者をよく観察し，それを患者に認識させることにより，術後起こり得るさまざまな問題点に関して，理論的に「術前説明」ができ，患者は納得してくれる．美容外科手術というと，その手技のみがクローズアップされる傾向にあるが，実際はその前の準備とデザインおよび術後のケアが最も大切であることを術者は認識しなければ，患者が満足する良い結果を得ることはできない．

はじめに

埋没法は，最近「プチ整形」の名前で一般人には広く認識されている．簡単に二重瞼ができ，時間が経つと自然に元に戻るというキャッチフレーズで手術が行われている．まるでエステ感覚である．また重瞼手術の中で，埋没法は最先端の方法で，術後傷が残る切開法は時代遅れであるかのごとく一般人に誤解を与えるような宣伝が目につく．それは埋没法しかできない，形成外科の研鑽を積んでいない美容外科医がいかに多いかということにつながる．

しかし，実際は奥が深く，それぞれの患者の希望を満足させるには観察眼を磨き眼瞼周囲の解剖を熟知する必要がある．それに加え，術者の美的センスが結果を左右すると考えている．

A 概　念

1. 二重瞼のメカニズム

二重瞼に関する組織学的な論点はおもに次の2つである．

　a. 挙筋腱膜の終末枝が眼輪筋を穿通し皮膚まで達しているか否か

光顕では達していない．電顕では達している．また，われわれ臨床医は，「腱膜の穿通枝」という言葉を好んで使うが，解剖学者は，眼輪筋筋束間を結ぶ膠原線維として認識しているようだ．

著者の研究[1]では，眼瞼中央部の挙筋腱膜の眼輪筋への付着範囲は，二重瞼か否かは特定できないが，摘出組織片の約9割が瞼板高に対して7〜10割の範囲で付着していた．

　b. 眼窩隔膜の下端部が瞼板前のどのあたりまで降りているか

臨床解剖では，二重瞼は，眼窩隔膜の下端部に一致して折れ曲がってできると言われている．しかし，井出ら[2]のMRIによる検索では，瞳孔中心部の眼窩隔膜と挙筋腱膜の合流部は瞼板上縁付近かそれより上方にあり，Fibroadipose Tissue（隔膜前脂肪組織）が合流部より下降している症例が多かったと報告している．著者の研究[1]では，眼窩隔膜下端部が瞼板前部まで下降している症例があったが，重瞼ラインの位置は隔膜前脂肪組織の存在範囲にも左右されると考えている．

以上のことから，今後の二重瞼のメカニズムの検討項目は挙筋腱膜の終末枝の付着部位ではなく，眼輪筋下にある3つの脂肪組織の範囲や量的バランスが重要になると考える．3つの脂肪組織とは，挙筋腱膜間の脂肪組織，眼窩脂肪，隔膜前脂肪組織（fi-

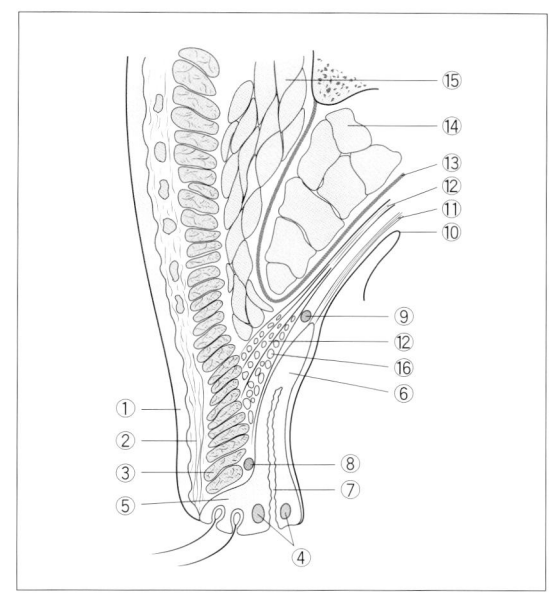

図4・31 上眼瞼中央部の矢状断面図
① 皮膚，② 皮下組織，③ 眼輪筋，④ Riolan筋，⑤ 睫毛，⑥ 瞼板，⑦ 瞼板腺（マイボーム腺），⑧ 瞼板動脈弓，⑨ 上眼瞼動脈弓，⑩ 円蓋部（fornix），⑪ ミュラー筋，⑫ 挙筋，⑬ 眼窩隔膜，⑭ 眼窩脂肪，⑮ 隔膜前脂肪織（fibroadipose tissue），⑯ 挙筋腱膜間脂肪織（瞼板前脂肪）
（鶴切一三：重瞼術（a）埋没法．形成外科 38：S79, 1995 より引用改変）

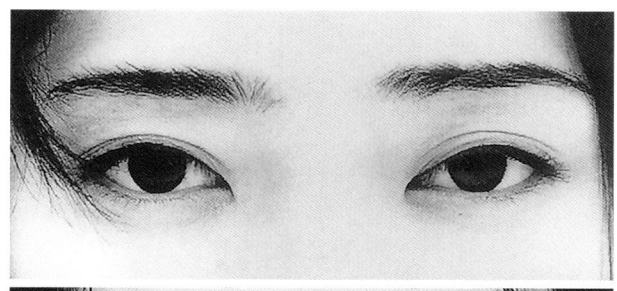

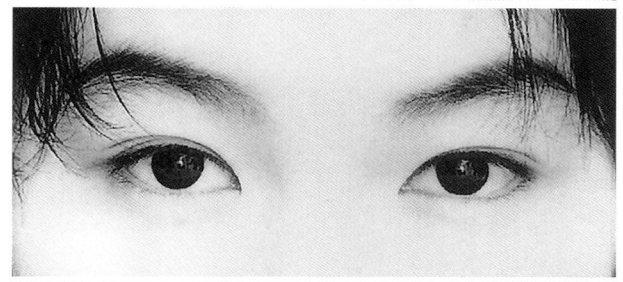

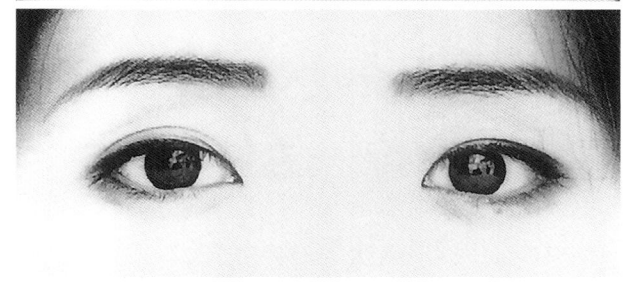

a / b / c
(a) 右目：中間型，左目：平行型
(b) 右目：末広型，左目：末広型
(c) 右目：中間型，左目：末広型
図4・32 二重瞼の分類
（鶴切一三ほか：目と鼻の美容外科講座，北宋社，東京，1994 より引用）

broadipose tissue）である．

図4・31は，筆者が以前報告した上眼瞼中央部の組織図[1]を一部改正したものである．

B 術前評価と問題点

術前で大切なことは，当たり前のことであるが，目の前の患者をよく観察し，その観察事項を患者に説明し，患者の希望する二重瞼ができるか否か，また術後の経過に関しても十分説明すること，すなわち「術前説明」である．ここでは，術前評価を術前説明とし，その必要事項について述べる．

患者の観察事項およびチェック事項
①蒙古襞の有無

蒙古襞はわれわれ日本人を含め蒙古系の人種にとって特徴的な所見である．しかし，程度の軽い襞はindian foldと呼ばれている．日本人の二重瞼の形は，この襞の程度により3つに分類できる．すなわち，襞のある末広型，襞のない平行型，程度の軽い襞のある中間型である（図4・32）．平行型を希望する患者の術前シミュレーションでindian foldができる人は，術後の時間経過とともに末広型になる可能性がある．

②蒙古襞の左右差

左右の蒙古襞の強弱の差により，内眼角部の上眼瞼縁と下眼瞼縁とが交差する点の角度が異なっている．襞の程度が強い側は広く，目は丸く見え，襞の程度が弱い側は狭く，目は切れ長に見える．そして，涙丘の見える範囲は後者の側が優位に見える．前者は左側に，後者は右側に見られる傾向が強い．このような患者に二重瞼を作ろうとすると前者は末広型になりやすく，後者は平行型か中間型になりやすい．

③開瞼時の眉毛の位置の左右差

眉毛の位置の違いは，術後の重瞼幅に違いにつながる．眉毛の位置が高い側は，重瞼幅は広く見える．それは開瞼時重瞼ラインにかぶさる皮膚が少なくなるからである．すなわち，術前重瞼ラインの位置を瞼縁から同じ高さにデザインしても，開瞼時の

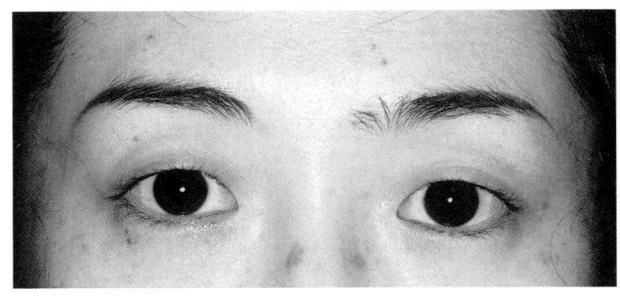

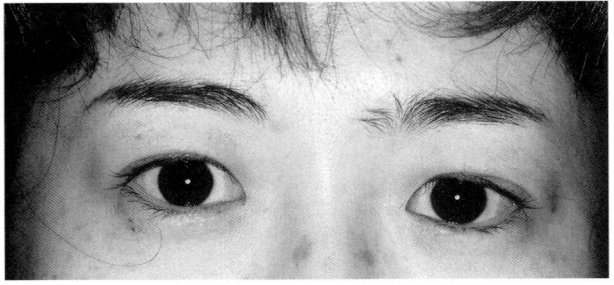

(a) 術　前　　　　　　　　　　　　　(b) 術直後。眉毛の挙上は消失している。

図 4・33　眉毛の挙上癖のある患者の重瞼の消失
(鶴切一三：重瞼術の術前における FMR トレーニングの有用性について．日美外報 25：24-30, 2003 より引用)

眉毛の位置が高い側は，重瞼幅は，対側より広く見える。筆者の印象として，患者の多くは左側の眉毛が高い位置にある。

　④開瞼時の眉毛の挙上癖

　この所見は術前に最も注意深く観察すべき点である。外来を訪れる重瞼希望の患者のほとんどが，開瞼時に程度の差はあれ眉毛を挙上している。テープやのりで二重瞼を作っている患者や，コンタクトレンズ（以下，CL とする）を装用している患者に特に多く見られる。また加齢によるたるみのある患者にも見られる。これらの患者は，無意識に前頭筋を収縮させ眉毛を挙上させ，目を大きく見せようとしているようだ。そのため中には，前頭筋の日常的な収縮運動による緊張性の頭痛や肩凝りを併発している患者もいる。形成美容外科医の中には，このような患者を診察して「眼瞼下垂」と診断し手術を行っている方もいるようだが，もし開瞼時の眉毛の挙上を見て「眼瞼下垂」と診断するなら，重瞼術を希望する患者のほとんどが眼瞼下垂ということになる。

　しかし，実際は図のように術前に観察された開瞼時の眉毛の挙上は重瞼術後，早ければ術直後から消失する（図 4・33）。すなわち，術後の重瞼幅は，術前眉毛の挙上した状態のままシミュレーションした重瞼幅より狭くなることが予測できる。そこで，このような患者には挙上癖を改善させるために筆者が考案したトレーニング（FMR トレーニング）法[3] を実践してもらうことで，術前のシミュレーションを正確に行っている。具体的なトレーニング法については後に述べる。

　⑤上眼瞼の厚さ

　この厚さを見る方法として，閉瞼したまま眼球を左右に回転させ，皮膚面に投影される瞳の動きで，瞼の厚さを大まかに知ることができる。瞳の動きがはっきりするほど，瞳の径が大きく見えるほど，厚さは薄いと言える。眼球突出のある症例と，腫れぼったい瞼とを見誤ることは避けられる。

　⑥CL 装用者の術後リスクについて

　瞼結膜が炎症したり（埋没法のうち瞼板固定法で行った患者で，1 年以上使用できるソフトタイプ CL を装用した患者に多く見られる），術後重瞼が消失したりする場合がある。これらの 2 点は術後の問題点として術前に説明すべきである。

　⑦アレルギー性結膜炎とのかかわり

　花粉症で結膜炎の既往のある患者には，CL 装用者同様に術後重瞼の消失率が増すことを術前説明する必要がある。

　⑧術後の重瞼幅の狭小化について[4]

　埋没法術後，縫合糸の断裂がない場合，時間の経過とともに重瞼幅は手技にかかわらず狭くなる。これは，縫合した組織（皮膚またはミューラー筋や挙筋腱膜）が徐々に伸展し，結果的に皮膚側の縫合ラインが瞼縁側に下降するためである。著者はこの変化を「組織のあそび」と呼び，術後に起こる自然な変化であることを患者に術前説明している。「組織のあそび」が出現しやすいタイプを以下に挙げる。

　a．眼窩上縁が張り出した，奥目のタイプ
　b．眼輪筋下の脂肪組織が多いタイプ
　c．幅の広い重瞼を希望する患者
　d．開瞼時眉毛の挙上癖のあるタイプ

　このうち d タイプは，術前の FMR トレーニングにより遅らせることができる。

　以上を術前患者に説明し，患者に理解してもらうことで，術後のトラブルの発生を防ぐことができる。

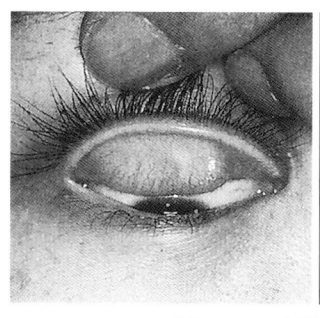

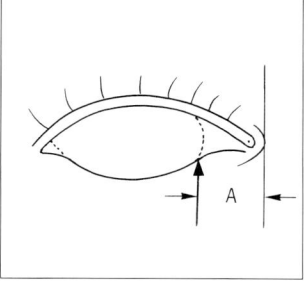

4. 眼瞼の手術　37

図4・34　上眼瞼・瞼板所見
埋没法（皮膚瞼板固定法に有効な瞼板は内背側では欠除している。）
A：7〜10mm（瞼裂の1/3前後）

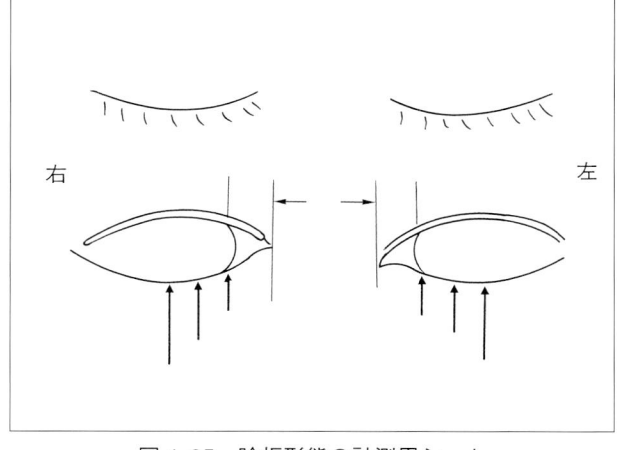

図4・35　瞼板形態の計測用シート

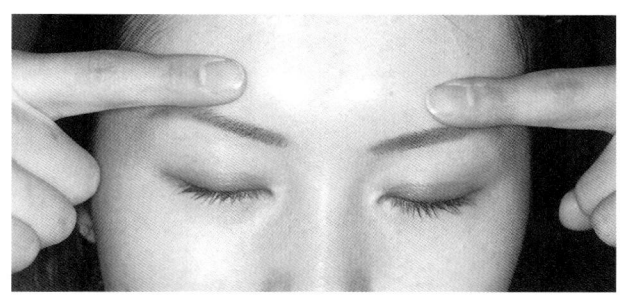

①眉毛のすぐ上に人指を軽く触れるように置く。

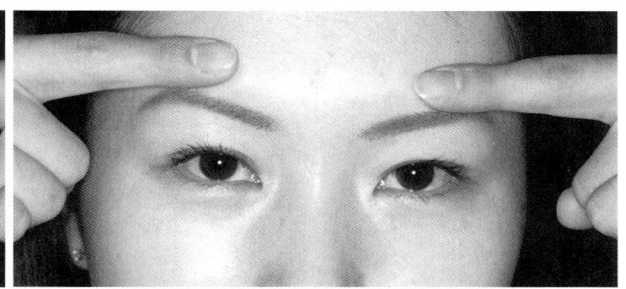

②この状態でゆっくり開瞼させる。このとき，指が上方に動いたら開瞼に前頭筋を収縮させていることがわかる。

図4・36　FMRトレーニング法

C 手術とその問題点

1. 術前準備

a. 瞼板形態の計測

　埋没法であろうが切開法であろうが，重瞼術を行う前に瞼板形態を計測することは準備として重要である。特に埋没法で皮膚瞼板固定法を行っている術者にとって，計測は必須である。また皮膚挙筋固定法は，結果的に瞼板上縁と皮膚とを固定することになるので，やはり計測は必要である。

　日本人の瞼板中央部の高さ[5]は7〜10mm，また瞼板内側端部の位置は内眼角より7〜10mmの範囲にあり（図4・34），瞼板内側端部の高さは5〜6mmである。著者は図4・35のようなチャートを作り，計測している。

　なお，瞼板の形態に左右差があることを確認しておくと，デザイン時に役立つ。

b. FMRトレーニングの指導[3]

　FMRとは，Frontal Muscle Relaxationの略称である。このトレーニングは，開瞼時に無意識に行っていた前頭筋の収縮運動による緊張を意識的に緩める方法である。

　実際のやり方を以下に述べる。

①まず図にあるように，眉毛の中央部のすぐ上の額に，人差し指に先を眉毛に平行に軽く触れるように置く（図4・36-①）。

②次に，図のように指を置いたまま眉毛を上げないよう意識させながら，ゆっくり開瞼させる。この時に指が上方に動いたら，眉毛が挙上していることを認識させる（図4・36-②）。

③開瞼時このトレーニングを，意識的に眉毛が挙上しなくなるまで行う。

④1日2回，朝と入浴時10分程度，約1週間トレーニングすれば意識的に眉毛を挙上せずに開瞼できるようになる。早ければ3，4日で改善できる。改善できないときは，眼瞼下垂を疑う。

⑤このトレーニングの特長は，鏡を見ずにできることである。

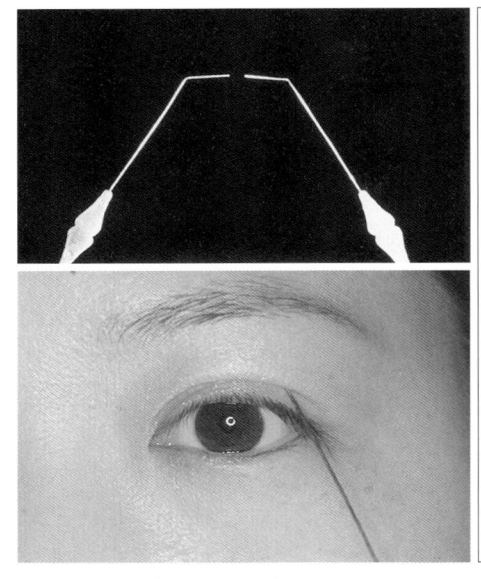

(a) デザイン時の器具
直径 0.4mm の涙管ブジーの先端 12mm を 125°の角度に曲げて，術前のデザインに用いる。下は器具をあて開瞼させた状態。

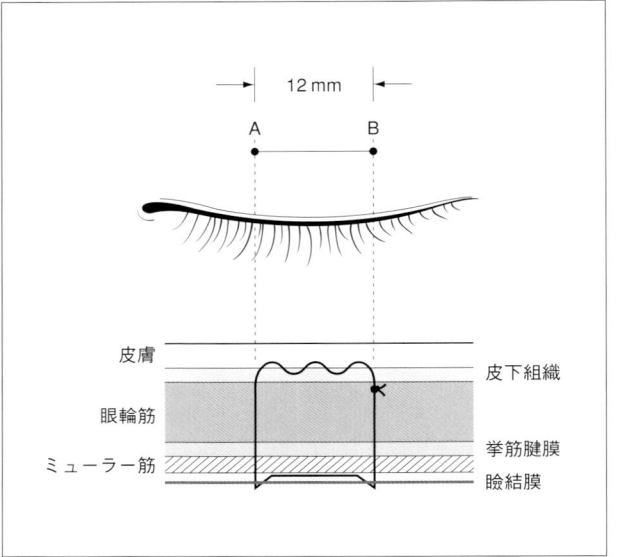

(b) 小住法（皮膚挙筋固定法）のデザインと縫合手技
予定の重瞼線上に，ブジー屈曲部の両端に相当する点 A，B をマークする。

図 4・37　小住法

トレーニングのメリット：最終的な重瞼幅や重瞼の形を決めるのに，開瞼時の眉毛に挙上がほぼ消失してから行うと精度の高いシミュレーションができる。

また，術前開瞼時の眉毛の挙上に気づかず，その状態で重瞼術を行い，術後重瞼幅が急に狭くなったとのクレームを防止できる。

開瞼時の付随意的な前頭筋の収縮運動による頭痛や肩凝りが軽減する。

術後に重瞼幅が狭くなる頃，再び開瞼時に不随意的に前頭筋を収縮させ，眉毛の挙上を無意識に始めることで，見かけ上の重瞼幅は維持されて見える。

2. デザイン

埋没法で，重瞼の形や幅を決めるのに，術者によりさまざまな器具を用いているが，新しい重瞼線に沿ってブジーをあて，二重を作る方法より，縫合点に一致させた器具でシミュレーションした方がより合理的で正確である。

小住は，皮膚挙筋固定法による埋没法を行っているが，図のような器具を用いて重瞼のシミュレーションを行っている[6]（図 4・37-a）。

a. 著者法（皮膚瞼板固定法）のデザイン[7]

図 4・38-a にある器具を用いて埋没縫合点を決めている。この器具は"コの字"型をした単純なものであり，2 本のピンの長さを 10mm とし，先端より 5mm の位置から 1mm 間隔に目盛りを付け，2 本のピンの間隔を 8mm に設定してある。1mm 間隔の目盛りがピンの先端より 5mm あけてあるのは，経験的に奥二重を作る場合，瞼板側の刺入点は瞼縁より 5mm になることが多かったためである。

b. 具体的なデザイン法

デザインは常に座位で行っている。

① 術前計測した瞼板形態のシートをもとに，まず左右の瞼板内側端部の位置を閉瞼した皮膚にマークする（図 4・38-①）。

② 器具を閉瞼した皮膚に図のように当てたまま開瞼させ，患者の希望する重瞼を探すが，同時に，2 本のピンが瞼縁と交差する位置の目盛りを読み瞼板側の刺入点の高さを確認しておく（図 4・38-②）。

また開瞼時，眉毛の挙上がないことを確認しておくことを忘れてはならない。

平行型の二重を作るコツは，内側のピンの先を外側よりやや高めの位置で皮膚面に当て開瞼させる。その時，瞼板側でも高めの位置で刺入点をデザインすることが多いので，その位置が瞼板の範囲内にあることを確認しておく。実際の皮膚側の縫合点は瞼板の高さより，高めに設定することがあるので，開瞼させると余分な皮

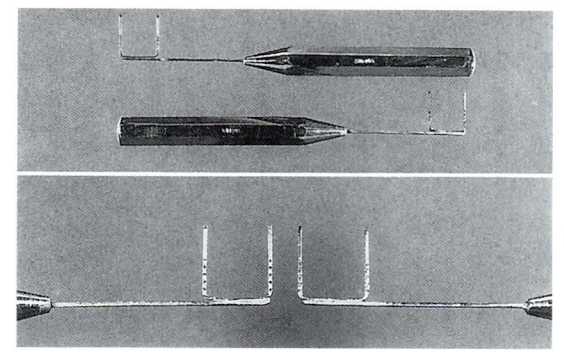

(a) 筆者考案の重瞼縫合点測定器具
埋没法，切開法，切除法に有用である。

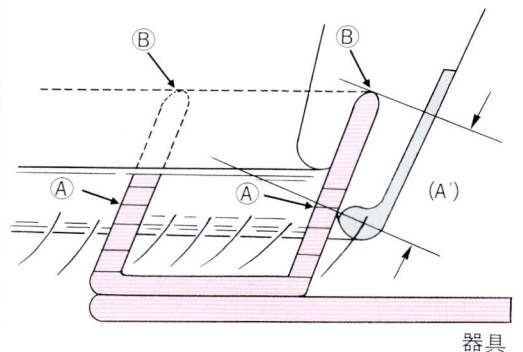

(b) 埋没固定点決定法
器具をあてたまま開瞼し，重瞼の幅や形が決まった時にAの目盛りを読むことで瞼板側の固定幅（A′）が決まる。器具の先端部の点Ⓑが皮膚側の固定点となる。

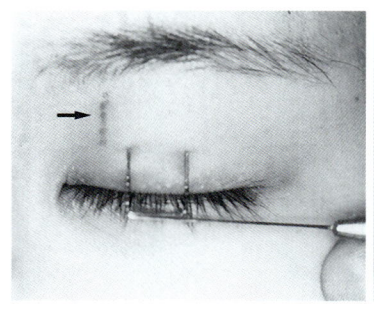

① 瞼板の存在位置をマーク（→）したのち，器具を閉瞼した皮膚面にあてる。

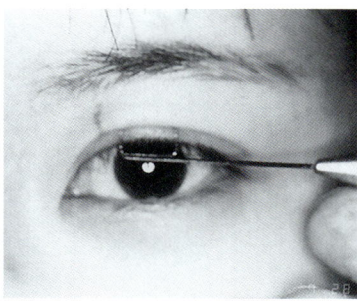

② 開瞼，前方視させて希望の重瞼を探す。

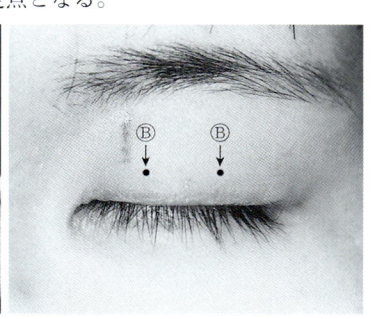

③ 皮膚側固定点のマーキング
(b)のⒷ点を閉瞼させた時にポイントマークする。

図4・38 著者法（皮膚瞼板固定法）のデザイン

膚が垂れ，睫毛基部が隠れ，見かけの瞼裂縦径が広くならないことがあるので注意すること。
③開瞼時の重瞼の幅や形が決まった時点で，2本のピンと瞼縁が交差する位置の目盛りをそれぞれ読めば，瞼板側の刺入点の位置が計測できる（図4・38-b）。
④次にピンを皮膚に当てたまま閉瞼させ，ピンの先端部にポイントマークする。これで皮膚側の縫合固定点も自動的に決まる（図4・38-③）。
⑤反対側も同様に行い，最後に2本の器具のピン先を左右の皮膚にマークした点に当て，開瞼させ，バランスの確認と瞼板側の固定点の位置を確認する。

以上が著者が行っているデザイン法[7]である。手術はすでにデザイン時から始まっていると考えている。埋没法に限らず，重瞼術において術前のデザインは重要である。

3. 手 技

埋没法の手技は，大きく2つの方法がある。皮膚と瞼板とを縫合する「皮膚瞼板固定法」と，皮膚と瞼板上縁につながるミュラー筋および挙筋腱膜と縫合する「皮膚挙筋固定法」の2種類が行われている。それぞれ術者により工夫されている。

糸のかける数を増したり，また1本の糸で綾取りのように皮膚と瞼板を結びパーマネントな効果を狙う方法がある。それに対して，シンプルに1カ所（皮膚と瞼板または皮膚と挙筋腱膜）を結び，特にパーマネントな効果は求めない方法がある。

どちらの考え方がよいかは一概には言えないが，術後の埋没糸の摘出を依頼された時など，術者・患者双方にとって，手技はできるだけシンプルな方法がよいと考えている。

a. 著者法

著者が行っている皮膚瞼板固定法は，上眼瞼中央部（瞼板内側端より外側）に8mm幅で1カ所縫合

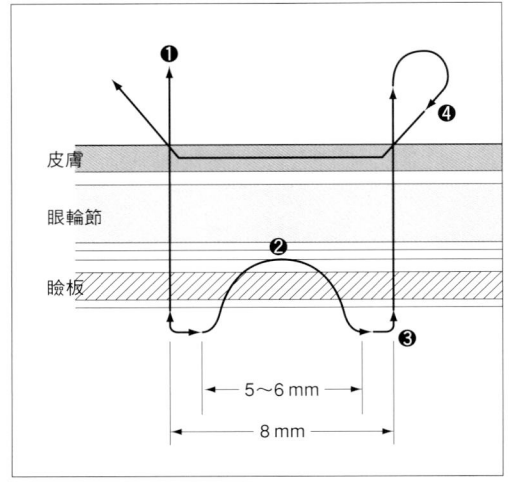

40　II. 顔面の形成外科

縫合の順序

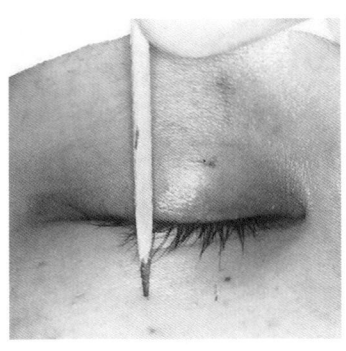

① 下限瞼部のマーキングは局所麻酔の前に行う。
② 瞼板側のマーキングは局所麻酔の後に行う。 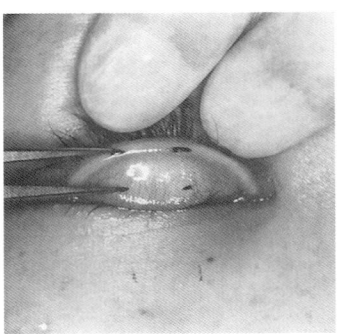
③ 皮膚側に局所麻酔を行う。 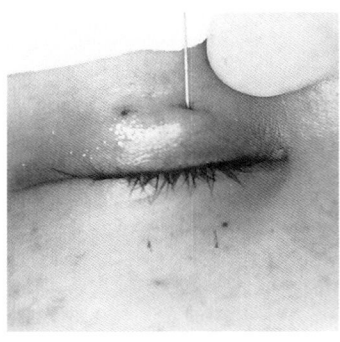
④ 瞼板側に局所麻酔を行う。 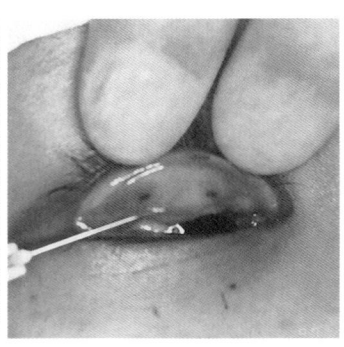
⑤ 術前マークされた刺入点から❶の方向へ。 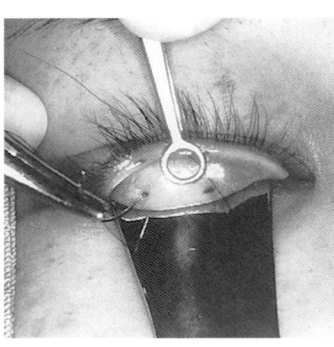
⑥ 瞼板を❷の方向に 5〜6 mm すくう。 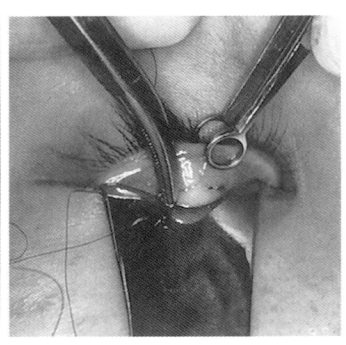
⑦ 術前マークされた点から❸の方向へ。 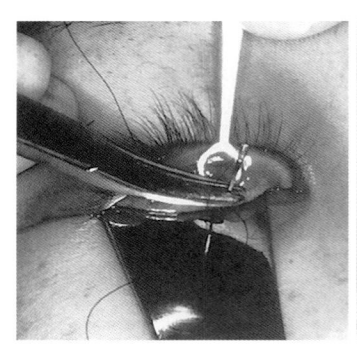
⑧ ❹のように皮内をはわせ，切開部に針を出す。
⑨ ブジー上で結紮する。 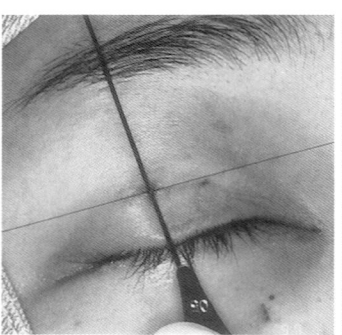
⑩ 瞼板の縫合糸の状態を確認する。 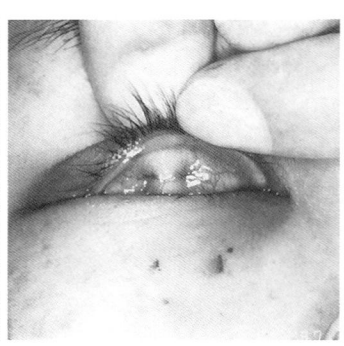

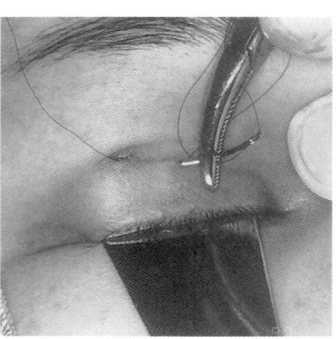

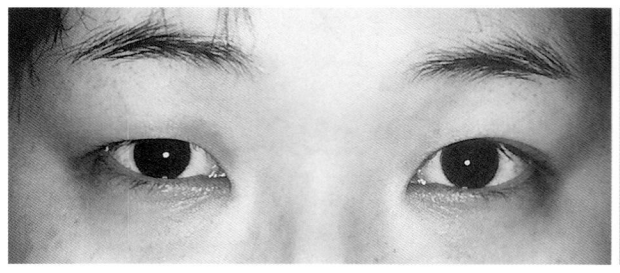

(a) 術　前
(b) 術直後（右側のみ埋没法） 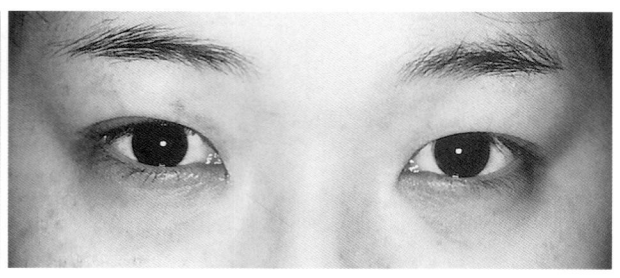

図 4・39　現在行っている著者法（鶴切法・変法）

固定するシンプルな方法である。初期の原法手技[8]と異なり，現在眼科的配慮をした変法[9]を行っているが，瞼板結膜側に2カ所で露出している縫合糸の長さをさらに短くし，縫合糸が瞼板内に埋入しやすくしている。

1) マーキングおよび麻酔

術前にマークした皮膚側の2点の位置を瞼板側に投影すべく，図のように下眼瞼皮膚にピオクタニンでマークする（図4・39-①）。

瞼板を再度反転し，術前決定された瞼板側の固定幅にセットされたカリパーの先端にピオクタニンをつけ，上記のマークされた点と垂直に交差する瞼縁の2点からそれぞれ瞼板上にマークする（図4・39-②）。

これで，術前決定した皮膚側および瞼板側の縫合固定点がマークされたことになる。

皮膚側は図のように術前ポイントマークされた2点に，エピネフリン入り2%リドカインを0.1mlずつ皮下注射する。この方向に針をはわせば，皮下血管網を傷つける可能性が減り内出血の発生を防止できる（図4・39-③）。

ベノキシール0.4%点眼液で結膜を麻酔後，眼瞼を反転し瞼板上縁の円蓋部に0.2～0.3ml局所注射する（図4・39-④）。

2) 縫 合

縫合前に結紮部（外眥側に決めている）を11番目のメスで2mmほど切除を加え，術後結紮部の糸が皮下にしっかり埋没するよう準備をしておく。

縫合糸は，7-0黒ナイロンの針付き（針：形成用9mm 3/8サークル）を現在使用している。

まず弱弯化した腸用丸針に上記縫合糸を通し，眼球保護板をセットしておく。

重瞼摂子で眼瞼を反転し，瞼板にマークされた点から腸用針を刺入し，皮膚側にマークされた点に出す（刺入の順序は左右の眼瞼とも，右から行っている）（図4・39-⑤）

つぎに，糸付き針を先に刺入した点から横に1～1.5mmほど離れた位置から瞼板に刺入し，左側にマークされた点より1～1.5mmほど手前に針先が出るようにする。この時，瞼板全層をすくうようにすることがポイントである（図4・39-⑥）。

瞼板をすくった後，糸付き針を切離し，再び腸用針にその糸を通し，左側のマークされた点から針を刺入し皮膚側にマークしてある点に出す（図4・39-⑦）。

その針穴から皮内をはわすように針先を通し切開部に出す（図4・39-⑧）。

左眼瞼の皮膚側の針を通す方向は，右から左（結紮部）にする。

上記の施術中，針先が皮下の血管網を傷つけないよう細心の注意を払うことが，この手技のポイントである。

結紮部に涙管ブジーを置き，その上で結紮する。これは渡部が報告しているブジー法[10]で縫合糸の締め具合を一定にしている（図4・39-⑨）。

ブジーをはずし開瞼させ，術前シミュレーションした時と同じ形の重瞼（平行型か末広型か）になっているかを確認する。

対側も同様にし，両側の重瞼の形のバランスを確認する。

最後に結紮部より1mm離して糸を切り，皮下に埋没させる。

その後，左右の眼瞼を反転し瞼板側の縫合糸の露出部位が陥凹していることを確認する（図4・39-⑩）。

生理食塩水で眼球や結膜に付着している血液を洗浄後，皮膚側の縫合部に抗生剤入り軟膏を塗布し手術を終わる（図4・39-a，b）。

3) 術後処置および術後ケア

①リカバリールームにて患部を10～20分ほど冷やした後，眼瞼および眼球に異常のないことを確認する。

　術直後異物感や流涙を訴えることがあるが，帰る頃には落ち着く。これは結紮による瞼板の一時的なゆがみから来るのではないかと思われる。この状態が数日続く時は，埋没糸をはずし再手術をしている。

②洗顔は，術後2日から許可している。

③アイメイクは，術後1週から，CLの装用は，術後2週からを目安にしている。

④腫脹は術後2日位がピークで，それが落ち着くのに早い人で1週間，遅い人で2週間位かかると説明している。

重瞼幅が安定し術前シミュレーションした幅になるのは，1カ月以上かかると説明している。

b. 皮膚挙筋固定法

この手技は，解剖学的に理にかなった方法として行われているが，実際は瞼板上縁と皮膚とを固定していると考えた方が理解しやすい．代表例として，「小住法[6]」のデザインと手技を紹介する．

1) 手技

術前デザインは，座位で行う．

図4・37-aの器具を用いて，術前のシミュレーションを行う．0.4 mmの涙管ブジーの先端から12 mmの位置で125°の角度に折り曲げたものを使用している．これを上眼瞼中央部に当てながら開瞼させ，患者の希望する重瞼の形や幅を探す．決まった時点で，閉瞼させ，ブジーの先端部と折れ曲り点にマークする．このデザイン法は，実際の縫合固定部位と一致している点，皮膚挙筋固定法としては誤差が少ない方法である．

縫合糸には7-0ナイロン糸付きの両端針を用いている．手術は，図4・37-bのように，瞼板上縁部のすぐ上の結膜をすくい，術前にマークした皮膚面の小切開部に糸を通し，皮膚側は軽く真皮を3カ所すくいながら皮下を通す．結紮は，ブジーの代わりに妻楊枝を用い，縫合糸の締め具合を調節する工夫をしている．

皮膚挙筋固定法の手技上のポイントは，上記のように，患者により瞼板高が7～10 mmの差があるのにもかかわらず，絶妙な縫合糸の締め具合で，患者の希望する重瞼に対して，いかに精度の高い結果を出すかにある．

2) 手技上の問題点

皮膚瞼板固定法は，瞼板の高さが低い患者ほど幅広の二重をつくるのに限界がある．それに対して，皮膚挙筋固定法は，瞼板の高さが高い患者ほど，幅狭の二重は作りづらい．縫合固定箇所が多い手技は，針が血管網を傷つけ内出血を起こす確率が増し，治療を遅らせる要因となる．

D 術後評価と問題点

1. 重瞼の消失

埋没法は「仮縫い」であるので，埋没箇所を増やしても，縫合糸が劣化により断裂することがある．

2. 重瞼幅の狭小化[4]

縫合糸の断裂がない場合に起こる術後変化である．この変化は瞼板固定法でも挙筋固定法でも，縫合箇所の数にかかわらず発現する．毎日1万回以上瞬目しているが，術後日が経つにつれ縫合部に負荷がかかり，縫合糸で結んだ組織が徐々に伸び（組織のあそび），結果として開瞼時の重瞼ラインが瞼縁側に下がり，重瞼幅は狭くなる．このことは，術前説明で重要な一項目である．

3. 眼科的問題点

a. 皮膚瞼板固定法と角膜への影響

著者法のように瞼板結膜面に糸を露出させて縫合する手技については，以前からその糸が角膜を傷つける可能性が指摘されている．防止策として，露出させる糸の幅を狭くし，縫合糸の締め具合を加減し，術後にできるだけ早期に縫合糸が瞼板内へ埋入するように，十分注意をはらう必要がある．しかし術後，患者から重瞼消失の訴えがあったり異物感や

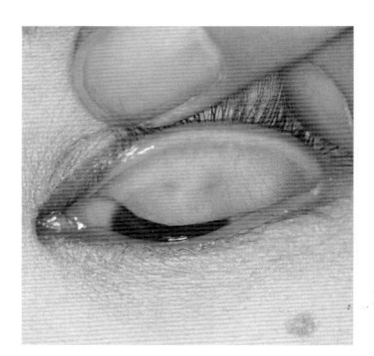

(a) CL 1dayタイプ装用者
縫合糸の炎症は見られない．

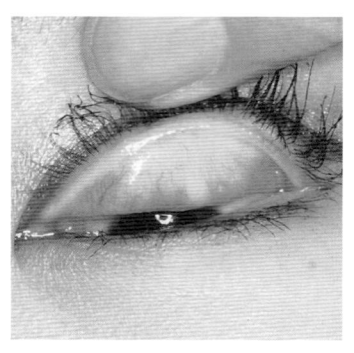

(b) CL非装用者
縫合糸は瞼板内に埋入している．

図4・40 埋没法術後1カ月の状態

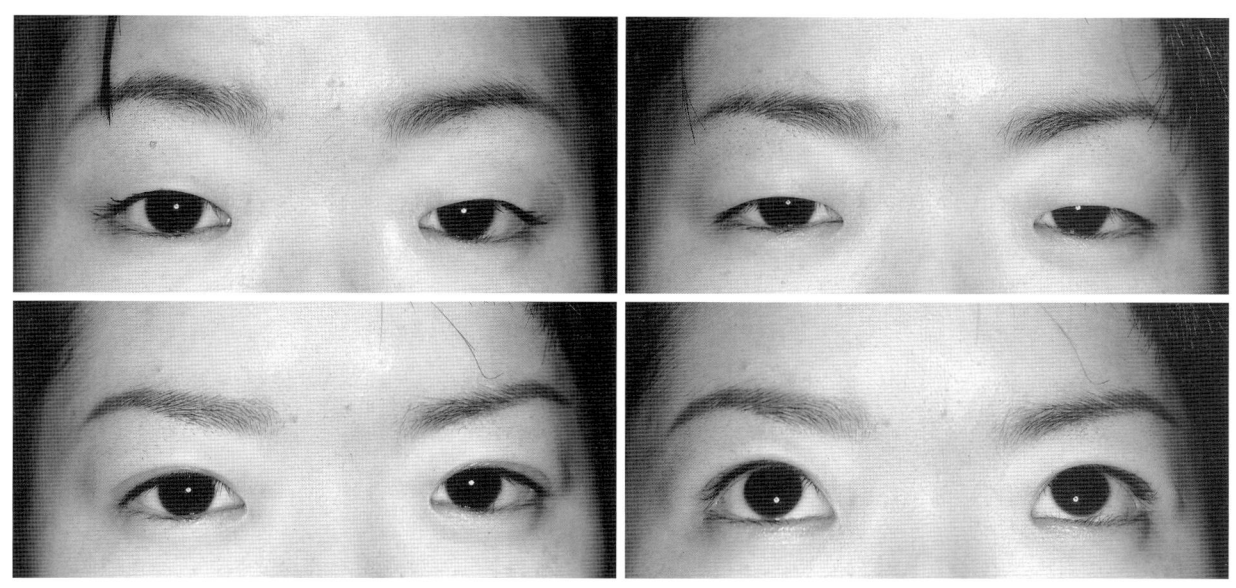

a	b
c	d

(a) 初診時。眉毛の挙上癖が見られた。
(b) FMRトレーニング後。開瞼時の眉毛の挙上はほぼ消失している。
(c, d) 埋没法術後19日の状態。開瞼時の眉毛の挙上は見られない。上方視時も，同様に眉毛の挙上は見られない。

図4・41　症例1：24歳，女（CL 1dayタイプ）

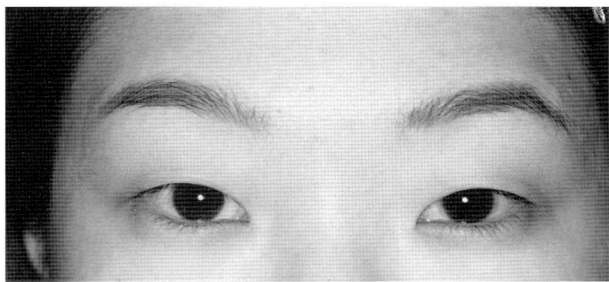

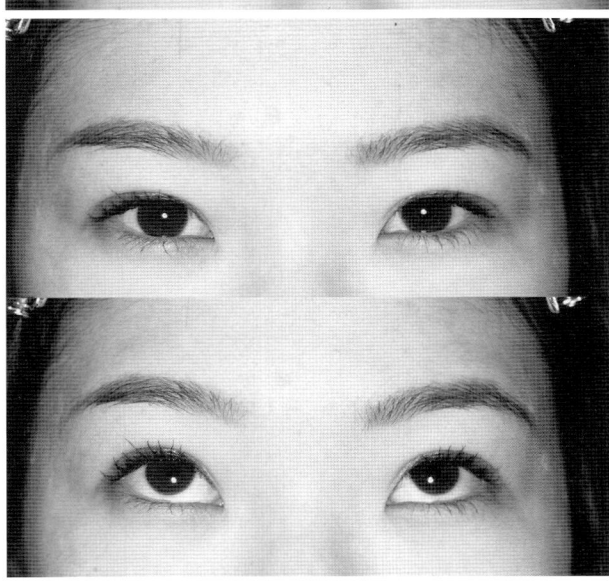

流涙などの症状がある場合は，すぐにでも来院してもらい，瞼板側の状態をチェックすることが必要である。

b. 皮膚瞼板固定法とコンタクトレンズとのかかわり[9]

CLを装用している患者の術後の重瞼の消失率は，装用していない患者に比べ増加している。原因は，毎日のレンズの装着脱時に眼瞼を押し広げることにより縫合部に負荷がかかり，その結果糸の劣化が早まり断裂しやすくなるためと考えている。このことは術前に説明しておく必要がある。

術後瞼板側の縫合部の周囲に炎症所見を見ることがあるが，ほとんどがCL装用者である。その中でも長期使用型のソフトタイプ使用者に最も発症率が高く，つぎにハードタイプである。しかし，使い捨てタイプを使用する患者ではその発症率は減少しており，中でも1dayタイプを装用している患者には，術後の瞼板側の縫合部の炎症は見ていない。経験的にCL非装用者の埋没法症例では，縫合糸は1カ月ほどで瞼板内に埋入している（図4・40）。

したがって長期使用型のCL装用者に対しては，術後のCLの装用をできれば1カ月後から許可した方が安全である。それに対して使い捨てタイプのCLは，術後2週でも装用を許可している。

a
b
c

(a) 初診時。開瞼時，眉毛の挙上癖が見られた。偏頭痛もあった。平行型を希望した。
(b, c) 術後2週の状態。前方視・上方視ともに眉毛の挙上は見られず，頭痛も消失した。

図4・42　症例2：23歳，女（CL 2weeksタイプ）

E 症例

【症例1】 24歳，女，平行型の重瞼を希望（CL 1 dayタイプ装用）（図4・41）

初診時，開瞼時の眉毛の挙上癖があったので，FMRトレーニングを指導した。手術日には，眉毛の挙上をせずに開瞼できるようになった。この状態で重瞼のデザインを行った。術後19日で，開瞼時および上方視時の眉毛の挙上は見られない。

【症例2】 23歳，女，平行型の重瞼を希望（CL2 weeksタイプ装用）（図4・42）

初診時，開瞼時に無意識に眉毛を挙上させていた。また日常的に頭痛があった。術前準備としてFMRトレーニングを指導した。20日後の手術日には，眉毛の挙上をせずに開瞼でき，また頭痛が軽減していた。

術後2週で開瞼時および上方視時の眉毛の挙上は消失し，同時に頭痛も消失していた。

F 考察

重瞼術の中で，埋没法は最も制約の多い手技である。患者は自分の眼瞼部の解剖学的特異性に関しては，全く無知であり，ただ自分のあこがれの二重を作るよう術者に要求してくる。しかも瞼に傷をつけず，術後は腫れず，他人にわからない自然な二重にと，わがまま放題である。中には異常なまでの微細な重瞼の形にこだわり，それは客観的に不自然だと指摘しても耳を貸さない。術後の結果に関しては，すべて術者の責任とばかり非難する患者までいる。

このような患者に向かい手術を行うには，術前の患者の観察が最も大切である。患者個人の眼瞼周囲の特異性をどこまで患者に指摘でき，それを納得させるかが，術前準備のポイントである。

本稿でさまざまな観察点について述べたが，これらは術後結果に関する「術前説明」すなわちインフォームドコンセントとして重要であり，術後経過に関してのマイナス面を十分説明したうえで手術を行うことが，術後のトラブル回避につながる。個々の患者の眼瞼の形態的な特異性により，埋没法でできる重瞼の形には限界があり，しかも術後の「重瞼幅の狭小化」に伴う重瞼の形の変化も当然出現する。すなわち動くものは変化することを術前に説明すべきである。この変化に関して説明しておかないと，トラブルを起こすのである。

埋没法の最大のメリットは，術後の重瞼が患者にとって気に入らなければ，いつでも小切開のみで元に戻せる点である。術者はこのような患者に対して，責任を持って埋没糸を摘出できなければならない。これができないようでは，その手術手技は埋没法として問題がある。なぜなら重瞼術の中での埋没法は，「仮縫い」であるからである。　（鶴切一三）

文献

1) 鶴切一三：上眼瞼矢状断面における組織学的検討（第一報）．日美外報 14：137-143, 1992
2) 井出　醇, 山口哲男, 久保木紀子：日本人上眼瞼の眼窩隔膜と脂肪組織のMRI所見．臨眼 51：173-177, 1997
3) 鶴切一三：重瞼術の術前におけるFMRトレーニングの有用性について．日美外報 25：24-30, 2003
4) 鶴切一三, 畷　稀吉：重瞼術後の重瞼幅の狭小化について—（組織のあそび）論—．日美外報 24：35-40, 2002
5) 鶴切一三：上眼瞼における瞼板高と上眼瞼溝，重瞼幅との関係．日美外報 13：138-143, 1991
6) 小住和徳：重瞼術：埋没法—挙筋に固定する方法．形成外科 42：1019-1028, 1999
7) 鶴切一三：重瞼術：埋没法—瞼板に固定する方法．形成外科 42：1009-1017, 1999
8) 鶴切一三：埋没法による重瞼術の一変法．日美外報 10：87-91, 1989
9) 鶴切一三：私の行っている埋没式重瞼術—眼科的問題点と手技の改善—．日美外報 19：87-93, 1997
10) 渡部純至：重瞼術．形成外科 37：S149-S154, 1994

II 顔面の形成外科

4 眼瞼の手術
d. Blepharoplastyに関する新しい考察

SUMMARY

眼瞼は，前葉である皮膚・眼輪筋・中央結合組織と，後葉である眼窩隔膜・横走靱帯・眼窩脂肪・挙筋腱膜・ミュラー筋・瞼板・瞼結膜に分けられる。これらの構成要素により上眼瞼は重い瞼群と軽い瞼群に分けられる。一重瞼の重い瞼群では，後頭前頭筋をいつも収縮させて前葉を挙上し，二重瞼の軽い瞼群では，瞼板前の前葉が後葉の挙上とともに挙上されて折れたたまれるので後頭前頭筋は収縮されない。眼瞼は重力に抗して挙上され，瞬目を行い，さまざまな理由で上眼瞼が擦られるので挙筋腱膜は瞼板より外れ，すべり，伸びてしまう。これらの変化は重い瞼群と軽い瞼群でも等しく起こる。腱膜が瞼板より外れると，重い瞼群では，正面視で後頭前頭筋の収縮がさらに強く起こり，眉毛部はさらに挙上され，上眼瞼皮膚は伸びてしまうが，中央結合組織は厚く，眼窩脂肪は低位置なのでbony orbitにならない。軽い瞼群でも，後頭前頭筋の収縮が起こり，眉毛部は挙上され，上眼瞼皮膚は伸び，中央結合組織は上方へ移動し，眼窩脂肪は奥に引き込まれるので，いわゆるbony orbitになってしまう。開瞼のメカニズムの破綻（腱膜が瞼板より外れる）とそれによる挙筋の過収縮で引き起こされる過剰な眉毛挙上による動的な要因で，上眼瞼皮膚のみでなく上眼瞼全層が伸び変形する。

手術は，眼瞼全層の短縮を行う。眼瞼前葉の短縮と，瞼結膜とミュラー筋を除いた後葉の短縮を行う。著者の手術の本来の目的は頭痛・肩凝り・不眠・疲労などを除く機能的なものであるが，よい機能はよい形態であり，よい形態はよい機能なので，究極のゴールは同じと考えている。

はじめに

従来のblepharoplastyとは，加齢などにより伸びて垂れた眼瞼皮膚と皮下組織を切除し，場合により眼窩脂肪を減らしたり足したりして，整容的に眼瞼形態を整えることと定義できる。著者は，重力と皮膚の弾力性の損失によるいわゆる静的な要因だけでなく，開瞼のメカニズムの破綻（腱膜が瞼板より外れる）とそれによる挙筋の過収縮で引き起こされる過剰な眉毛挙上による動的な要因でも，上眼瞼皮膚のみでなく上眼瞼全層が伸び変形すると考えている。しかも，後者の動的な原因の方がより眼瞼を変形させるより強い要因であると考えている。したがって，静的な原因だけでなく動的な原因をも手術して治さないと安定した効果の持続するblepharoplastyはないと考えている。この章では，開瞼の新しい解剖学生理学的考え方に基づいたblepharoplastyについて解説する。

A 重い瞼と軽い瞼

脊椎が老化によりosteosyntheticな変化で後縦靱帯骨化症や脊椎管狭窄症になるタイプとosteolyticな変化で骨粗鬆症になり圧迫骨折するタイプの両極端が存在するように，上眼瞼も大きく2つの両極端なタイプがあると考えている。もちろん移行型と例外は存在する。一重瞼で，蒙古襞が発達し内眼角が狭く，厚い瞼で，小さい目で，睫毛が下向き，開瞼時眉毛挙上がいつもある群（重い瞼群：図4・43-A；図4・44-a, 4・46-a）と，二重瞼で，蒙古襞が発達せず内眼角が広く，薄い上眼瞼皮膚，薄い瞼で，大きい目で，睫毛が上向き，開瞼時眉毛挙上はほとんどない群（軽い瞼群：図4・43-D；図4・47-a, 4・49-a）とである。

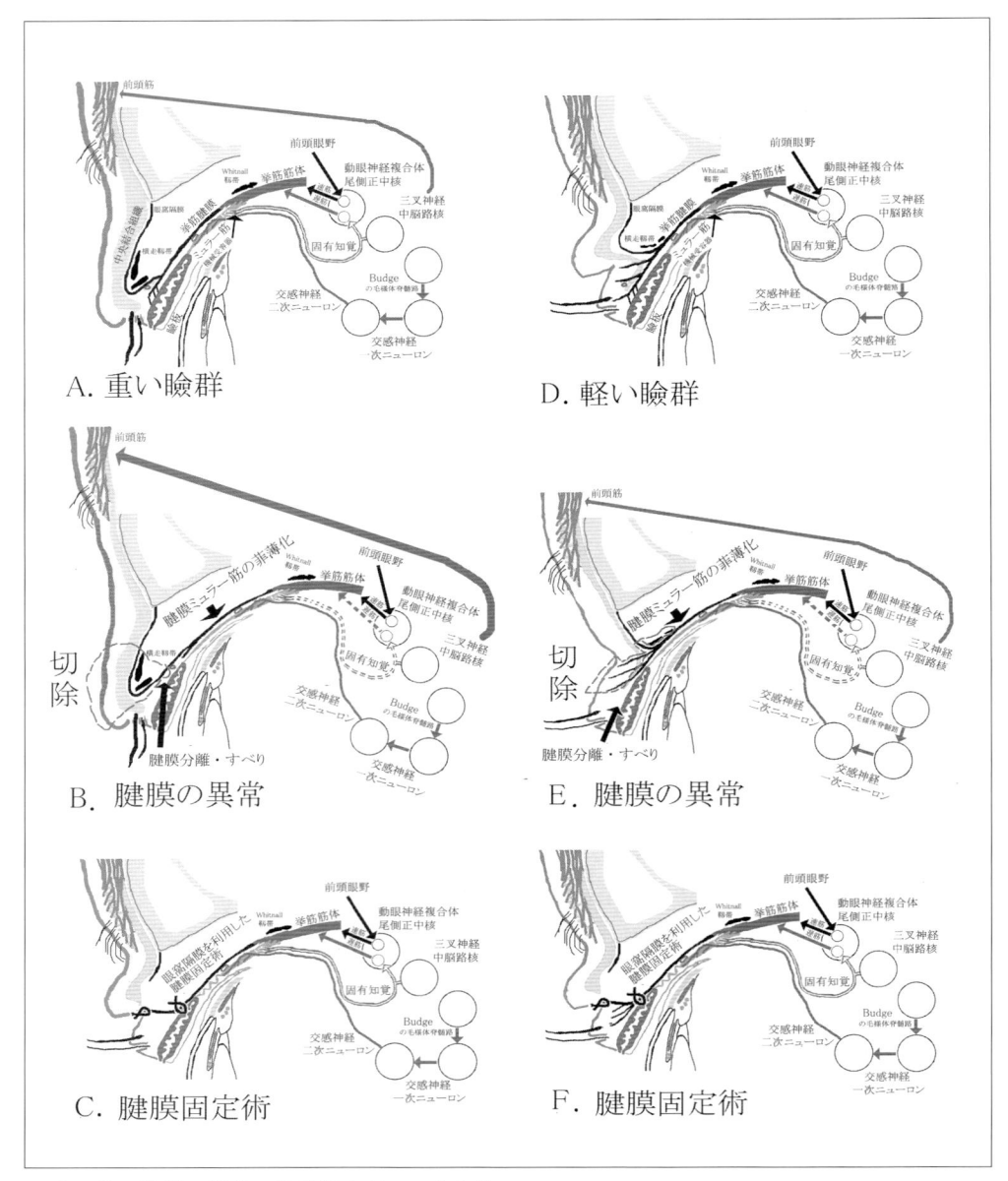

A：重い瞼群の開瞼。眉毛挙上がいつもある。
B：重い瞼群の腱膜の異常。眉毛挙上はさらに起こる。点線で囲まれた範囲を切除する。
C：重い瞼群の手術。前葉が厚くならないように中央結合組織で調節する。
D：軽い瞼群の開瞼。眉毛挙上はほとんどない。
E：軽い瞼群の腱膜の異常。眉毛挙上が起こる。点線で囲まれた範囲を切除する。
F：重い瞼群の手術。前葉が薄くならないように中央結合組織を残し，眼窩隔膜を下で横切開し，眼窩脂肪を取らない。

図4・43　開瞼の新しい解剖学生理学

B 上眼瞼の解剖

　眼瞼は，前葉である皮膚・眼輪筋・中央結合組織（orbicularis fascia）と，後葉である眼窩隔膜（挙筋腱膜の表層と考えている）[1]・横走靱帯[1]・眼窩脂肪・挙筋腱膜・ミュラー筋・瞼板・瞼結膜に分けられる。これらの構造が，重い瞼群と軽い瞼群では異なる。重い瞼群では，皮膚は厚く，中央結合組織も厚く，横走靱帯が発達して，眼窩脂肪の位置も低く，挙筋腱膜の皮膚への付着が少ない（図4・44-A；図4・44-a，4・46-a）。薄い瞼群では，皮膚は薄く，中央結合組織も薄く，横走靱帯が発達しておらず，眼窩脂肪の位置も高く，挙筋腱膜の皮膚への付着も多い（図4・43-D；図4・47-a，4・49-a）。

4. 眼瞼の手術　47

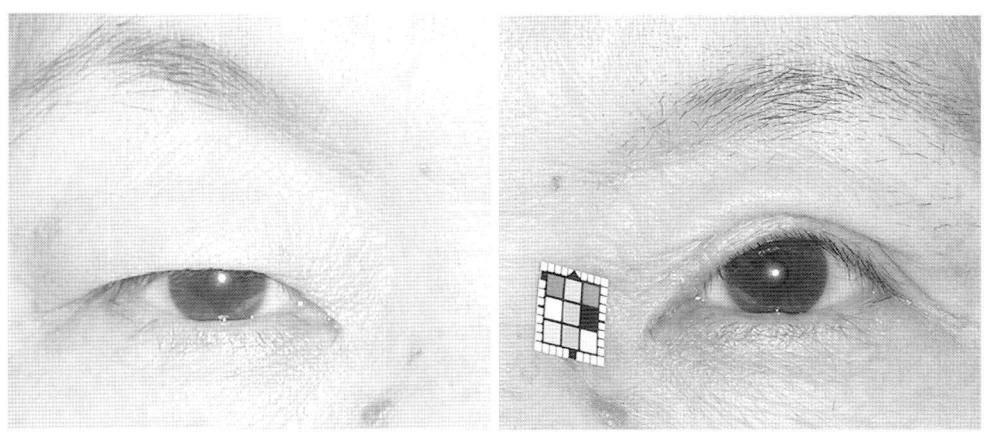

(a) 術　前　　　　　　　　　　　　(b) 術　後
　　　　　　　　　　　　　術後写真は水平方向に反転してある
図4・44　症例1：重い瞼群の右側眼瞼（66歳，女）

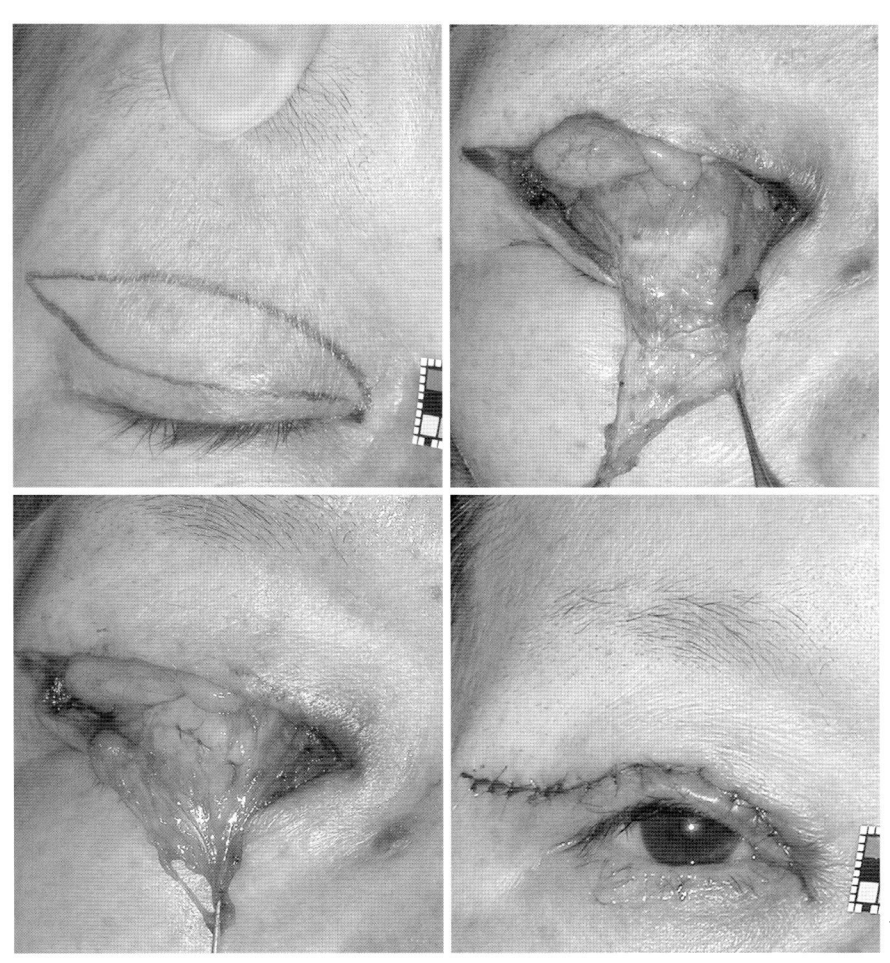

(a) 皮切は紡錘形，外上がりで大きく。
(b) 中央結合組織と眼窩隔膜を高位で横切開し翻転してある。
(c) 腱膜の瞼板への固定
(d) 皮膚縫合は腱膜の断端と縫合し，重瞼になるようにしてある。
図4・45　症例1の手術過程

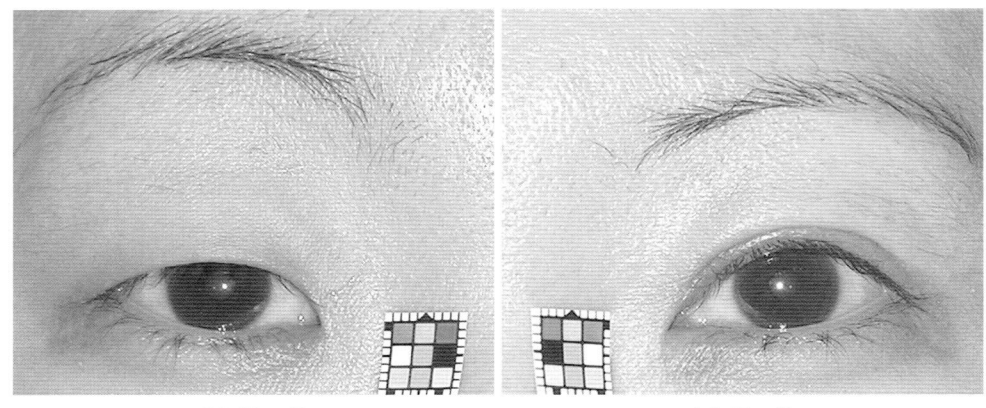

(a) 術　前　　　　　　　　　　　　　　(b) 術　後
術後写真は水平方向に反転してある
図4・46　症例2：重い瞼群の右側眼瞼（38歳，女）

C 開瞼の病態生理

　開瞼に関する著者らの説では，随意的には前頭眼野よりの指令で動眼神経核を刺激し眼瞼挙筋の速筋の収縮が起こり，ミュラー筋機械受容器を伸展すると，固有知覚が生じ，その三叉神経固有知覚枝が動眼神経核を再び刺激して眼瞼挙筋の遅筋の収縮が不随意的に起こる（図4・43-A）[2][3][4][6]。すなわち随意的開瞼と不随意的開瞼の組合せで開瞼は維持される。そして不随意的開瞼の amplitude of excursion の方が，随意的開瞼のそれより大きい。したがって，埋没法などの麻酔で眼瞼挙筋やその運動神経である動眼神経に局所麻酔剤が達していないのに，ミュラー筋の機械受容器や三叉神経固有知覚枝が麻酔されると不随意的開瞼が失われ，随意的開瞼のみの驚いてしまう程度の強い下垂になってしまうことが経験されることでも証明される。

　開瞼では，眼瞼挙筋収縮により引き上げられた後葉と同じだけ前葉も視野から除かれる必要がある。一重瞼の重い瞼群では，後頭前頭筋をいつも収縮させて前葉を挙上する（図4・43-A；図4・44-a, 4・46-a）。二重瞼の軽い瞼群では，瞼板前の前葉が後葉の挙上とともに挙上されて折れたたまれるので後頭前頭筋は収縮されない（図4・43-D；図4・47-a, 4・49-a）。眼瞼挙筋の不随意的収縮，後頭前頭筋の不随意的収縮は，眼瞼挙筋の随意的収縮によりミュラー筋の機械受容器を弱く伸展すると眼瞼挙筋の不随意的収縮が起き，強く伸展すると眼瞼挙筋のみだけでなく後頭前頭筋も不随意的に収縮すると著者は考えている（図4・43-A）。したがって，上方視など強く眼瞼挙筋がミュラー筋機械受容器を伸展すると，不随意的に眼瞼はさらに挙上され，眉毛も挙上される。重い瞼群では，その重さと抵抗により正面視でもミュラー筋機械受容器が強く伸展されるので，後頭前頭筋の収縮が誘導され眉毛挙上が起こる。

D 瞼の老化は腱膜の異常により起こる

　眼瞼は重力に抗して挙上され，瞬目を行い，さまざまな理由で上眼瞼が擦られるので挙筋腱膜は瞼板より外れ，すべり，伸びてしまう（図4・43-B, E）。その病期を正常→腱膜分離症→腱膜すべり症→腱膜性眼瞼下垂症に著者は最近では分類している[2][5]。これらの変化は重い瞼群と軽い瞼群でも等しく起こる。腱膜が瞼板より外れると，重い瞼群では，正面視でミュラー筋機械受容器がさらに強く伸展されるので後頭前頭筋の収縮がさらに強く起こり，眉毛部はさらに挙上され，上眼瞼皮膚は伸びてしまうが，中央結合組織は厚く，眼窩脂肪は低位置なので bony orbit にならない（図4・43-B, 4・44, 4・46）。軽い瞼群では，正面視でミュラー筋機械受容器が強く伸展されるので後頭前頭筋の収縮が起こり，眉毛部は挙上され，上眼瞼皮膚は伸び，中央結合組織は上方へ移動し，眼窩脂肪は奥に引き込まれるので，いわゆる bony orbit になってしまう（図4・43-E, 4・47, 4・49）。

4. 眼瞼の手術　49

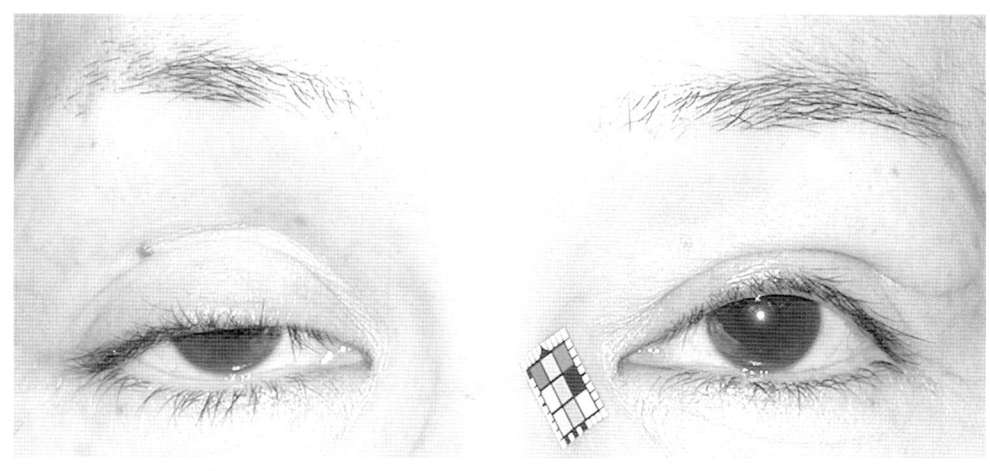

(a) 術　前　　　　　　　　　(b) 術　後
術後写真は水平方向に反転してある
図4・47　症例3：軽い瞼群の右側眼瞼（57歳，女）

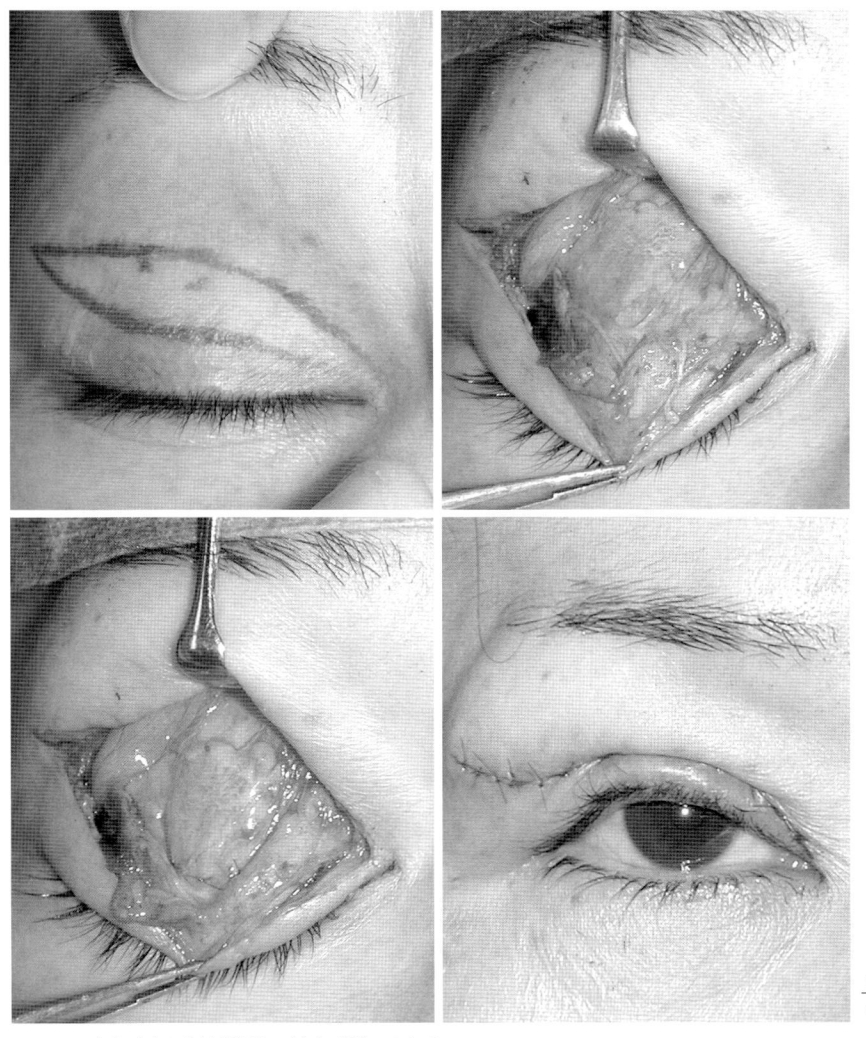

(a) 皮切は紡錘形，外上がりである。
(b) 眼窩隔膜を低位で横切開し翻転してある。
(c) 腱膜の瞼板への固定
(d) 皮膚縫合は腱膜の断端と縫合し，重瞼になるようにしてある。
図4・48　症例3の手術過程

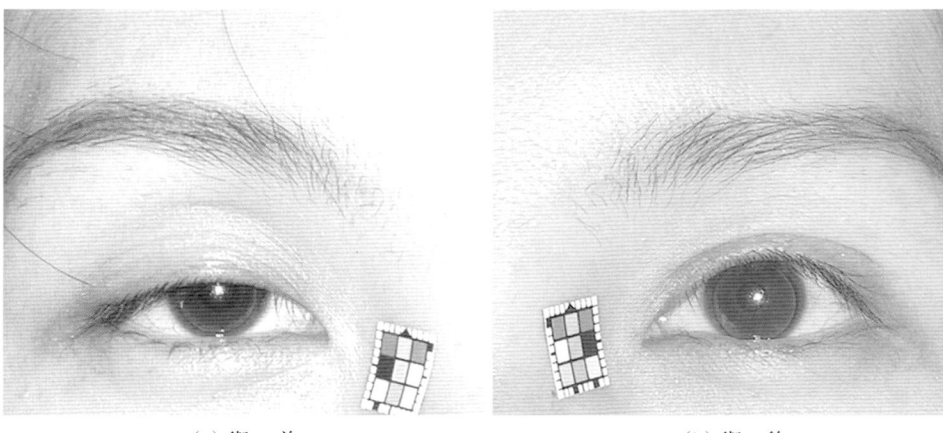

(a) 術　前　　　　　　　　　　(b) 術　後
術後写真は水平方向に反転してある

図4・49　症例4：軽い瞼群の右側眼瞼（33歳，女）

E 腱膜の異常も同時に治す blepharoplasty

　皮切・眼輪筋切除はほとんどいつも外上がりの紡錘形である（図4・45-a，4・48-a）。重い瞼群の方が軽い瞼群よりも大きく切除する。重い瞼群では，中央結合組織を undermine して切除し，軽い瞼群では行わない。眼窩隔膜の横切開は，重い瞼群では高く，軽い瞼群では低く行う。Whitnall 靱帯以外の横走靱帯は切除する。Lateral horn と medial horn を切離する（図4・45-b）³⁾。腱膜のすべりをなくした位置にプロリン（長期安定なので）6-0丸針で3針固定する（図4・45-c，4・48-c）。Lateral horn と medial horn を切離しないと丸眼△眼になってしまう。Medial horn の切離が甘いと内側の上がりが悪い形態になる。余った眼窩隔膜，眼窩脂肪を切除し，皮膚を腱膜とを 6-0PDS II（抜糸残しが cyst にならないように）で3針ともに縫合して重瞼線を作り，その間を皮膚縫合する（図4・45-d，4・48-d）。

　これらの手術過程で，眼瞼前葉の短縮と，瞼結膜とミュラー筋を除いた後葉の短縮が行われたことになる。瞼結膜と平滑筋であるミュラー筋は自然に短縮するので，眼瞼後葉の短縮は腱膜を前進固定するだけである⁴⁾。

　重い瞼群でも，腱膜の異常を腱膜固定術で治すと眉毛挙上が起きなくなるので，伸びた眼瞼前葉はかなり切除する必要があり，場合による追加切除や高齢者では brow lift を行う必要が生じることなどを説明しておく必要がある。

　著者の手術の本来の目的は頭痛・肩凝り・不眠・疲労などを除く機能的なものであるが，よい機能はよい形態であり，よい形態はよい機能なので，究極のゴールは同じと考えている。
　　　　　　　　　　　　　　　　　　（松尾　清）

文　献

1) Yuzuriha S, Matsuo K, Kushima H : Anatomical structure which results in puffiness of the upper eulid and a narrow palpebral fissure in the Mongoloid eye. Br J Plast Surg 53 : 466-72, 2000
2) Fujiwara T, Matsuo K, Kondoh S, et al : Etiology and pathogenesis of aponeurotic blepharoptosis. Ann Plast Surg 46 : 29-35, 2001
3) Matsuo K : Stretching of Mueller muscle results in involuntary contraction of the levator muscle. Ophthal Plast Reconstr Surg 18 : 5-10, 2002
4) Matsuo K : Restoration of involuntary tonic contraction of the levator muscle in patients with aponeurotic blepharoptosis or Horner syndrome by aponeurotic advancement using the orbital septum. Scand J Plast Reconstr Surg Hand Surg 37 : 81-89, 2003
5) Sultana R, Matsuo K, Yuzuriha S, et al : Disinsertion of the levator aponeurosis from the tarsus in growing children. Plast Reconstr Surg 106 : 563-570, 2000
6) Yuzuriha S, Matsuo K, Ishigaki Y, et al : Efferent and afferent innervations of Mueller's muscle related to involuntary contraction of the levator muscle, important for avoiding injury during eyelid surgery. Br J Plast Surg, in press

II 顔面の形成外科

5 Face lift operation
a. その歴史と説明方法

SUMMARY

Face lift 手術を説明することは必ずしも容易なことではない。そこでこの手術を説明する時に心においておくとよいいくつかの点と，世界的にも有名な face lift 手術の術者でもあった Rees が用いていた患者への手紙を掲載し，多少の歴史的考察を含めてこの手術を解説した。

はじめに

"Face lift 手術"という用語は，顔面の加齢変化に対応する広範な手術の総称として今日ではしわ取り手術（rhytidectomy）よりも広く用いられている。これは face lift という語句が「何かを一新する」といった意味を持っているので，この種の手術の持つべき目的意識と多くの点で一致しているからでもあろう。また"face lift 手術"からおそらく誰もが自然に思い浮かぶ動作が，頬に手をあてて上方に引き上げるといったことであろうから，本章では aging face に対する手術を"face lift 手術"なる用語でまとめることにした。

本章の 2 項・3 項には今日の face lift 手術を語るうえで歴史的にも外すことのできない SMAS 法や composite lift 法についてそれぞれご担当の先生に記載して頂いているので，これらに関しては担当の先生の記述を参考にされたい。

Face lift 手術は，若返り（rejuvenation）をテーマとした一連の手術や処置の中核を担う大切な手術で，ことに重力による顔面の下垂を修正する際に力を発揮する。

A Face lift 手術の小史

Face lift 手術の歴史は少なくともこの百年に渡り，直接当該のしわを切除縫合する手術 rhytidectomy に始まり，顔の加齢に伴う顔各部位の下垂の各種修正方法を加えながら現在のようにいろいろな rejuvenation 法の根幹となる地位を占るに至っている。

Face lift 手術の歴史は人間の若さに対する熱望を語る一つの絵巻物のようである。この絵巻物は一つの手術の結果がよりよい結果を求めて変化を繰り返していくのみならず，aging face に対する理解度や概念の置き方，また解剖上の発見なども加味され，お互いが引き合いながら発展してきている。そして少なくとも最近の 50 年の間に，医療技術の大変な発展があり，これが face lift 手術の発展にも大きく寄与している。

最小限にとどめてこの手術の手技的発展過程をもう少し追ってみると，先も述べたように，この手術の歴史はおそらく加齢により目立ってくる顔面のしわを紡錘形に切り取る rhytidectomy から始まったと想像される。少なくとも 1907 年には Miller[1,2] が鼻唇溝に対し筋切除を伴う修正方法を報告している。当時の縫合材料などを考えた場合，術後の瘢痕はそれなりに目立ったと考えられる。その後，この手術の切開線はより目立たない毛生え際や耳介周辺に移動し，さらに部分的に頭皮内に置かれるようになった。そして，これらの切開線から顔面の皮膚に tension を与え，しわを引き伸ばす方向に術式は変化した[3,4]。そしてこの皮膚のしわを引き伸ばすことによりしわを取る rhytidectomy は，50 年代後半の Gonzalez-Ulloa[5] の "ear-island rhytidectomy" に結びつく。

1960 年代に入ると切開線は，現在でも多用されるいわゆる total face lift の切開線がより一般的に施行されるようになった。そしてこの時代から face lift 手術と同時に blepharoplasty が施行される例も多数報告されるようになり，数多くの手法が考案され報告されるようになった．例えば Uchida[6] の前額部毛生え際を切開しての forehead lift なども挙げられる．

特に 1960 年代のトピックスは Skoog[7] あるいは Mitz[8] に始まった SMAS lift で，この方法では比較的小さな剥離範囲からより大きな効果を得られ，特に jowl 周辺の改善に役立つことが認められ，その後，多くの変法を加えながら現在でもその人気は衰えていない．そしてこの SMAS lift の変法の一つに白壁征夫の手法がある．

一方，Forman らによって 60 年代の当初から導入されていった subperiosteal lift の考えは，後に craniofacial surgery で多用されて両側側頭切開法を通じて Tessier に引き継がれ，幾多の術者により数々の改良を加えながら顔面の軟部組織全体を顔の土台である骨から剥離挙上する face lift 手法に発展している．そしてこの骨膜下 face lift 法は 90 年代に流行することになる内視鏡下に施術される数々の face lift 手術の基ともなる[9]．

80〜90 年代に入ると過去の face lift 手術に関する業績は研磨され 1990 年に論文として発表された Hamra[10] の composite lift は，その成績の見事さから一時代を築きその後の術式の発展に数々の suggestion を与えた．

ことに 90 年代には face lift 手術の目的も anti-aging にとどまることを良しとするものから，さらに進んでより rejuvenation を求めるものまで多様化し，術式面でも内視鏡下の手術や骨膜リフト，各種 SMAS リフトの変法などが導入され手技的にも多様化し，また一つ一つの細かな手技の持つ手術効果も理解されるようになっていった．

このような過程で 21 世紀を迎えた今，face lift 手術の規模を極限にまで拡大させ目的を達しようとするもの，より簡便に糸などで組織を引き上げ固定することを主体にする術式を考えるものなど，まさに百花繚乱といった状態である．

この手術の歴史の大略をひるがえしてみた場合，全身麻酔下に安定的に face lift 手術が施行し得るようになった 70 年代に今日の face lift 手術の土台ができあがったと見るのがよいのではないかと思う．そしてこの手術は 21 世紀に入った今日でもリスクが少なく，かつ効果の高い手法を求めて日々進化し進歩している．

B Mini lift について

この用語は従来の本格的な face lift に対し，より小型でダウンタイムの少ない手術的処置に対して与えられている用語である．ただし，内容的には，多くの術式を含んでいて単一の手術を示しているわけではない．実際，若い患者，あるいは aging のサインがごく小さい範囲にとどまっている患者は，これらの mini lift 的手術で満足する場合もある．ただし，これらの方法が本格的な face lift 手術と同様の結果や効果の持続期間を得るものだと考えることは誤りだ．

C ボリュームへの挑戦

Aging face の治療において古くから face lift と同時にあるいは単独に試行されてきたもう一つのテーマに，加齢に伴って目立ってくる顔の丸みあるいはボリュームの消失に対する手法がある．このボリュームの減少は単一の理由で生じるものではなく，顔面軟部組織の萎縮や下垂に，顔の土台となる頭蓋顔面骨の加齢変化も加味されている．軟部組織の萎縮を見てもその変化は皮膚に，脂肪層に，筋肉にとすべての内容が含まれているはずだ．このテーマは症例によっては下垂よりも重要で，しかもこの問題の解決のために異物の注入が図られてきた歴史を持つ．

注入異物としては古くにはパラフィンが，そしてシリコンオイルが試みられてきたが，今日でもこれらの注入異物によるさまざまな合併症に苦しむ症例を診る．これらの反省から多くの部面で自家組織移植ことに自家脂肪注入がこの部面の主役にとって代わろうとしているが，答えが出たわけではない．現状は遊離自家組織移植の持つ結果の不確実性と他の新しく登場した注入異物の間で論争が繰り拡げられている状態と言えよう[11]．

このような中，耳介周辺においた omega incision をただ一つのアプローチルートとしボリュームへの挑戦を念頭において大がかりな face lift 手術が Little[12] により発表されている．今後に期待したい．

D Face lift 手術の説明方法

著者は face lift 手術を 1960 年代に Manchester から手ほどきを受けたことに始まり，1970 年代には Smith や Converse より手ずから教えていただき，その後 Skoog, Pitanguy, Juri, Connell, Tessier らの手術を見学しあるいはご指導をいただきながら学んできた。しかし，手術を個々の患者にカスタマイズし具体的に説明することは，すでに幾多の論文を読み発表を聞き実際にこの種の手術を十分に経験している者にとっても容易ではない。そしてこの face lift 手術は，他の医療と同様，日々進化し 1 年とは言わないまでも 5 年のスパンで見れば術者本人の考え方や実際に施行する手術の形式も変化せざるを得ないことも見逃せない。さらに，この手術を希望する患者に手術の規模や効果あるいは目立たないにしても残るであろう手術痕やリスクについて，正しく伝わっていないことも多い点に注意しなければならない。このような事情は諸外国においても程度の差こそあれ同じである。

そこで，ここでは例として Rees の成書[13] Aesthetic Plastic Surgery（1994）の中に認められる face lift 手術（いわゆる mid-face lift 対応）を受ける患者への手紙を本著者の同意を得て引用した（表）。ごく最近までニューヨークでおそらく最も著名な美容外科医であったであろう本著者が face lift 手術を希望される患者一人一人に手渡されていた手紙である。そう思って読んでみると多くの点で教えられることがあると思う。参考にされたい。

（大森喜太郎）

表　Rees による患者あての手紙

SOME FACTS FOR PATIENTS ABOUT COSMETIC FACIAL SURGERY

TO: MY PATIENTS

FROM: THOMAS D. REES, M.D., F.A.C.S.

You will do yourself a service if you read what follows carefully, for here you will find answers to many of the questions that are most asked about plastic surgery of the face and neck. Most of these questions are universally asked by patients interested in this type of surgical correction.

The purpose of cosmetic surgery is to make you look as good as it is possible for you to look. It cannot do more than that. If you are expecting a transforming miracle from surgery, you will unquestionably be disappointed. Plastic surgery is a combination of art and science. Surgery is altogether not an exact science, and because some of the factors involved in producing the final result (such as the healing process) are not entirely within the control of either the surgeon or the patient, it is impossible to warranty or guarantee results. Surgical results from facial surgery, however, are more predictable in some patients than in others. This is determined by a number of factors, such as the physical condition of the face, the thickness and condition of the skin, the presence or lack of facial fat, the relative "age" of the skin, the numbers and types of wrinkles present, the underlying bone structure, heredity and hormonal influences, and others.

It is not possible, by surgical operation, to make someone who is more than 40 years old look as if he or she is 20 years old or younger! Although this may seem obvious, I mention it because some patients, through misconceptions or misinformation, believe the clock can be turned back in this miraculous fashion. It cannot.

Surgery intended to improve sagging skin or wrinkles necessarily leaves scars. Despite what you may have heard, all surgical scars are permanent and cannot be erased. The job of the plastic surgeon is to place scars in natural lines of the face, where they are least noticeable and are more easily camouflaged by makeup or hair styles. Although such scars are permanent, they are rarely noticeable or cause any trouble.

1. Who actually performs the operation?
I perform all surgery on my patients. I do have assistants who play an active role in your operation by assisting me just as the anesthetist and nurse do. However, the actual operative procedure is performed by me.

2. How long will the surgical results last?
Plastic surgery of the face and neck retards the aging process and actually slows it. It "slows down the clock, but does not stop it." It is not a question of sudden "falling down." How soon you will want or require another operation is highly individualized. I can only speak in averages. In general, the operation of facial and neck lift, which is for the improvement of the jowls along the jaw line and the loose skin of the neck, may need to be redone in about 5 to 8 years. Some very few patients are encountered who, for one reason or another, age more rapidly so that another operation may be desired in a shorter time than 5 years. Of course, there are some patients who never require it again.

3. Can complications occur from cosmetic facial surgery?
Complications can occur from any type of surgery. They cannot be anticipated in cosmetic facial surgery; however, they are most often minor in nature. The most common complication after a face-lift is hematoma. A hematoma is a collection of blood under the skin. In about 2% of all face-lift operations this collection of blood must be removed in the first few hours after surgery. Small hematomas are simply removed and treated several days after surgery as an office procedure. Complications such as nerve paralysis, infection, skin ulceration, scar overgrowth (a keloid), pigment irregularities, "burst capillaries, hair loss," and so forth also can occur—but uncommonly. These and other obscure complications will be discussed with you in detail if you so desire. It is my duty to inform you of the possibility of these complications, not to alarm or frighten you but as a point of information.

4. Why are preoperative photographs important?
Just as the chest surgeon cannot operate in an intelligent way without x-ray films of the chest, the plastic surgeon cannot operate on the face without medical photographs. These photographs are not meant to flatter you. You probably will find it a harsh photograph unsuitable for framing. The photographs show your face in every detail. This aids greatly in the surgical performance of technical variations in the surgery.

5. What type of anesthesia is used during the operation?
Either local or general anesthesia can be used, according to the patient's preference. General anesthesia is administered by a trained anesthesiologist, who charges a separate fee. Local anesthesia is preferred by some patients and is completely adequate for this purpose. Please discuss your preference for local or general anesthesia with us.

6. How long is the operation?
The actual surgical time may vary, depending on the amount of surgery necessary for each patient. A face-lift usually requires about 2 to 3 hours.

7. Where is the operation performed?
Facial surgery is performed either in the hospital or on an ambulatory (outpatient) basis in our clinic. The advantages and disadvantages of these choices in your particular case will be discussed with you if you so desire. I perform most face-lift operations in the hospital.

The hospital stay varies from a few hours to overnight depending on the policy of the hospital, the preference of the surgeon, or possible medical complications in each individual patient. Admission to the hospital (or outpatient clinic) is early on the day of surgery. All laboratory work, x-rays, electrocardiograms, and the like must be performed within 1 week prior to surgery so as to be current. You will be discharged as soon as it is considered safe for you to go. Usually discharge is in the afternoon of the day of surgery or the following morning depending on your recovery from the anesthesia and the operation. In many instances these details are dictated by the type of insurance coverage you have.

8. Are bandages applied?
Bandages are applied to the head and neck after a face-lift. They are removed 24 to 48 hours after surgery. Although bandages will not prevent bruising and swelling, they will help minimize it. Bandages are applied for several reasons, one being to keep the operated area as immobile as possible; therefore it is also important that telephone calls and visits should be kept to the minimum for the first 48 hours after the operation. *Postoperative pain is rare;* whatever discomfort there may be is usually mild, short-lived, and easily handled with routine medication.

9. When are the stitches or staples removed?
After a face-lift operation, some stitches or staples in front of the ears are removed on the sixth or seventh postoperative day. In most instances, all remaining stitches or staples are removed by the 10th day. Removing stitches is quick and uncomplicated. However, you should be available in the New York area for a minimum of 10 days following facial surgery so that the removal may be done. Stitches are always removed by my nurses or residents.

10. When can makeup be applied?
Facial makeup can usually be applied about the 10th postoperative day. At this time, you may have to use some type of covering cream if there are still bruises present. It is important to remove all makeup very thoroughly, using an upward motion, at the end of the day. Oiled eyepads are recommended for the removal of eye makeup. My office staff will provide detailed instructions on makeup application and removal during the postoperative period.

11. Is the hair shaved in preparation for the operation?
The hair is not shaved. At the time of surgery, a small margin of hair behind the ears is trimmed where the incision will be. A similar area is trimmed inside the hairline above the ears. Neither area is visible once the hair is combed over the incision.

12. When may I get my hair done?
On the fourth day following surgery, you may comb your hair out by using a solution of warm water and a large-toothed comb. Your first shampoo will not be possible until the sixth day following surgery. You may do this yourself or go to a hairdresser who is acquainted with the special procedures of the first hairset after plastic surgery. My office can recommend someone suitable. Rollers may be used, but loosely. A hair dryer may also be used, but at the "comfort zone," (never hot), since at this time you may not have full sensation in the areas operated upon. Tinting and coloring usually may be done about 3 weeks following the operation.

13. Who takes care of me after the surgery?
Except on weekends, you will be visited every day in the hospital by me. On weekends, you will be attended by one of my staff. There is an expert team of associates and assistants always in attendance who are continuously in touch with me. It is also not possible for me to visit you the night of admission to the hospital; therefore, it is important that any unresolved questions be discussed prior to admission, if necessary, by a further visit to the office.

14. What happens in the postoperative period?
You must remember that before you see the improvement you are expecting, you may go through a typical postoperative period in which you can look quite battered and bruised, followed by another temporary period when you look "strange" to yourself. This varies considerably with each individual. When both facial and eyelid surgeries are performed together, you should set aside 3 weeks for recovery. At the end of this time, most patients are able to appear in public, although the scars may need camouflaging with makeup. In some patients, this time may be shortened by a few days, and in others a slightly longer period is required. I think you should also bear in mind that in some patients undergoing facial and eyelid surgery, there is a temporary period of slight emotional depression immediately following the surgery, during the period when you look your worst. This is quite normal and should not alarm you. It is not easy to look bruised and swollen, particularly when natural expectations are toward improving your appearance. Fortunately, this period usually passes rather quickly.

15. Are private nurses available?
Although not a necessity, some patients feel happier knowing that someone will be with them following surgery. Some hospitals require the patient to book private nurses at the time of admission. At other hospitals we are able to arrange for nurses in advance. In spite of booking well in advance of surgery, there is no guarantee that nurses will be available because of the critical shortage of such expert help.

If you have any other questions, be sure to get them answered in advance by me or my office. Many members of my office staff have been with me for years and are thoroughly informed, trained, and able to answer questions that may occur to you. Well-meaning friends are not a good source of information. Find out everything you want to know. A well-informed patient is a happy one.

Thomas D. Rees, M.D., F.A.C.S.

(Rees T : Chapter 1. Aesthetic Plastic Surgery (2nd ed), WB Saunders Co, Philadelphia, 1994 より引用)

文 献

1) Miller CC : Subcutaneous section of the facial muscles to eradicate expression lines. Am J Surg 21 : 235, 1907
2) Rogers BO : A chronologic history of cosmetic surgery. Bull NY Acad Med 47 : 265, 1971
3) Noel S : La chirurgie esthetique. Son role sociale. Paris : Masson, 1962
4) Joseph J : Verbesserung meiner Hangewangenplastik (Melomioplastik). Dtsch Med Wochenschr. 54 : 567, 1928
5) Gonzalez-Ulloa M : Facial winkles ; Integral elimination. Plast Reconstr Surg 29 : 658-673, 1962
6) Uchida JI : A method of frontal rhytidectomy. Plast Reconstr Surg 35 : 218-222, 1965
7) Skoog T : Plastic Surgery-New Methods and Refinements. WB Saunders Co, Philadelphia, 1974
8) Mitz V, Peyronie M : The superficial musculo-aponeurotic system (SMAS) in the parotid and cheek area. Plast Reconstr Surg 58 : 80-88, 1976
9) Vasconez LO, Core GB, Gamboa-Bobadilla M, et al : Endoscopic techniques in coroanl brow lifting. Plast Reconstr Surg 94 : 788-793, 1994
10) Hamra ST : Deep-plane rhytidectomy. Plast Reconstr Surg 86 : 53-66, 1990
11) Chajchir A, Benzaquen I, Wexler E : Fat injection. Aesthetic Plast Surg 14 : 127-136, 1990
12) Little JW : Volumetric perceptions in midfacial aging with altered priorities rejuvenation. Plast Reconstr Surg 105 : 252-266, 2000
13) Rees T : Chapter 1. Aesthetic Plastic Surgery (2nd ed), WB Saunders Co, Philadelphia, 1994

II 顔面の形成外科

5 Face lift operation
b．SMASを中心として

SUMMARY

Face lift手術は，美容外科手術の中では未だ発展途上にある分野で，テクニックのバリエーションは数えきれない程あり，細かいところまで考慮すれば，術者の数だけ手術法があるといっても過言ではない。Skoogによる顔面の深い層での筋肉の構造の紹介[1]，Mitzらによる SMASの有用性の紹介[2]などを契機にSMASを牽引のための力源にしたいろいろなバリエーションが報告されてきて剥離が複雑になるとともに，さらにcomposite rhytidectomy[3]や骨膜下の剥離[4,5]なども加わり，手術法を選択するうえで少なからず混乱を生じているのが現状と考えられる。しかし，face lift手術を考えるうえでSMASの役割は決して避けては通れないところであり，本手術を始めようとしている者にとってもSMASは安全に牽引効果を出せる優良な媒体であることは否めない。本稿ではSMASの概念，SMAS-platysma法による安全で効果的なface liftの術式を解説するとともに，SMAS法の今後の展望についても少し触れた。

はじめに

SMASの解剖学的な解釈と，美容外科手術におけるその適用については，今まで多くの研究がなされてきた。それに伴ってSMASに関する概念は少しずつ変化してきている。しかし，概念はともあれSMASが顔面や頸部の脂肪や皮下組織ならびに皮膚をも安全に引き上げる道具として外科的な重要性を持っていることには変わりはなく，いろいろなテクニックのバリエーションがあるものの，これらはトラディショナルなSMAS-platysma法の応用形であるので，SMASの解剖を知り，基本的なSMAS-platysma法を修得することはface liftを行う美容外科医にとっては必須事項である。本項ではSMASの概念と解剖についてまず触れ，その後われわれの行っているSMAS-platysma法について説明するとともに合併症を起こさないポイントについても述べる。さらにSMAS-platysma法の適応と限界，その限界を克服するための工夫等についても論じる。

A SMASの概念と解剖

SMASは"Superficial muscle-aponeurotic system"の略であり，その解釈は文献[6,7,8]により微妙に異なっているが基本的には「真皮より下層にあり，顔面神経より表層にある筋線維のネットワークで，頭側は浅い側頭の筋肉組織から尾側は広頸筋に連続するものである」と言うことができる。顔面解剖の最近のリサーチではSMASは実際にはいくつかの層から構成されているという新しいコンセプトも報告されている[9]。すなわち，顔面の構造は表層から深層まで①皮膚，②表在性脂肪，③表在性SMAS，④介在する深部脂肪を伴った表情筋，⑤深在性SMAS，⑥顔面神経・耳下腺管・顔面動静脈・buccal fat padを含む層，と配列し，そのうちの③～⑤がSMASを構成していると考えるわけである（図5・1）。そしてこれらの層は場所によって異なるが垂直性の線維性の連絡を持ち，皮膚，脂肪，筋肉，骨膜，粘膜など顔面のすべての構成要素に入り込み，機能的には顔面の筋肉の活動を分配したり増強したりするものとしての役目を果たしている。具体的には顔面の表情筋の動きがSMASから真皮に広がっている垂直性の線維性隔膜を通してその上を覆っている皮膚に伝達されるわけである。そして部位によってその構成と密着度の違いが存在し，それによって厚さと強さが変わってくる。一般的には耳下腺を覆っている部分で最も厚く一様で，

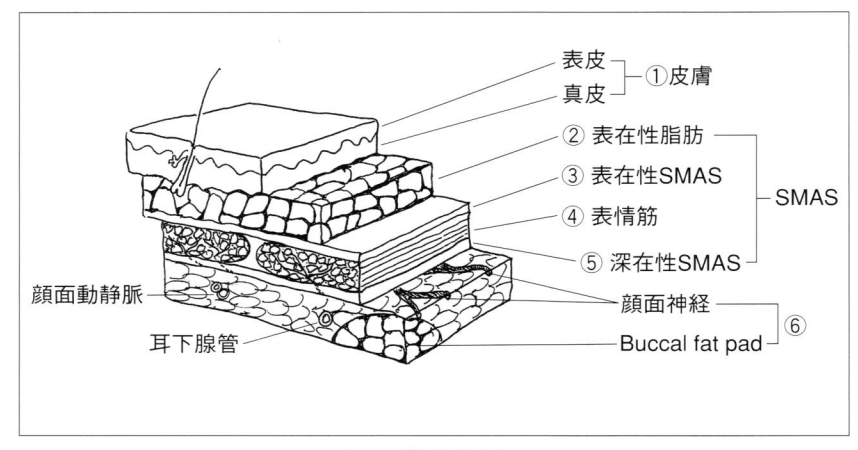

図5・1　顔面（頬部付近）の断面図

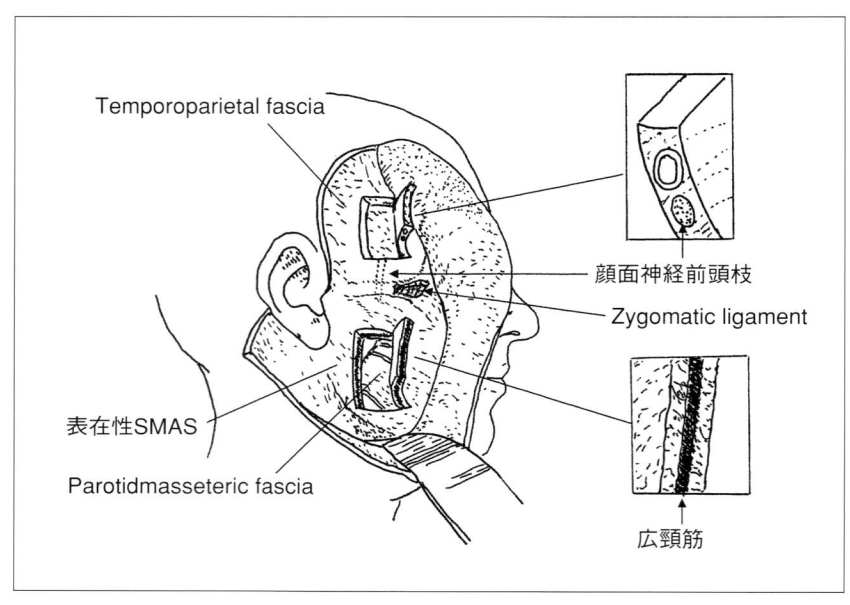

図5・2　表在性 SMAS が露出した状態ならびにその下層の構造

ここでは表在性の SMAS と深在性の SMAS が強固に癒着していると考えられており，したがって支持力は強い．その前方の咬筋上の部分ではこれらが有意な連続性を失い，その間に疎な組織が入ってきて，この部の支持力は弱い．また，頬骨弓から側頭にかけての部分ではしっかりと結合した組織になり，これを temporoparietal fascia と呼んでいる．頭部ではガレアになる．これらは支持力が強いと言える．尾側は広頸筋をはさむような構造で連絡しており（図5・2）支持力が強いのは周知のところである．

B SMAS を扱ううえでの注意点

SMAS-flap 法では SMAS の下層を剥離することによって SMAS-flap を起こし，それを移動させるわけだが，その剥離に際して留意しておかなければならないのは顔面神経の走行と retaining ligament の存在である．

1. 顔面神経

通常の SMAS-flap 法で扱うのは耳下腺部から広頸筋の部分の最も厚く一様でわかりやすい部分であるため，挙上は比較的簡単であるが，SMAS 下の剥離をさらに広げていく場合にはいくつかの注意を要する点がある．顔面神経の枝は中枢寄りでは深在性 SMAS 層よりも下層に存在するが，末梢にいくと表情筋のなかに入っていくために，いくつかのポイントで表面に出てくる場所がある．もし，剥離が深在性 SMAS 層より深い層で広範に続けられると，実際に神経が浅く出てくるポイントに達してしま

う。具体的には，まず前方へ剥離を広げる場合は大頬骨筋の外側縁まではよいが，それより前方へ剥離を広げていく際には筋肉の下層で剥離を進めていくと神経が筋肉に入り込むところを切断してしまう。したがって，ここより先は剥離層を筋の表面に変えるべきである。次に頭側に剥離を広げていく場合であるが，この部分は顔面神経の前頭枝の走行が破格であるため特に混乱しやすい。前頭枝は末梢に達するまでは深在性 SMAS の下層を通っているほかの顔面神経の枝と違って，頬骨弓の中央付近で骨膜の直上を通った後，temporoparietal fascia（SMAS）の中に入り込んでいってしまうのである（図 5・2）。そのため末梢まで剥離して行かなくても頬部での SMAS 下の剥離と側頭部での temporoparietal fascia 下の剥離を完全につなげてしまえば，当然この枝を切ってしまうことになるのである。したがって，これを切らないための何らかの工夫が必要である。尾側については広頸筋の外側縁をわずかに剥離する程度であれば問題は起こらない。ただし，前方へ剥離を広げる場合には，下顎縁枝を損傷しないように注意する必要がある。このように SMAS の剥離範囲を広げていく場合にはこれらの点に十分注意して行う必要がある。

2. Retaining ligaments

もう一つ考慮に入れなければならないのは retaining ligament である。その中で頬部に存在する真の retaining ligament である zygomatic ligament（図 5・2）の処置をどうするかということである。頬骨弓の前縁あたりまで皮下を剥離した場合にはこの ligament は皮下ではずされることになる。また SMAS 下の剥離を広範に行った場合には，この層で切断しないと頬骨弓付近での SMAS-flap の移動が悪くなる。また，剥離が咬筋前縁を越える場合には，偽の retaining ligament である masseteric-cutaneous ligaments の処理が問題となる。そもそも retaining ligament は重力によって落ちる皮膚を唯一，骨と直接つなぎ止めている組織でこれらの処置については議論の多いところで，さらに検討が必要であるが，スペースの関係で今回は割愛する。

C 手 技
(SMAS-platysma 法：著者らの術式)

1. 患者の選択

老化による顔面の皮膚や皮下組織の弛緩と重力によるそれらの下垂が目立ってきた患者が適応である。おもに頬骨下の陥凹と下顎部の膨らみ，特に下顎角，顎下三角部の膨らみによる下顎線の消失には SMAS-platysma 法が最もよい適応である。鼻唇溝の改善については SMAS の剥離範囲や附随操作によってかわってくるが，通常の "Low" SMAS flap では効果に乏しいと考えている。頸部における脂肪の蓄積（二重顎），広頸筋や皮膚の弛緩による七面鳥ひだ症状には広頸筋の引き締めや脂肪吸引などを併用した neck lift を行う必要がある。一般的には頬，頸部除皺術を総称して face lift と言っている。

2. 麻酔と術中モニタリング

前投薬投与，静脈確保後，局所麻酔注射直前に thiopental sodium をゆっくりと静注し，患者が眠ったのを確認後，20万倍エピネフリン入り 0.5% リドカインによる局所麻酔をする。まず，26G 皮内針を垂直に使って切開線上の皮下を膨らませるように注入する。その後，23G カテラン針をその膨隆部位から水平に刺入して，できる限り浅い皮下で剥離範囲全体に均等に注入する。

3. デザイン

切開線，剥離範囲，脂肪吸引範囲，および牽引のベクトルのそれぞれを術前にデザインしておく。有髪部に対しては側頭の生え際から約 3 横指入った耳介の上方で約 5〜6cm の長さで幅 2cm を 5mm ほどの長さに毛を残して刈り，その部分にデザインしていく。この際，W 状のデザインとして三角弁を利用することで肥厚性瘢痕，もみあげ挙上を予防している[10]。耳前部はできるかぎり，耳の自然な凹凸に沿って行い，ほとんど直線の切開を作らないようにする。耳珠部分に関してはその頂点を切開線としている。耳垂部前面については，耳垂皮膚の方へU字型に少し乗り上げるようにして dog ear の修正に利用している。耳垂後面についても前面同様に行

60   II. 顔面の形成外科

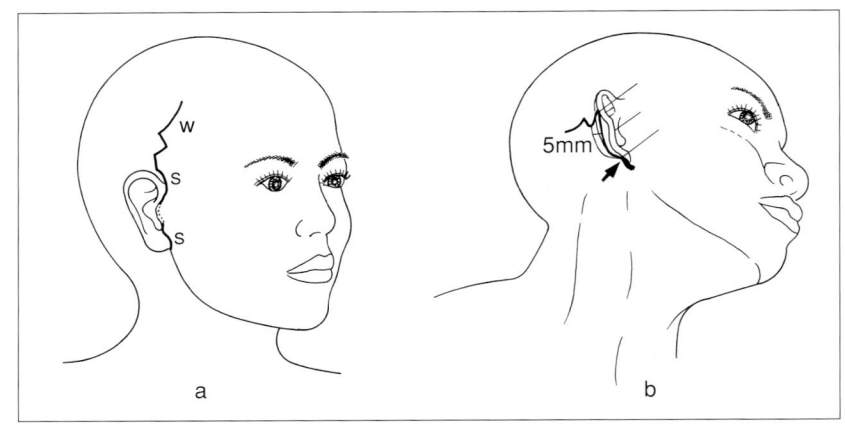

図5・3　切開線
(a) 側頭，耳前部の切開線
　　側頭部：W状切開線，耳前部：2つのS状切開と耳珠頂上部切開
(b) 耳介後面の切開
　　耳垂後面の弯曲，耳介側頭溝から4〜5mm耳介側の皮膚を切開する．

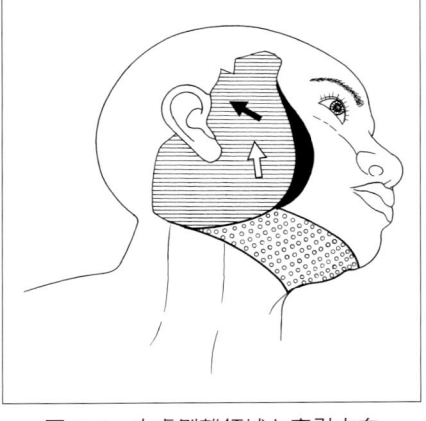

図5・4　皮膚剥離領域と牽引方向
横線部：尖鋭による鋭的剥離
黒色部：フェザーリング領域
点描部：脂肪吸引領域
← 皮膚牽引のベクトル
⇐ SMAS牽引のベクトル

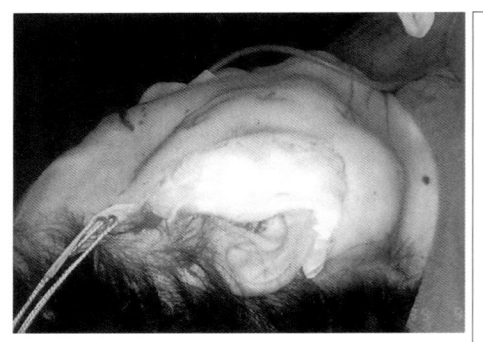

図5・5　ガーゼによる剥離部位のパッキング
剥離した部位に順次ガーゼをパッキングしていく．

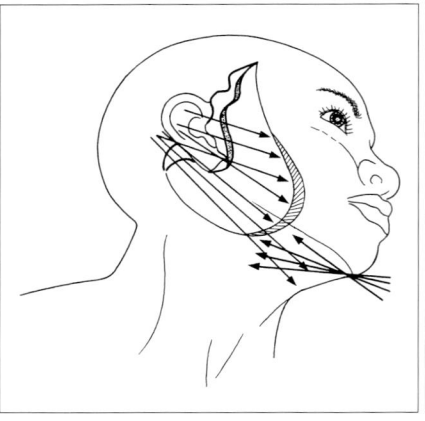

図5・6　Suctionカニューレ挿入方向
斜線部の領域はフェザーリングのみ

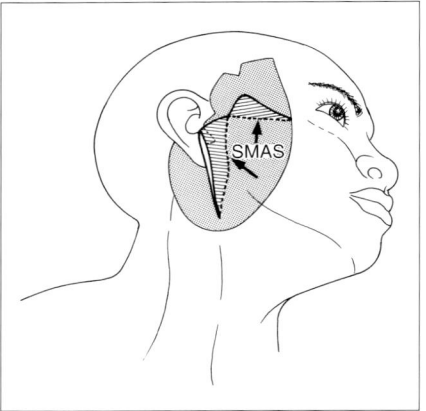

図5・7　SMAS 2方向引き上げ
耳前部の余剰SMAS弁を耳珠方向に引き上げ切除する．

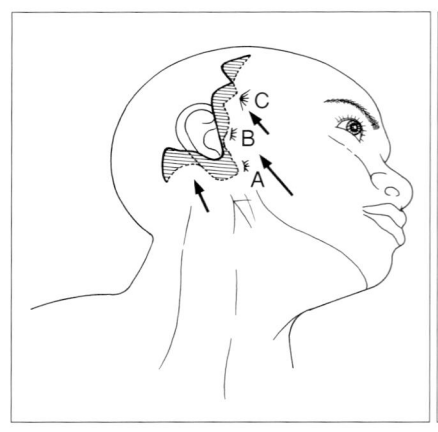

図5・8　3カ所皮弁縫合固定
A：耳垂前面
B：耳珠前面
C：側頭有毛部

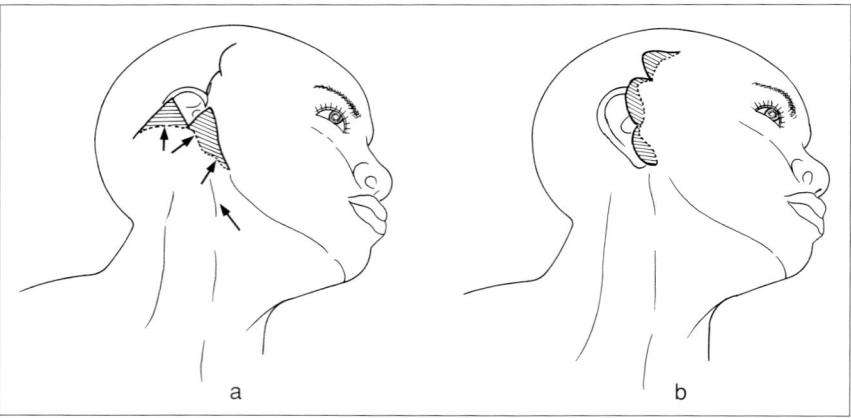

図5・9　皮膚切除
(a) 耳介後部皮膚切除
　　矢印方向へ引き上げ二分割して皮膚切除量を決定する．
(b) 耳珠，耳垂前皮膚，側頭，耳前部余剰皮膚切除
　① S状で耳前部の余剰皮膚を切除する．
　② 耳珠頂上で余剰皮膚を切除する．
　③ 側頭部W状切開線のV皮弁を挿入することで，もみあげの挙上を防ぐ．
　④ 耳介上部生え際より耳前切痕までS状で余剰皮膚を切除する．

い，その上は側頭耳後部と耳介がなす溝より4～5mm耳介後面に上がった位置で上昇していき，ほぼ耳珠上端の位置に相当するところでV字型に入って生え際の手前で終わらせている（図5・3）。

皮下の剥離範囲は耳前部から3横指前方まで，下方も耳垂から3横指下方までとし，その周囲1横指は吸引で剥離する範囲としてデザインしておく。頸部全体は脂肪吸引の範囲としてあらかじめデザインしておき，脂肪量の多い部分にも印をつけておく。

また，立位の状態で皮膚とSMASを引っ張るベクトルをそれぞれ矢印でつけておく（図5・4）。

4. 皮膚切開

最初に局所麻酔をした側からメスで切開を行う。メスによって切開線から幅1cm程度の剥離を行っておくが，これは側頭から耳前部，耳後部の順で行うのがよい。

5. 皮下剥離

SMAS flap法では頬部の皮下剥離の範囲はそれほど広くない。Face lift用剪刀を用いて耳垂から下顎，耳珠から頬部の方向に剥離するが，剪刀をわずかに開き押すようにして皮下の鈍的剥離を予定線まで行い一つトンネルを作り，頭側に少しずらして同じようにトンネルを作り，2本のトンネル間の組織を剪刀で皮膚を持ち上げるようにしながら切っていくと安全に短時間に剥離をすることができる。また，SMAS-flapがなるべく厚くなるようにSMASの概念と解剖（図5・1）で示した"② 表在性脂肪"の層をなるべくSMAS側に残すように真皮直下で剥離するのがポイントである。側頭部は剪刀を縦に使って開きながら浅側頭筋膜上で剥離のきっかけを作ったら，後は用手で簡単に剥離することができる。剥離した部分にはガーゼをしっかりとパッキングし（図5・5），耳後部から頸部の剥離に移る。Face lift用剪刀で耳垂前方と同じ要領で行うが，大耳介神経が胸鎖乳突筋上を斜めに浅い位置で走行しているため，注意して浅い層で（皮膚直下で）剥がすことが大切である。こちらも剥離と同時にガーゼのパッキングをしておく。

皮下の剥離が終了した時点で止血を開始する。最初に側頭部に挿入したガーゼから順次1枚ずつ引き抜いてはコアグレーターで止血し，耳後部まで行っていく。

6. 脂肪吸引

直径1.5～1.8mmの細めのカニューレを用いて，術前にマーキングしておいた頬部の範囲に対してハニカム構造を作る程度に吸引する。これには皮膚剥離部の境界部にグラデーションをかける効果と，masseteric-cutaneous ligamentをゆるめて鼻唇溝付近の皮膚の移動を容易にする効果がある。また，頸部全体の広頸筋上に蓄積した脂肪は，同様のカニューレで十分に脂肪吸引する（図5・6）。吸引終了後，再度止血を確認する。

7. SMASと広頸筋の剥離と処理

SMAS flapの挙上だが，上方は頬骨弓下縁より5mm下方を水平に皮膚剥離部の前縁まで，後方は耳部の皮膚切開線の1cm前方を縦に下顎角方向に下りて，皮膚剥離範囲のところまでピオクタニンで切開線を引く。23G針でSMAS剥離部分に局所麻酔液を注入し，あらかじめ耳下腺被膜上をhydrodissectionしておく。剥離は通常No.15のメスで行っているが耳下腺被膜上を剥離している間は耳下腺を傷つけないように注意し，それより前方まで剥離する際には顔面神経に十分注意をする。尾側へも剥離を進めていくが耳下腺被膜上を下方に進んでいくと広頸筋の筋線維を認めるので，これをきっかけとしてSMASと連続して下顎角部あたりから広頸筋後縁を剥離することになる。この部はあまり前方まで剥離する必要がなく，時々flapを引っ張ってみて重なってくる部分のみを慎重に剥離し筋弁としている。剥離面の止血を十分に行ったのち，術前にデザインしておいたベクトル（図5・4）にSMAS flapを引き上げるが，まず頭側に引き上げ，三角形状の余剰部を切除し縫縮する。この操作により頬部および下顎縁の改善を促す。ついで耳前部断端を耳珠方向に引っ張り鼻唇溝および広頸筋を引き伸ばす。SMAS flapの断端を切除する際，広頸筋の一部も切除することになる（図5・7）。一連の操作に際し，常に大耳介神経と顔面神経の走行を頭に入れて行うことが重要である。縫合には3-0吸収糸を使っている。

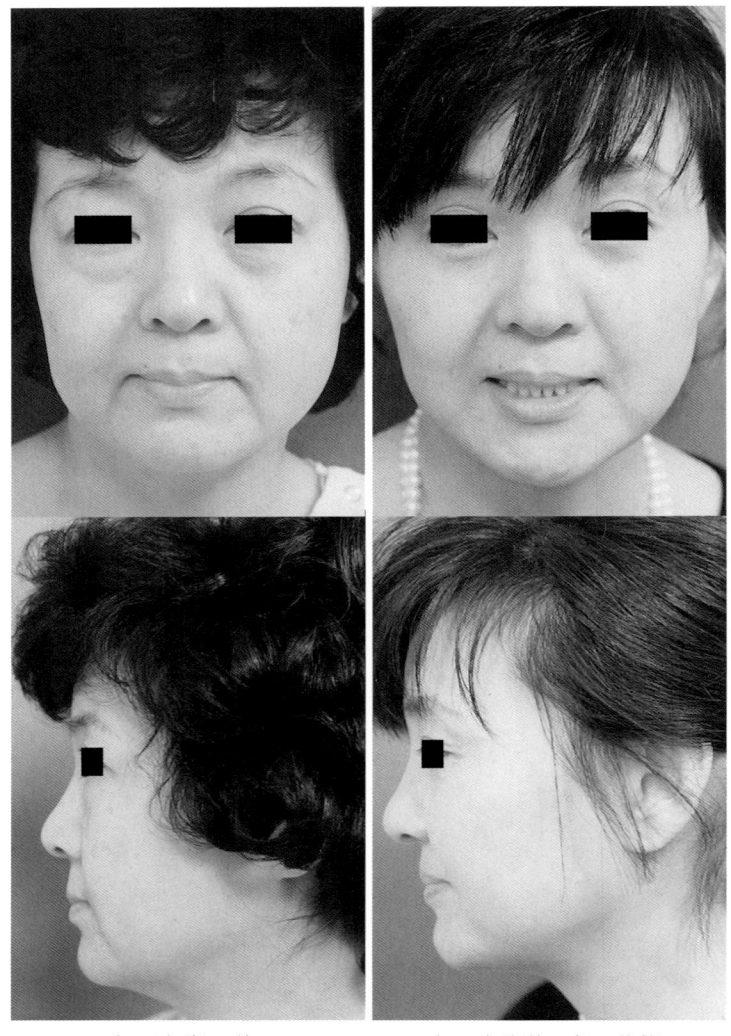

a	c
b	d

(a, b) 術　前　　　(c, d) 術後1年の状態

図5・10　症例　54歳, 女

8. 皮膚縫合

　最終的な止血が終了したら，まず3カ所の皮弁皮下固定を行う（図5・8）。この目的は，①剥離部の死腔を防ぐ，②皮膚に緊張を与える，③皮膚縫合部に緊張を与えない，④術後の耳垂変形を防ぐ，⑤組織糊の効果を安定させる。などである。3-0吸収糸を使って耳垂前，耳珠前，側頭有毛部内で行う。腫脹時わずかにdimpleができる程度にしっかりと縫合する。このdimpleは2～3週で消失する。

9. 皮膚切除（図5・9）

　皮下固定を行った段階で，おおまかな皮弁の移動位置が決定するが，耳垂の上に重なった皮弁を切り込んで耳垂付着部をまず決めてここにkey sutureを置く。この際，耳垂が引っ張られないように少し皮弁側に余裕を持たせておくのがコツである。耳垂付着部が決まったら耳介後部の余剰皮膚の切除，耳垂付着部より耳介後面を縫い上げていき，耳介後部の三角弁を利用してdog earを消すようにしている。頸部の脂肪吸引量が多い時は持続吸引ドレーンを耳介後部から挿入し1～2日間装着している。次に，耳介の前面の縫合に移り，まず耳垂の付着部から耳珠の上端までの余剰皮膚を切除し，後面と同様に下から縫い上げていく。皮弁側の縫合縁はトリミングして薄くしておく。耳珠の上端まできたら，今度は側頭の頭側寄りから三角弁を軽く引き上げながら余剰皮膚を切除し縫合，さらに尾側に進み次の三角弁も同様に切除して縫合し，さらに耳珠上端までの余剰皮膚を切除して縫合する。この際に耳介上方の生え際線を合わせることが大切である。これら耳後部，耳前部，側頭部縫合終了後，おとがい下部よ

り 1.5mm のカニューレで頸部中央に残った脂肪を吸引する。おとがい下から両下顎角に向かい放射線状に行う（図 5・6）。

10. フィブリン糊注入

われわれは患者の社会復帰を早めるためにも術後の包帯圧迫固定は行わず，死腔を防ぐ意味でフィブリン糊を用いている。この注入は左右の手術がすべて終了した時点で皮弁下のスペースに左右 1cc ずつ注入し，固まるまで用手で圧迫する。

11. 手術直後の処置と圧迫固定

手術直後は丹念にシャンプーをして頭皮も清潔にしドライヤーで乾かした後，専用の圧迫のためのガーメントを使って 30 分間，皮膚剥離部の圧迫を行う。脂肪吸引を行った頸部のみ薄めのレストン®スポンジを頸部最大伸展位ではり，これは 2 日後にはずしている。包帯等は使用していない。

12. 術後処置と術後経過

一般的にはドレーンは手術翌日に抜去する。片側 10cc 以上の吸引量があった場合には抜去を遅らせる。洗髪は術後 3 日から自身で行わせている。抜糸は術後 4 日で側頭部のみ半抜糸し，8 日に残りを全抜糸している。パーマ，毛染は術後 1 カ月の間は控えてもらう。顔の軽いマッサージなどは術後 10 日以降から積極的に行わせる。

D 症 例

【症例】54 歳，女
老化による顔のたるみの改善目的に来院した。face lift 手術および下眼瞼除皺術を行う。術前および術後 1 年の状態である（図 5・10）。

E 合併症とその対策

1. 血 腫

皮弁を皮膚直下で挙上すること，剥がしてできたスペースにはガーゼをパッキングしておき（図 5・5），すべての剥離が終了した時点でガーゼを 1 枚ずつ引き抜きながら止血を行えば短時間で完全な止血が可能である。これを 1 回目の止血とし，脂肪吸引後に 2 回目，皮膚縫合前に 3 回目の止血確認をルーチン化して行うことにより，術後の血腫はほとんど予防できている。

2. 神経障害

顔面神経および大耳介神経にダメージを与えないように気をつける。顔面神経については頬骨弓より側頭にかけての部分，耳下腺前縁よりも前方部分の SMAS 下を剥離する際に特に注意が必要である。頸部の下顎縁枝の付近まで広頸筋下を剥離する場合も十分に注意する。大耳介神経は胸鎖乳突筋上付近の皮下を浅く剥離することで損傷を防ぐ。

3. 皮弁壊死

壊死は，ほとんどの場合，耳垂の周囲か側頭有毛部に起こり，これは縫合部への過剰な緊張と血腫が同時に起こったことが原因する場合が多い。したがってこの予防には十分な止血と縫合部に過度な緊張をかけないことが重要である。また術直後に軽い血腫を認めてもドレーン挿入等の対症療法に終わらせず，創を開いて確実な止血をすることが必須である。

4. 肥厚性瘢痕

縫合部の緊張，および縫合線が長い直線になることがおもな原因である。われわれは切開線に部分的に三角弁やカーブを入れたりすることで極力直線を作らないようにするとともに，皮弁の重みを縫合部だけで受け止めないように，皮弁の下面にもアンカーとなる縫合を入れ，極力，縫合部に張力がかからないようにしている。

5. 脱 毛

一般的な有毛部の処置と同様に，なるべく毛根を傷つけないようにすることは言うまでもないが，縫合終了時に有毛部のマージンが段差なく連続していることが重要である。

6. 腫 脹

必要以上の剥離はしないこと。術後一時的な圧迫は必要だが，包帯を長期間巻いて圧迫を続けることは腫脹の消退を遅らせるので避けるべきである。

(a) 従来のLow SMAS flap　　　　　　　(b) High SMAS flap

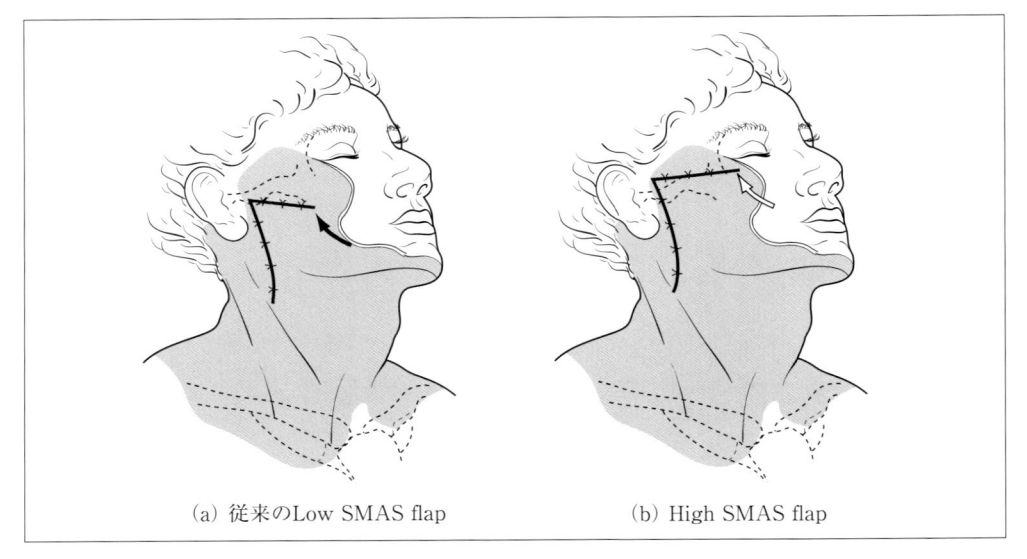

図5・11　High SMAS technique
(a)では⌐部分までしか牽引力がかからないが，(b)では⌐部分（中顔面）にも牽引力がかかってくる．

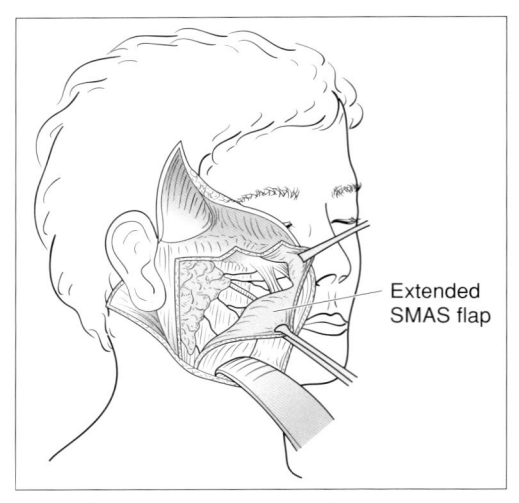

図5・12　Extended SMAS technique

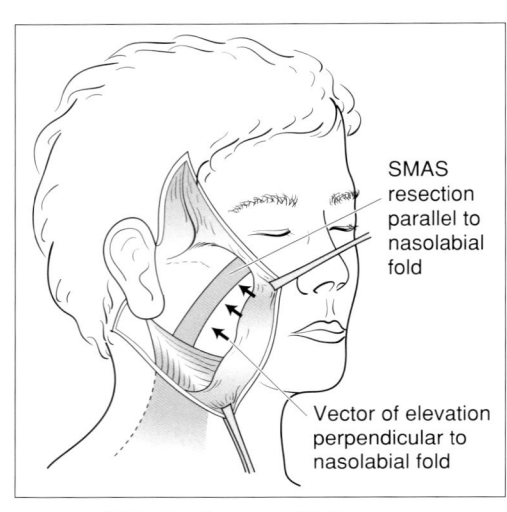

図5・13　Lateral SMASectomy

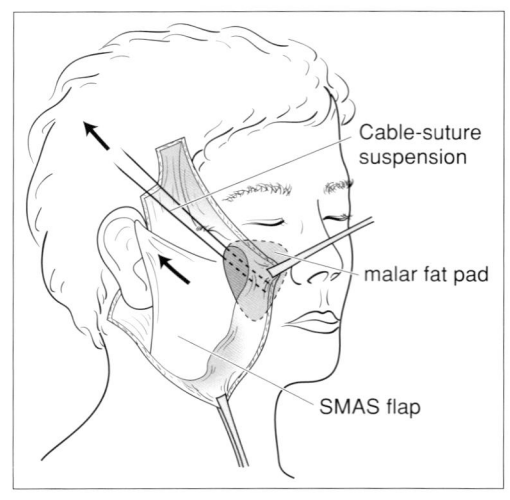

図5・14　SMAS flap 法＋Malar suspention by Cable-Suture

7. 耳垂，耳珠変形

　耳垂の変形は，おもに重力によって引き伸ばされ長くなるものである．これを防ぐにはSMASを引き上げる際に耳垂の基部も引き上げ気味に固定して，少し折れ曲がる程度にしておくとよい．耳珠の変形は縫合部が引っ張られて，これが寝てしまい耳の穴が直接見えるようになるもので，これを防ぐには耳珠の前の組織を少し切除し，その部に皮下縫合をかけてディンプルを作り，耳珠の頂点の縫合部に緊張をかけないようにする．

8. 頸部変形

　脂肪吸引，広頸筋の引き上げによりきれいな頸の輪郭を出そうとしても，wavingや組織の硬結を残

すことがある．これを防ぐため，術後2日間レストン®スポンジによる圧迫，3週間の1日3時間のサポーター装着を行わせている．

F SMAS法の限界とその対策

従来のSMAS法はいわゆる"Low"SMAS flapを用いているが，この方法の欠点はその牽引の力が頬部の下方部分やjowlを中心に及んでいくため，中顔面の老化に対するrejuvenation効果が乏しいということである．したがってjowlや顎のラインのたるみを気にする患者にとっては大変効果的な方法だが，中顔面の老化を気にしている人についてはこの方法だけでは限界がある．そのため中顔面に対するrejuvenation効果を出すべく，いろいろな工夫を凝らした術式が発表されているのでここで提示しておく．

1. High SMAS technique[11]

"Low" SMAS flapの欠点（限界）を補うためにSMASの剥離範囲を頭側と前方に拡大した"High" SMAS flapを用いるようにしたのがこの方法である．このflapだと頬部の下方部分やjowlばかりでなく中顔面や下眼瞼にも牽引の力を及ばせることができる．また，皮下の剥離もトラディショナルなものに比べ，中顔面に広く行うため，よりこの部の若返り効果が得られる．ただし，SMAS Flapを挙上する際，顔面神経の前頭枝に十分な注意が必要である（図5・11）．

2. Extended SMAS technique[12]

原理的には"High" SMAS flapと同様だが，SMASの剥離範囲を図のように広げることにより中顔面への効果を出そうとしたものである．またStuzinらはSMAS-flapの頭側端を折り込んで，バイクリルメッシュを挿入している（図5・12）．

3. Lateral SMASectomy[13]

この方法はBaker DCにより最初に報告された方法であるが，SMASを外眼角付近から下顎角に向かって鼻唇溝と平行に幅1～数cm程度帯状に切除し，その間を縫縮することにより引っ張り上げる方法である．極めて安全な方法である（図5・13）．

4. SMAS flap法＋Malar suspention by cable-suture[14][15]

この方法はSMASの処置は従来のSMAS-flap法で行い，malar fat padは別にケーブルによって引っ張り上げる方法である．皮下やSMASの剥離範囲を広げることなく安全に確実にmalar fat padを引き上げることができる利用価値の高い方法である（図5・14）．

G 考察

本稿ではface lift手術のうち，SMASを利用する方法についておもに述べてきた．これらの方法は基本的には鼻唇溝，jowlなどの溝を無くすためと，下垂した組織を引き上げるためにSMASおよびそれに関連する組織を引っ張り，平面的な効果を出すものである．Face lift手術にどこまでの効果を期待するかという問題にもつながるが，これからのface liftはこれらのことをしっかりと行ったうえで，さらに効果をなるべく長期間持続させる工夫，あるいは平面的な変化だけでは得られないあと一歩の若返りを求めることが要求されてきている．また，最近では若い状態を維持する目的でのface liftも求められている．こういった流れの中でもSMASは確実な牽引のための媒体として今後も重要なものであることには変わりなく，その解剖と構造を深く理解し，有効に活用していくことはface liftを行う美容外科医にとって極めて重要なことであると考えている．

（鈴木芳郎，白壁征夫）

文　献

1) Skoog T : The aging face, in plastic surgery. New methods and refinements, edited by Skoog T, pp302–330, Almqvist & Wiksell International, Stockholm, 1974
2) Mitz V, Peyronie M : The superficial musculo-aponeurotic system (SMAS) in the parotid and cheek area. Plast Reconstr Surg 58 : 80–88, 1976
3) Hamra ST : Composite rhytidectomy. Plast Reconstr Surg 90 : 1–13, 1992
4) Psillakin JM, Rumley TO, Camargos A : Subperiosteal approach as an improved concept for correction of the aging face. Plast Reconstr Surg 82 : 383–392, 1988
5) Fuente del Campo A : Subperiosteal facelift open

and endoscopic approach. Aesth Plast Surg 19 : 149-160, 1995
6) Jost G, Levet Y : Parotid fascia and facelifting. A critical evaluation of the SMAS concept. Plast Reconstr Surg 74 : 42-51, 1984
7) Thaller SR, Kim S, Patterson H, et al : The submuscular aponeurotic system (SMAS) ; A histrogical and comparative anatomy evaluation. Plast Reconstr Surg 86 : 690-696, 1990
8) Ghassemi A, Prescher A, Riediger D, et al : Anatomy of the SMAS Revisited. Aesth Plast Surg 27 : 258-264, 2003
9) Stuzin JM, Baker TJ, Gordon HL : The relationship of the superficial and deep facial fascias ; Relevance to rhytidectomy and aging. Plast Reconstr Surg 89 : 441-449, 1992
10) 白壁征夫 : フェイスリフト手術における側頭W状切開の利点. 日美会報 17 : 38-41, 1995
11) Marten TJ : Maintenance facelift : Early facelift for the younger patient. Seminars in plastic surgery 16 : 375-390, 2002
12) Stuzin JM, Baker TJ, Gordon HL, et al : Extended SMAS dissection as an approach to midface rejuvenation. Clin Plast Surg 22 : 295-311, 1995
13) Baker DC : Lateral SMASectomy. Plast Reconstr Surg 100 : 509-513, 1997
14) Sasaki GH, Cohen AT : Meloplication of the malar fat pads by percutaneous cable-suture technique for midface rejuvenation ; Outcome study (392 cases, 6 year's experience). Plast Reconstr Surg 110 : 635-654, 2002
15) 鈴木芳郎, 白壁征夫 : Percutaneous cable-suture elevation of malar fat pads (cable-suture technique) による中顔面の若返り法. 日美会報 26 : 1-12, 2004

II 顔面の形成外科

5 Face lift operation
c. Composite rhytidectomyを中心として

SUMMARY

Composite rhytidectomyは1992年にHamuraが発表したface liftの手術法で，その名が示すように，face lift flapを頸部（広頸筋前方皮弁），頬（cheek fat付き皮弁），下眼瞼（下眼輪筋皮弁）の3つの複合皮弁を一塊として処理するため，顔の印象を総合的に若返らせることが特徴である。また，従来のSMAS-platysma法では，顎頸部のしわ・たるみには効果的であるが，鼻唇溝，下眼窩溝が改善できず，かえってその部の老化変形が強調され，顔の調和が乱れてface lift術後特有の不自然な顔貌になる欠点があるとHamraは考えて，これを改善する方法としていくつかの段階を経て開発した術式である。手術手技は下眼瞼眼輪筋皮弁，cheek fat，そしておとがい部広頸筋皮弁と頸部皮弁による3カ所を一塊としたface lift flapを挙上し，下眼瞼では上内側に，cheek fat付き皮弁と頸部皮弁は上外側に吊り上げて，顎部はおとがい下切開から皮下と広頸筋下脂肪を処理し，左右の広頸筋内側縁を正中で縫合する。現在のcomposite rhytidectomyは，face liftの術式と言っても，額，側頭部，下眼瞼，中顔面，顎頸部，おとがい部それぞれの部位の老化変形に対するHamra独自の手術方法を総合的に集めた術式である。部分的な手術ではなく，それらすべてを行えば極めて良好な若返りを得ることができることは当然であるため，単純に他のface liftとの効果を比較することは難しいとも言える。

Composite rhytidectomyの欠点としては，face lift皮弁，特にcheek fat付き皮弁部分の固定が不十分になりやすいことと，retaining ligamentsや皮弁周囲の処理が不十分な部分があることであると考える。

はじめに

Composite rhytidectomy（以後CR）とは，1992年にHamraが発表したface liftの手術法であるが，これまでに何度か改良が加えられている[1〜5]。開発者の名前であるHamra法としてアメリカではもちろんのこと，世界的に脚光を浴びたface liftの手術法の一つであり，その源流はSkoog法face liftに端を発している。Hamra法が発表されるやいなや，Hamraはアメリカのみならず，世界中の学会や講演で引っ張りだこになった。その理由は何と言ってもHamraがふんだんに見せる症例写真の1例1例があまりに劇的に若返っていることに誰もが驚嘆したからである。また，この術式が1990年代の新しいface liftとして一世を風靡した背景には，1974年skoog[6]がplatysma法face liftを，1976年Mitzら[7]がSMAS法を発表して以来約20年間もSMAS-platysma法face liftはほとんど改良も進歩もないまま世界の標準的手術法とみなされて来たが，その効果に飽き足りなくなった形成外科医たちの間に新しい手術法開発への気運が盛り上がってきた時期に一致していたと考えられる。1989年Furnas[8]が効果的なface liftを妨げる要因の一つとして，皮膚を骨などに固定しているretaining ligamentsの存在を発表すると，それを受けて1992年にはBarton[9]，Stuzin[10]らがほぼ同時にextended SMAS face liftを，HamraがCRを次々と発表した。また，骨膜下face liftや内視鏡下face liftなども報告されるなど，この時期は新しいface liftの方法が争って報告され，1970年代以来停滞していた，より効果的なface liftをめざす開発競争の幕は切って落とされた感じで

あった。その中でも，Hamraが唱えるところのSMASを度外視し，多面的な治療を目指すCRはひときわ効果的な究極の術式という期待を抱かせる方法であった。

A Composite rhytidectomy の概念

1. Composite rhytidectomy の特徴

CRとは複合しわ取り術という意味であるが，1992年に報告されたCRの劇的な効果の秘密は，「複合しわ取り術」という意味が示すように，頬部 (cheek fat)，頸部 (platysma)，下眼瞼（眼輪筋）の3カ所を一度に調和を保って自然な若い顔にすることにある。Hamraは従来のface liftではこの3カ所の調和が乱れて，下顔面の不自然なしわ (lateral sweep)，鼻唇溝の深さ，眼窩の窪みの相対的増悪など，特有の手術顔貌になることを指摘して，それを解消する術式を開発した。

Hamra[11]が1993年に出版した著書『Composite Rhytidectomy』の中では，上記の3カ所のほかに上眼瞼，額も入れて5カ所を一度に手術することを基本として解説している。また，1998年の論文[4]では額のしわ取りを同時に行う必要性をあらためて強調している。顔から年齢を推定する際，人は無意識に顔の中で最も老化の進んだ部分を見て直感的に判断していると著者は考えているが，たとえばface liftで顔面下半分だけ若くなっても，上半分が老化していれば顔はそれほど若くは見えない。Composite rhytidectomyでは，老化変化の際立つ部分を，まんべんなく総合的に若くすることで，より若々しい顔に見えるようにしている。CRは，正確にはHamra式のforehead lift, temporal lift, (upper) and lower blepharoplasty, canthopexy, midface lift, neck lift, cervicoplasty を含む総合的な術式の総称である。

2. 皮弁の固定源

効果的で長持ちするface liftでは，皮弁の固定は，おもに皮弁を裏打ちする皮下組織（SMASや表情筋）をつけた筋皮弁として挙上して，皮下組織を強固に固定して皮膚には緊張がかからないようにすることが重要である。

皮膚だけの固定では，固定力が弱いうえに，皮膚はすぐに延びてしまうので，効果が弱く長持ちしない。CRではface lift flap をいくつかの composite musculo-cutaneous flap として挙上することが大きな特徴であり，強力な引張りの緊張に耐える血行と支持力が優れた皮弁の挙上を可能にしている。

3. Extended SMAS face liftの特徴とCRとの相違

CRと類似した術式として比較する際に，現在最も対比されることが多いのが，extended SMAS face lift ではないかと思われる。

SMAS法 face lift の利点は，皮弁にかかるべき緊張や固定源としての役割をSMASが代行することによって，皮膚の緊張を減弱し，強固な固定ができることであった。欠点は，SMASがいたるところで retaining ligaments によって，骨や筋膜等に強固に固定されているため，手術効果やその継続力が極めて弱く，術後の後戻りが大きいことであった。その問題を解決するために，Stuzinら[10]は主要なあと戻りの原因の一つである retaining ligaments を切離してSMASを広範囲に挙上する extended SMAS face lift を発表した。またBarton[9]は耳下腺上はSMAS下で剥離して，それより前方の masseteric ligaments で固定されている部分からは，剥離する層を皮下に移行し広範に剥離を進め retaining ligaments による効果の減弱を防ぐ方法を発表した。いずれの方法もおもな retaining ligaments は切り離すため，術後の後戻りが少ない，SMAS法の利点がそのまま生かせる，といった特徴がある。これらの術式が従来通りSMASを皮弁の牽引と固定に利用することを基本としているのに対して，CRでは，筋皮弁を使用する点が異なる。

4. CRの術式に至った経過

HamraがCRに至った経過は，彼の発表してきた論文の歴史が如実に物語っている。その歴史はより効果的で，より若く，より患者の満足度の高い手術法追及の軌跡でもある。そのために頬部だけの face lift flap では不十分で，下眼瞼，中顔面の改善も加え，多面的かつ詳細に治療範囲を広げて改善されてきた。他の術式とHamra法の face lift flap の違いをHamraは図のように表現している（図5・15）[11]。

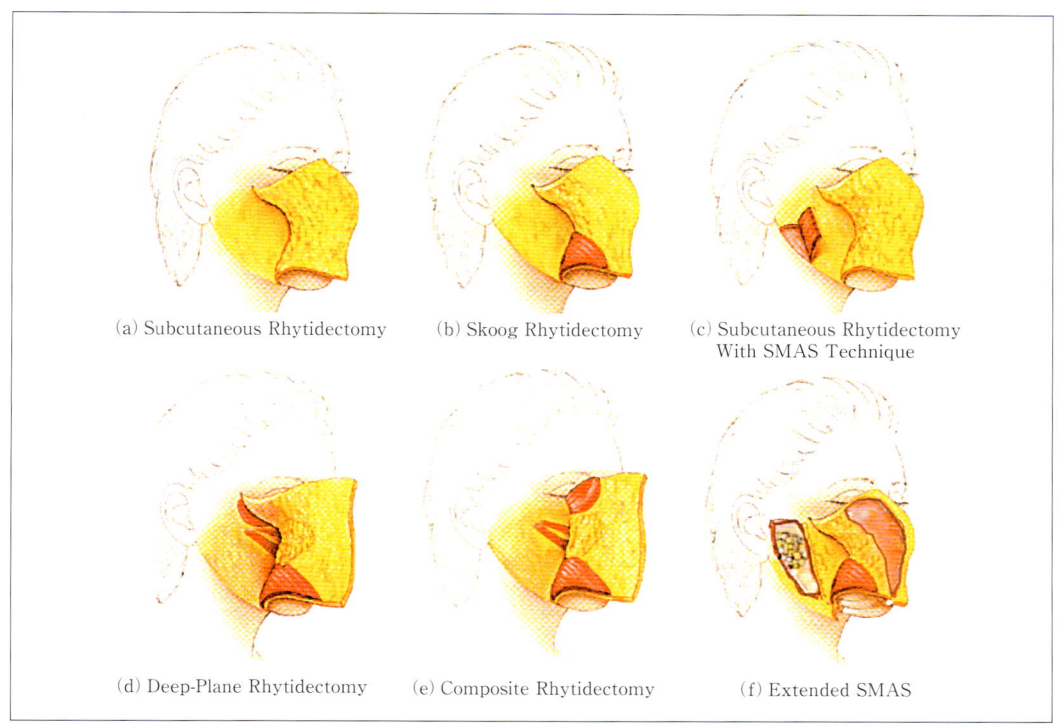

図 5・15　Face Lift flap の歴史的変遷
（a〜e は Hamra ST：Composite Rhytidectomy. Quality Medical Publishing Inc. St.Luis, Missouri, 1993 より引用。なお f は著者による）

手術手技の詳細は，6 カ月ごとに変化していると Hamra 自身が一時公言したこともあるほど刻々と変わっているので，彼の up to date の論文に常に注目する必要がある。

B 術前評価と患者の選択

手術適応となるしわ・たるみの程度は，指で皮膚を引き上げてたるみを治した時と，指を放したときの顔の状態とに明らかな差があれば手術の適応がある。また，Hamra は 40 代後半から顔の老化は顕著になるが，頸部，顎，鼻唇溝のたるみのうち 2 カ所以上に治療の必要性があることを手術適応の一つに挙げている。また Hamra は，老化変形の治療は，皮膚のたるみに対して行うというよりもむしろ皮下組織の変形に対して行われるべきである，と著書[1)11)]の中で述べている。一般的に，軽度のたるみしかない比較的若い顔の手術には，いわゆる mini lift のような，皮膚と SMAS を少し牽引する程度の簡単な手術で十分という考え方もあるが，皮膚と部分的な SMAS だけを牽引するだけでは，若い顔のわずかなたるみ程度は腫脹が引けば数カ月で再発してしまうため，軽度の老化変化であるほど簡単な手術の適応はなく，手術する以上は，むしろ皮下組織の下垂や変形からしっかりと治療する CR や extended SMAS face lift を適応する必要があると著者は考えている。また，日本ではまだあまり多くないが，CR は 2 回目 3 回目の face lift によい術式であることが示唆されている[12)]。

手術適応を考える時は，最初に患者の希望を正確に把握する必要がある。患者の希望が，若く見えるようになりたいのか，年相応の外観でよいが局所的なしわ・たるみを治療したいだけかを確認する。区別することが難しいこともあるが，この 2 種類の希望は似て非なるものである。たとえば，希望が若返りたいという患者に姑息的に局所の治療をしても満足度の低い治療になってしまう。反対に，局所のしわたるみを治療することが希望の患者に CR のような手術を適応することは過剰治療である。CR や extended SMAS face lift は，若くなること，または若さをできるだけ長く保つことを希望している患者に手術適応がある。いずれを希望している場合でも，最初はコラーゲンやヒアルロン酸注入とボツリヌス毒素注射など局所的な治療をまず行い，しかる後に手術を考慮するべきであると著者は考える。また，CR は術後のいわゆるダウンタイムが他の方法と比

70　II. 顔面の形成外科

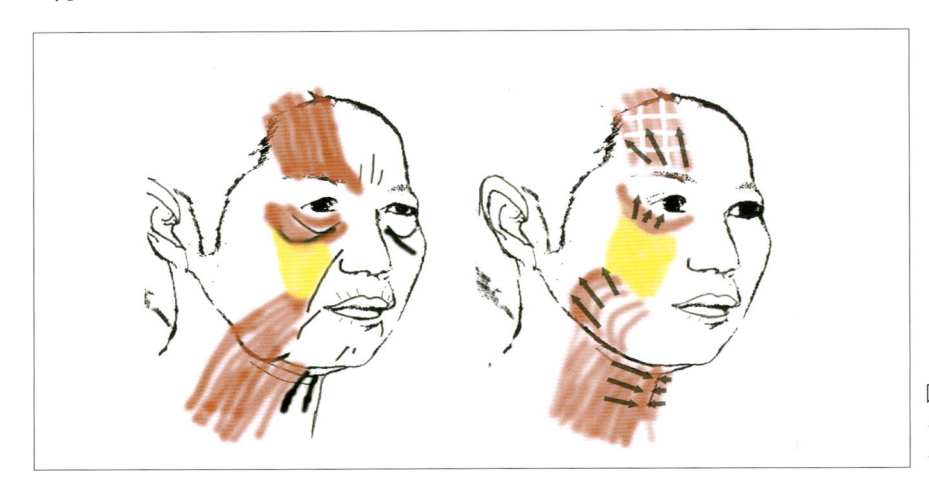

図5・16 しわ・たるみが顕著にでる4部分とcomposite face liftによる治療対象

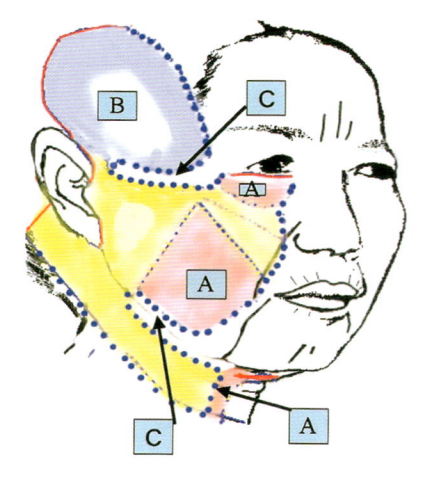

図5・17 手術デザイン
A：SMAS・広頸筋または眼輪筋下剥離の部位
B：帽状腱膜下剥離
C：剥離しない部位　その他は皮下剥離

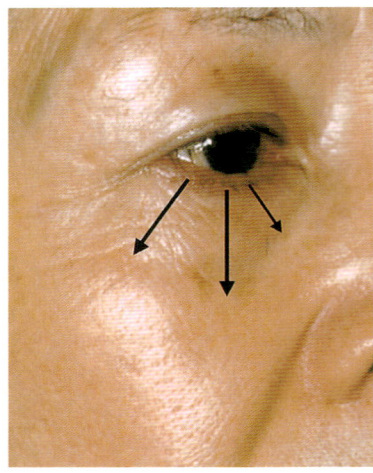

(a) 術前
広く深い眼窩である。

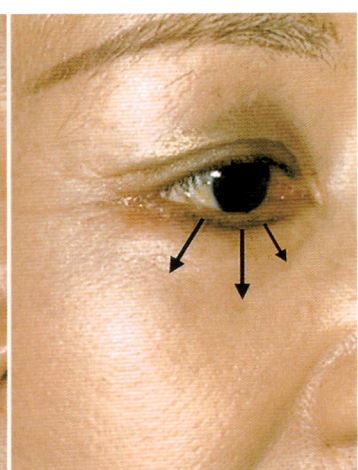

(b) 術後2カ月の状態
浅く狭い眼窩になっている。

図5・18 Hamra法下眼瞼除皺術の効果
Hamraは眼窩の解剖学的な窪みをHollow eyesとよび，老化顔貌の象徴と捉えて，この窪みを狭く浅くすることが若さを取り戻すカギと考えた。

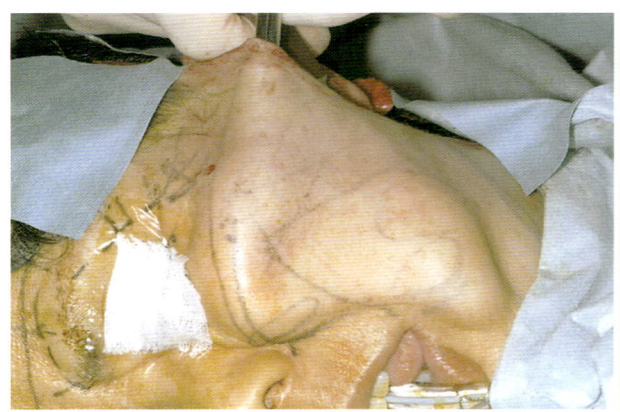

(a) 剥離範囲

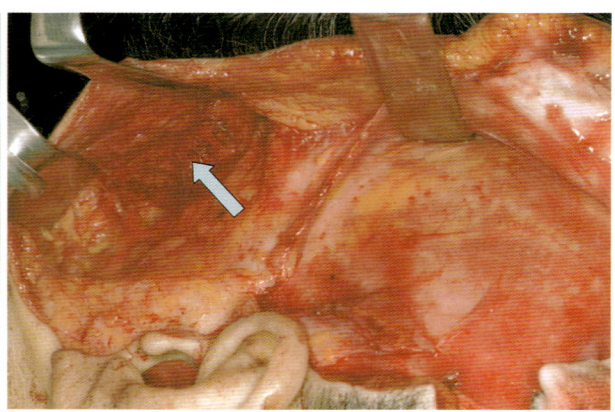

(b) 側頭部帽状腱膜下剥離層と頬部の剥離完了の状態
⇨は大頬骨筋を示す。

図5・19 剥離の術中所見

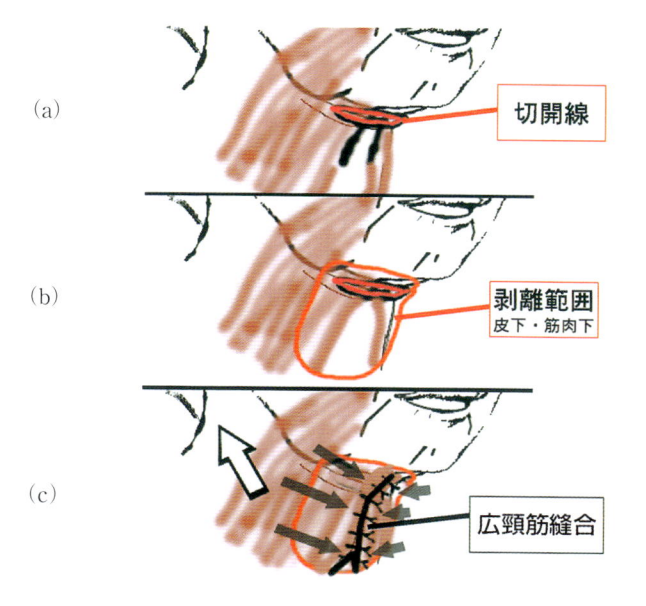

5. Face lift operation　71

図5・20　正中での広頸筋の処理
おとがい下切開（a）から，左右広頸筋内側縁を処理し（b），頸部のface lift皮弁は広頸筋上で上方は下顎下縁まで，下方は甲状軟骨下縁まで，前方はおとがい下切開からの剥離とつながない程度に皮弁のみ挙上する。筋皮弁としては前方で処理し（➡），後上方へは，広頸筋上で剥離した皮弁のみ吊り上げる（⇨）。

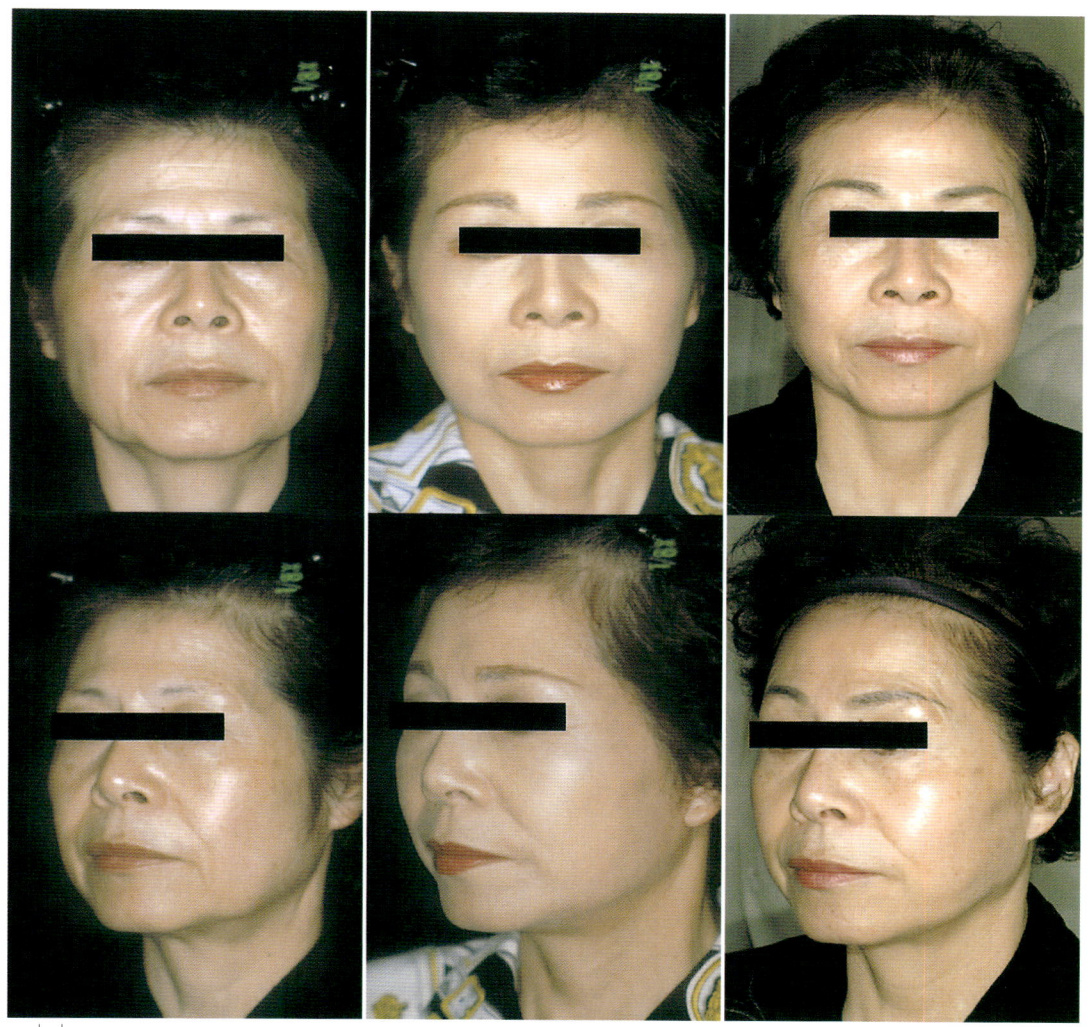

(a, b) 術前　　(c, d) 術後2カ月　　(e, f) 術後6年

図5・21　症例（61歳，女）
前頭部，側頭部，下眼瞼，頬顎部，頸部をHamra法に準じて処理したが，おとがい部の広頸筋処理はしていない。

べて長く，時には1〜2カ月間腫脹が目立つ場合もあるため社会的に手術適応が難しい患者もいるので注意が必要である．手術したことが他人にわからないように，という希望のある場合には，老化の程度が高度であるほどCRの適応を慎重に考慮する必要がある．

C 手 技

1. 術式と解剖

図5・16は老化変形が顕著に現れる4カ所を示す．CRではこの4カ所または額を除いた3カ所の老化変形を一期的に治療することを特徴とする．そのために，CRのface lift flapは以下の深部組織で裏打ちされている．

1) 下眼瞼除皺術（Hamra法）
2) 広頸筋皮弁（前方）
3) Cheek fat
4) 前頭筋皮弁＋帽状腱膜皮弁

これらの3または4つの皮下組織を裏打ちに使って，強力な固定源としている（図5・16）．

Retaining ligamentsの処理に関してCRでは，zygomatic ligaments（McGregor's patch）を切断するか引き伸ばすが，その他のretaining ligamentsは特に処理をしない．

2. 手 術

Hamraの手術は，剥離範囲や剥離層がやや複雑なうえに年々変化してきているが，現時点で著者が理解している範囲でデザインを示す（図5・17）．下眼瞼から中顔面にかけての処理の変化の詳細が1998年の論文[4]で解説されている．Hamraは，眼窩がくぼんで広く，深く見えるほど老化して見えることを重視して，若く見えるためには眼窩は浅くて（睫毛から下眼窩溝までの幅が）狭いことが必要で，そのために下眼瞼では眼窩脂肪温存の術式を提唱している（図5・18）．下眼瞼は，落ち着くまでに時間がかかるので注意が必要である．

また，この手術で最も注意が必要なのが，大頬骨筋上に剥離層を変える部分である．耳前部から直線的に筋腹に向かって剥離を進めると剥離が大頬骨筋に入りやすく顔面神経損傷の可能性があるので，頬骨への筋の起始部から停止部方向に剥離を進めた方が安全に頬骨筋上を剥離できる（図5・19）．頸部の処理においては広頸筋弁を前方で処理し（図5・20），後方は皮下剥離のみ行う．減張固定を目的とするkey sutureは額側頭部，下眼瞼，耳後部，耳上部，顎部，広頸筋前縁の順に行う．閉創は顎頬部，耳上部，耳後部，額の順に行う．

3. 術後管理と術後処置

術直後は痛みの有無に関わらず鎮痛剤の坐薬を使用するが，術後の疼痛は通常はほとんどないので，もし疼痛が続くようなら血腫の可能性を考えて早めに包帯交換する．

包帯除去とドレーン抜去は24〜48時間後に行う．洗髪，シャワー，入浴は術後2日以降に許可する．抜糸は術後5〜7日に行う．

D 手術結果

1995年から2001年までの6年間に，41〜65歳（平均57歳）16例のcomposite rhytidectomyを行った．

術後の外来診察時に調べた結果では，術後6カ月に結果に満足と答えた人は16人中15人（94％）であった．術後約1年に来院した11人中9人（82％）が満足と答えた．不満の理由は効果の不足と症状の再発であった．手術時間は6時間28分〜9時間2分（平均7時間28分），出血量は50〜460ml（平均232ml）であった．合併症は，耳後部軽度血腫1例，耳垂変形1例，耳珠部の幅5mm未満の皮膚壊死1例であった．

代表的な症例を1例挙げる（図5・21）．

同時期にSMAS-platysma法face lift（Owslay法）を，37〜74歳（平均59歳）の9例に対して行っているが，6カ月後に手術結果に満足していると答えたのは9人中6人（67％），約1年後には7人中2人（29％）であった．不満の理由は1人が耳部の鈍痛と違和感，他は効果の不足とたるみなどの症状の再発であった．

SMAS-platysma法face liftの手術時間は3時間15分〜8時間52分（平均6時間14分），出血量は50〜325ml（平均99ml）であった．合併症は耳介部分の鈍痛と違和感1例，耳後部軽度血腫1例，耳垂変形2例，耳珠部幅5mm未満の皮膚壊死1例であった．

E 考 察

　CRは，従来のSMAS-platysma法に比べて極めて効果的であることは明らかで，患者の満足度も高い優れた術式である[13]。しかし，欠点はface lift皮弁の固定源であるSMAS，眼輪筋，広頸筋の強度によって効果の持続期間が左右される傾向が見られることである。総合的には，retaining ligamentsの処理とface lift皮弁の固定という点において，特に皮膚が厚くて硬い傾向のある日本人の鼻唇溝とjowlに対しては，やや不十分な場合もある術式であると著者は考えている。

　また，Ramirez[14]は下眼瞼眼輪筋へ向かう顔面神経頬骨枝の15％は大頬骨筋上を走ることを示して大・小骨筋上の皮下剥離に対するHamra法のリスクを指摘している。　　　　　　　　　（宇津木龍一）

文 献

1) Hamra ST : Composite rhytidectomy. Plast Reconstr Surg 90 : 1–13, 1992
2) Hamra ST : Repositioning the orbicularis oculi muscle in the composite rhytidectomy. Plast Reconstr Surg 90 : 14–22, 1992
3) Hamra ST : Composite rhytidectomy ; Finesse and refinements in Technique. Facial Cosmetic Surg 24 : 337–346, 1997
4) Hamra ST : The zygorbicular dissection in composite rhytidectomy. Plast Reconstr Surg 102 : 1646–1657, 1998
5) Hamra ST : Arcus marginalis release and orbital fat preservation in midface rejuvenation. Plast Reconstr Surg 96 : 354–62, 1995
6) Skoog T : Plastic Surgery-New Methods and Refinements. WB Sanders Co, Philadelphia, 1974
7) Mitz V, Peyronie M : The superficial musculoaponeurotic system (SMAS) in the parotid and cheek area. Plast Reconstr Surg 58 : 80–88, 1976
8) Furnas, DW : The retaining lligaments of the cheek. Plast Reconstr Surg 83 : 11–16, 1989
9) Barton FE Jr : The SMAS and the nasolabial fold. Plast Reconstr Surg 89 : 1054–1059, 1992
10) Stuzin JM, Baker TJ, Gordon HL : The relationship of the superficial and deep facial fascias ; Relavance to rhytidectomy and aging. Plast Reconstr Surg 89 : 441–449, 1992
11) Hamra ST : Composite Rhytidectomy. Quality Medical Publishing Inc. St. Louis, Missouri, 1993
12) Hamra ST : Frequent face lift sequelae : Hollow eyes and the lateral sweep ; Cause and repair. Plast Reconstr Surg102 : 1658–1666, 1998
13) Hamra ST : A study of the long-term effect of malar fat repositioning in face lift surgery ; Short-term success but long-term failure. Plast Reconstr Surg 110 : 940–958, 2002
14) Ramirez OM : Courespondence and brief. Plast Reconstr Surg 97 : 484–486, 1996

III 鼻の美容外科

6 シリコンインプラントによる鼻形成術の問題点

7 自家軟骨移植による鼻修正の適応と問題点

8 二次的鼻修正

9 腸骨移植による高度鼻変形の治療

10 斜鼻矯正に対するclosed osteotomyと鼻中隔弯曲症に対する同時手術

III 鼻の美容外科

6 シリコンインプラントによる鼻形成術の問題点

SUMMARY

外鼻形成術では高くすることを希望するもの，小さくする必要のあるもの，あるいは形を整えることが治療目的の場合がある。美容外科手術を行うにあたっては，患者の希望と実際の手術のギャップを無くす努力が必要である。隆鼻術を行う際にも，顔面形態の総合的評価は不可欠で，外鼻のみに捉われず，口唇，おとがい等との形態的関係を分析したうえで最良の治療方針を立てなければならない。症例によって，あるいは治療目的によっては自家組織移植による手術が必要な場合もあるが，安全に行うことができるのであればシリコンインプラントによる隆鼻術を選択する場合もある。

鼻根部から鼻背部を高くして鼻筋を通すという面ではシリコンインプラント埋入術は大変に有用な手段である。自家組織移植と比較すると，シリコンインプラントの利点は適度の硬度が選べ，繊細な加工ができ，長期的にも量的な変化がなく，そして採取部の犠牲がないことである。シリコンインプラントを利用した手術を行うにあたっては，外鼻の解剖学的構造を熟知しておくことは当然であるが，軟部組織の伸展性に限度があることをふまえ，周囲組織に無理な力が及ばない厚み・形状のインプラントを作成すること，手技的にはインプラントが鼻骨や鼻軟骨に密着する適切な剥離によるポケットを作成することや，皮膚切開部からインプラントまで安全な距離を置き瘻孔を作らないように十分に配慮することが必要である。

しかし，適応を越えて使用したり適切に埋入されないと，異物であることによる合併症が起こる。インプラントが大きすぎたり形状が不適当なため外鼻形態が不自然であったり，石灰化による凸凹，鼻乳変形，皮膚の菲薄化やインプラントの穿孔・露出，感染などの合併症が起こり得るので，それに対する予防や対策が重要である。長期的安全性のために，シリコンインプラントによる手術と自家組織による手術のそれぞれの長・短所から適切な手術法を選択することが大切である。

はじめに

Joseph（1902）[1]や西端ら（1928）による隆鼻術の報告以来，種々の人工埋入材料が用いられてきた。人工埋入材料は，表のような条件を備えていなければならない[2]。シリコン樹脂（dimethylpolysiloxan）は，最も生体反応の少ない安全な埋入補填材料としてこれまで40年にわたって利用されてきた[3]。しかし，異物であるがゆえに周辺組織間の血行を遮断したり，周辺組織を圧迫する結果，隣接組織に萎縮や変形を起こす可能性があり，また感染に対して不利な条件を作ることを決して否定できな

表 生体に使用される人工資材の好ましい条件

①	組織反応が少ないこと
②	造形が容易であること
③	固形体や流動体など種々の硬度や粘調度のものが得られること
④	吸収，拡散が起こらないこと
⑤	外力に対して抵抗性を持っていること
⑥	毒性がないこと
⑦	悪性化に関係しないこと
⑧	アレルギー，免疫原性がないこと

い[4)~13)]。したがって，異物であるがための限界と，結果として起こり得る合併症を考慮したうえでの利用が不可欠である。人工材料埋入術では，術後長期にわたる経過観察が必要で，自家組織移植術では不必要な心配をしなければならないのも事実である。すなわち，長期経過において術者の手の届かないところで起こる異物反応や感染に遭遇する可能性がある。

A シリコンインプラントの性質

1. 材　質

不純物を含まないものを選択する。加工を前提とした大きなブロックとして供給されるものは，加工性を向上させるために添加された物質により，生体内埋入後にインプラントの劣化・変成とともに，その周辺に石灰沈着を起こすことが多い[4)10)]。初めから隆鼻用材料として鋳型で作られたものを使用した方がよい。

2. 硬　度

硬いものの方が支持力はあるが，力の作用点となる組織への負担を考えると柔らかいものの方が安全であろう。また骨・軟骨面に密着しやすいという点でも柔らかいものの方がよい[4)6)7)14)]。

3. 形　状

造形効果を目的とした手術ではあるが，周辺組織に過大な負担をかけることは避けなければならない。具体的には，厚すぎるインプラントを避け，インプラントの表面には丸みを持たせて周辺組織への圧迫をできるだけ分散させるようにする[4)~7)15)]。

4. 固定性

手術で作ったポケット内では，インプラントの移動が考えられるので，鼻骨部では骨膜下剝離を行い[16)]，必要かつ十分な範囲の剝離を行い，適切な位置にインプラントを置き，術後の外固定にも配慮する。インプラントの形としては，棒状のものより骨・軟骨を跨ぐ鞍状のもの[7)14)]がよく，L型[4)17)18)]やまたインプラントに穴を開ける[19)]ことで固定性を増すと言われている。

B 解　剖

骨，軟骨といったフレームワークの形態については肉眼的所見とX線所見を判断材料とするが，皮膚軟部組織がインプラント埋入による伸展に耐え得る程度についての明確な尺度はない。そして可動性の少ない骨・軟骨組織に密着するようにインプラントを埋入することは，これに接する生体組織に異物反応としてできる組織反応帯の安静を保ち，線維性のpseudocapsule形成および拘縮の影響を多少とも減らすことができると思われる[2)]。

C 術前の評価と患者の選択

まず患者から希望を聞くが，それが医学的に妥当なものであるか否かを考える。外鼻形成術を希望する患者の中には，醜形恐怖症のような精神的障害を背景とするものがあり，これらを見分けることは非常に重要である[20)21)]。

つぎに鼻根部，鼻背部，鼻尖部，鼻翼部についてそれぞれ患者の希望を具体化していき，その部位と造形効果の程度により，シリコンインプラントあるいは自家組織移植といった適応を選択する。

ただ，隆鼻術を希望する患者はもっぱら自分の外鼻形態に執着していることも多いので，患者の顔面形態を総合的に評価するのは美容外科医の仕事である。具体的には，上下顎との関係，つまり口唇部，おとがい部と外鼻の関係から患者の希望を安全に具現できる方法を判断し，説明する必要がある。

これらのことを十分に検討したうえで，皮膚・軟部組織へ無理のない範囲で，鼻根部から鼻背部にかけてのいわゆる隆鼻術を行う場合にはシリコンインプラント埋入術が適応となる。

D 手　技

1. シリコンインプラントの作成

肉眼的所見とX線像を参考にして患者の希望に沿った形状のシリコンインプラントを作成する[7)14)15)]。できれば術前に仕上げておいた方がいたずらに長い手術時間をとられずにすむ。インプラン

トの鼻骨・軟骨に接する面は外鼻皮膚上にフィットするように作成する。鼻根部から鼻尖部まで患者の希望する範囲に応じた長さと厚さになるように作成する。L型の場合の脚長は鼻唇角を越えるが、前鼻棘に届かない長さにとどめる。術前に作成したシリコンインプラントは煮沸消毒しておく。

2. 手術

① シリコンインプラントによる鼻形成術に必要な器具を図6・1に示す。
② 局所浸潤麻酔を基本とするが、経静脈的にセルシンなどを併用することもある。局所浸潤麻酔には止血効果も考慮してエピネフリン入り1%リドカイン溶液を使用する。
③ 筆者は右利きなので、原則として仰臥位の患者の右側に立ち、右鼻孔内からアプローチする。鼻咽腔内への血液の流入を防ぐために小さなガーゼを右鼻腔内へ挿入する。
④ 15番メスで鼻孔縁切開を行う。鼻孔縁上部で鼻毛前縁皮膚にメスを直角にあて切開する。
⑤ 鼻尖および鼻背軟骨領域では形成用鈍反剪で軟骨膜上を鋭的に剥離する。頭側は鼻骨下端をわずかに越えるまで剥離する。
⑥ 鼻骨領域では、ヨセフ剥離子で骨膜下を剥離する。
⑦ 剥離範囲はシリコンインプラントを挿入するに必要かつ十分な大きさとし、インプラントが辺縁まで鼻骨、鼻軟骨から浮き上がることなくフィットしていることを確認する。さらにシリコンインプラントが正中で予定した位置に挿入されていることを確認する。
⑧ インプラントを挿入する時に、創縁の皮膚がねじれていることがあるので、鼻腔側皮膚を確実に手前に広げ、創縁とインプラントの距離が十分であることを確かめたうえで創縁の接合に十分注意して6-0ナイロンで皮膚縫合する。
⑨ 再度インプラントの位置が適切であることを確認し、スキントーンテープで外固定する。
⑩ 15分程度の冷却をする。

3. 術後管理

抜糸までの5日間抗生物質の内服と冷却を指示する。術後3～5日に外固定テープの除去と抜糸をす

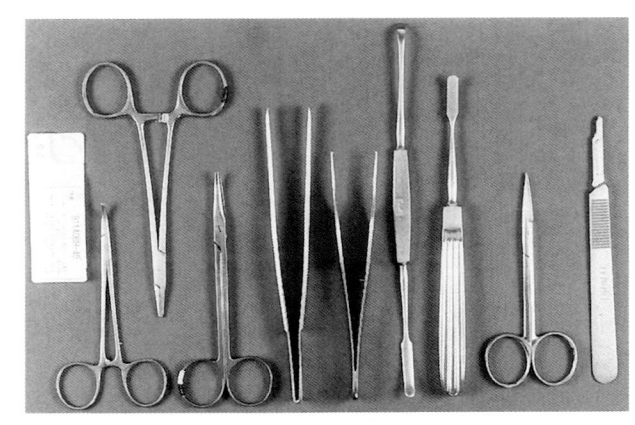

図6・1 シリコンインプラントによる隆鼻術に使用する手術器具

る。術後1カ月程度で腫脹がほぼ消退することを再度説明し、その間外鼻の安静と切開創の保護を指示する。

E 症例

【症例1】20歳、女
L型シリコンインプラントによる隆鼻術を行った（図6・2）。

【症例2】25歳、女
波状鼻に対して瘤状の骨、軟骨を削除したうえでL型シリコンインプラントによる隆鼻術を行った（図6・3）。

【症例3】27歳、女
I型シリコンインプラントとともに鼻尖部への耳介軟骨移植を行った（図6・4）。

F シリコンインプラントによる鼻形成術の問題点と対策

日本人をはじめとする東洋人の外鼻形成術の希望の多くは、鼻根部から鼻背部を高くしたい、丸く低い鼻尖部を細く、高くしたい、短い外鼻に対して鼻尖部を下げて長くしたいということに分類される。
これらの希望をかなえるためにシリコンインプラントを利用する場合、長期的安全性に十分配慮した手術をしないと造形のためのシリコンインプラントの支持力により皮膚が圧迫され合併症を起こしてしまう。そして異物埋入術であるがゆえの感染に対する弱さが合併症を助長することになる。ところが、

6. シリコンインプラントによる鼻形成術の問題点　79

a	c
b	d

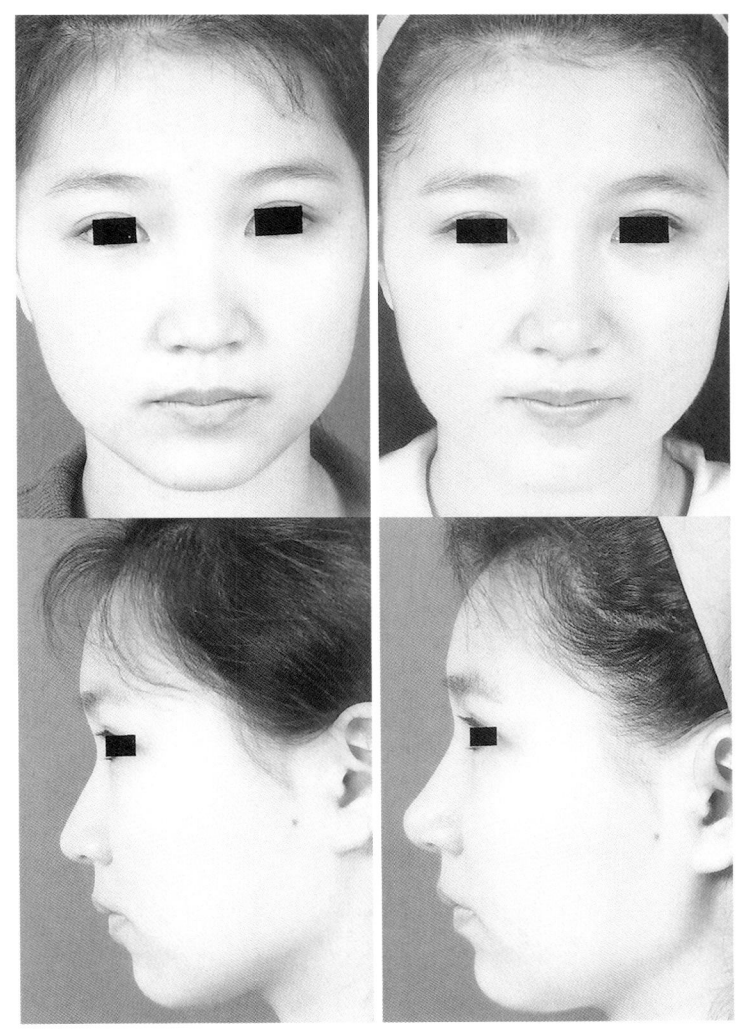

(a, b) 術　前　　　　(c, d) 術後3カ月

図6・2　症例1：20歳，女

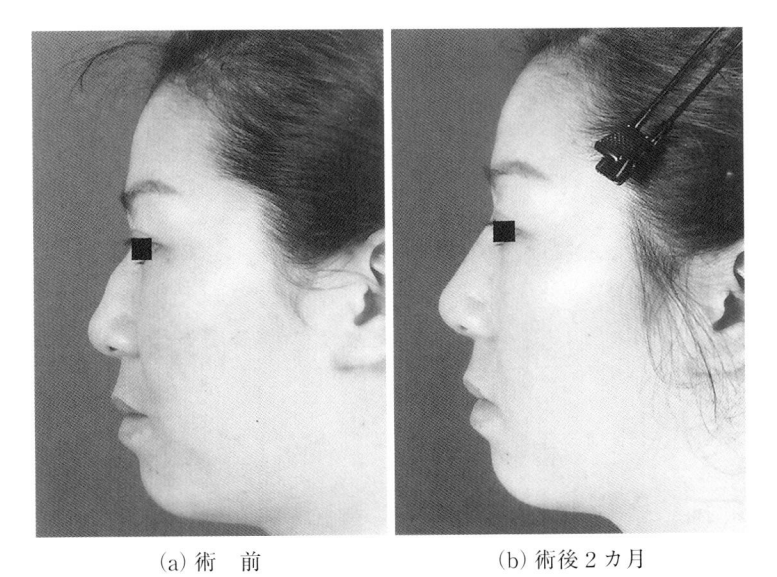

(a) 術　前　　　　(b) 術後2カ月

図6・3　症例2：25歳，女

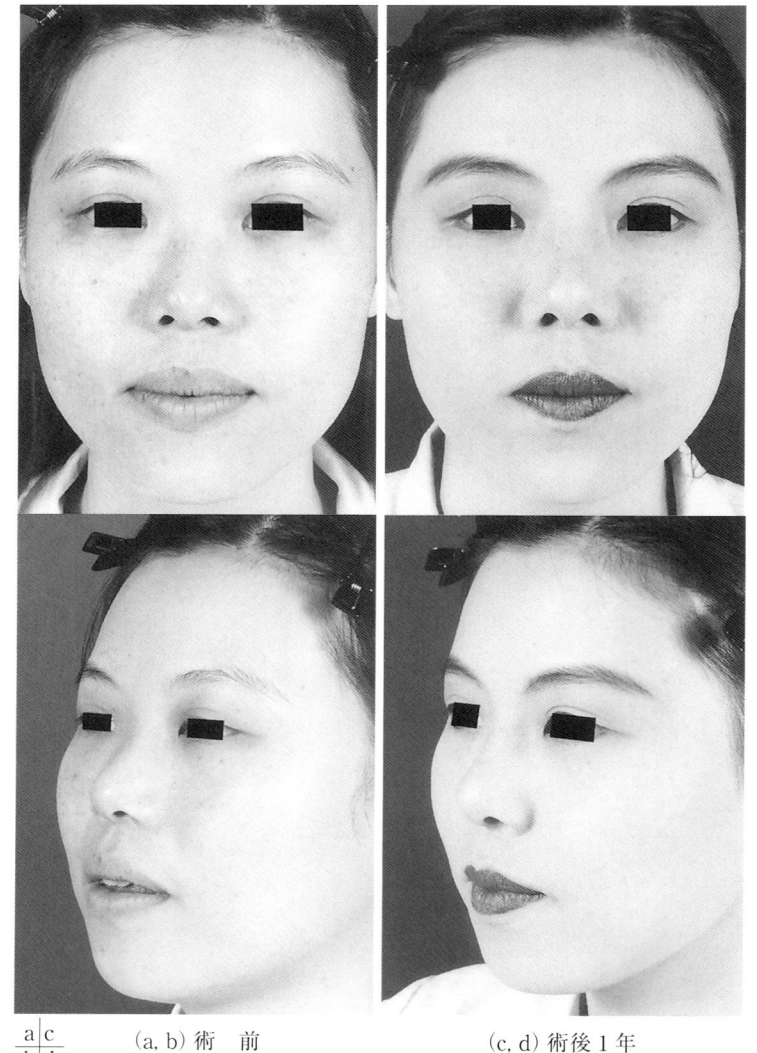

$\frac{a|c}{b|d}$ （a, b）術　前　　　　（c, d）術後1年
図6・4　症例3：27歳，女

患者の要求に対して美容外科医が長期的安全性を省みずに造形的効果を追い求めてしまうと，医学的には受け入れられない形や厚さのシリコンインプラントを埋入してしまうことになる。これらのシリコンインプラント埋入術の限界をふまえて患者の満足を得ることと，できるだけ合併症を予防することが大切である。

1. 形態的問題

大きさ：外鼻の大きさや高さを極端に変化させることは無理である。手術で実現可能な程度から患者の希望がかけ離れている場合があり，無理矢理大きなインプラントを埋入しても危険なばかりでなく，できあがりも不自然である（図6・5）。また，インプラントの偏位には，元来の変形が強調された場合と，インプラントの位置が適切でない場合がある。

片側の鼻孔縁切開で手術することが多いことについて，偏位を予防するために両側の鼻孔縁切開を勧める考えもあるが，要するにインプラントが正中に埋入されるように適切なポケットを作り，手術終了時にもインプラントが正中にあることを確認したうえで術後の外固定をする必要がある。

形：良好な外鼻形態を得るには適切な形のインプラントを適切な位置に埋入する必要がある（図6・6）。

2. 石灰化

長期経過の中で，インプラント周辺に石灰化を起こし，外鼻表面が凸凹になることがある。外観上わからないような軽微なものは特に問題にならないが，程度の強いものはブロックから切り出して作ったインプラントに認められる。加工しやすいものには添加物を含んでおり，体液中のカルシウムと反応

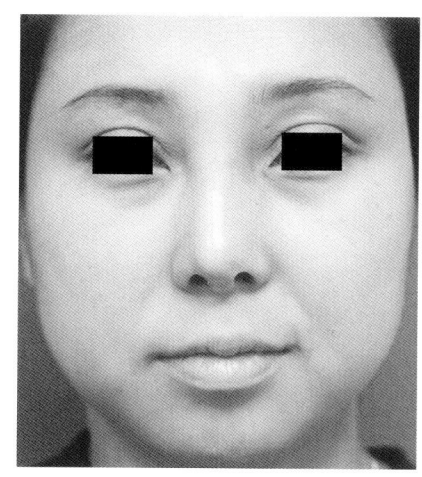

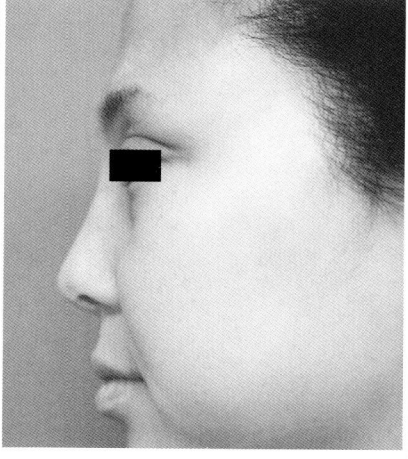

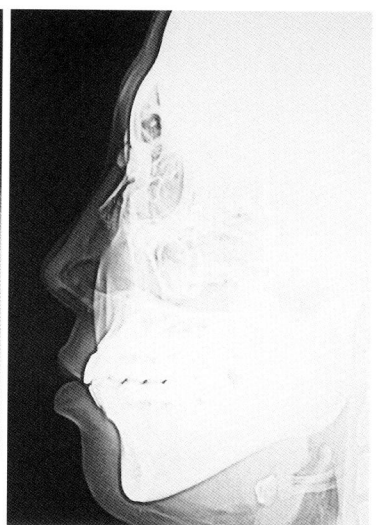

6. シリコンインプラントによる鼻形成術の問題点　*81*

(a) 正　面　　(b) 左側面

(c) 左側面 X 線像（FCR）

図 6・5　不適切な大きさのインプラントによる症例
他国でインプラントによる隆鼻術を受けた症例。明らかに大きすぎるシリコンインプラントが右側に偏位している。

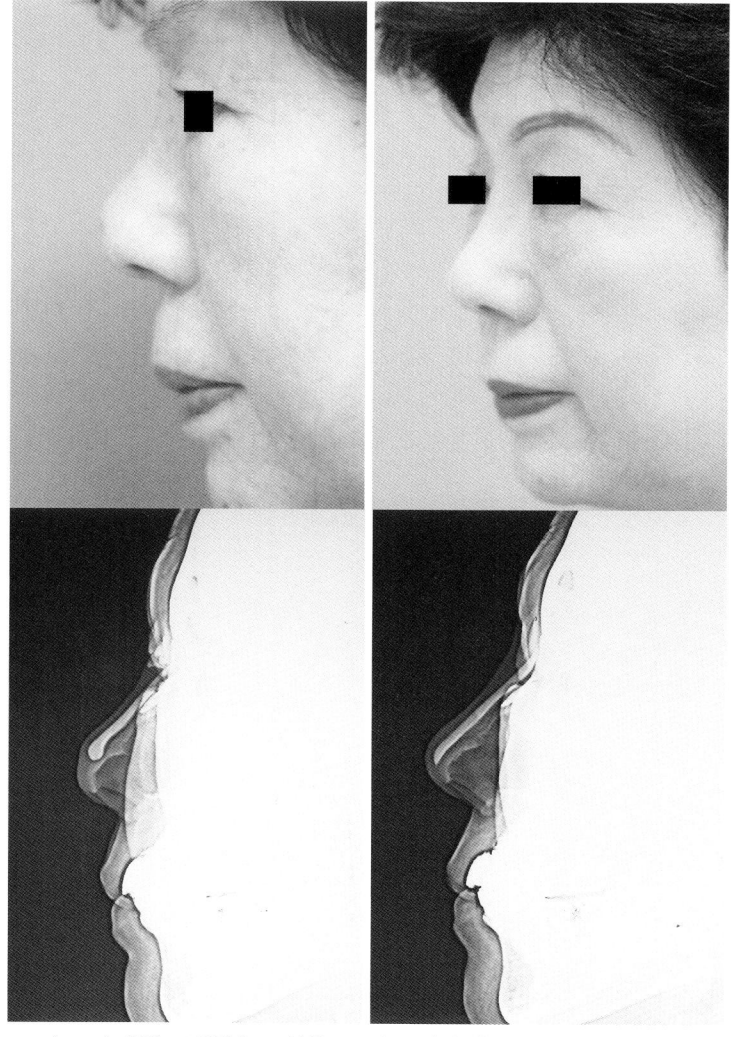

$\frac{a|c}{b|d}$　（a, b）術前の所見と X 線像　　（c, d）術後 3 カ月の所見と X 線像
図 6・6　不適切な長さのインプラントによる症例
インプラントの長さが短く鼻尖まで入っていないために形態が悪い症例。短いインプラントを適切な形のものに交換することで鼻尖形態が改善した。

して石灰化を起こすと考えられる[4]。そのため，調整ははさみやワイヤーブラシで加工できるようにあらかじめ鋳型で成型された添加物を含まないシリコンインプラントを使用することが望ましい（図6・7）。

3. 鼻孔変形

鼻孔変形はシリコンインプラントによる手術に特異的に起こるものではない。ただ，自家組織の手術に比べて，シリコンインプラントによる鼻形成術では安易に何度も手術を繰り返す傾向があり，発生率は高いようである。変形の原因は鼻孔縁切開が皮膚に直角に行われずに斜めになったり，切開創の接合が不適切なために起こる瘻孔や瘢痕拘縮によるものである。鼻毛縁の皮膚を表面に直角に切開し，創縁とインプラントが接近しないようにして，縫合は創縁の接合を正しくすることで変形を防ぐようにする。

4. 皮膚の菲薄化

鼻形成術のためにインプラントを埋入すると，皮膚は慢性的に圧迫を受ける。また，その皮膚はインプラントにより血行的に不利な状態におかれる。その結果，皮膚は次第に薄くなっていく。これらの変

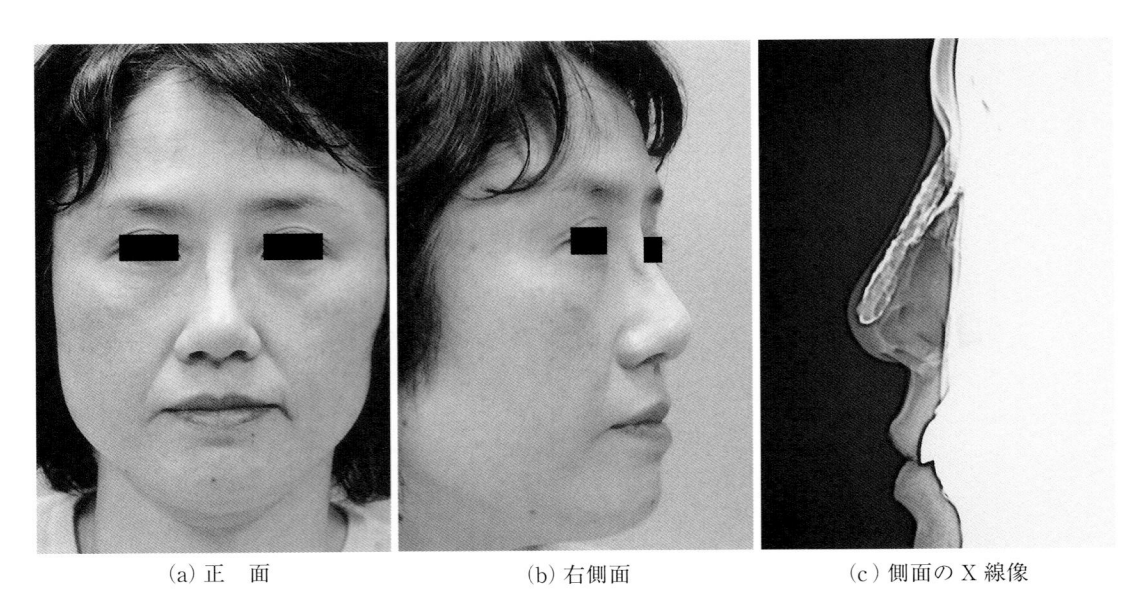

　　(a) 正　面　　　　　　(b) 右側面　　　　　　(c) 側面の X 線像

図 6・7　石灰化により外鼻が凸凹になった症例

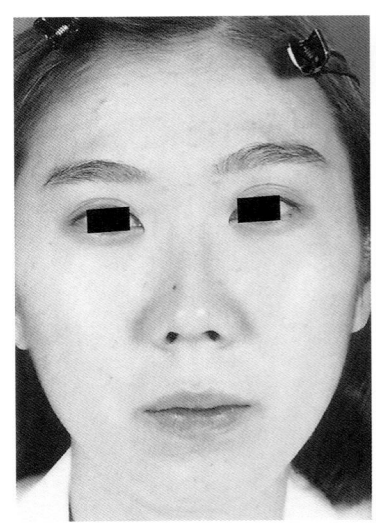

　　(a) 術　前　　　　　(b) 術後 4 年　　　　　(c) 術後 6 年
　　　　　　　　　鼻尖部でインプラント外側縁　鼻尖部の皮膚に穿孔が見られる。
　　　　　　　　　に陥凹が出現した。

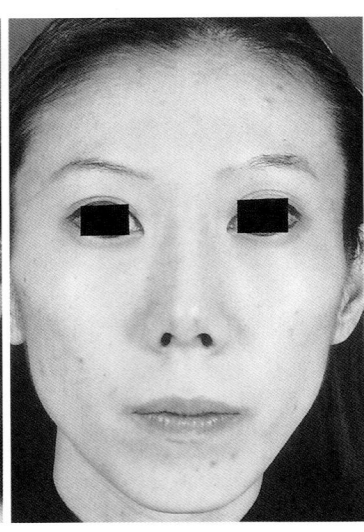

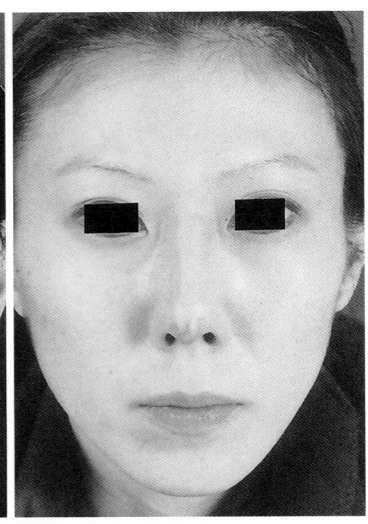

図 6・8　シリコンインプラントにより皮膚が菲薄化した症例の経時的変化
L 型の脚部で鼻尖部を持ち上げた結果，鼻尖部で穿孔し，露出を起こした。

化がよく見られるのは，鼻背部とL型インプラントによる鼻尖部である（図6・8）。異物であるシリコンインプラントを利用する隆鼻術では程度の差はあれ皮膚の菲薄化は防ぐことができないものであり，インプラントの大きさ，厚み，あるいは形について予想される変化の程度から無理のないようにすることが大切である。

5. 穿孔，インプラントの露出

鼻孔縁部からの露出：I型インプラントが正中に位置せずに，鼻孔縁切開部から反対側の鼻根部へ向けて偏位している場合とL型インプラントが鼻孔縁切開部近くに位置している場合に起こりやすい（図6・9）。インプラントの形，正中にインプラントが埋入されるような適切な広さと形のポケット，確実な縫合が大切である。

鼻尖部からの露出：L型インプラントで鼻尖部を上げたり，下げたりすると最も力のかかる部分の皮膚が薄くなり，ついにはインプラントが露出する（図6・8）。鼻尖部に対しては皮膚をインプラントで支えるのではなく，鼻翼軟骨を自家組織である移植軟骨で支え，必要があればさらに皮膚との間に軟骨のonlay graftを選択すべきであろう。

鼻根部からの露出：インプラントの頭側端が鼻骨に密着せずに皮膚へ向かって跳ね上がって埋入された場合に露出する（図6・10）。頭側の先端まで鼻骨に密着するようにインプラントを作成し，適切に挿入することが重要である。前頭骨に穴を開け挿入するという報告もある[19]。

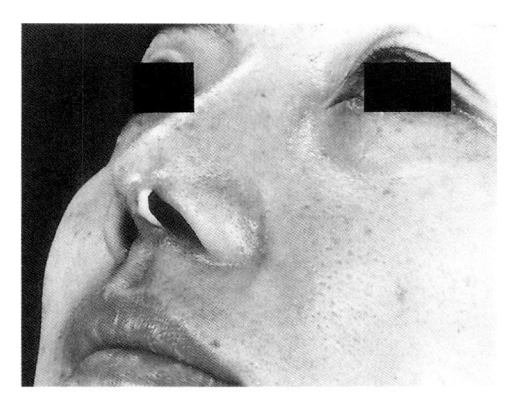

6. 感　染

瘻孔や穿孔では外界とインプラントの明らかな交通から感染を起こす。しかし，そのような明らかな原因のない症例での感染も起こることがある。シリコンインプラントは異物であり，ひとたび感染が起こると抗生剤投与などの保存的治療では改善せず，インプラントの抜去を余儀なくされることもある。その場合はインプラント抜去後，抗生剤投与で鎮静化を計った後に患者が希望する場合は6カ月程度経てからのインプラント再埋入を行う。

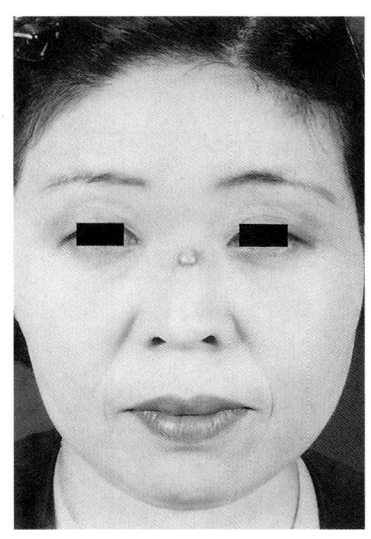

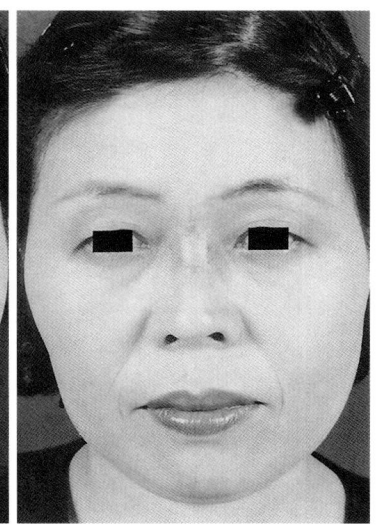

図6・9　鼻孔縁部からL型シリコンインプラントが露出した症例

(a) 術　前　　　(b) 術後6カ月

図6・10　鼻根部にシリコンインプラントが露出した症例
インプラントの抜去と眉間側よりのsubcutaneous pedicle flapおよび耳介軟骨移植による修復を行った。

G 考察

　シリコンインプラントによる鼻形成術は決して自家組織移植による鼻形成術の適応と同等あるいはそれを上回るものではない．ただ，埋入材料の供給に制限がないこと，適度の硬度が選べ，繊細な加工ができ，長期的にも量的な変化がなく，採取部の犠牲がないこと，そして患者が希望すればインプラントを摘出することで術前の状態に戻れることが，シリコンインプラントによる鼻形成術の長所である．しかし一方，異物埋入であるがゆえの短所としては，インプラントを覆う組織の血行障害と周囲の弱い組織に負荷がかかることで皮膚軟部組織の菲薄化や骨の吸収[4)〜6)13)]，異物であるために感染に対して抗生物質などによる保存的治療が奏効せず，結果的にインプラントの露出に至ることがあることである．患者に対しては，術後外鼻の腫脹，発赤，疼痛などがあれば，ただちに再来するように話し，その場合にはインプラントの抜去を行う可能性があることもあらかじめ説明しておく必要がある[4)]．

　術前の外鼻形態と患者の希望との間の隔たりが大きくなるほど，シリコンインプラントは大きくなりリスクは大きくなる．長期的な安全性を考慮した手術の適応と限界を患者に十分に理解してもらったうえでの施術が大切である．また，自家組織による手術の利点と欠点を総合的に検討し，手術法を決定する．鼻根部から鼻背部については骨，軟骨，筋膜，真皮などの自家組織移植に比べて，吸収や変形などがない点でシリコンインプラントの方が勝っている点が多いが，鼻尖部については鼻翼軟骨処理による鼻尖形成術で問題が解決することも多く，さらに自家組織移植を追加しても安全性において勝っている．そのため，外鼻形態を全体的に改善しようとする時には，I型シリコンインプラントと自家組織移植を併用することも少なくない（図6・11）．

　シリコンインプラントによる鼻形成術の長期経過で皮膚表面が凸凹になる場合があるが，これはインプラントとその周囲の石灰化が原因である．その場合はインプラントとともにpseudocapusuleを摘出して新たなインプラントを埋入する．

　皮膚の菲薄化とインプラントの露出は最大の合併症であり，多くの場合インプラントの大きさと形状

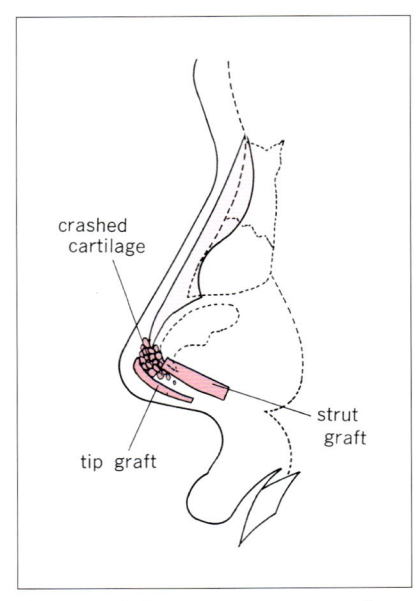

図6・11　鼻根から鼻背へのシリコンインプラント埋入と鼻尖への耳介軟骨移植の併用

に配慮し手術を適切に行うことで防ぐことができる．その程度について確かな基準はなく，医師の経験的判断によることになる．皮膚の菲薄化はある程度以上進行しない場合もあるが，穿孔に至ることもある．ただ，原則的に鼻尖部を下げたり，高くすることは行うべきでない．感染については明らかな経路のわからない場合，また原因菌の判明しないこともある．

　シリコンインプラントによる鼻形成術には利点とともに限界や問題点がある．シリコンインプラントでの限界を自家組織手術で補うような総合的な考えを行うことで，より安全で良好な結果が得られる．

（出口正巳）

文 献

1) Joseph J：Nasenplestik und Sontige Gesichtplastik (nebst einem Anhang uber Mammaplastik und einige weitere Operationen aus dem Gebiete ausseren Korperplastik ; ein Atlas und Lehrbuch). Leipzig, Kabitzsch 498-842, 1931
2) 難波雄哉：人工埋入材料の生体反応．美容形成外科学，難波雄哉編，pp71-79，南江堂，東京，1987
3) Boo-Chai K：Augmentation rhinoplasty in the orientals. Plast Reconstr Surg 34：81-88, 1964
4) 出口正巳，白壁武博，河田牧男ほか：隆鼻インプラント摘出268例の分析．形成外科 34：1139-1144, 1991
5) 出口正巳，白壁武博，小林清史ほか：Secondary genioplasty．日美外報 13：33-41, 1991
6) 出口正巳，白壁武博，小林清史ほか：シリコンイン

プラントと autograft. 形成外科 38：363-374, 1995
7) Deguchi M, Shirakabe T：Rhinoplasty in orientals. Facial Cosmetic Surgery in Orientals, pp 552-562, JB Lippincott Co, Philadelphia, 1991
8) 飯田収, 飯田太, 鈴木孝尚：外鼻の形成資材について. 形成外科 5：147-156, 1962
9) Mutou Y：The complications of augmentation rhinoplasty in orientals. Br J Plast Surg 28：160-163, 1975
10) 武藤靖雄：私のプラクティスから；隆鼻術プロテーゼのあり方. 日美外報 7：107-111, 1985
11) 提箸延幸, 谷奈保紀：隆鼻プロテーゼ摘出症例（術後, 中長期経過例）の検討. 日美外報 11：164-169, 1989
12) Shirakabe Y, Shirakabe T, Kishimoto T：The classification of complications after augmentation rhino plasty. Aesth Plast Surg 9：185-198, 1985
13) Friedland JA, Coccaro PJ, Converse JM：Retrospective cephalometric analysis of mandibular bone absorption under silicone rubber chin implants. Plast Reconstr Surg 57：144-151, 1976
14) Shirakabe Y, Shirakabe T, Takayanagi S：A new type of prosthesis for augmentation rhinoplasty；Our experience in 1600 cases. Br J Plast Surg 34：353-357, 1981
15) Han K, Kang, J：A custom-made nasal implant；Prefabrication from curing of silicone adhesive. Plast Reconstr Surg 97：436-444, 1996
16) 古川正重：鼻の美容外科. 美容形成外科学, 難波雄哉編, pp351-383, 南江堂, 東京, 1987
17) 内田準一：鼻の美容外科. 克誠堂出版, 東京, 1970
18) Uchida J：A design for a prosthesis in augmentative rhinoplasty；The projection method. Plast Reconstr Surg 33：485-490, 1964
19) Onizuka T, Yoshikawa A, Hori S, et al：Augmentation rhinoplasty. Aesth Plast Surg 12：229-234, 1988
20) 難波雄哉：美容手術を受ける患者の心理とその選択. 美容形成外科学, 難波雄哉編, pp37-45, 南江堂, 東京, 1987
21) 小林清史, 白壁武博：美容外科患者に対する精神医学的チェック. 手術 45：934-940, 1991

III 鼻の美容外科

7 自家軟骨移植による鼻修正の適応と問題点

SUMMARY

鼻の美容形成外科手術の場合，欧米人では鼻縮小術（reduction rhinoplasty）が中心であるのに対して，日本人を含めた東洋人においては，隆鼻術（augmentation rhinoplasty）を希望する患者が圧倒的に多いのが特徴である。

そして隆鼻術の場合，隆鼻用材料としてはシリコン，ハイドロキシアパタイトに代表される人工物と，筋膜，軟骨，骨などに代表される自家組織に二分されるわけであるが，おのおのに長所・短所があり，一概にどちらかが優れていると断言することはできない。当然症例ごとに患者をよく観察し，かつ患者の希望をよく傾聴したうえで，最も適した隆鼻用材料を使い分ける必要がある。

自家軟骨は骨などの隆鼻用材料と比較した場合，柔らかく細工しやすいことが最大の特徴であり，特に耳介軟骨は軽度から中等度の鼻変形の治療に適しており，一方肋軟骨は，もっとボリュームが必要とされる中等度以上の鼻変形の症例に適応がある。このように軟骨は隆鼻用材料として利用価値が高く，その適応の範囲は広い。

本稿では隆鼻用材料のうち，自家軟骨にのみ焦点を絞り，おもに耳介軟骨と肋軟骨を用いた隆鼻術に関し，その解剖，手術法，術後管理，利点，欠点および適応に関して著者らの見解を報告した。

はじめに

日本において鼻の手術を希望して形成外科を訪れる患者の主訴は，鼻を高くしたい，鼻筋が通るようにしたいというように，大部分が隆鼻を希望している患者である。

しかし，交通事故や重篤な外傷後のような高度な鞍鼻変形を呈する症例はそれほど多くなく，大部分は外傷の既往のない先天性の軽度の斜鼻や低鼻，あるいは軽度から中等度の鞍鼻変形である。このような症例においては変形が軽微なるがゆえ，ともすれば医療の対象として軽視されがちであるが，患者の希望・目標は思いのほか高いレベルにあるので，患者の満足する結果を得るためには，かなり繊細で根気強い手術が要求される。

その点でも，隆鼻材料としての軟骨は柔らかく弾力性に富み，細工しやすいという特徴を有するため，多彩な患者の要求に応えうる優れた再建材料と言える。

著者らは隆鼻術に関しては通常，自家軟骨移植を多用しているが，以下に本術式の基本的手技を述べるとともに，適応と問題点に関しても言及する。

A 概念

鼻修正を希望して来院する患者の場合，鼻そのものの機能的障害を主訴とする症例はほとんどなく，大部分の患者は外見の審美的改善を希望して来院する。

そして，この審美的改善に対する患者の希望・要求の程度は一般に非常に厳しく，極端な場合1mm単位の改善を求めるという場合すらある。

しかし患者は医療に対しては素人であり，手術に対して過大な期待を抱いていることが多々あるので，われわれ形成外科医は，患者の希望・要求を正確に把握し，手術の適応の有無に関し的確な助言をする必要がある。そして一方で，手術を施行する際

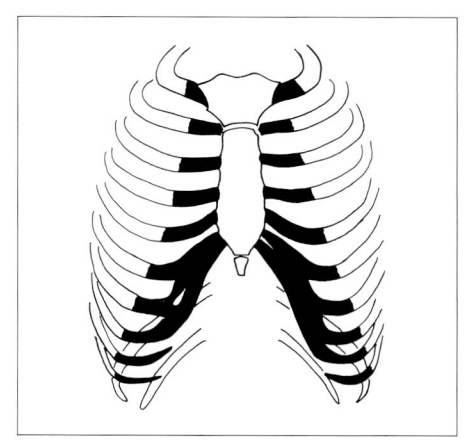

図7・1 肋軟骨の解剖
黒い部分が肋軟骨を示す。

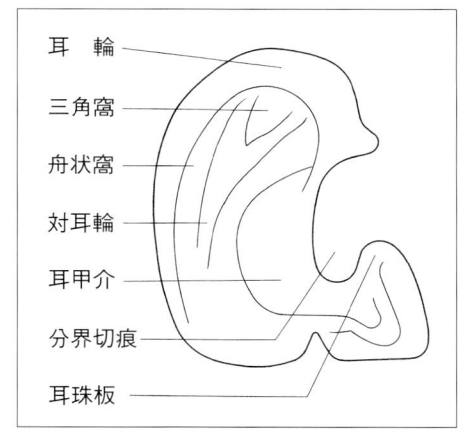

図7・2 耳介軟骨の解剖
分界切痕には軟骨は存在しない。

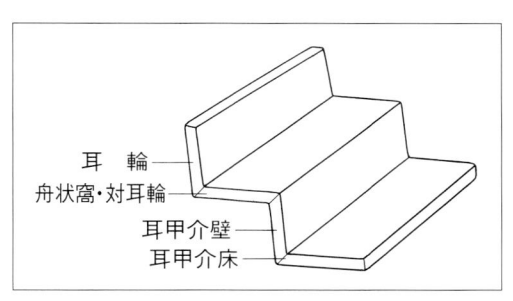

図7・3 Tanzerの提唱した4つの面の構成

には，多種多様な患者の要望に十分応えられる技術を有するとともに，最も適切な再建術式を選択することが肝要である。

ただ漫然とマニュアル通り手術を施行し，画一的な結果を求めるのではなく，個々の症例に応じて，再建術式・隆鼻用材料を吟味し，最善の結果が得られるように最大限の努力をする必要がある。

自家軟骨移植は，耳介軟骨，肋軟骨，鼻中隔軟骨が一般的であるが，鼻中隔軟骨は唇裂鼻の修正時に部分的に使用することが多いので除外することとして，本稿では耳介軟骨，肋軟骨移植に焦点をしぼり著者らの見解を報告する。

B 解 剖

1. 肋軟骨の解剖

肋軟骨は，肋骨と胸骨の間に位置し，肋骨の前端部分を形成する。通常第1肋軟骨から第5肋軟骨は，ほぼ水平に走ってその後，直接胸骨に接続するものの，それ以下の下位肋軟骨（第6肋軟骨から第8肋軟骨）は上内方に向かい，互いに短い突起を出し合うことで肋軟骨間関節に融合する。また第9肋軟骨および第10肋軟骨の前端部分は通常，肋軟骨間関節に結合せず，遊離縁となることが多いが，肋軟骨間関節に結合する場合もあり，その走行および結合状態は，非常にバリエーションに富んでいる（図7・1）。

2. 耳介軟骨の解剖

耳介軟骨は，側頭骨から30°の角度で外側後方に突出する軟骨であり，その表面は複雑な隆起と陥凹を呈している。また外耳道に連続する耳甲介前縁と，耳珠板後縁の間の分界切痕には軟骨は存在せず，肋軟骨の解剖と比較した場合，その形態は非常に複雑であり，理解に苦労する（図7・2）。

この耳介軟骨の立体的配置を理解するためには，Tanzer[1]の提唱した4つの面の構成という概念が役に立つ。これは複雑な耳介軟骨を模式的に4つの面として簡略化したものである。耳甲介床を底部とし，その上に耳甲介壁，ついで舟状窩・対耳輪，そして最上部を耳輪として，階段状に積み重ねることにより，立体的配置を模式化したものである（図7・3）。

C 術前の評価

外鼻そのものは表情変化に乏しい部位であるが，顔面中央に位置し顔全体の印象に与える影響は大きい。患者は自分の外鼻の形態に何らかの不満をもって形成外科を訪れるわけであるが，その手術の決定

にあたっては慎重を期す必要がある。

鼻の手術ほど，術前の十分な検討が必要な手術はないと言われており[2]，また精神障害の患者に鼻の訴えが多いことも知られている[3]。その意味では問診が本手術においては極めて重要であり，患者の鼻に対する不満を，どの部分を，どの程度，どんな形に変えたいか具体的にイメージして説明してもらうことが肝要である。一方既往歴も大切であり，特に鼻に関して，以前他の形成外科を受診したことがあるか，手術を受けたことがあるか，手術を受けたとすれば何回受けたかなどは，患者の全体像を把握するうえで大きく役立つ。

以上の点に留意して注意深く患者の言動を観察し，また一方で，われわれの説明する手術法，手術の限界，可能性のある合併症，結果の個人差に関し患者が十分理解できていると判断できたら，その時点で初めて手術を予定する。しかし，患者が十分に理解していないのではないかと少しでも疑問を感じたら手術はすべきではない。精神面・心理面での問題を抱えている患者に対しては，手術は先延ばしとし，まずは専門家の治療を勧めるべきである。安易に手術を請け負うことは決してあってはならない。大学卒業後5～10年くらいで一通り症例を経験した形成外科医は，一般に自分で何でもこなせるという自負が強い頃であるので，手術によって治療可能な患者か，手術を行うべきでない患者かの判断を誤ることがあり，特に注意する必要がある。

一方，実際の手術に際しては，術前の視診・触診は大切である。視診により外鼻の形と大きさ，特に鼻背の凸凹，鼻尖の大きさや幅，斜鼻の有無，鼻腔・鼻柱の形態を確認することができ，触診により皮膚・皮下組織の厚み，軟骨の大きさが確認できる。

D 手　技

1. 肋軟骨採取法

通常隆鼻用材料としてこの肋軟骨を用いる場合は，中等度以上の鞍鼻など，かなりのボリュームが再建に必要な場合であり，軽度の変化・修正を目的とする場合には適応とはならない。本法による肋軟骨採取法は，基本的には小耳症における肋軟骨採取

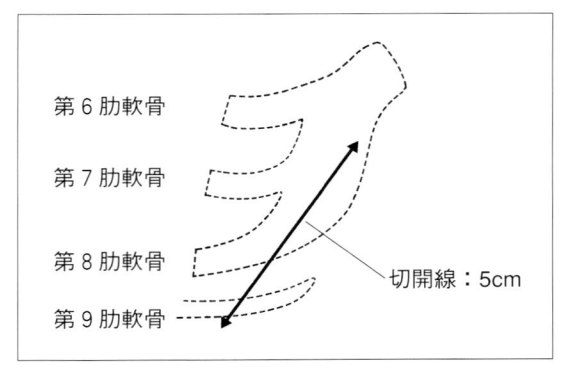

図7・4　肋軟骨と切開線の関係
切開線は第7・第8・第9肋軟骨に及ぶよう，やや縦方向に置く。

と同様であるが，必要とされる軟骨量は小耳症ほど多くはないので，切開線および皮下の剥離範囲も小耳症ほど大がかりである必要はない。

麻酔は局所麻酔でも不可能ではないと思われるが，剥離操作，肋軟骨採取に伴う疼痛はかなりのものと推測され，術中の患者の不安・苦痛を軽減するためにも，全身麻酔の方が望ましい。肋軟骨採取側は左右どちらでもかまわないが，触診上明らかな下位肋軟骨融合部を中心に，約5cmの皮膚切開線を決定する（図7・4）。

ついで皮下および腹直筋を十分剥離し，下位肋軟骨の全貌を明らかにする。その際，腹直筋は離断せず筋線維の方向に沿って剥離することで，筋肉の温存が図れる。

どの肋軟骨を採取するかは症例により異なり，I字型の肋軟骨が必要で，かつ第9肋軟骨が発達している症例では，第9肋軟骨のみの採取で十分であるが，第9肋軟骨の発達が悪い症例やL字型の肋軟骨が必要な場合には，第7・8肋軟骨の採取が必要となる。ただ，採取された肋軟骨は通常生理的にカーブしているので，肋軟骨は大きめに採取し，なるべく直線で状態のよい部分を使用するよう意識することが大切である。また軟骨膜の処理では，肋軟骨の表のみ軟骨膜をつけて採取するが，裏面は開胸の危険があるため，あえて軟骨膜を付着させる必要はない。肋軟骨採取後は，開胸のないことを確認後，サクション・ドレーンを挿入し，腹直筋・皮下・皮膚をおのおの確実に縫合し，創を閉鎖する。

2. 耳介軟骨採取法

耳介軟骨を隆鼻用材料として用いる場合は，軽度

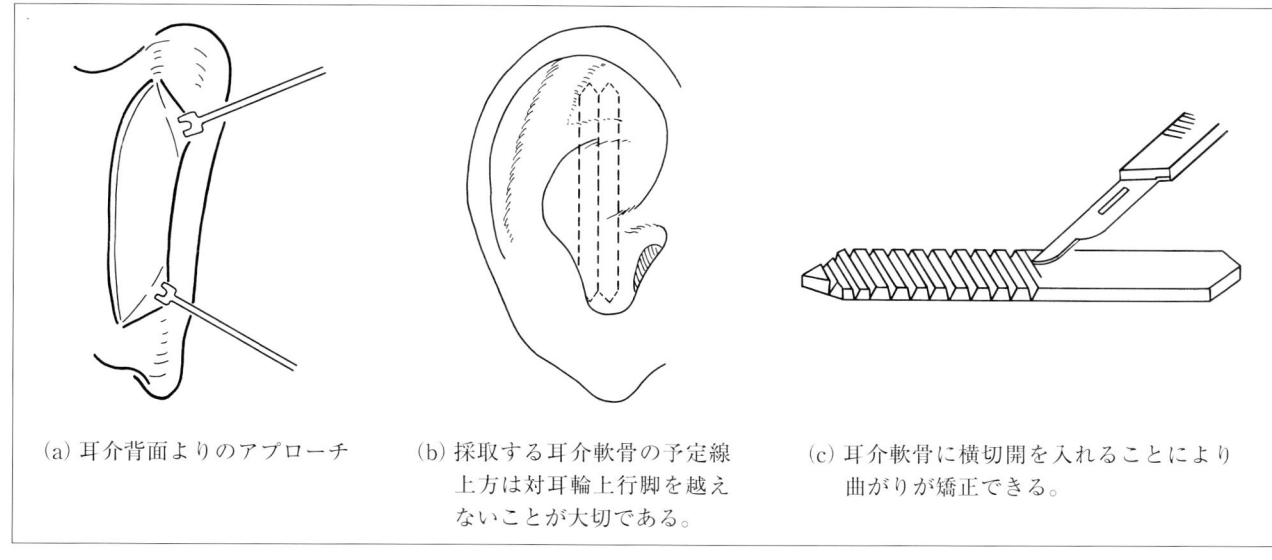

(a) 耳介背面よりのアプローチ　　(b) 採取する耳介軟骨の予定線　　(c) 耳介軟骨に横切開を入れることにより
　　　　　　　　　　　　　　　　　上方は対耳輪上行脚を越え　　　　 曲がりが矯正できる。
　　　　　　　　　　　　　　　　　ないことが大切である。

図7・5　耳介軟骨の採取
(Endo T : Augmentation rhinoplasty using ear cartilage grafts. Plast Surg Tech 2 : 137-145, 1995 より引用)

の斜鼻や低鼻，あるいは軽度から中等度の鞍鼻変形である。このような症例における患者の要望は非常に細かく，われわれ形成外科医は繊細な手術を要求される。

耳介軟骨採取は耳介後面よりのアプローチで行うが，本術式の麻酔は局所麻酔で十分である。まず耳介後面に耳甲介を中心とした約4cmの直線状切開を加え，耳介軟骨膜上で十分な剥離を行い，耳介軟骨の全貌を確認する（図7・5-a）。そして必要量の耳介軟骨を採取するわけであるが，軟骨採取時に耳介軟骨前面の軟骨膜は耳介軟骨に含める必要はなく，耳介前面の皮膚側に残すようにする。

通常筆者らは，一片の移植軟骨の幅は3.8mmとしているが，長さに関しては症例ごとに異なり，だいたい30〜40mmである。長い軟骨が必要な場合には，耳介後面の切開を上方に延長し三角窩まで軟骨を採取してもよいが，ここを上限とすべきである。対耳輪上行脚を越えて軟骨を採取すると，術後耳介の変形を来しやすくなるので，注意しなければならない（図7・5-b）[4)5)]。

また片側の耳介より2枚の移植片の採取が可能であるが，3枚以上の採取はやはり術後の耳介の変形を来しやすくなるので，禁忌となる（図7・5-b）。ゆえに3枚以上移植片が必要な場合は，両側の耳介軟骨より移植片を採取する必要があり，両側で最大限4枚までの移植軟骨の採取が可能となる。

採取された軟骨は耳介軟骨本来の三次元的曲面を有しているため，これを平らに矯正する必要がある。通常筆者らは15番のメスを用いて軟骨の短軸方向に多くの切開を置くことにより，曲面を矯正しているが，この場合切開する面は軟骨膜の付着していない面であり，移植片の連続性を保つためにも軟骨膜は決して切断しないように注意する必要がある（図7・5-c）。

軟骨採取後の耳は，細いペンローズ・ドレーンを挿入後，しっかり圧迫固定し血腫を防止する。

3. 鼻の剥離および移植軟骨の挿入法

鼻部の剥離に関して

鼻背・鼻根部のみの手術であるのなら，軟骨間切開（intercartilaginous incision）が最短距離で展開でき優れているのだが，鼻尖部の修正も同時に行う症例が多いので，通常は鼻孔縁切開（rim incision）を用いて手術を開始する。まず11番のメスで両側の鼻孔縁を切開した後，形成剪刀で鼻翼軟骨・鼻背軟骨上を剥離する。ついで鼻骨に達したならば鼻背の皮下をなるべく深く，骨膜下で同様の剥離操作を続け鼻根部まで丁寧に剥離し，十分なポケットを作成する。

この操作におけるキーポイントは，いかに均一な層で愛護的に剥離できるかという点であり，そのためには形成剪刀の使い方が重要である。いわゆる"push-spread" movementを心がけることでより愛護的剥離が可能となる（図7・6）。

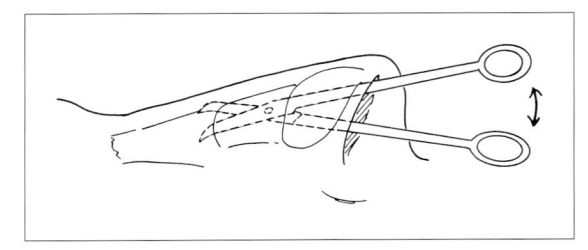

図7・6 鼻背皮下の剥離法
Push-spread movement を心がける。
（Endo T：Augmentation rhinoplasty using ear cartilage grafts. Plast Surg Tech 2：137－145, 1995 より引用）

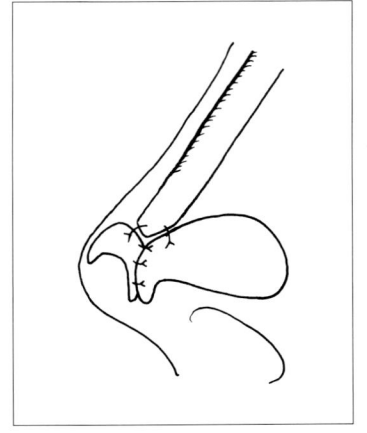

図7・7 移植軟骨の鼻翼軟骨への固定法
これにより，術後の移植軟骨の下垂が防止できる。

移植軟骨の挿入および固定に関して

肋軟骨の場合，細工された軟骨は通常つなぎ目のないブロックであるので，軟骨の鼻部への挿入に関してはあまり問題となることはなく，基本的手技はプロテーゼ挿入の場合と同様である。しかし移植肋軟骨の固定に関しては注意を払う必要があり，確実な固定が要求される。なぜならば術後，移植肋軟骨が周辺組織と良好に癒合するには時間が必要であるため，それゆえ確実な固定がない場合には，術後の移植軟骨の変位，下垂および露出などが出現しやすいからである。

Ｉ字型の肋軟骨の場合，筆者らは左右の鼻翼軟骨を縫合した後，その部に肋軟骨の下端を4-0ナイロンで縫合・固定することにより，術後の移植軟骨の変位や下垂を防止している（図7・7）。また鼻柱の延長，再建が必要でL字型の肋軟骨を挿入する場合には，肋軟骨の下端を前鼻棘に軟鋼線を用いてしっかり固定することにより同様の効果を得ている。

一方，耳介軟骨の場合はその逆であり，移植軟骨の挿入には神経を使う。その理由は以下のごとくである。

① 耳介軟骨は薄く，肋軟骨のようにブロックで使用するわけにはいかないので，通常何枚かの軟骨を重ね合わせて使用する必要があること。
② 移植耳介軟骨は本来曲面であるものを，平面に矯正したものであるため，肋軟骨と比較した場合，容易に折れたり曲がったりしやすい。

実際に耳介軟骨を挿入する場合，まず重ね合わせた耳介軟骨片の両端に5-0黒ナイロンを通し，糸の端には直針をつける（図7・8-a）。そして一方の直針を鼻背の皮下ポケットを通して，眉間皮膚上に貫き，もう一方の直針は鼻尖皮膚を貫く（図7・8-b）。

ついでマッカンドー鑷子を用いて耳介軟骨片を皮下ポケット内に丁寧に誘導し，軟骨のねじれ，曲がり，変位のないことを確認後，皮膚に出したナイロンを頭側および尾側に軽く引っ張ることにより，移植軟骨を予定の位置に確実に設置することが可能となる（図7・8-c）。

なお，このナイロン糸はテープでとめておくだけであり，皮膚に固定する必要はない。術後7日，鼻孔の抜糸時に同時に抜去すればよい。

4．術後固定

まず鼻孔にリテイナーを挿入し，鼻尖を除いた鼻背全体をテーピングする。その上をアルミ・スプリントにより外固定する。固定期間は通常，外固定は1週間，テーピングは2週間とする。

E 症 例

【症例1】 21歳，男

交通事故による顔面外傷の結果，鞍鼻変形を呈し改善を希望して来院した。変形は鼻根部を中心にかなり陥凹が目立ち，耳介軟骨による再建ではボリュームが不足と判断し，肋軟骨移植を計画した。手術は第8肋軟骨を中心にⅠ字型に肋軟骨を細工し，鼻根部より鼻背部にかけて移植した。術後経過は良好であり，患者もその結果に満足している（図7・9）。

【症例2】 18歳，女

交通事故による顔面外傷の結果，高度の鞍鼻変形

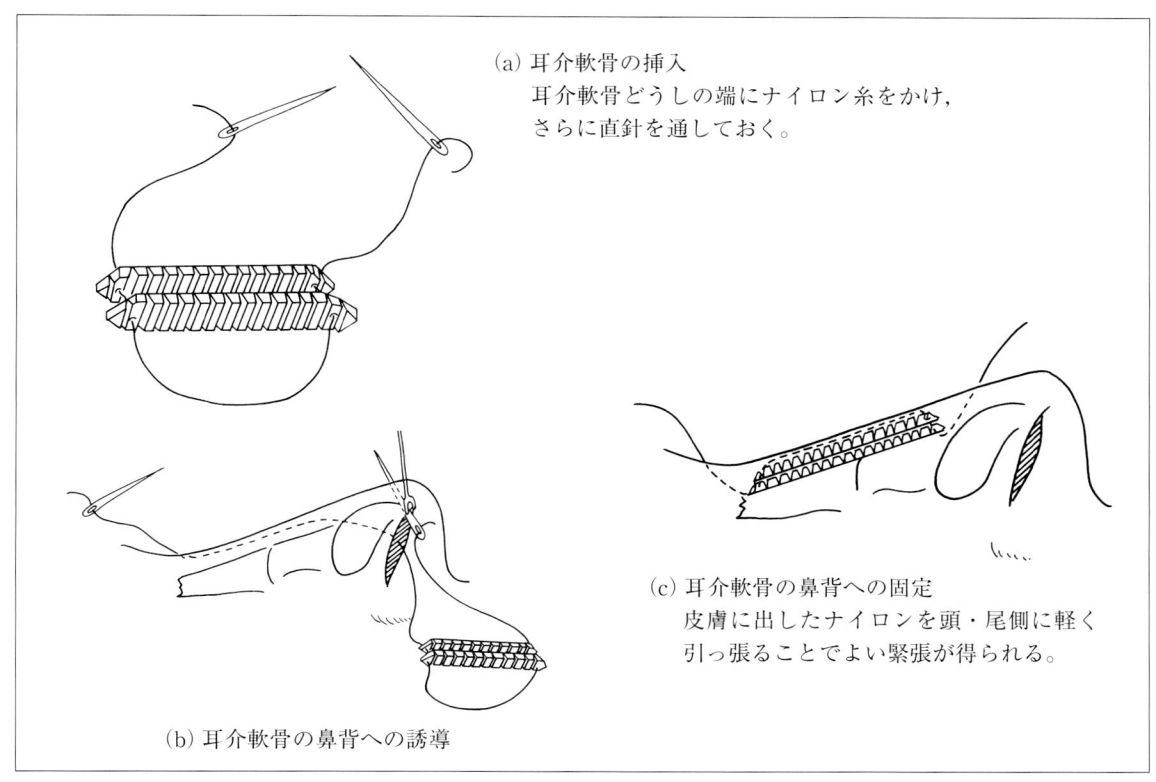

図7・8 耳介軟骨の挿入と固定
(Endo T：Augmentation rhinoplasty using ear cartilage grafts. Plast Surg Tech 2：137-145, 1995 より引用)

を呈した患者である．鼻根・鼻背全体が平坦であり，かつ鼻尖部分の皮膚にも余裕がなかったため，L字型肋軟骨の挿入は無理と判断した．そして本症例は，鼻背をI字型肋軟骨で，鼻柱部には別の肋軟骨で形成する計画とした．術後経過は問題なく，良好な鼻背形態が得られた（図7・10）．

【症例3】21歳，男

ラグビー練習中の顔面打撲後に陳旧性鼻骨骨折を来した患者であり，受傷後1年で来院した．鼻骨の左右への変位はなく，鼻尖の形態も保たれていたが，鼻根部の陥凹を気にして手術を希望した．本症例においては肋軟骨移植，耳介軟骨移植どちらの適応でもよいと思われたが，患者は今後もラグビーを続けたいという強い希望があり，肋軟骨の採取に難色を示したため，耳介軟骨による再建法を選択した．耳介軟骨は2枚採取しそのうち1枚を二分し，鼻根部は計3枚，鼻背・鼻尖部は1枚で形成する計画とした．

術後経過は良好であり，自然な感じの鼻根・鼻背が再建されており，患者も結果に満足している（図7・11）．

【症例4】28歳，女

西洋人のように鼻筋が通った高い鼻にしたいという希望で来院，整容的改善を目的とした手術を計画した．本症例においては鼻梁・鼻背を中心に2枚の耳介軟骨移植を予定，手術を施行したが術中・術後経過に問題はなかった．

手術結果は，著者らの目からみると鼻梁・鼻背のラインが直線的すぎて，やや不自然な印象を持つものの，この直線的な鼻背のラインこそが患者の強い希望であったため，患者はその結果に非常に満足している（図7・12）．

F 考 察

肋軟骨および耳介軟骨は，自家組織移植における隆鼻用材料としては比較的一般的な材料であり，本章で述べた肋軟骨・耳介軟骨を用いた隆鼻術（augmentation rhinoplasty）は広く普及した優れた術式と考える．

しかしどちらの術式にも一長一短があり，必ずしもすべての症例に対応できるわけではない．手術に際しては，おのおのの術式の利点・欠点をよく理解し，最善の結果が得られるような術式を選択する必

III. 鼻の美容外科

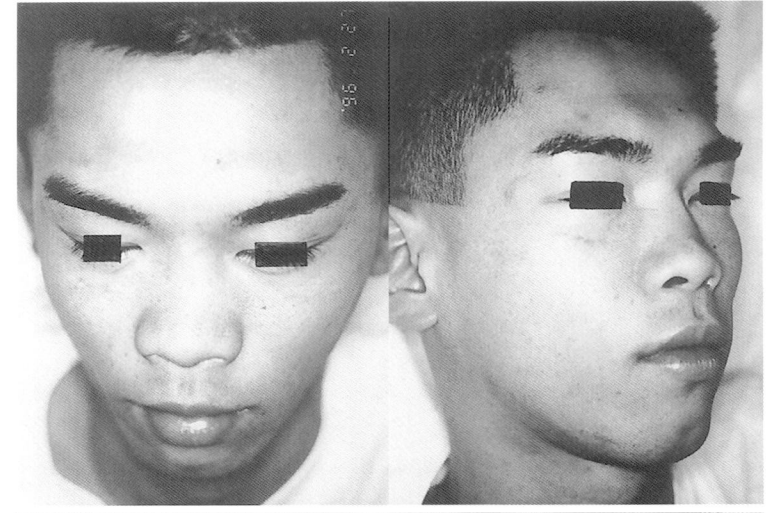

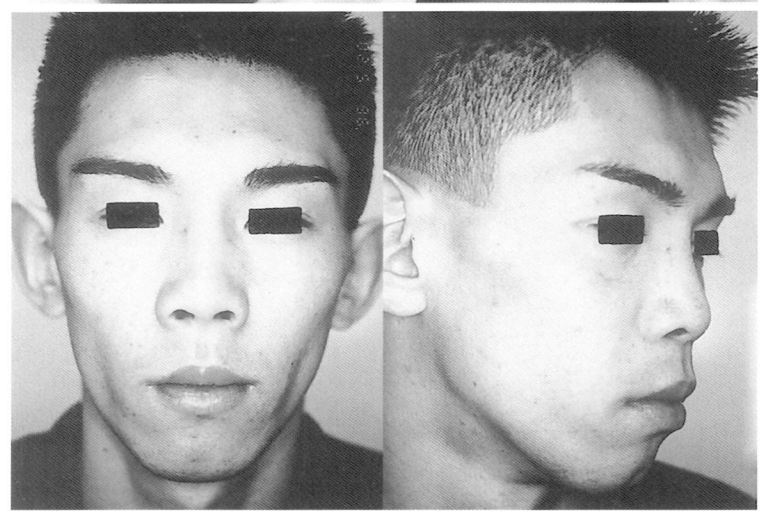

(a, b) 術　前
　鼻骨の左方変位が認められる。また鼻根部から鼻背を中心とした陥凹が目立つ。
(c, d) 術後3カ月
　良好な鼻梁が再建されている。鼻根部から鼻背を中心とした陥凹は矯正されている。

図7・9　症例1：21歳，男

要がある。
　以下に両術式の長所・短所を含めた問題点を列記するとともに，その術式の適応に関し著者らの見解を報告する。

1. 肋軟骨を用いた隆鼻術

　肋軟骨を用いた場合の最大の特徴は，かなりの量の軟骨が採取可能なことである。隆鼻用材料としての軟骨は，骨などと比較した場合，軟らかく細工しやすいことが特徴であり，質感も優れている。この優れた軟骨の採取量が耳介軟骨や鼻中隔軟骨などでは制限されるものの，肋軟骨の場合比較的自由に採取できることが大きな長所である。

　しかし肋軟骨採取に関しては，手技的にそう簡単ではなく，開胸などの合併症の危険もあるため，局所麻酔下での安易な手術は適当ではない。やはり入院・全身麻酔下の手術とすべきであろう。その点では，準備が大がかりであり，患者の経済的負担も増加するため，適応を限定せざるを得ない。

　著者らは，通常交通事故や外傷後あるいは唇裂術後変形などのような高度から中等度の鼻変形に対して本術式が最もよい適応であると考えており，軽微な修正や美容外科的手術に対しては，特殊な場合を除き本術式の適応はあまりないと考えている。

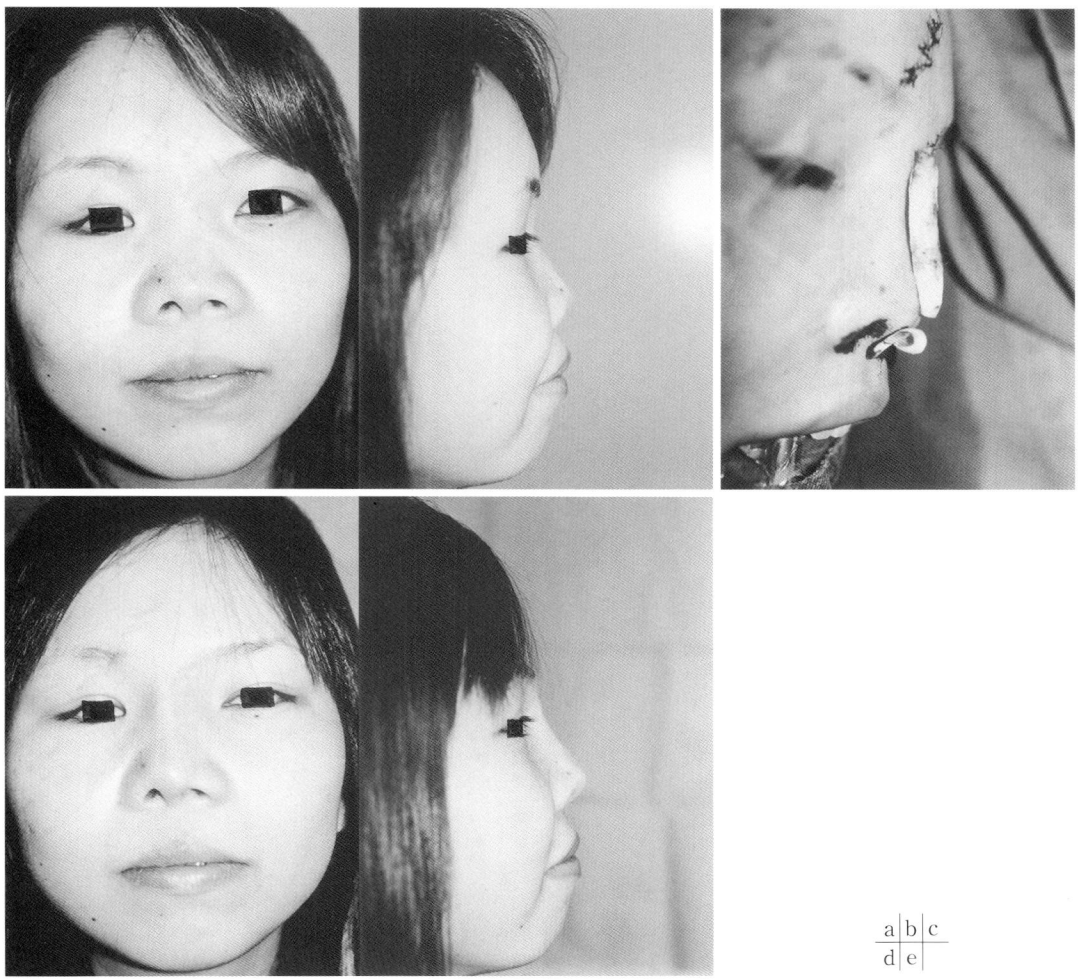

7. 自家軟骨移植による鼻修正の適応と問題点　93

(a, b) 術　前
　高度の鞍鼻変形を呈している。側面像では鼻背，鼻根の平坦化を認める。
(c) 術中のデザイン。鼻背をⅠ字型肋軟骨で，鼻柱は別の肋軟骨で形成した。
(d, e) 術後6カ月
　自然な外観である。良好な鼻梁が再現されている。

図7・10　症例2：18歳，女

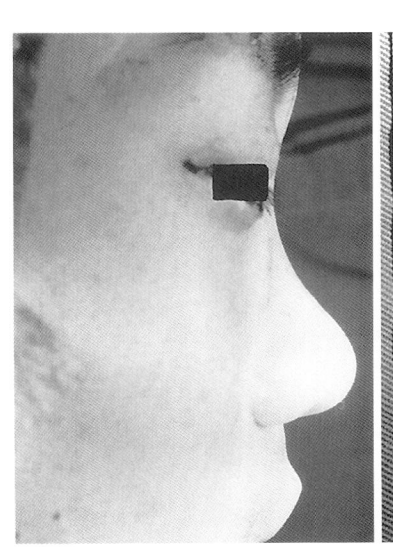

(a) 術前の側面像。鼻根部を中心とした陥凹が目立つ。　(b) 採取した耳介軟骨　(c) 術後1年。鼻根部の陥凹は自然な感じで矯正されている。

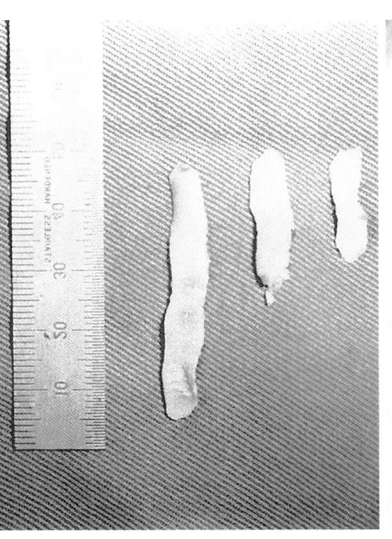

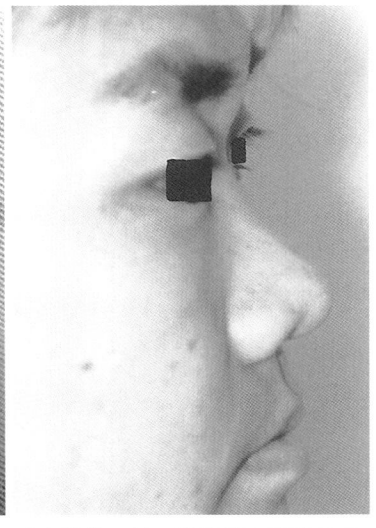

図7・11　症例3：21歳，男

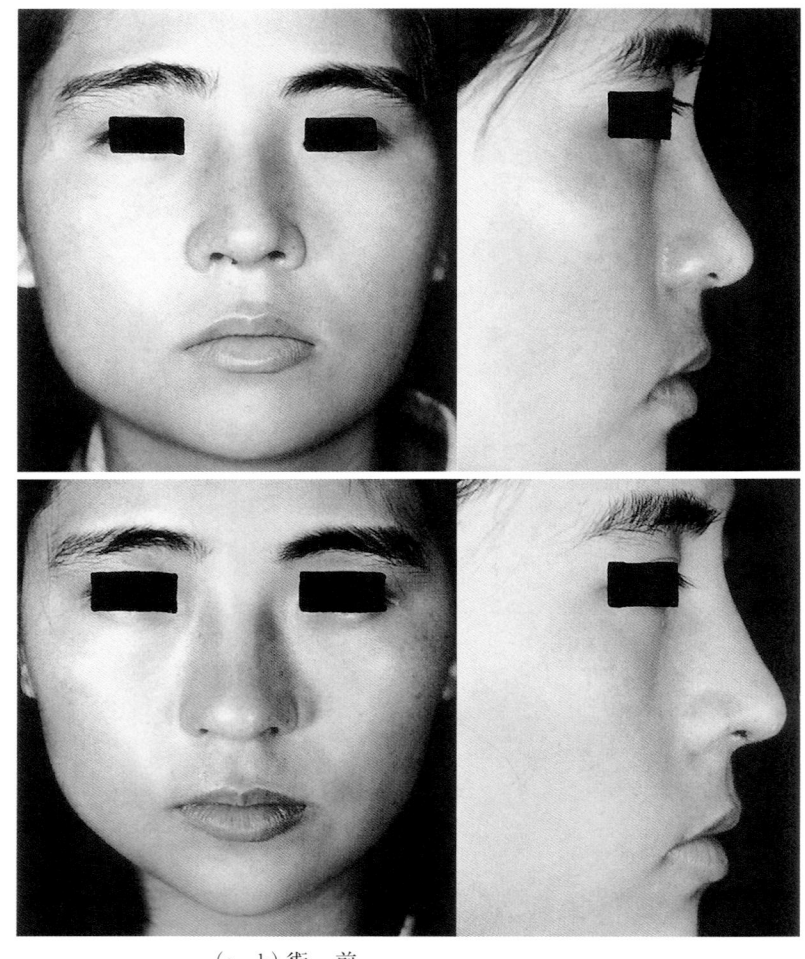

(a, b) 術　前
(c, d) 術後6カ月
鼻根部から鼻背のラインはやや高すぎるようであるが，患者はその結果に満足している。
図7・12　症例4：28歳，女

　本術式は，劇的な顔貌の改善が1回の手術で得られるが，長期経過観察ではいくつかの問題点が指摘される。移植軟骨の術後吸収が1つであり，特に外傷後などで鼻背部の血行が乏しい症例においては顕著なことがある。しかし，これはある程度自家組織移植の宿命というべきものであり，他の隆鼻用材料でも同様の傾向が認められる。

　もう1つの問題点は移植軟骨の曲がりである。これは経過観察中，ときに見られる合併症なのだが，その正確な機序は不明である。おそらくは軟骨の吸収過程における移植軟骨の左右のアンバランスに起因するものと思われるが，この曲がりが認められない症例もあり，有効な防止策は確立されていない。現状では曲がりが出現したらラスパで削る程度で特に大きな問題となっていないが，これに対する有効な防止策の確立が今後の課題である。

2. 耳介軟骨を用いた隆鼻術

　耳介軟骨を用いた場合の最大の特徴は，肋軟骨と比較した場合，より柔らかく細工しやすいことであり，この軟骨を使用することにより非常に細かい患者の要望にまで応じることが可能となる。また耳介軟骨の採取は容易であり，外来・局所麻酔下での手術が十分可能であるという手軽さが本術式の最大の長所である。

　一方，前述のごとく耳介軟骨の採取量に限界があるため，必要最低限の軟骨採取しかできないことが欠点として挙げられる。

　通常片側の耳介より2枚の移植片の採取が可能であり，3枚以上移植片が必要な場合は，両側の耳介軟骨より採取する必要があるが，これは術中に術野を変更する必要があり，煩雑である。また両耳から

軟骨を採取することに対する患者のためらいも思いのほか強いので，軟骨採取部位は片側にとどめておく方が無難である．

本術式の適応に関しては，肋軟骨移植のような大がかりな再建ではなく，軽微な斜鼻や美容外科的手術が最もよい適応になると思われる．実際上，頻度的にはこの範疇の症例が大多数であり，本術式の応用範囲および適応はかなり広いものである．

一方，短所としてはやはり移植軟骨の吸収の問題が挙げられるが，2枚までの移植片の積み重ねではあまり問題にならない．しかし著者らの経験では，3枚以上移植片を重ねる場合にはこの吸収は出現しやすいので注意を要する．

また軟骨採取後の耳介の変形に関しては，最小限で目立たないですむように心がけているが，患者の中には術後，決して髪の毛を束ねない人が少数ながら存在する．実際われわれの目から見れば問題ないと思われる程度にもかかわらず，軟骨採取部位である耳を露出させることができない患者は，われわれの予想以上に耳に傷がついたことを深刻に受けとめている可能性がある．手術前の説明にあたっては，この点も留意すべき点であろう．

また術後の長期観察においては，耳介軟骨肋軟骨ともに多少，軟骨の自然吸収が認められる以外，目立った変化はなく，後日追加手術が必要である症例は少ない．患者の満足度も高いようである．

著者らは，隆鼻術における再建材料としては，通常自家軟骨移植を第1選択にしており，この肋軟骨移植と耳介軟骨移植を使い分けることにより，ほとんどの症例で目的を達成することが可能である．本稿では自家軟骨移植による鼻修正の適応と問題点に関して，著者らの見解を報告した．

（遠藤隆志，中山凱夫）

文　献

1) Tanzer RC : Total reconstruction of the external ear. Plast Reconstr Surg 23 : 1-15, 1959
2) Sheen J : Secondary rhinoplasty. Plast Reconstr Surg 57 : 137, 1975
3) Jacobson W, Edgerton, M, Meyer E, et al : Psychiatric evaluation of male patients seeking rhinoplasty. Plast Reconstr Surg 26 : 356-372, 1960
4) Endo T, Nakayama Y, Ito Y : Augmentation rhinoplasty. Plast Reconstr Surg 87 : 54-59 1991
5) Endo T : Augmentation rhinoplasty using ear cartilage grafts. Plast Surg Tech 1 : 137-145, 1995

III 鼻の美容外科
8 二次的鼻修正

SUMMARY

シリコンインプラントによる外鼻形成術後の二次的修正には大きく分けて2つの対処法がある。1つは現在シリコンプロテーゼが挿入されている状態の症例，もう1つはすでにプロテーゼが摘出されていて，変形だけが残っている症例への対処法である。

シリコンプロテーゼが挿入されている症例には，時として一部露出が見られるものがある。その時は，ただちにプロテーゼを摘出しなければならない。摘出は，挿入部より施行するのを原則とする。露出部位の変形は，できるだけ保存的に治療する。皮膚欠損が多いように見られる症例でも，待つことにより欠損部が収縮し，6カ月程度経つと，小切開による縫縮のみで，よい結果が得られることが多い。

露出や感染などの急性炎症がない症例では，プロテーゼの挿入期間の長短により対処の仕方が違う。挿入期間が10年以上の例では，プロテーゼ自体に石灰沈着が生じ，薄いカプセルがプロテーゼ全体を包み込むようになる。時として，カプセルにも石灰沈着が生じ，互いに，強い癒着を見ることがある。その時はカプセルごとプロテーゼを，摘出しなければならない。ただし，カプセルを途中までで残したり，一部だけ残したりすると石灰沈着部の影響により，後で変形の原因になるので注意を要する。変形の目立たない症例では，カプセルごと丁寧にインプラントを摘出すれば，今まで異常がなくその他の鼻形成術を併用していない症例では，カプセル拘縮などは起こさず，ほとんど元の鼻の形に戻る。10年未満，特に数年しか挿入されていない症例は，インプラントの摘出のみですむことが多い。

穿孔や炎症がなく，鼻翼軟骨形成やアップノーズ手術などほかの手術を併用していない例においては，摘出する手術だけで，約1カ月で元の鼻の形にほとんど戻るので待つことが肝心である。入れ替えを希望する症例は，摘出後1カ月以上待ってから手術をすること。

次に変形の修正が必要な症例に対しては，人工物による修正は無理なことが多い。その時は鼻翼軟骨などの変位を治しながら，耳介軟骨や肋軟骨など自家物を用いて修正しなければならない。その他，自家移植による変形の症例に対して，修正はできるだけ最小限にした方がよい。周囲組織との癒着を剥すことにより，移植組織にダメージが加わり，かえって変形が目立つことがあるからである。

はじめに

外鼻形成術には，斜鼻・ハンプノーズ・鞍鼻や外傷後変形などに対する骨切り術や，腸骨・肋軟骨など自家移植を伴う手術，および美容的に隆鼻を目的としたシリコンインプラントを用いる手術方法とがある。それぞれ術後の二次的修正に関して文献的に述べられているが，わが国で最も多く行われていると思われるシリコンインプラントによる外鼻形成術後の二次的修正については，見ることが少ない。そこで本稿では，それを中心に，著者の経験を踏まえて述べることとした。

A 人工材料物が原因の場合の二次修正

隆鼻術を目的とした外鼻に対する人工挿入材料には図8・1のように50年前より，象牙，アクリル樹脂，シリコン樹脂など種々の材料を使用して，医師がそれぞれ個人的に作成していた。中には，医学的

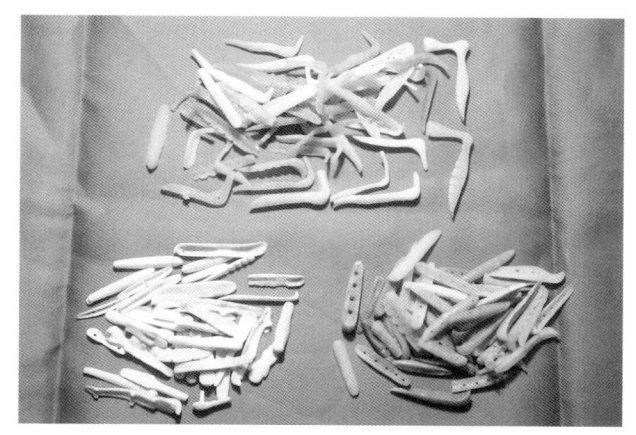

図8・1　過去40年間に摘出した人工隆鼻材の一部

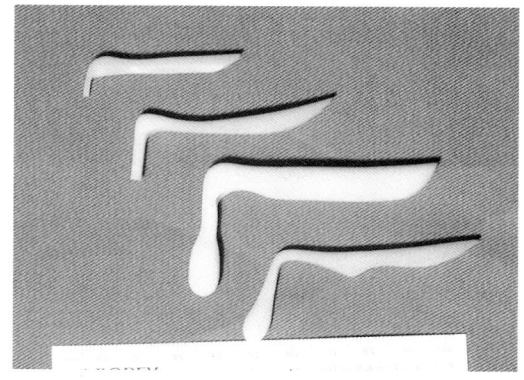

図8・2　現在使用されている医療用シリコンプロテーゼの一部

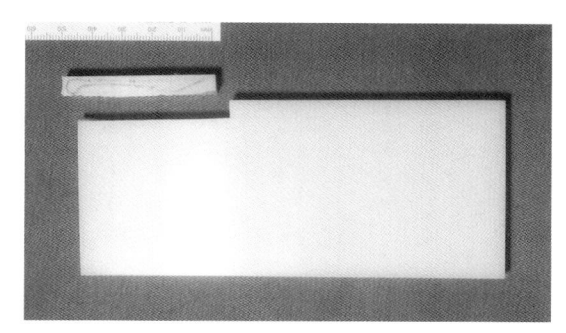

図8・3　医療用シリコンブロック
著者は本材よりプロテーゼを作成している。

にみて体内挿入物としては疑問を感じるものも少なくなかった。しかしながら，最近の20年で医療用シリコンプロテーゼに統一されてきている。図8・2は現在一般的に使用されているものである。著者は図8・3に示すように医療用シリコンブロックより患者に合わせてプロテーゼを作成している[1]。

1. 穿孔やシリコンプロテーゼの露出，炎症などがない場合

まず始めに局所麻酔下でプロテーゼを摘出する。摘出する切開線は挿入前の切開線を使用する。大抵の場合，術者が右利きのことが多いため右鼻孔の辺縁切開線を使用されていることが多い。L字型プロテーゼを摘出する際の注意するポイントは，鼻橋部まで十分に麻酔をして，L字型プロテーゼの足の部分から先に摘出することである。時として鼻橋基部に巨大なプロテーゼが存在することがあるがその場合，鼻腔側より摘出するのが無理と判断したなら，プロテーゼを2つに切り離して，鼻橋基部のプロテーゼは口腔側より分離して摘出する。つぎのポイントであるが，シリコンプロテーゼは10年以上挿入されていると石灰沈着およびカプセル形成を引き起こす。そこでこのカプセルをいかに摘出するかが重要となる。プロテーゼとの癒着が強い場合はカプセル上を剥離子で十分に周囲組織を剥離しカプセルとプロテーゼを一塊にして取り出す。

10年未満のプロテーゼやカプセルがあっても石灰沈着が少なくプロテーゼとの癒着のないものは，プロテーゼのみの摘出でよい。ここで注意するポイントは，中途半端にカプセルを残さないことである。後で変形の原因になるからである。中には，医療用シリコンプロテーゼではない場合もある。このときは，プロテーゼが脆くなり摘出する際に崩れることがあるので，取り残しのないように十分注意する。このような症例は周囲組織との慢性炎症が強く見られ，石灰沈着を伴うことが多いのでカプセルも摘出しなければならない。

プロテーゼを摘出した後の処置であるが，そのまま放置すると，摘出部に浸出液が貯留し，それが吸収されるまで1カ月以上かかることがある。またカプセルを残した症例では外側より触れる細い芯が感じられることがある。これは1年以上経過すれば，やがては吸収され感じられなくなるのではあるが，気にする患者も多い。そこで著者は，それら貯留症状や芯の形成を防ぐ意味で，摘出後は同部位を摘出したプロテーゼより大きめのスポンジを作成し，テープで4日間圧迫固定をしている。経験上，約4週間すると感染や穿孔がなく，また他の鼻形成術を併用されていない症例では，ほとんどの症例で元の鼻の形態に戻る印象を得ている。摘出後のスペースを埋める意味での手術の必要性はほとんどない。そのために自家物移植をすると前に挿入されていたシ

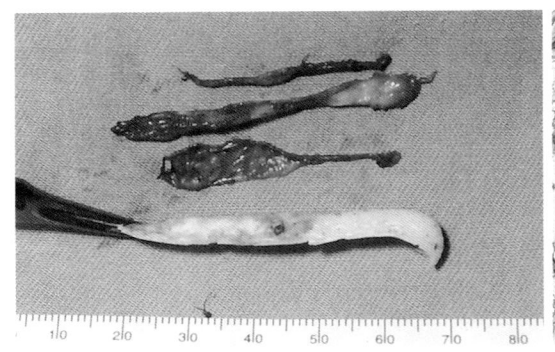

(a) 摘出したプロテーゼとカプセル
明らかな石灰沈着が見られる。

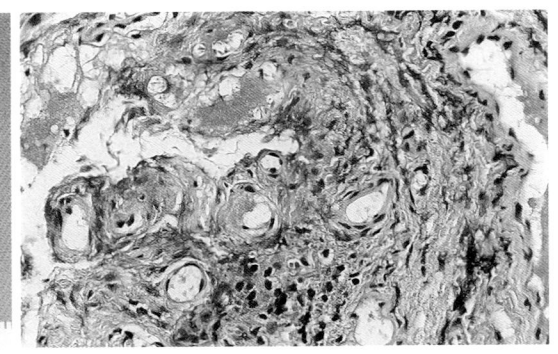

(b) カプセルの病理組織学的所見（HE染色，×10）
コラーゲン線維の増大と新生血管の増生が見られる。

図8・4　20年間挿入例のプロテーゼとカプセル

リコンプロテーゼと違ってシャープさが出ないため，かえって患者が不満を訴えることがあるので注意しなければならない。

図8・4は20年間挿入されていたプロテーゼおよびカプセルである。明らかな石灰沈着が見られカプセルとの癒着も強かった。病理組織学的には線維性瘢痕組織で一部新生血管の増生も見られ明らかにシリコンを包囲するカプセルと考えられる。シリコンプロテーゼおよびカプセル摘出後に二次修正を望まない症例には摘出のみで終了する。ほとんどの症例で，元の鼻の形に戻るからである。

次に二次修正を希望する症例に対しての時期であるが，患者は同時期に施行すること望むことが多いと思う。しかし，著者は1カ月以上待ってから施行するようにしている。つまり再び同じような不満足な結果にならないようするためである。元の鼻に戻して，どこが本当に必要な修正を加えなければならないのかを明確にしてから，手術を施行するべきと考えるからである。

【症例1】50歳，女

前述の20年間挿入例であるが，患者によれば術後ほとんど元の形に戻ったとのことである（図8・5）。

2. 穿孔やシリコンプロテーゼの露出が見られる場合

皮膚がプロテーゼの内側からの圧迫などにより薄くなり外側からプロテーゼが透けている場合や一部穿孔してプロテーゼが露出している場合もプロテーゼの抜去は前回の挿入部を使用する。もちろん現実にプロテーゼの先全体が穿孔部より露出していると

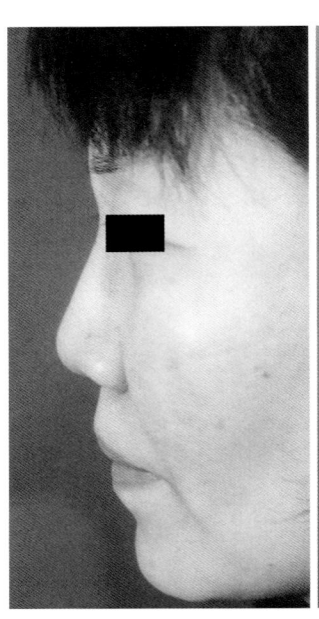

(a) 術　前

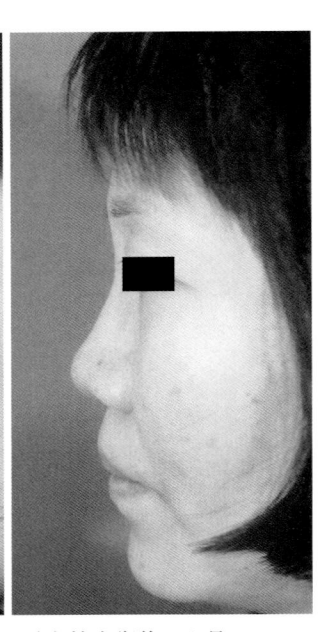

(b) 摘出術後3カ月
元の形に戻り変形などは見られない。

図8・5　症例1：50歳，女，20年間挿入されている例

きはその部位から単純に摘出している。摘出してからはできるだけ保存的な治療を行い，3カ月以上待ってから必要であれば二次修正を行う。原則的には待つことが肝心である。皮膚欠損が多いと思われる症例でも，保存的に6カ月以上待つことにより，小切開による縮縫術のみで修正できることが多い。3カ月以上経過しても穿孔部の瘢痕が目立つ場合や皮膚欠損部の変形が目立つ場合は，皮弁移植，耳介軟骨移植，瘢痕切除術など形成外科的手術により修正する必要がある[2]。

【症例2】25歳，女

6カ月前に某クリニックにて隆鼻を目的にL字型

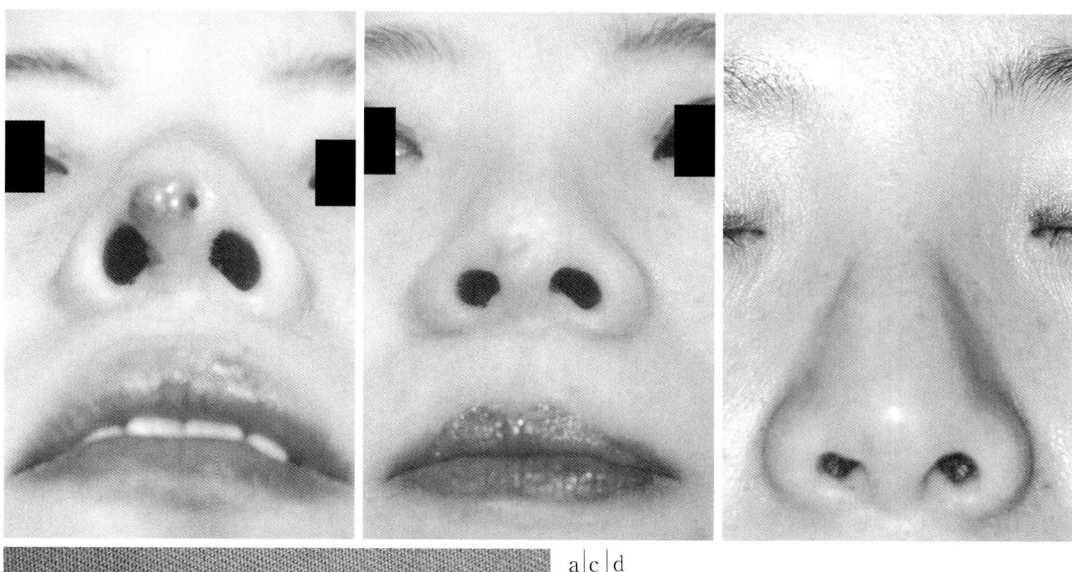

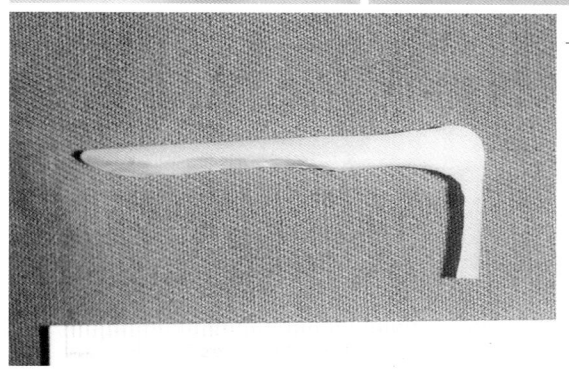

(a) 初診時所見
　直ちにプロテーゼを摘出した。
(b) 摘出したシリコンプロテーゼ
　先端がかなり厚かった。
(c) 摘出後 3 カ月
　赤みが少し残るが瘢痕は小さくなった。
(d) 摘出後 1 年 6 カ月
　穿孔部の瘢痕はほとんど目立たなくなった。

図 8・6　症例 2：25 歳, 女, 隆鼻術後 6 カ月の穿孔例

シリコンプロテーゼを挿入された。2 週間前より鼻尖に変化（図 8・6-a）が現れたため来院した。一部露出したプロテーゼが見えたので局所麻酔下に前回の挿入部位から摘出した。L 字型シリコンプロテーゼで先端部が極端に厚く削り方も雑で，解剖学的にも鼻背部にフィットしているとは思えず，稚拙なものに感じられた。術後は軟膏治療など保存的に行った。術後 3 カ月で少々赤みがあるが傷痕は小さくなった。このまま遮光だけするよう指示し経過を観察した。術後 1 年 6 カ月でほとんど傷痕は目立たなくなってきている。

3. すでにシリコンプロテーゼが抜去されているが鼻尖部の変形のみで移植の必要がない場合

　鼻孔縁の落ち込みのみの変形で，ほかに目立つ変形がない場合には，鼻尖形成術[4]（いわゆる"ダンゴ鼻治し"）に準じた鼻孔縁および鼻翼軟骨移動修正術のみでよい結果が得られる（図 8・7−a）。両側鼻孔縁切開より両側の鼻翼軟骨を露出して，変位している鼻翼軟骨を引き寄せるようにして両側鼻翼軟骨をバランスよく縫合する。その際に，変形側の瘢痕組織を切除し周囲組織と癒着を取り除くことがポイントである。そうすると鼻腔側の軟部組織も引き上げられ，鼻孔の形も修正される。術後 2 カ月は変形側にリテイナー（図 8・7-b）を装着する。

【症例 3】36 歳, 女

　5 年前に海外の某クリニックにて隆鼻目的でシリコンプロテーゼを挿入され，2 年前に鼻孔縁よりプロテーゼが出てきたので患者自身で摘出し，しばらく放置していた。その後，左右の鼻孔の形のバランスが悪くなったため修正目的で来院した。術後 3 カ月で両側鼻孔の形のバランスが改善されている（図 8・8）。

4. シリコンプロテーゼ抜去後, 外鼻の変形が大きい場合

　鼻尖の変形が大きい場合：鼻尖の穿孔部の陥凹が大きい時は，同部位に耳介軟骨を移植する。また，鼻翼軟骨を含めた鼻尖部の変形に対しても，耳介軟骨を形状に合わせるように作成し移植する。図 8・9

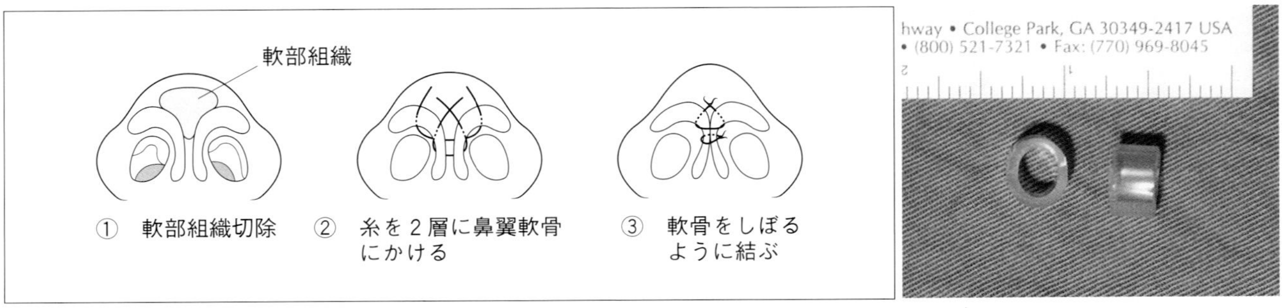

(a) 鼻尖形成術（いわゆる"ダンゴ鼻治し"）

① 軟部組織切除
② 糸を2層に鼻翼軟骨にかける
③ 軟骨をしぼるように結ぶ

(b) 鼻孔保持用リテイナー
シリコンチューブで作成した。

図8・7　鼻尖部の形成

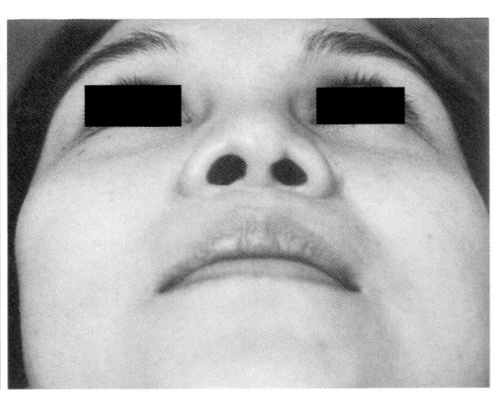

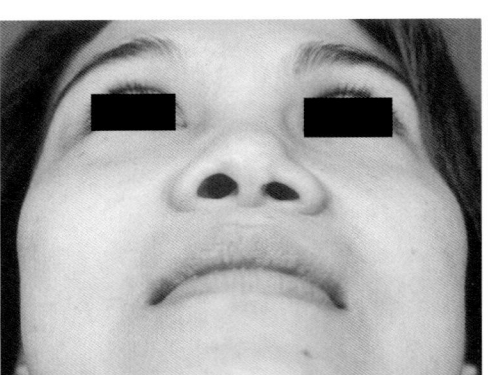

(a) 初診時所見
鼻孔の形の左右差が目立つ。

(b) 術後3カ月
左右の鼻孔の形のバランスが修正された。

図8・8　症例3：36歳，女，シリコンプロテーゼ抜去後の変形例

は鼻尖部に耳介軟骨をプロテーゼ様に作成し，鼻背から鼻根部にはシリコンプロテーゼをコンビネーションして用いたものである。本症例は鼻尖に変形が強く見られ，かつ鼻根部の低さに対しての手術を希望したので，このようなコンビネーションプロテーゼを作成して使用した。その他，使用する自家材料には真皮，筋膜，腱，などがある。鼻尖部は可動部位（図8・10）なのでできるだけ軟らかい組織を選択することが望ましい[1)3)]。中山[5)]は側頭筋膜を推奨している。その理由として，①採取部が髪で隠せるので目立たない，②触れたときに耳介軟骨よりも自然に感じられる，と述べている。

鼻全体の変形がある場合：鼻全体の変形がある場合の修正の第1選択としては，肋軟骨を用いて移植挿入物を作成し移植する。肋軟骨は形作りやすい反面のちに変形することもあるので，それを考慮しながら作成することが肝心である。次に骨移植が用いられる。骨移植には現在，頭蓋骨と腸骨が用いられているが，腸骨の方が一般的である。骨は形状を細かいところまで出すのは困難であるが，後の変形が少ない点が長所である。波利井[6)]は腸骨，特にL字型腸骨移植を推奨している。その理由として，①移植骨は6カ月位で辺縁部を中心にある程度の吸収が見られ周囲組織と馴染んできて自然な感じになってくる，②頭蓋骨と較べて軟らかく細工がしやすい，と述べている。いずれにしても骨や肋軟骨を採取するには，全身麻酔やそのほか大掛かりな手技が必要なので，適切な設備を持つ施設で施行されるのが望ましい。

B 自家物材料が原因の場合の二次修正

前にも述べたが隆鼻術に用いられる自家物には，耳介軟骨，鼻中郭軟骨，筋膜，真皮，肋軟骨，腱，腸骨，頭蓋骨などである。これらのものでは穿孔や炎症は起こり難く，ほとんどの症例は形の不満や移植物の変形や変偏位を訴えてくるものが多い。明らかな変形や偏位に対しては再手術の必要性があるが，軽微なものに対しては極力手術を避けるようにする。なぜなら特に真皮，筋膜といった軟らかい組

織は再手術をすることによりかえってダメージが加わり，より変形を来たすことがあるからである．肋軟骨や骨の曲がりや凹凸には，周囲組織を丁寧に剥離して修正を施行することにより，軽度の変性ですむことが多いので，再手術を避ける必要はない．

C 最近の隆鼻術用注入物について

30年位前までは，肉質注射や液状シリコン注射による隆鼻術が流行し悲惨な術後の症例が多く見られた．その結果，注射式隆鼻術はほとんどなくなったと思われたのだが，最近次のような症例を経験した．図8・11は，15年前にSクリニックにてS式注入隆鼻術と称して施行された症例から摘出したものである．耳栓用のシリコンパッドを，太い注射針で注入したものと思われる．外側より鼻尖から鼻根部までの注入部位を軽く圧迫すると変形し，また指で操作すると元の形に戻るというものであった．局所麻酔下に鼻孔縁切開より，注入物を摘出した．周囲組織との癒着もなく，カプセルも確認できなかった．この症例のように，鼻背部や鼻根部に別々に注入されていることもあると思われる．その時は，注入物が触れるところに小切開を加えた後，周囲を圧迫すると摘出できる．

次に最近多く見られるものに，ヒアルロン酸やコラーゲン注射を隆鼻術目的で注入されている例がある．この場合，摘出は不要で，3カ月以上待つように指導する．真のヒアルロン酸やコラーゲンであれば自然に吸収されるからである．

D 考　察

鼻の形成術後の二次的修正の多くは，シリコンプロテーゼによる隆鼻術後の症例である．その原因としては，患者も施行する医師も，あまりにも安易に考えて施行してしまうからと思われる．鼻は顔の中心に存在し，また人間とって呼吸や嗅覚という最大の生理機能を担っている場所でもある．そこで十分に解剖学的知識や生理学的知識を踏まえてから手術を施行せねばならない．

患者の主観的不満足を除いて，一番多い二次修正の希望の訴えは，プロテーゼの左右への曲がりである．これはプロテーゼを挿入するとき，片側より行うためポケットを作成する際，剥離子の先が傾くことがあるためと思われる．大抵は鼻根部において，プロテーゼの頭側先端が左側に偏位している．これは術者に右利きが多く，右の鼻孔縁切開より，プロ

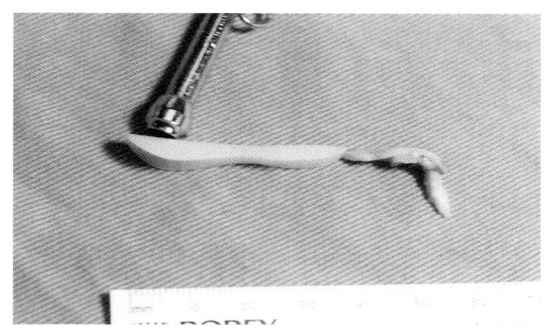

図8・9　コンビネーションプロテーゼ
耳介軟骨とシリコンブロックを使用して作成した．

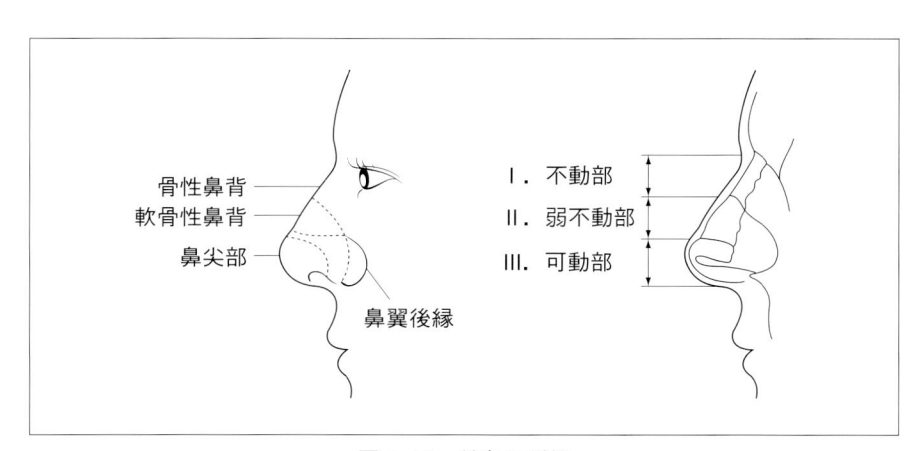

図8・10　外鼻の形態
外鼻は鼻尖部（可動部），鼻背部（弱動部），鼻根部（不動部）に分けられる．
（Fomon S：Cosmetic Surgery：Principles and Practice, pp329 – 332, Lippincott Co, Philadelphia, 1960 より引用）

テーゼを挿入するためプロテーゼの頭側部が左側へ傾くのではないか思われる。また，患者の本来の鼻筋が曲がっているのに気づかず手術を施行すると術後に曲がりが強調されることがあるので，術前にしっかりと観察しなければならない。

次に多いのが，プロテーゼが動くという症例である。この原因としては，プロテーゼを挿入する際に，鼻骨骨膜下に十分なポケットを作成せずに挿入したことが考えられる。その他の原因として，術直後より，患者自身がプロテーゼの存在を気にして動かしている場合がある。術後は絶対にプロテーゼを動かさないように，よく指導しなければならない。

以上のことから，著者は再手術をする場合は，鼻根部の組織が，十分に修復されて，固定する期間，約1カ月以上を待ってから施行している。なぜならば，筆者は不動部である鼻根部の鼻骨骨膜と鼻骨との間に作成するポケットが，プロテーゼ固定の重要なポイントと考えているからである[1]。

二次修正に新しいシリコンプロテーゼを使用する場合，前回のプロテーゼを参考にするのが，次のポイントである。どこに二次的修正術に至った原因があるのか，その形状を参考にすることにより，わかることが多い。多くは，前回のプロテーゼより厚さや幅を控えめに作成することが，よい結果を得られる。

自家物を材料にして二次修正をする場合は，最終手段と考えて施行しなければならない。また自家物は多かれ少なかれ吸収し変化するので，その点を患者にしっかりとインフォームドコンセントすることが肝心である。そういった理由で，自家物を材料とした隆鼻術は初回手術，再手術にかかわらず二次的修正術は6カ月以上できれば1年以上待ってから行うのが望ましい。

いずれにしても鼻の形成術後の二次修正を希望する患者は，前回の手術は失敗したと思っているので，医療者に対して不信感を抱いて来院してくることが多い。また精神的にも不安定になっていること

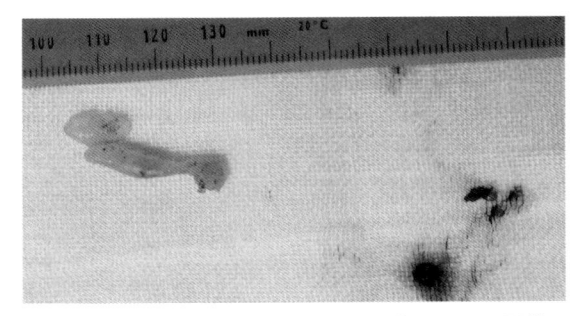

図 8・11　摘出した注射式隆鼻術に使用された異物
耳栓用シリコンパッドとして市販されているものと思われた。

もあるので，よく経過を観察し，医学的に何がその患者にとって必要なのかを見極めなければならない。他の信頼できる医師との共同治療も必要になることがあるので，そのようなバックアップシステムを構築していることが望ましい。

最後に，人工物プロテーゼや自家物材料使用といったことにかかわらず，鼻形成術後の症例に対しては，挿入物や周囲組織が長期間かけて微妙に変化することがあるので，精神的なものも含めて，長期の経過観察が必要である。患者および手術した外鼻に対しては，一生涯付き合うという覚悟をもって，手術に臨まなければならないと考える[1]。

(古川晴海)

文　献

1) 古川晴海：隆鼻術；シリコンインプラント．形成外科 43：S53-S59, 2000
2) 古川晴海：隆鼻術；シリコンブロックインプラント．形成外科 38：S109-S115, 1995
3) Fomon S：Cosmetic Surgery；Principles and Practice. pp329-332, Lippincott Co, Philadelphia, 1960
4) 古川晴海：鼻先形成術；鼻翼軟骨形成．美容外科手術プラクティス1，市田正成ほか編，pp240-242，文光堂，東京，2000
5) 中山凱夫：隆鼻術；自家筋膜移植．形成外科 40：S61-S67, 2000
6) 波利井清紀：隆鼻術；L字型腸骨隆鼻術．形成外科 40：S69-S75, 2000

III 鼻の美容外科

9 腸骨移植による高度鼻変形の治療

SUMMARY

美容的な意味で行われる隆鼻術は，いわゆるシリコン隆鼻術が一般的であり，耳介軟骨などの自家組織が用いられる場合は少ない。しかし，口唇裂・口蓋裂に伴う外鼻変形や外傷などによる斜鼻や鞍鼻といった高度な外鼻変形の症例には，シリコンなどの人工物による隆鼻術は感染や露出のリスクがあり，自家生体材料である骨や軟骨を用いる方が安全である。

自家組織のうち，軟骨移植では耳介軟骨や鼻中隔軟骨，肋軟骨が用いられるが，前二者は採取できる量が少なく高度な鞍鼻などの再建には不適当である。また，後者は細工の方法によっては術後に弯曲変形する欠点がある。このため，高度な外鼻変形に対しては自家腸骨，頭蓋骨，肋骨などを用いた方が良好な結果が得られる。このうち腸骨は，皮質骨を含め直線で約5～6cmの長さのものがある程度の厚みをもって採取できること，採取部の瘢痕があまり目立たない場所であること，などの利点があり，われわれは好んで用いている。一方で，全身麻酔下の手術であり術後の疼痛があるため，簡単な隆鼻術には使い難く，ある程度移植骨が吸収されるまでは固い感じがすることが欠点となる。

ここでは症例を提示しながら，鼻の切開，移植床の作成，腸骨採取法，移植骨の細工，移植骨の固定と順を追って実際の手技について解説した。

はじめに

純粋な美容目的での隆鼻術は，シリコンによる隆鼻術が一般的であり，耳介軟骨などの自家組織が用いられる場合は，鼻尖を除き少ない。一方，口唇口蓋裂に伴う外鼻変形や外傷などによる斜鼻や鞍鼻といった高度な外鼻変形の症例には，シリコンなどの人工物による隆鼻術は露出などのリスクがあり，自家生体材料である骨や軟骨を用いる方が安全である。

軟骨移植では，耳介軟骨や鼻中隔軟骨，肋軟骨などが用いられるが，前二者は採取できる量が限られており高度な鞍鼻などの再建には不適当である。また後者は，採取の仕方によっては術後に弯曲変形することもある。したがって，高度な外鼻変形に対しては自家腸骨，頭蓋骨，肋骨などが用いられることが多いが，われわれは腸骨を好んで用いている[1),2)]。これは皮質骨を含め直線で約5～6cmの長さのものがある程度の厚みをもって採取できること，採取部の瘢痕があまり目立たない場所であること，などの利点による。反面，術後の疼痛が強く全身麻酔下の手術となるため，外来レベルで行うのは難しく，ある程度移植骨が吸収されるまでは（術後1年くらい）固い感じがするのが欠点であろう。

A 手 技

1. 外鼻の切開・剝離

鼻孔の変形を伴う唇裂鼻変形の場合には，健側鼻孔縁切開および患側逆U字型切開を用いるか，鼻柱横切開を加えたopen approachを行い変形した鼻軟骨を修正する。一般的には両側鼻孔縁切開でアプローチする。（図9・1-a）。鼻翼軟骨に切り込まないように注意しながら両側の鼻翼軟骨上，鼻背軟骨上を剝離し，鼻骨下縁に達する（図9・1-b）。鼻骨骨膜に剝離子で鋭的に切り込みを入れた後，骨膜下を必要最小限剝離する。剝離したポケットが大きすぎると移植骨が安定しないが，シリコンによる隆鼻術

(a) 鼻孔縁切開（赤線）

(b) 鼻背は鼻背軟骨上を剥離する。

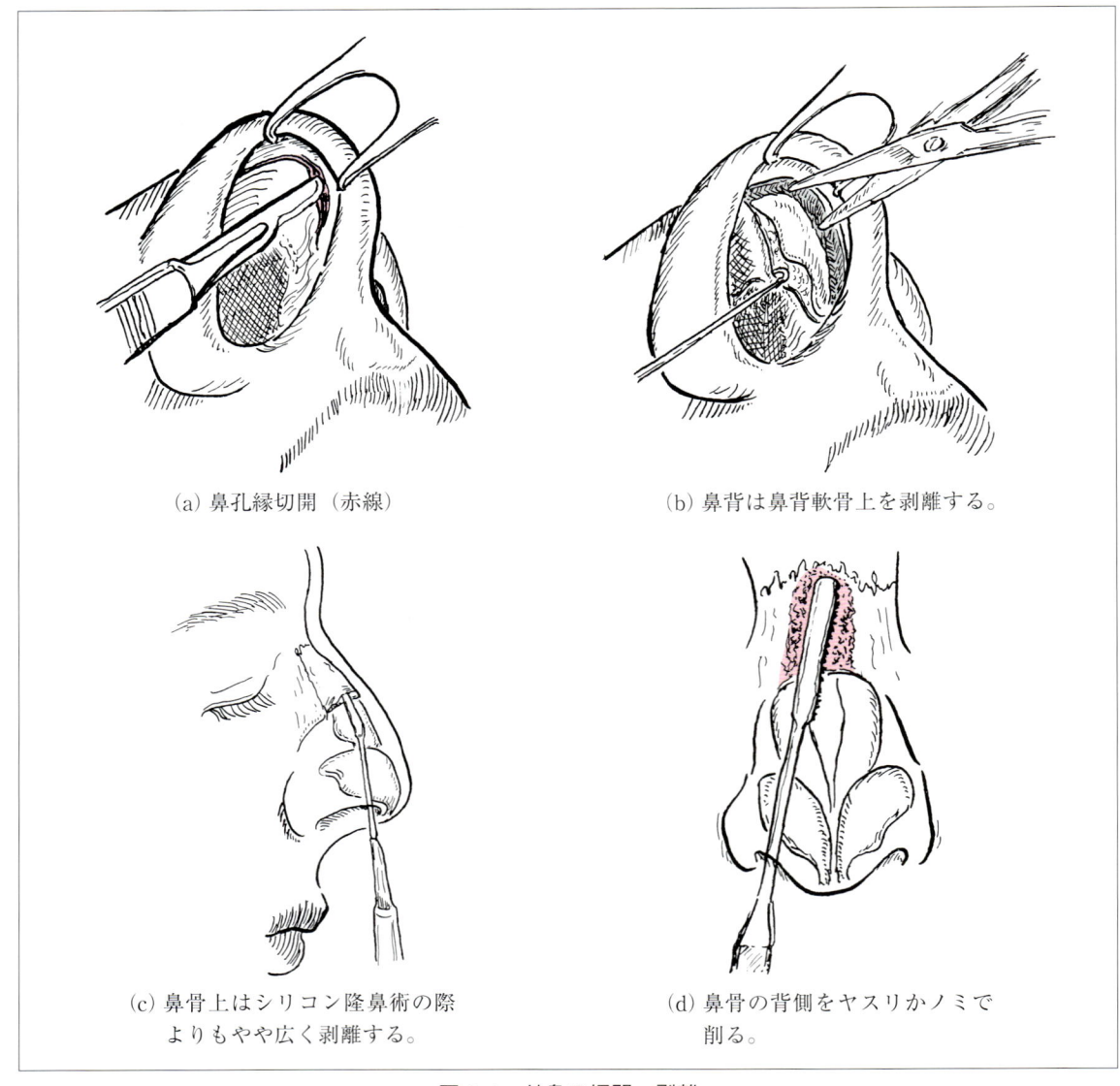

(c) 鼻骨上はシリコン隆鼻術の際よりもやや広く剥離する。

(d) 鼻骨の背側をヤスリかノミで削る。

図9・1 外鼻の切開・剥離

の場合よりは大きく剥離しないと移植骨をうまく挿入できない（図9・1-c）。さらに、鼻骨の背部をノミかヤスリで軽く削りハンプにより移植骨がシーソーのように動かないようにする（図9・1-d）。移植骨と母床の間に骨膜が介在すると移植骨が浮いて動く状態になるので注意する。

ついで鼻尖部から鼻翼軟骨内側脚の間の剥離を行う。ここは直径2～3mmの移植骨が通る程度の剥離で十分である。前鼻棘まで剥離したら上口腔前庭部に約2cmの粘膜切開を加え、骨膜下に前鼻棘を露出させる。前鼻棘の下端付近にバーで直径約3mm、深さ2mm程度の穴をあけておく。

高度な斜鼻に鞍鼻（または低鼻）が合併する場合には、斜鼻の矯正手術を先に行っておき、二期的に骨移植を行う方が安全であるが、鼻中隔弯曲症に伴う斜鼻の場合には鼻中隔軟骨切除と同時に行うことができる。

2. 腸骨採取

前上腸骨棘より1～2cm後方から腸骨稜に沿って皮膚切開を加える。この際、外側大腿皮神経を損傷しないように注意する。腸骨稜の骨膜にH型の切開を加え、骨膜剥離子で内板側の骨膜を剥離した後（図9・2-a）、皮質骨面ができるだけ平らな部位で、長さ約6cm、幅2cmとなるような採取部を決定する。サジタルソーもしくはオシレーティングソーを用いて骨を採取する（図9・2-b）。ノミを用いてもよいが、骨片の破折に注意する。前上腸骨棘は残すようにしないと変形を生じる。骨採取後は、止血を確認し必要ならボーンワックスを用いてもよいが、

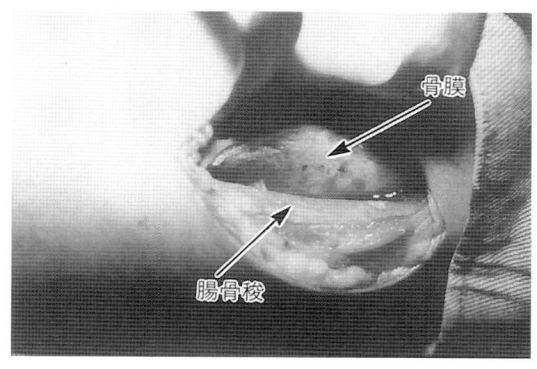

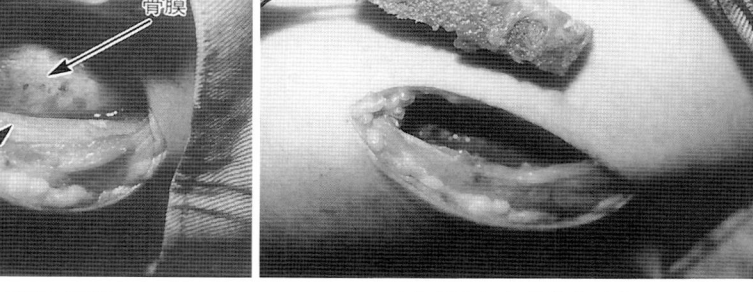

(a) 腸骨内側骨膜の剥離　　　　　　　　　　　(b) 採取した骨片を示す。

図9・2　腸骨採取

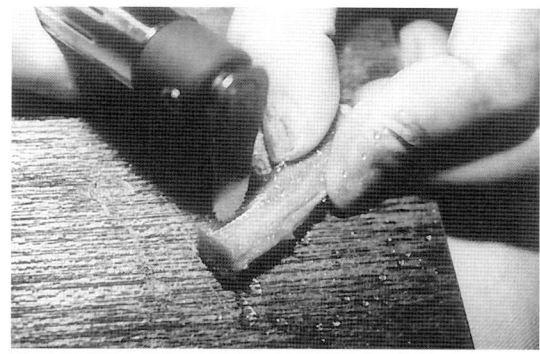

(a) サージカルモーターでの骨片の細工
(b, c) L字型に細工した移植骨
(d) 移植骨とアライメント

図9・3　骨移植

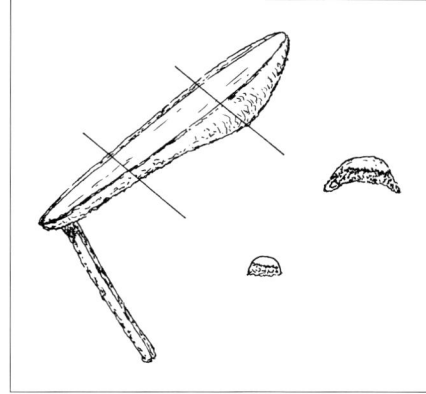

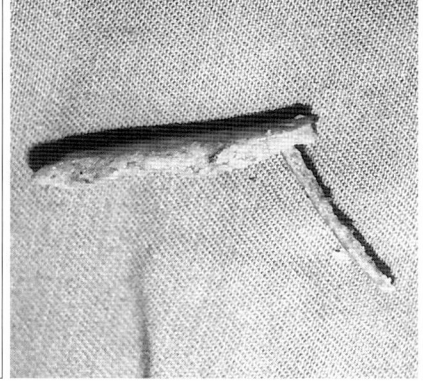

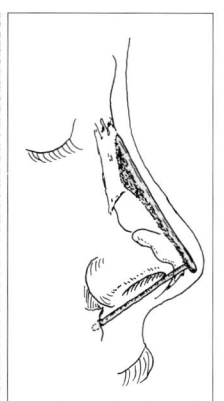

a	
b	c	d

あまり大量に使うと感染を起こすことがあるので注意する。ドレーンは十分な骨膜の縫合閉鎖ができれば必要ないが[3]，皮下にペンローズドレーン程度は留置しておいた方が安全であろう。

3. 骨移植

採取した骨片は，サージカルモーターで細工する（図9・3-a）。通常，長さが約55～60mm，最大幅8mmの本体部分と長さ40mm，直径3mmの鼻柱部分を作成し，本体の鼻尖部分に小孔を穿ち，鼻柱用の骨を差し込み固定してL字型となるようにする[1]（図9・3-b, c）。本体，鼻柱部分とも背側に皮質骨が残るように細工する。海綿骨部分だけでは脆弱になり挿入する際に折れて使えなくなる。

移植骨を細工した後，まず鼻背用の移植骨を挿入し鼻骨とのアライメントを確認する。良好な鼻尖形態が得られ，しかも鼻骨面と移植骨の底面が十分に接触するように調整する。ついで鼻柱用の移植骨を鼻側から口腔側に向かって挿入し，前鼻棘の基部にあけた穴に一端をはめ込む。そしてもう一端を鼻背の移植骨にあけた小孔にはめ込んだ後，軽く鼻尖部をたたき骨をしっかりと挿入すると良好な固定が得られる（図9・3-d）。固定が不安定な場合には，直径0.7mmのキルシュナー・鋼線により鼻背部の移植骨と鼻骨とを固定するか，鼻背部に5mm程度の皮切を加えここより7mmのマイクロプレート用のス

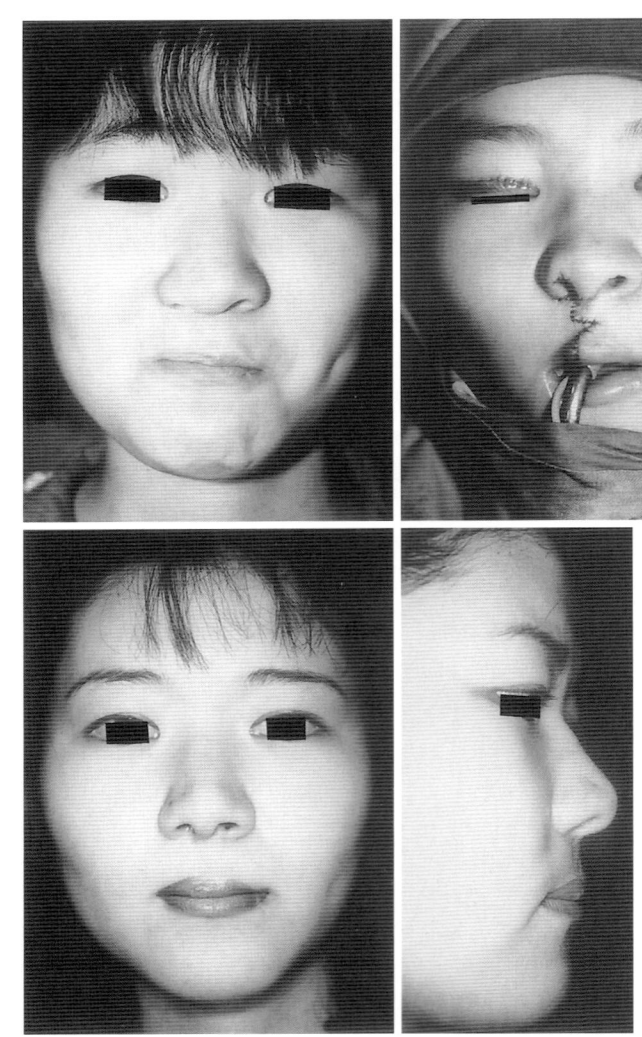

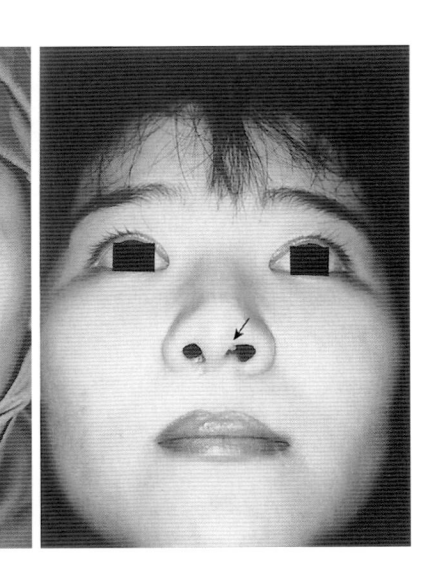

(a) 術前
(b) 術直後の状態（プロテーゼ挿入と重瞼術を施行した）
(c) 術後2年に隆鼻術に使ったプロテーゼが鼻腔内に露出した（→）。
(d, e) 露出したプロテーゼを抜去し腸骨による隆鼻術を行った。術後6カ月の状態。

図9・4 症例1：17歳，女，左口唇裂に伴う外鼻変形

クリューを刺入し固定する．術前に涙嚢炎や副鼻腔炎などの合併症がなければ感染の危険はきわめて低い．

最後に洗浄と止血を確認した後，創を縫合閉鎖し，両側鼻孔に軟膏ガーゼを軽く挿入しておく．術後の腫脹防止と，骨の固定のためにテーピングを行う．石膏ギプス，アルミスプリント，熱可塑性プラスチックスプリントなどで外固定をする．鼻腔のパッキングガーゼは術後1〜3日で抜去する．外固定は術後7日にいったんはずし，移植骨のずれなどを確認したのちさらに保護の目的で2週間継続する．キルシュナー・鋼線は3週目で抜去する．術後約1カ月で骨癒合が得られ，その後次第に部分的な吸収が見られるが，6カ月目で吸収もおさまり以後はX線上，外観上ともに大きな変化はない．

4. 軟部組織の不足を伴う症例

外傷などによる高度の鞍鼻はしばしば短鼻を伴う．この場合鼻背の高さの再建のみではよい結果が得られない．つまり短鼻の原因となっている軟部組織の欠損も再建する必要がある．軽度の短鼻の場合には，鼻根から頬部前面にかけての広範囲の皮下剥離と，鼻腔側粘膜の頭側への剥離，切開を行い鼻全体を引き下げるか[4]，あるいはglabelar flapやnasolabial flapを用いた皮膚側のみの再建でよいが，高度の場合には両側のnasolabial flap[5]や2つのflapを組み合わせて粘膜側の再建も行う必要がある．こうして移植骨を十分に被覆できる，良好な血行の軟部組織による再建を行った後に骨移植を行う．

B 症 例

【症例1】17歳，女，唇裂鼻変形に対する隆鼻術

唇裂鼻変形を主訴に来院した．口唇形成，外鼻軟骨形成とともにシリコンプロテーゼによる隆鼻術と重瞼術を行い良好な結果を得たが，1年後に鼻尖部

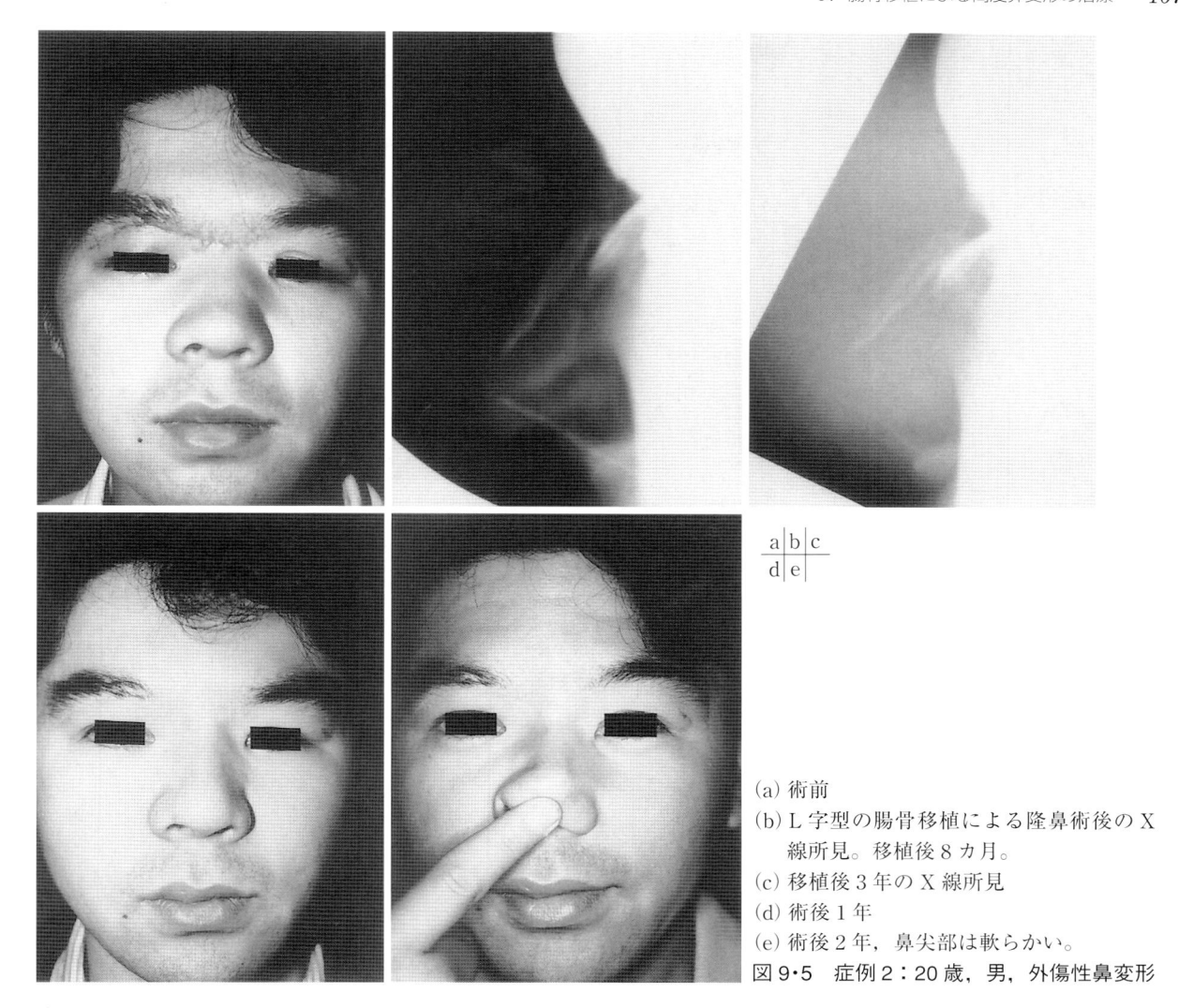

(a) 術前
(b) L字型の腸骨移植による隆鼻術後のX線所見。移植後8カ月。
(c) 移植後3年のX線所見
(d) 術後1年
(e) 術後2年，鼻尖部は軟らかい。

図9・5 症例2：20歳，男，外傷性鼻変形

よりシリコンプロテーゼが露出した。このためプロテーゼを抜去し同時に腸骨を用いた隆鼻術を行った。術後は感染等の合併症もなく外鼻の形態は良好に保たれている（図9・4）。

【症例2】20歳，男，外傷性鼻変形に対する隆鼻術

交通外傷による顔面線状瘢痕と外傷性斜鼻および鼻根部の平坦化を主訴に来院した。顔面瘢痕の修正と同時に腸骨移植による隆鼻術を行った。術後2年ほどの経過で移植骨の先端が吸収され，鼻尖部が柔らかくなったが，鼻稜の高さは保たれている（図9・5）。

【症例3】22歳，女，唇裂鼻変形に対する隆鼻術

両側唇裂による外鼻変形（幅広く低い鼻）の修正と口唇形成を主訴に来院した。口唇の瘢痕形成術とともに，外鼻軟骨の修正と腸骨による隆鼻術を行った。術後，移植腸骨片の上端が鼻根部にやや突出したが，約6カ月でほぼ完全に吸収され自然な形態になった（図9・6）。

C 考 察

1. 骨移植の適応

軟骨で構成される部分はできれば軟骨もしくはそれに近い材料による再建が望ましいが，高度な外鼻変形の症例では，軟部組織の不足を伴っていることもあり，支持性の高い骨を用いた再建の適応となる。シリコンプロテーゼによる隆鼻失敗症例や，唇裂における斜鼻，鼻中隔の変形・欠損を伴った変形の症例などには，鼻背から鼻尖にかけて直線上の骨の移植を行い，鼻筋を通すとともに鼻尖部の十分な挙上が得られるようにする必要がある。

骨移植による再建では，本来柔軟な鼻尖部がまったく可動性のない固い状態となることが心配されるが，われわれの経験ではL字状移植骨の支柱となる細い骨片や本体の先端部分が吸収されるため，術後

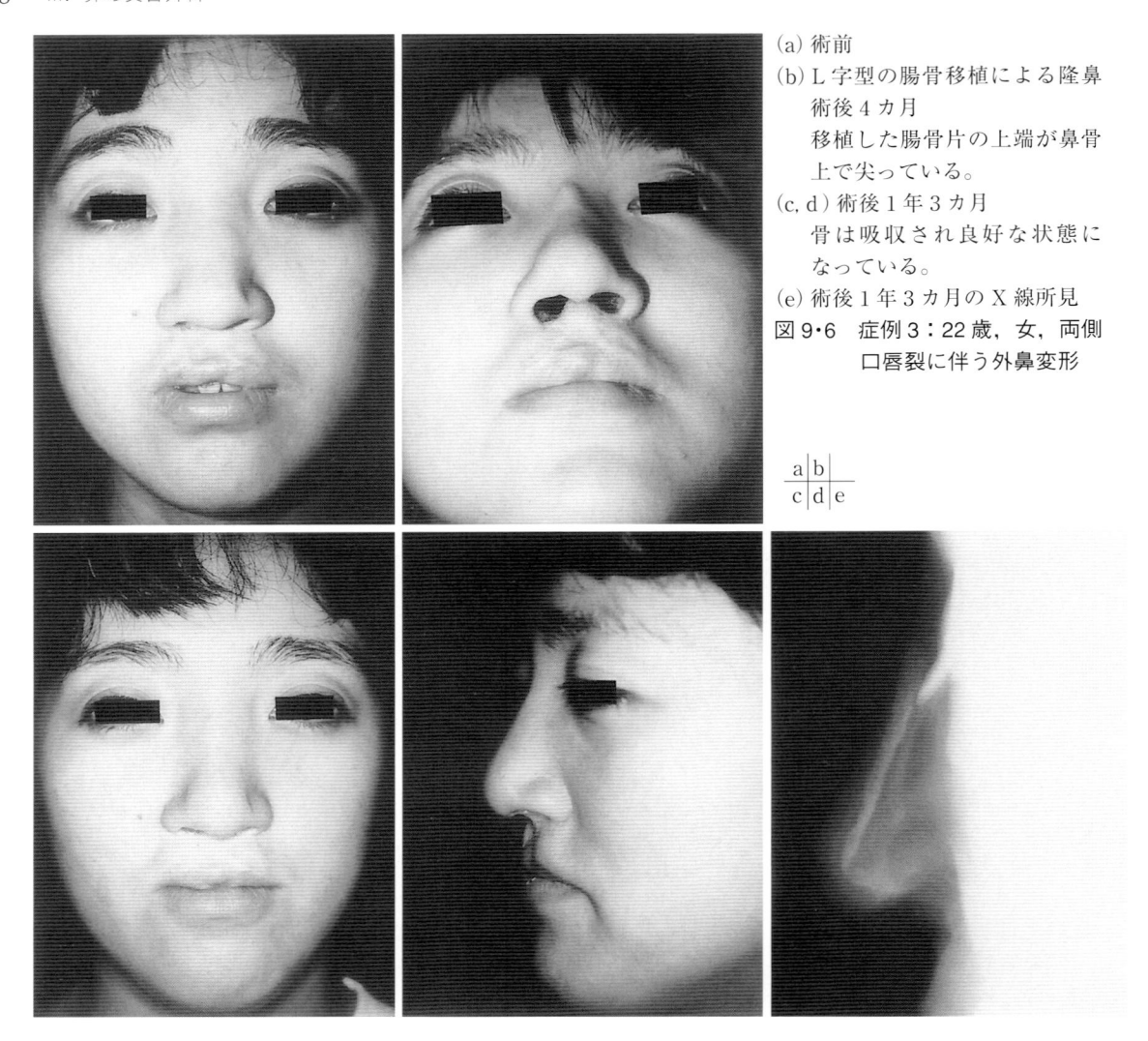

(a) 術前
(b) L字型の腸骨移植による隆鼻
　　術後4カ月
　　移植した腸骨片の上端が鼻骨
　　上で尖っている。
(c, d) 術後1年3カ月
　　骨は吸収され良好な状態に
　　なっている。
(e) 術後1年3カ月のX線所見
図9・6　症例3：22歳，女，両側
　　　　口唇裂に伴う外鼻変形

a	b
c	d	e

1年以上経過すると軟らかくなる（症例2参照）。

また高度の瘢痕や，拘縮が存在する場合には移植骨への十分な血行が期待できないため，骨移植の前，あるいは移植時に局所皮弁等による軟部組織の再建が必要である。場合によっては皮膚側のみでなく鼻腔粘膜側の再建も行うが，血管柄付き骨移植を用いるのは極めて限られた症例であろう。

2. 骨採取部の選択

これまで種々の部位の骨が外鼻の再建材料として用いられてきた。しかし現在一般的に用いられているものとしては，頭蓋骨，肋骨[6]，腸骨である。骨採取部として望まれる要素としては，1）採取部の瘢痕，変形が目立たない，2）術後機能に影響しない，3）採取が容易である，4）十分な量の骨が得られる，などである。頭蓋骨は膜性骨のため，採取や細工はやや難しいが吸収が少ないとされ，近年好んで用いられてきている[7,8]。しかし，直線状で5〜6cmの頭蓋骨を採取可能な場合は少なく，また薄いために鼻骨との良好なアライメントを得ることと，鼻尖部の挙上を両立させることが難しい。また，頭蓋骨は皮質が固くほとんど吸収されないため，術後の不自然さが残りやすい。この点腸骨では，直線状で6cmの骨の採取は容易で，厚さも十分に取れるため鼻の再建材料としては最も適している。肋骨は胸部に採取部の瘢痕を残すことと，やはり直線状で5〜6cmのものを採取することが困難であるためわれわれは用いていない。

3. 骨移植方法

骨の移植・固定方法には大きく分けて2つの方法がある。1つはL字型のグラフト，1つはcantilever型のグラフトである。移植骨の生着は周囲の軟部組織と骨の接合面からの血行に依存している[9]。このため確実なアライメントと骨固定が必要となるが，これらの条件を満たすものであればいずれの方法で

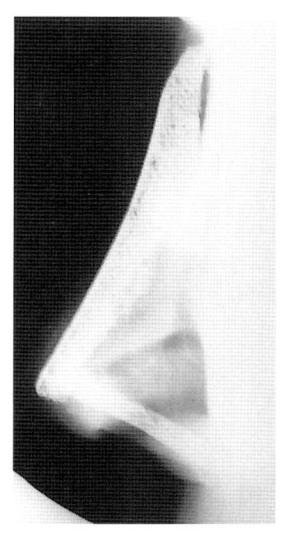

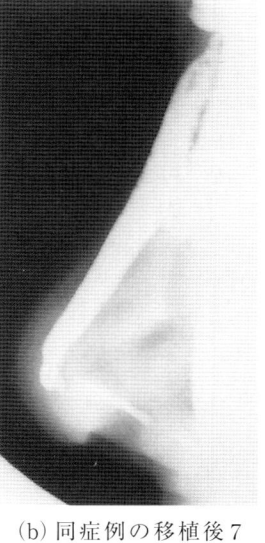

(a) 移植後1カ月のL字型腸骨片
(b) 同症例の移植後7カ月の状態
　　移植骨はかなり吸収されている。

図9・7　移植骨の経過

もよいと考える。ただcantilever型の場合，高度の変形症例においては，骨膜下のポケットに挿入しただけでは十分な固定性は得られず，鼻尖部の十分な挙上を得られないことが多い。このため何らかの内固定を行う必要がある。キルシュナー・鋼線やスクリューを刺入したり，鼻骨にワイヤーを巻いて固定する方法[4]があるが，皮切を加える必要があること，固定材料が鼻腔内に露出するため感染の危険があること，鼻尖部の高さの調整が鼻根部の固定のみではコントロールが難しいことなどが欠点となる。

このためわれわれは，鼻柱部に支柱を立てるL字型のグラフトを行っている。この方法は，鼻柱部の移植骨がずれやすく鼻柱が再偏位しやすい，鼻柱部がやや太くなる傾向がある，などの欠点も指摘されているが[10]，鼻柱部への移植骨を細く細工し，鼻背部の移植骨と上顎との接合部をしっかりとはめ込むように工夫することで，これらの問題点は解決される。またどうしても安定しない場合は，キルシュナー・鋼線を1本刺入し固定の補助とするとよい。

4. 長期経過観察

鼻背に移植された腸骨の長期的結果については，これまでにX線像の観察に基づいた数多くの報告を見る。一般的には術後2〜3カ月までに移植骨の辺縁の吸収が見られる。その後は形態的に著明な変化がなく，術後6カ月頃には移植腸骨は皮質骨に置換され良好に生着するとされる[1)11)12)]（図9・7）。L字型のグラフトとcantilever型のグラフトとの間にも生着に関した差は見られないとする報告もある[13]。われわれの経験した36例の唇裂鼻に対する骨移植の長期経過観察でもほぼ同様で，術後6カ月までは移植骨の吸収がX線上認められるが，それ以後はX線上および外観的にも大きな変化はない[2]。

5. 美容的観点からの鼻再建

鼻背から鼻尖にかけての形態，特に高さに関しては，側貌における前額の突出度，口唇の突出度，おとがい部の突出度のバランスによる。特に東洋人の場合，bimaxillary protrusionの認められる症例に対しては口唇，おとがいとのバランスを考慮し，鼻を過大に再建しないように注意する[14]。

まとめ

隆鼻術の一つの選択肢として，腸骨片をL字状に細工し移植する方法を紹介した。本法は比較的高度な鼻変形やシリコン露出後の再手術に適応が多いと思われる。

（菅原康志，波利井清紀）

文　献

1) 波利井清紀，高戸毅：骨移植による外鼻の二次修正手術．口唇裂・口蓋裂の治療：最近の進歩，波利井清紀監修，上石弘編著，pp160-167，克誠堂出版，東京，1995
2) 高戸毅，波利井清紀，小室裕造ほか：腸骨移植を利用した唇裂鼻変形の再建．形成外科 35：1439-1446，1992
3) 平林慎一：骨の採取方法．形成外科 39：S43-S48，1996
4) Stuzin JM, Kawamoto HK：Saddle nasal deformity. Clin Plast Surg 15：83-93, 1988
5) Harii K：Reconstruction of traumatic short nose with iliac bone graft and nasolabial flaps. Plast Reconstr Surg 69：863-868, 1982
6) Ortiz-Monasterio F, Michelena J：The use of augmentation rhinoplasty techniques for the correction of the non-Caucasian nose. Clin Plast Surg 15：57-72, 1988
7) Jackson IT, Smith J, Mixter RC：Nasal bone grafting using split skull grafts. Ann Plast Surg 11：37-42, 1983
8) Posnick JC, Seagle MB, Armstrong D：Nasal reconstruction with full-thickness cranial bone grafts and

rigid internal skeleton fixation through a coronal incision. Plast Reconstr Surg 86：894-902, 1990
9) 小林誠一郎, 大森喜太郎：遊離腸骨移植による鼻再建の長期経過. 骨移植：最近の進歩, 波利井清紀監修, 秦維郎編著, pp68-74, 克誠堂出版, 東京, 1995
10) Barton FE, Byrd HS：Acquired deformities of the nose. Plastic Surgery, edited by McCarthy JG, pp1924-2008, WB Saunders, Philadelphia, 1990
11) Farina R, Villano JB：Follow-up of bone grafts to the nose. Plast Reconstr Surg 48：251-255, 1971
12) Mowlem R：Bone and cartilage transplants；Their use and behavior. Br J Surg 29：182-193, 1941
13) Wheeler ES, Kawamoto HK, Zarem HA：Bone grafts for nasal reconstruction. Plast Reconstr Surg 69：9-18, 1982
14) Ohmori K：Esthetic surgery in the Asian patient. Plastic Surgery, Vol. 3, edited by McCarthy JG, pp2415-2435, WB Saunders, Philadelphia, 1990

III 鼻の美容外科

10 斜鼻矯正に対するclosed osteotomyと鼻中隔弯曲症に対する同時手術

SUMMARY

外傷性のみならず素因性でも高度斜鼻の多くは強度の鼻中隔弯曲症を伴うことが多い。このため、一期的な手術で斜鼻の矯正と鼻閉の改善の両方を望む患者は少なくない。しかし、鼻骨骨切り術と鼻中隔弯曲矯正術を同時に施行することに対しては、術後に鞍鼻を起こす等の危険が指摘されている[1]。

鼻骨骨切り術と鼻中隔弯曲矯正術を一期的に行うにあたって、最も重要なことは、おのおのの目的を達成するに十分な手術であると同時に、どちらの手術においても組織への侵襲を必要最小限に留めるように努め、外鼻を支持する力を保持することが重要と考える[2]。

また、同時手術は単に患者の時間的また経済的利益を図る目的だけではない。鼻中隔は左右の鼻骨の稜線を支持しており、斜鼻矯正のために鼻骨を移動する際には、鼻中隔も一緒に移動しなければならない。そのため、鼻中隔にある程度の可塑性を得る必要があり、高度鼻中隔弯曲症では鼻中隔矯正術を鼻骨骨切り術と同時もしくはあらかじめに行う必要性があると考える。

鼻骨骨切り術は経皮的に行い、移動し正中で安定させるのに必要最小限に留めている。鼻中隔弯曲矯正術では鼻背側の鼻中隔を十分に残し粘膜損傷による穿孔を避け支持力の低下を防いでいる。また鼻骨骨切り術と鼻中隔弯曲矯正術に併せて、鼻閉の改善には下甲介形成術を、軟骨性斜鼻に対しては採取した鼻中隔軟骨、または耳介軟骨移植を行うようにし、整容的によい結果となるように努めている。

以上の手技を同時に行うことにより、整容的にも鼻の呼吸機能的にも満足のいく結果が得られているので、その手技を紹介した。

はじめに

斜鼻と鼻閉を同時に改善することを希望する患者が多いことから、鼻骨骨切り術と鼻中隔弯曲矯正術を一期的に行うようになった。

鼻骨骨切り術と鼻中隔弯曲矯正術を同時に施行する際の最大の危惧は鞍鼻である。鞍鼻を防ぐために、どちらの手術においても組織への侵襲をできる限り少なくするよう努め、外鼻を支持する力を保持することが重要である。鼻骨骨切り術は経皮的に行い、鼻骨の立ち上がりを骨の挫滅が少ないよう鋭的に最小限の骨切りを行い若木骨折のように移動させている。鼻中隔弯曲矯正術では鼻背側の鼻中隔を十分に残し粘膜損傷による穿孔を避け支持力の低下を防いでいる。

以上のような配慮により鼻骨骨切り術と鼻中隔弯曲矯正術を一期的に安定して行っている。しかし、斜鼻と鼻閉のよりよい解決にこれだけで十分とは言えない。

斜鼻は鼻骨の曲りによる骨性斜鼻と、おもに鼻中隔軟骨の鼻背側の弯曲による軟骨性斜鼻がある。骨部斜鼻に対する標準的な術式は、骨部の強い鞍鼻を伴わない限り、鼻骨骨切り術である。軟骨部に関しては鼻中隔軟骨の形状を変えるのは困難なうえに安定性に欠けるため、原則的にはaugmentationと考える。軟骨性斜鼻の矯正には、鼻中隔弯曲矯正術で得られた鼻中隔軟骨か耳介軟骨を移植している。なお、鼻骨部からの強い鞍鼻を伴う場合は腸骨移植の適応とし、この術式を行っていない。

また，鼻閉に対する標準術式は鼻茸など副鼻腔炎がない場合は，鼻中隔弯曲矯正術と下甲介形成術である。鼻中隔と下甲介の間の気流が後方まで妨げなく保たれることが鼻腔通気に必要である。斜鼻と同時に鼻閉を訴える患者のほとんどがアレルギー性鼻炎による肥厚性鼻炎を伴っている。肥厚した下甲介に対する処理を行わないと鼻閉の改善は得られない。特に，鼻中隔弯曲矯正術により鼻中隔は凹側に移動するので，少なくとも凹側の下甲介の処理は必要である。広くなる凸側でも強い肥厚性鼻炎では下甲介の処理をしないと十分な鼻閉の改善は得られない。

鼻骨骨切り術と鼻中隔矯正術を同時に行い，軟骨性斜鼻や肥厚性鼻炎に対する手術もできる限り1回の手術で行い，また鞍鼻や出血などの問題が起きないよう以下のような術式を行っている。

A 術前の評価と説明

X線撮影は単純写真に加え，軸位断と冠状断のCTを行う。

鼻閉の程度については鼻腔通気度を測定する。アレルギーの関与については，吸入抗原約10種類のRASTとIgE抗体価，血中好酸性球数を測定しておく。

また，強い軟骨性斜鼻や鼻中隔が前端まで弯曲している患者，また強い肥厚性鼻炎などを伴う患者には，二期的に手術を追加する可能性を念のために話しておく。

B 手　技

1．鼻中隔弯曲矯正術

全身麻酔下で，仰臥位で行う。

① 注射：1%エピネフリン加リドカイン溶液を鈍針で軟骨膜下・骨膜下剥離を目的に注射する。一般には前方1カ所の注射で，軟骨膜下に的確に刺入できれば後方まで白く膨隆し，剥離されたことが確認できる。しかし，斜鼻を合併する鼻中隔の弯曲はかなり複雑で櫛の下方，骨折部や脱臼部の後方には注射液が入りにくいことがあるので，生理的食塩水を追加注射する。

② 切開・剥離：凸側鼻前庭皮膚粘膜移行部を切開することが多い。しかし，凸側の粘膜損傷が必至で確実に凹側粘膜を保存したい時や，切開創の瘢痕収縮による凸側外鼻孔の狭窄を避けたい時には，あえて凹側を切開し，必要に応じ凸側の櫛を剥離するための小切開を鼻腔底近くにおく。前方まで弯曲している症例には鼻前庭皮膚側を切開する。

剥離は粘膜損傷を避けるため，慎重に行う。特に，鋤骨と鼻中隔軟骨，鋤骨と篩骨正中板の接合部の剥離や，外傷骨折部の瘢痕の剥離は十分に注意する。

また，前後方向の弯曲では弯曲の後方部は見えないので術前にCT像をよく検討しておき（図10・4），その前方の軟骨・骨を切除してから後方の処理を行い，盲目的に剥離子を用いないようにする。ときに，内視鏡を使用することも必要である。

③ 軟骨・鋤骨の切除：鼻背側と前方は8mm以上残して切除する。移植が必要な場合を考えて切除した軟骨を保存しておきたいが，バレンジャー回転刀を用いて一度に多くの軟骨を切除できる方が少ない。鼻背側では，鞍鼻を避けるため，截除鉗子や鋏などで鋭的に切除し，下方に牽引する力が働かないように注意している。鋤骨はノミを用いて適当量を切除する。

④ 下鼻甲介の処理：下鼻甲介は，鼻中隔凹側では代償性に張りだし肥厚している。鼻中隔を正中に矯正することによって，凹側の気道は術前に比べ一層狭くなる。したがって著者らはこれを防止するため，凹側時に両側の下鼻甲介を鼻腔外側方向に骨折させている。下鼻甲介骨を麦粒鉗子などで把持して若木骨折様に鼻腔外側壁方向に骨折させる。強いパッキングを避けるため，粘膜を損傷して出血させないように気をつける。

2．鼻骨骨切り術

① 注射：鼻骨両側基部と鼻骨前頭骨接合部の骨膜部に1%エピネフリン加リドカイン溶液を注射する。

② 鼻骨外側骨切り：鼻骨骨切り術は主として経皮的アプローチで行っている。以前は口腔前庭からのアプローチを行っていたが，現在は侵襲の少ない経皮的骨切り術 closed osteotomy に変更した。両側の鼻骨外側基部に11番メスで約2mmの小切開をおき，ここより刃幅2mmのノミを挿入し両側の鼻骨・上顎骨縫合を鼻骨・前頭骨縫合に向かって離断する（lateral osteotomy）（図10・1-

b）。この時，骨切りはできるだけ水平に行い，また，ノミが鼻腔粘膜を損傷しないように注意する。骨切りの深さはできるだけ浅くし若木骨折状態で鼻骨が動かせるようにする。この方法では，鼻骨の剥離範囲が最小限に抑えることができるので，術後の骨癒合がすみやかに行われ，また，骨吸収も少ないと思われる[3]。

③ 鼻骨・前頭骨縫合部の骨切り術：鼻骨・前頭骨縫合上に，2mm のノミを入れる水平の小切開を入れ，ここでも受動できる最小限の骨切りを行う（図 10・1-c）。

通常，鼻内下方からの medial osteotomy は行わないが，必要であればこの切開から，medial osteotomy を行うこともある。

④ 受動：ワルシャム鉗子などで鼻骨を正中に若木骨折させるように移動させる（図 10・1-d）。力任せに受動することはしないのと同時に，鼻骨が基部から完全に切れてグラグラに移動してしまうことも避ける。骨切りが足りなかった部位があれば，そこを切り足して再度受動を行い，これを繰り返すことにより，最小限の骨切りで受動するように注意する。

⑤ 軟骨移植：軟骨性斜鼻のある症例には鼻中隔軟骨または耳介舟状窩の軟骨を鼻背皮下に移植を行う（図 10・2）。

3. 術後管理

鼻腔内パッキングを強くすると，それを抜去する時に鼻骨が移動してしまうことが懸念される。しかし，パッキングが緩いと鼻中隔血腫を形成するため，止血を丁寧に行う必要がある。鋤骨部は口蓋動脈からの分枝があり，止血しにくいときは，双極性電気凝固器を用いる。また，鋭い櫛や棘では鼻中隔軟骨・骨を抜いても鼻中隔粘膜のたわみが残り，こ

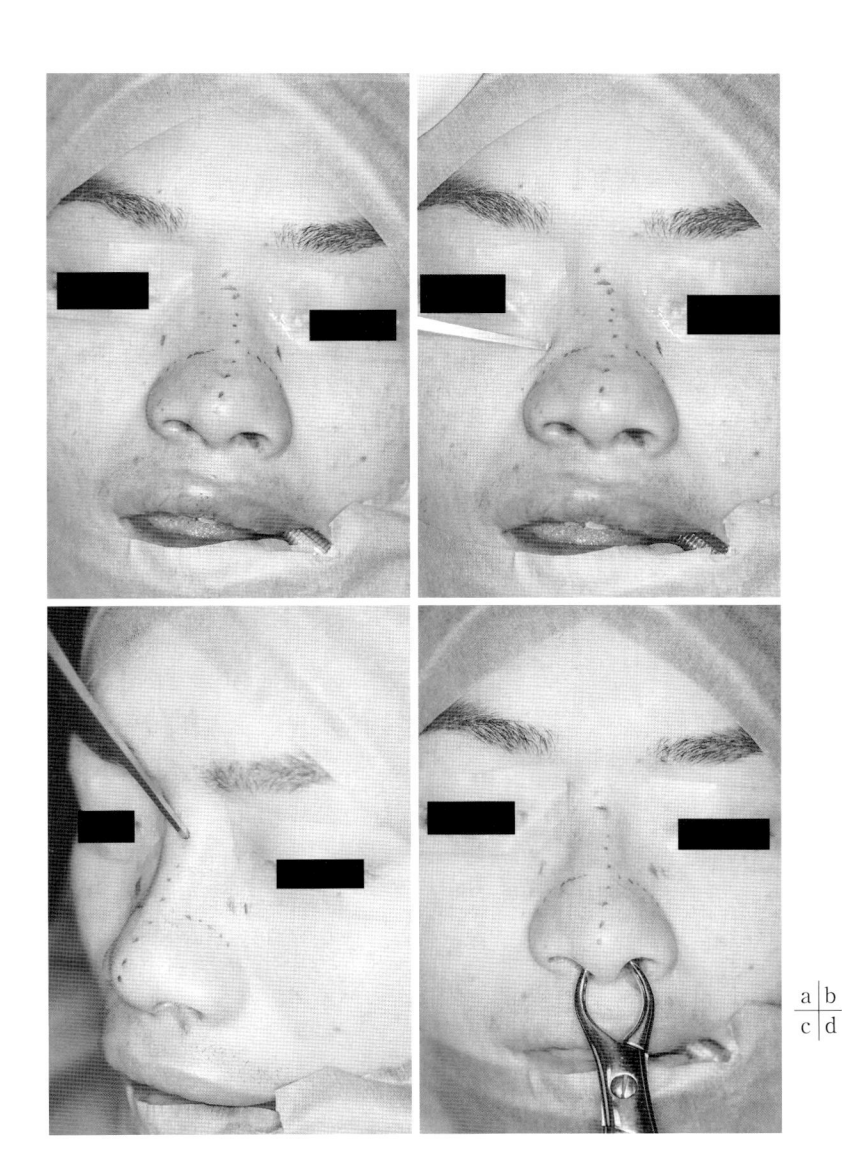

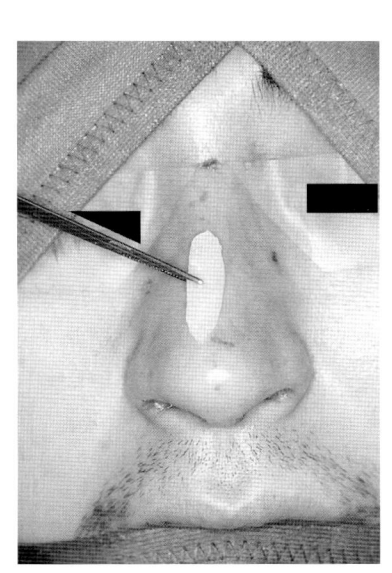

図 10・2 鼻中隔軟骨移植の術中所見（症例 2）

a	b
c	d

(a) 鼻骨骨切り術のデザイン
(b) 鼻骨外側骨切り術
(c) 鼻骨・前頭骨縫合部の骨切り術
(d) ワルシャムの鉗子で受動

図 10・1 鼻骨骨切り術の術中所見（症例 1）

(a, b) 術　前

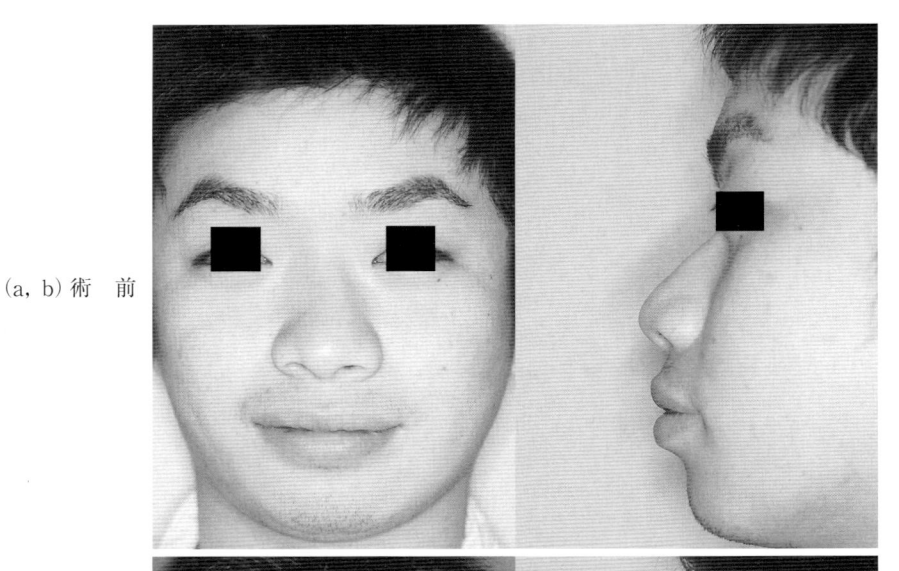

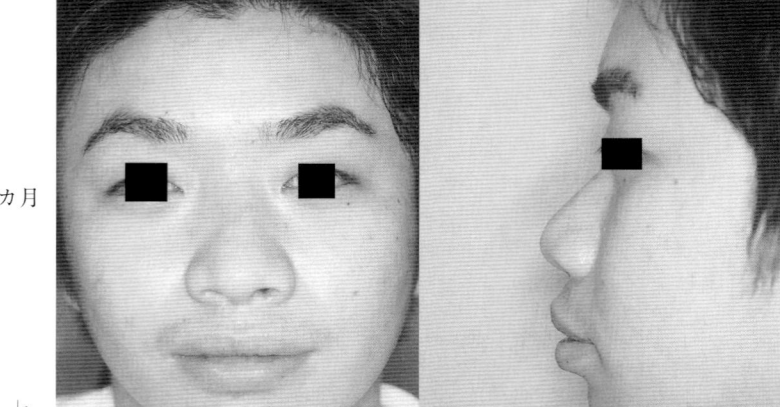

(c, d) 術後1カ月

a	b
c	d

図 10・3　症例 1：22 歳，男

こに血液が貯留しやすいため，組織接着剤などで接着することもある。また，粘膜損傷のある場合も縫合できない時は組織接着剤などで接着し，粘膜上皮の欠損が生じないようにしている。

　鼻骨をやや持ち上げるように抗生剤軟膏ガーゼを挿入する。下甲介は切除の際には後鼻孔までガーゼを挿入する。外固定には著者らはデンバースプリント™（Shippert Medical Technologies 社製，米国）を用いている。ガーゼは 5〜6 日で，鼻骨を動かさないように注意深く抜去する。外固定は 1 週間ではずし，その後 1 週間は夜のみスプリントを使用させる。

C 症　例

【症例 1】22 歳，男

　小児期の外傷後，左斜鼻と鼻閉が生じたのを自覚していた。RAST でハウスダストとダニが強陽性，スギが中等度陽性であった。鼻中隔弯曲矯正術と経皮的アプローチの鼻骨骨切り術と右下鼻甲介骨折術を行った（図 10・1）。また，軟骨性斜鼻に対して鼻背に鼻中隔軟骨の一部を移植した。術後 1 カ月であるが，斜鼻，鼻閉とも改善している（図 10・3）。

【症例 2】28 歳，男

　小児期より鼻閉があったが高校生の頃ボクシングをしているうちに右に強い鼻閉と右斜鼻を自覚するようになった。鼻中隔は CT 所見で鼻中隔前方軟骨部で右弯曲，鼻中隔後方骨部にて左に骨棘が認められた（図 10・4）。ハウスダスト，ダニを始めに強いアレルギーを持ち肥厚性鼻炎も著明であった。また，斜鼻は骨部で右，軟骨部で C 字型に弯曲していた。鼻骨骨切り術，鼻中隔弯曲矯正術，下甲介の骨折，鼻中隔軟骨移植を行った。鼻閉は改善し，整容的にも満足している（図 10・5）。

【症例 3】21 歳，男

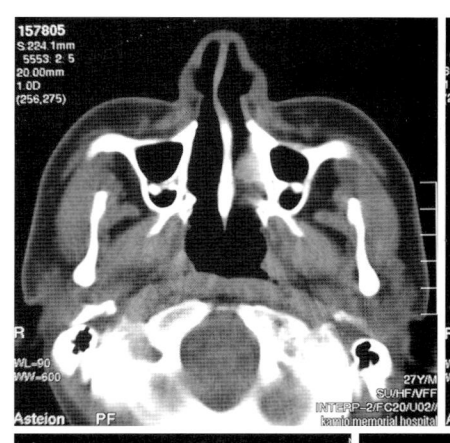

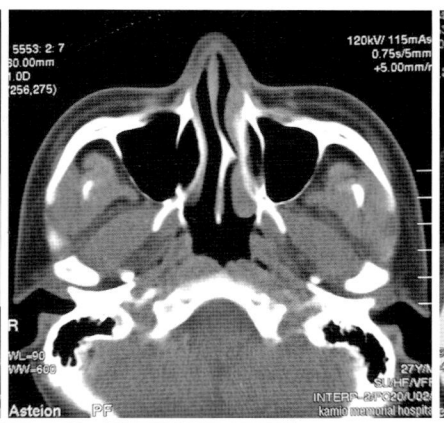

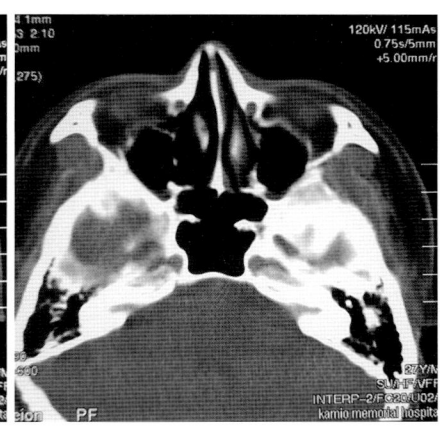

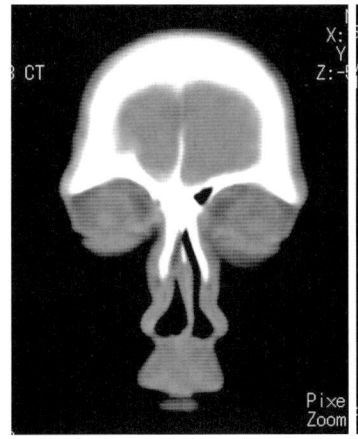

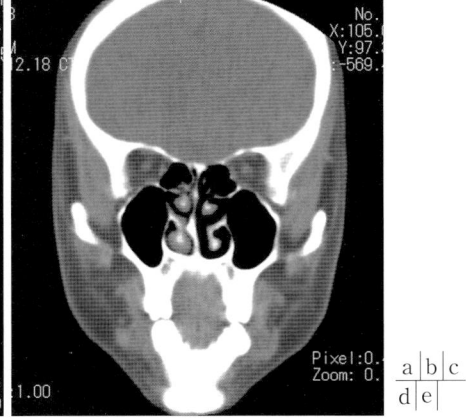

(a) 鼻底側の軸位断
　前方の軟骨は右に弯曲している。
(b) 鼻骨の立ち上がる高さの軸位断
　鼻中隔後方骨部が左に弯曲し棘を形成し，肥厚した左の下鼻甲介にくい込んでいる。
(c) 鼻骨の高さの軸位断
　骨部右斜鼻と鼻中隔左弯曲が認められる。
(d) 鼻中隔前方軟骨部冠状断
　右に弯曲が見られる。
(e) 鼻中隔後方骨部冠状断
　bと同様の所見が認められる。

図10・4　症例2のCT所見

　14歳の外傷後，左に強い鼻閉と左斜鼻が生じたとのことで来院した。左斜鼻と左鼻中隔弯曲症と両側下鼻甲介腫脹を認めた。RASTでハウスダストとダニが陽性であった。鼻中隔弯曲矯正術と口腔前庭アプローチの鼻骨骨切り術と右下鼻甲介骨折術を行った。鼻腔通気度検査では左凸側が改善し，右凹側も術前同様よい通気度を保っている（図10・6）。整容的にも良好な経過である。

【症例4】18歳，男

　14歳頃から鼻閉，斜鼻があったとのことだがはっきりした外傷の既往がない。経皮的鼻骨骨切り術，鼻中隔矯正術，右下甲介形成術を行い，経過良好である（図10・7）。

D 考　察

1. 斜鼻と鼻閉の両方を訴える患者の病態

　斜鼻の多くは鼻中隔弯曲症を伴っている。素因性の鼻中隔弯曲症の原因は，多くの骨・軟骨から構成される鼻中隔が鼻骨，前頭骨，蝶形骨，口蓋骨，前頭骨などの顔面骨の成長の不均衡によりたわみを生ずると言われている（図10・8）[4]。また，鼻の外傷の際に，鼻中隔の骨折や脱臼と同時に鼻骨骨折が起こることが多い[4]。

　しかし，斜鼻と鼻閉を訴える患者の鼻内の病変は鼻中隔弯曲症だけではない。鼻中隔弯曲は成人男性90％，女性75％にも見られると言われ[5]，一般に肥厚性鼻炎を伴わなければ，かなり高度の鼻中隔弯曲症でなければ鼻閉を生じない。新鮮な鼻骨骨折を整復した後，鼻中隔弯曲が残る場合でも，多くの患者は鼻閉が残らないのはしばしば経験するところである。今回提示した症例は，RAST・IgE・血中好酸球の高値を示し，肥厚性鼻炎の多くを占めるアレルギー性鼻炎を合併している。ほとんどの症例でアレルギー性鼻炎，血管運動性鼻炎があり，喘息，アトピー性皮膚炎，薬疹や蕁麻疹の既往を持つ患者も多い。

2. 斜鼻と鼻閉を同時に改善する術式

　斜鼻，鼻中隔弯曲症，肥厚性鼻炎というこれら3病変を解決するためには，少なくとも鼻骨骨切り術，鼻中隔弯曲矯正術，下鼻甲介切除術が必要である。軟骨性斜鼻を伴う場合はさらに軟骨移植も必要になる。しかし，これらの手術を同時に，特に原法

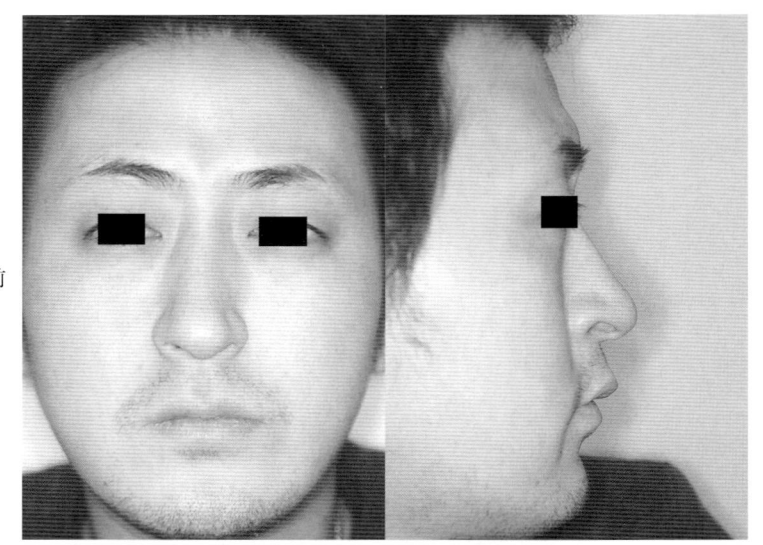

(a, b) 術　前

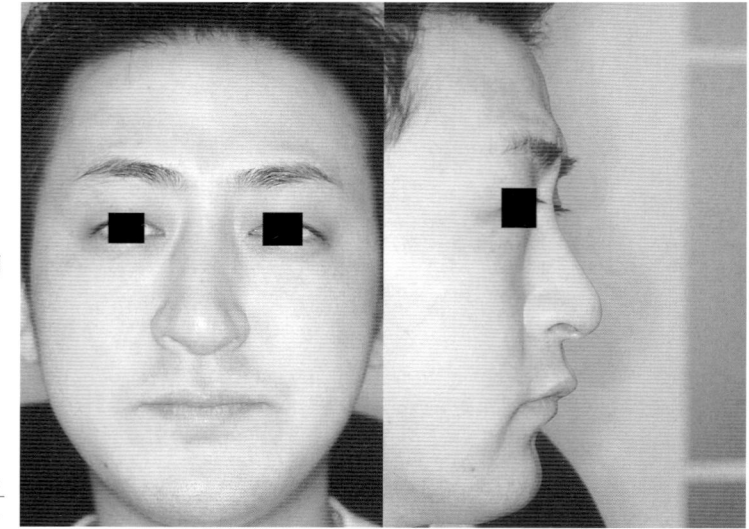

(c, d) 術後3カ月

a	b
c	d

図10・5　症例2：28歳, 男

通りに行うことは容易ではない。鼻骨骨切り術と鼻中隔弯曲矯正術を同時に行うことは鞍鼻の危険があり，望ましくないとされてきた[1]。また，下鼻甲介切除術の術後出血と鼻中隔血腫を防止するために鼻腔内のガーゼパッキングが必要であるが，ガーゼ抜去時に鼻骨が移動してしまう危険性がある。以上のような合併症を防ぎながら斜鼻と鼻閉を同時に改善する方法を模索して，われわれは今回紹介した術式に至っている。

3. 鼻中隔弯曲矯正術について

鼻中隔の外鼻の支持力を保持することが肝要である。このためには，鼻中隔の鼻背側と鼻尖側を十分に残すことが必要である[1,6]。それでもなお気道を確保するために，鼻中隔の鼻腔底側の弯曲を後方まで矯正しなければならないと考える。鼻中隔の鼻腔底側は，鋤骨と鼻中隔軟骨，鋤骨と篩骨正中板の接合部は鋭い櫛や棘を形成し（図10・8）[5]剥離が困難で出血も多いが，上方を残す以上，ここを十分に処理している。この部分は上方からの剥離が難しいため，鼻前庭切開を下方まで伸ばし，鼻腔底側からも剥離して粘膜損傷を防いでいる。

鼻中隔軟骨と篩骨正中板の接合部が，鼻骨の下方1/3付近にあることが多いと言われている（図10・8）[5]。鼻背側が完全に切離されていない弯曲部分を無理に牽引して除去しようとすると段差のつくような鞍鼻を生ずることがあるため注意している。

そして鼻中隔弯曲矯正術単独の場合でも，鼻中隔の瘢痕収縮により数カ月以上を経てから鞍鼻が起きることがあると指摘されている[4,6,7]。鼻中隔の瘢痕収縮を防止するために，また鼻中隔穿孔を防止するためにも，鼻中隔粘膜を損傷しないように努力している。瘢痕収縮の観点からは，軟骨膜下・骨膜下の剥離の範囲は少ない方が望ましいと思われるが，あ

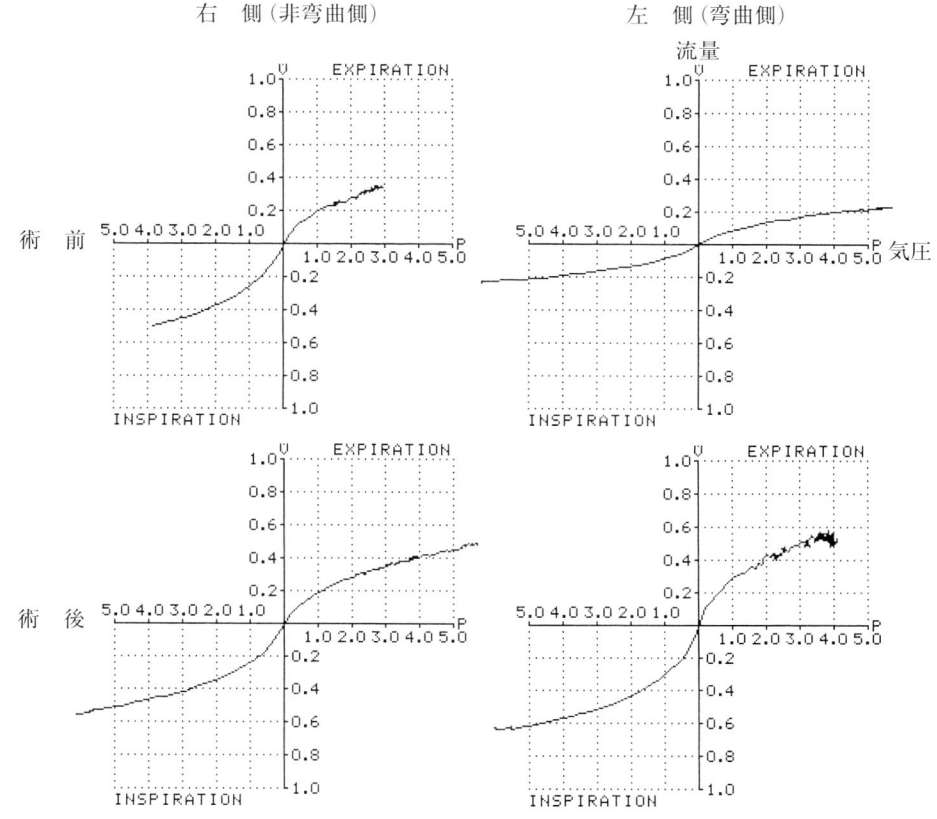

図10・6 症例3（21歳，男）の術前・術後8カ月の鼻腔通気度検査
凸側の左側では著明改善し，凹側の右側でも通気度が低下していない。

まり少ないと手術操作が困難である。

両側同じ部位の粘膜欠損により穿孔が生ずると言われ，穿孔が起きると瘢痕収縮は一層増すと考えられる。粘膜損傷，特に両側同じ部位での損傷はぜひとも避けるべきと考える。凸側粘膜損傷が必至の場合はまず凹側を確実に保存することである。

鼻中隔粘膜を損傷しないための注意は先に述べたように，注射を軟骨膜下に入れ，剥離を確実に軟骨膜下で行うよう努めることである[4)7)]。

しかし，素因性の弯曲症でも鋤骨との接合部などでは困難なうえに，外傷ではさらに骨折・脱臼で弯曲し，その部位は瘢痕癒着が著明である。鋭的剥離を要する硬い瘢痕や，粘膜がほとんど欠損し白い軟骨が透見できるような症例もある。このような症例では術前のCT所見による評価が大変に有用である。軸位断および冠状断CT所見で鼻中隔の形態を十分に把握しておくことが重要と思われる。

4. 鼻骨骨切り術について

鞍鼻を防ぐために，最も重要な点は受動可能な最小限の骨切りを行うことと思われる。"Best rhinoplasty is by the blow." とも言われている[8)]。これ は完全に遊離してグラグラになるまで骨切りをする危険に対して注意を喚起する言葉と思われる。安全に受動できる最小限の骨切りを行うように心がけている。若木骨折様に骨を切ることは，鼻骨の血行維持という観点からも有用と思われる。

また，現在鼻骨前面の皮下剥離と medial osteotomy は原則的には行っていない。鼻骨前面の皮下剥離は，骨切りをして矯正位に移動した鼻骨とそれを覆う皮膚および軟部組織をバランスのとれた状態にするために，行った方がよいと言われている[8)]。しかし，皮下剥離を行っていた時期は，皮下血腫が現在より著明で，数年後少し鼻骨が萎縮したかと思われる症例があった。そこで，多少斜鼻側の鼻背の皮膚が伸展しても鼻骨の受動に無理がなければ，原則として鼻骨前面の皮下剥離を行っていない。

また，medial osteotomy[3)8)～10)] については鼻根部を狭めたり，斜鼻が強度で移動幅が大きい例では必要なら行うとされている[8)]。しかし，この操作は鼻骨の支持力を低下させ，内側からの鼻骨の血行を妨げる可能性が高いと考えられる。したがって，著者らは必要に応じて鼻骨・前頭骨縫合部側から鼻骨と鼻中隔の間をわずかに切る程度としている。それで

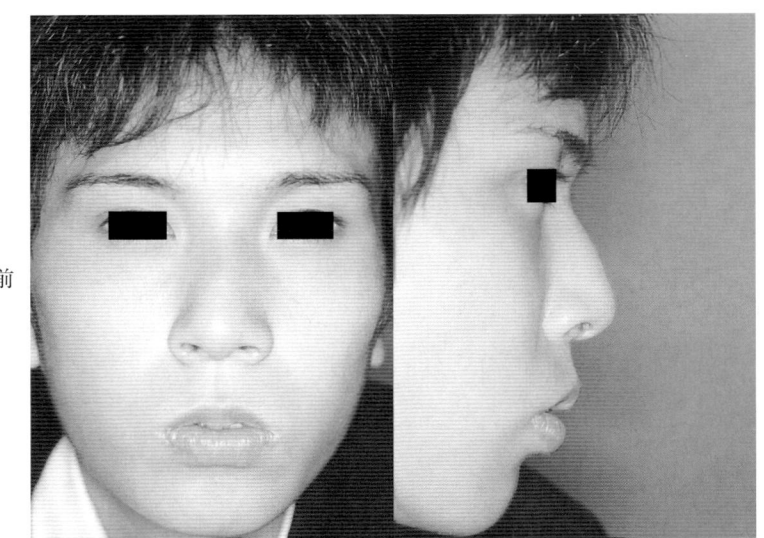

(a, b) 術　前

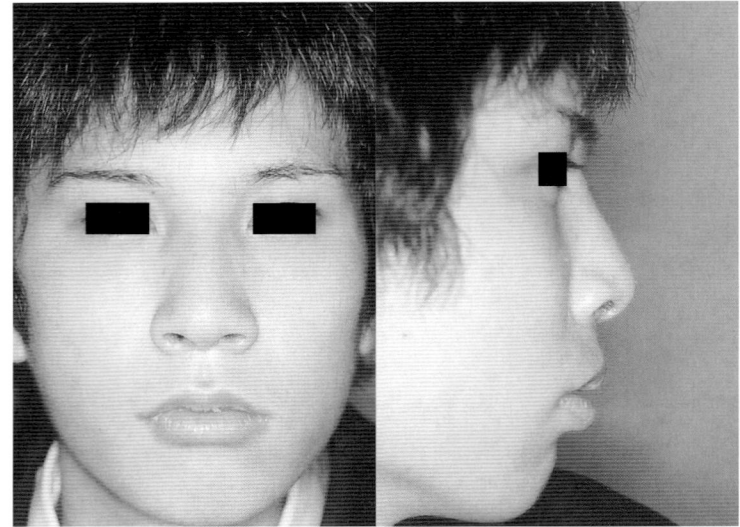

(c, d) 術後 2 カ月

a	b
c	d

図 10・7　症例 4：18 歳，男

も鼻中隔弯曲矯正術により鼻中隔の可塑性が増すためか，鼻骨の受動にあまり制限を感じない。

経皮的外側鼻骨骨切り術[11]は，鼻骨の血行という点からも優れていると思われる。言うまでもなく最大のメリットは，鼻骨の立ち上がりから鋭的に骨切りができるということであるが，鼻骨基部の剥離をほとんどしないですむため，皮下血腫の形成もわずかで，鼻骨の血行を妨げにくい。皮膚の小切開はほとんど目立たなくなり，患者も気にならないという。

5. 軟骨性斜鼻に対して

鼻骨はまっすぐになっても軟骨部が弯曲していると患者の満足度は低い。弾性軟骨の形態を変えることは困難であり，鼻中隔矯正術という名であるが現実には曲がった軟骨と骨の除去である。鼻尖が弯曲する症例，鼻中隔前端まで曲がっている症例では軟骨を周囲の軟部から剥離して矯正しようと試みるが鞍鼻の懸念から鼻中隔前端に大きな侵襲を加えることはできない。やはり自家軟骨の移植が安全であると考える。

鼻中隔軟骨は弯曲も強いと大きい軟骨片の採取は難しいがそれでも 1×2cm 位のものは採取できることが多い（図 10・2）。薄いため 0.5cm 幅に切って 2 枚重ね合わせて使用することが多い。しかし，鼻中隔再手術例や十分な鼻中隔軟骨を採取できなかった症例では耳介軟骨を使用している。

6. 下鼻甲介の処理について

鼻閉の改善のために重要な手術である。鼻中隔弯曲だけが鼻腔通気を決定するわけではない。鼻中隔弯曲矯正術の手術適応についても，単に弯曲の程度で決めるのでなく，鼻腔機能を正常化するための一つの構成要素として考えるべきであると言われている[4]。ほとんどの症例が鼻中隔弯曲症とアレルギー

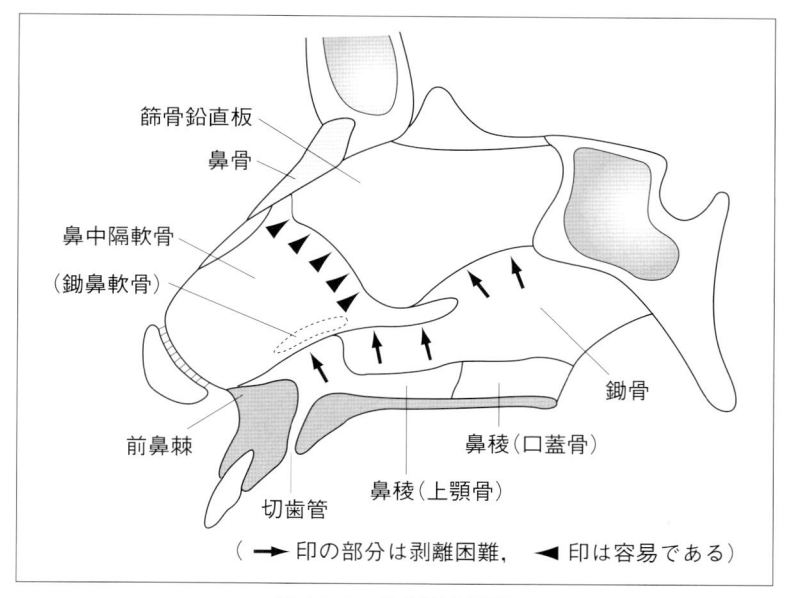

図10・8　鼻中隔の構成
（佐久間文子：高度斜鼻に対する鼻中隔弯曲矯正術と鼻骨骨切り術の一期的手術．形成外科 45：849-858，2002より引用）

による肥厚性鼻炎を合併しており，鼻腔通気を改善するためには鼻中隔と下甲介両方の手術が必要と考えている．一期的に行うために下鼻甲介の骨折という出血しにくい術式を取っていたが[12]，粘膜肥厚の著明な場合，本格的な切除術が必要になる．切除した下甲介から出血してガーゼを入れ替える時，鼻骨が動く危惧がある．しかし，どうしても1回でという症例には，下甲介切除後，深く後鼻孔までガーゼを挿入し鼻骨が動きにくくなる1週間待ってから鼻内のガーゼを抜去している．

まとめ

鼻閉と斜鼻の両方を訴える患者に対して，鼻中隔弯曲矯正術と鼻骨骨切り術を一期的に施行する方法を紹介した．さらに，鼻の通気を改善させ，整容的にも満足度を高める手技について報告した．

（佐久間文子，波利井清紀）

文　献

1) Tardy ME Jr：Surgical Correction of Facial Deformities. Diseases of the nose, throat, ear, head and neck (14th ed), edited by Ballenger JJ, pp67-68, Lea & Febiger, Pennsylvania, 1991
2) 佐久間文子：高度斜鼻に対する鼻中隔弯曲矯正術と鼻骨骨切り術の一期的手術．形成外科：849-858，2002
3) 山崎明久，谷野隆三郎，宮坂宗男：骨格性斜鼻変形．美容外科手術プラクティス，市田正成ほか編，pp234，文光堂，東京，2000
4) 小林一豊，形浦昭克：鼻中隔疾患．臨床耳鼻咽喉科頭頸部外科全書，日野原正ほか編，Vol. 13-c, pp185-212，金原出版，東京，1990
5) 飯沼壽孝：鼻科学　臨床解剖．耳鼻咽喉・頭頸部手術アトラス上巻，小松崎篤監修，pp231-243，医学書院，東京，1999
6) Beeson WH：The Nasal Septum；Rhinoplasty. Otolaryngol Clin North Am 20：743-800, 1987
7) 笠原行喜：鼻中隔矯正術．耳鼻咽喉・頭頸部手術アトラス上巻，小松崎篤監修，pp253-258，医学書院，東京，1999
8) 田嶋定夫：顔面骨骨折の治療（改訂第2版），pp143-151，克誠堂出版，東京，1999
9) 西村善彦：外鼻．TEXT形成外科，藤野豊美ほか編，pp251-260，南山堂，東京，1996
10) 酒井成身：斜鼻・鼻の修復と再建，荻野洋一編，pp177-189，克誠堂出版，東京，1996
11) 菅原康志：外傷性鞍・広鼻の治療．形成外科 45：813-818, 2002
12) Ballenger JJ：Chronic rhinitis and nasal obstruction. Diseases of the nose, throat, ear, head and neck (14th ed), edited by Ballenger JJ, p145, Lea & Febiger, Pennsylvania, 1991

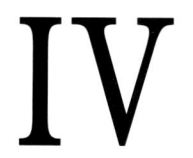

IV Facial bone contouring surgery

11 外科的手技の適応と問題点
12 咬合に関与しない外科的手技
13 咬合に関与する外科的手技
14 歯科矯正と美容外科

11 外科的手技の適応と問題点

SUMMARY

Facial bone contouring surgery は形態改善を目的にした顔面骨格の修正を総称したもので，美容外科手術の重要な一方法である。形態を主たる目的に行われるため，アプローチでは可及的小さな切開からの手術が求められるが，これは盲目的手術となりやすいので，術者の熟練と術野のオリエンテーションの把握が重要である。治療は骨移植や人工材料による augmentation と削骨術などによる reduction，および各種の骨切り術が行われる。それぞれには利点と欠点があるが，一般的に変形の軽度～中等度のものに人工材料や骨移植による augmentation や削骨術による reduction を行い，変形が高度なものには骨切り術が適応となる。また，顔面骨格は合目的的に形成されており，極端な骨切除や augmentation は避けるべきである。このために augmentation と reduction を同時に行うことによって，調和を保つことを心がける。

前頭部は厚い頭皮で覆われるが，術後数カ月を経るとわずかな凹凸も目立つようになるので，修正には細心の注意を払う。眼窩の変形を伴わない頬骨の変形には眼窩外側での骨切りによる reduction を行う。大部分の手技は口腔内から行うことができるが，盲目的となるので，暴力的操作とならないように注意する。Augmentation には口腔内より犬歯窩から頬骨体部前面に骨・軟骨・人工材料の挿入を行う。通常の顎矯正手術以外の上顎の手術では segmental osteotomy がしばしば行われる。通常，第1小臼歯を抜歯し，口蓋粘膜を損傷しないように骨切除を行う。歯根の損傷に十分な注意が必要であり，ある程度の骨切除にとどめ，術後矯正治療を併用した方が安全で効果的である。口腔内から下顎角部を適切に切除するためには，最大限に開口した状態で手術を行わねばならない。Genioplasty では下顎縁を越えておとがい部を剥離し過ぎると形態的に優れない。FBCS における部位別の注意点などについて言及した。

はじめに

Facial bone contouring surgery（以下，FBCS と略す）とは顔面の骨格に対して削骨術などによる bone reduction・骨移植術などによる bone augmentation・あるいは骨切り術などを用いて形態を整えようとする手術を総称したものであり，主として形態改善を目的とした場合に用いられる名称である。FBCS に含まれる手術や対象疾患が決められているわけではないが，一般に重篤な機能障害を伴わない変形を対象としており，美容外科手術の重要な手技でもある。治療の目的は骨格の修正を通した顔面軟部組織形態の改善である。したがって，骨格の移動や変化に伴って顔面軟部組織にはどのような形態変化が生じるかについても熟知しておく必要がある。

ここでは，頭蓋顎顔面骨の各部における FBCS の適応と注意点などについて述べる。

A アプローチ

従来，頭蓋顎顔面骨へのアプローチでは大きく広い術野を確保することが原則であり，これによって安全に手術を行うべきであるとされた。このため，頭部冠状切開や dismasking 法[1] をはじめとしたア

プローチが推奨された。しかし，広い術野の展開は手術時間が長くなるばかりでなく，出血に伴う輸血の必要性や術後の瘢痕を増やすなどの不利益も伴った。最近では内視鏡手術などの発達と多くの頭蓋顔面外科手術の経験の蓄積によって，部位や手術によっては安全性をそれほど損なうことなく小さな切開での手術を行うことができるようになった。特に，形態を主たる目的に行われるFBCSでは可及的小さな切開での手術が広く行われるようになっている。しかし，小さな切開からの手術は盲目的手術となりやすいので，術者の熟練とともに，常に術野のオリエンテーションを把握しておくことが重要である。そのためには補助的内視鏡の使用や術前の実物大モデルの作成，術中のX線撮影などは有用である。

　眼窩から尾側の広い範囲は口腔内からのアプローチによって露出が可能であるが，眼窩上1/2および前頭骨の露出にはいくつかの工夫が必要である。眼窩下縁から眼窩内の剥離には睫毛下切開，下眼瞼切開や経結膜アプローチがある。特に，小範囲の展開に用いる経結膜アプローチは瘢痕が見えないという点で優れる。経結膜アプローチに下眼瞼外側部での下眼瞼全層切開を加えると，より大きな露出が可能となる。睫毛下切開も術後の瘢痕は目立たないが，眼窩隔膜・骨膜・眼輪筋の処置を誤ると，術後に下眼瞼の癒着が起こるので，注意が必要である。

　従来，頭部冠状切開でアプローチしていた顔面上1/3へも局所小切開を通して到達することが可能である。むしろ，冠状切開による頭髪内の長い瘢痕が目立つ場合もあり，十分な説明と同意を要する。眼窩外上縁へのアプローチには眉毛外側切開や上眼瞼切開が用いられる。眼窩内側へのアプローチには内眼角靱帯を剥離して処置後に再固定する方法[2]と，内眼角靱帯を温存して眼窩内側壁へ到達する方法[3]とがある。内眼角靱帯を剥離挙上する方法が展開に優れるが，弧状の切開は時に目立つ可能性がある。顎関節の上方に位置する頬骨弓の基部へのアプローチは耳前切開や耳後部からの切開で到達できる。ただし，顔面神経側頭枝の損傷の危険があるので，頬骨弓を前方へ剥離する際には慎重を期す必要がある。眉間部へのアプローチが最も難しく，前頭部生え際もしくは頭髪内小切開からのアプローチでは内視鏡を使用しないかぎり到達はできない。直視下に前頭骨眉間部を露出するには頭部冠状切開が行われ

るが，症例によっては前額部のしわを利用した直上の小切開の方を患者が選択する場合もある。

◼ B Augmentation

1. 骨移植と人工材料

　頭蓋顔面骨をaugmentationする方法としては骨・軟骨移植，人工材料の使用，あるいは骨切り術による顔面骨格の前方移動がある。骨移植は安全な方法であるが，採骨部の犠牲，採骨に伴う手技の繁雑さ，移植後の骨吸収という問題がある。特に，術後の骨吸収を正確に予測することは難しく，ある程度のover-correctionが必要である。ただし，眼瞼周囲などの皮膚軟部組織が薄い部位への多すぎる骨移植はごつごつとした異物感を与えるため，避けた方がよい。Onlay graftされる移植骨は骨膜下のポケット内に挿入するだけの場合と，スクリューなどで固定する場合とがある。スクリューなどで強固に固定された方が生着に優れ，術後吸収も少ないと考えられるが，しばしば移植後のbone remodelingによってスクリューが皮下に突出することがあり，抜釘を必要とする。

　軟骨移植は時に変形や石灰化を来すことがあるが，骨移植に比べて吸収が少なく，細工も容易で移植材料としては大変優れる。軟骨移植はおもに外鼻のaugmentationなどに用いられるが，頬骨などのaugmentationにも利用される。顔面骨上にonlay graftされた軟骨は骨移植と異なり癒合することはなく，線維性被膜で固定された状態であるため，移植軟骨はシリコンと同様に時に可動性が残る。

　顔面骨では人工材料としてシリコンとハイドロオキシアパタイトがもっぱら用いられる。シリコンは反応性の少なさと細工の容易さから体内埋込み型の器具のコーティングなどにも用いられる。顔面では外鼻のaugmentationやおとがい部へのインプラントとして用いられることが多く，特に鼻尖を含む外鼻ではシリコン特有の軟骨様硬度から現時点ではこれに代わり得る人工材料はない。人工材料は取り扱いが容易で採取部の犠牲がないといった大きな利点があるが，人工材料の骨上への挿入では，骨のerosion・感染・遊走・露出・皮膚の菲薄化などが起こる可能性がある（図11・1）。水酸化アパタイトやリ

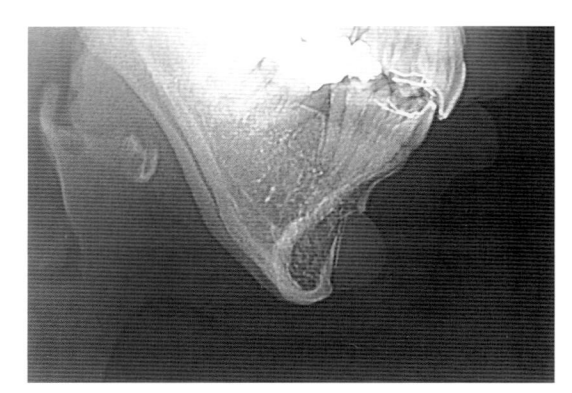

図 11・1　シリコンインプラントによる骨の erosin

ン酸アパタイトなどのアパタイト製材は移植床の骨と結合するため，遊走や移動は起こりにくいが，骨内への沈下も起こる可能性があり[4]，下床と結合した後でも生体材料と同様に感染や露出に強いという保証はない。

2. Augmentation 法の選択

低形成や陥没した頭蓋顔面骨を augmentation する方法には骨移植，人工材料の埋入，そして骨切り術がある。そのいずれを用いるかは部位・低形成や陥没の程度・年齢・他の局所条件などを考慮して決める。顔面の軟部組織を骨膜下に広範に剥離して，大きな骨や人工材料を移植・挿入すると軟部組織は伸展されて厚みを失い，移植骨や埋入異物の外観が強調される。したがって，原則的には骨移植や人工材料は変形が小範囲・軽度な場合に用い，変形が高度な場合は骨切り術を選択する。また，骨移植や人工材料の埋入は厚い軟部組織に覆われた部位がよい適応である。骨・軟骨移植か人工材料の使用かについては，患者の希望なども考慮しなければならないが，著者は原則として自家組織移植を優先している。顔面骨には表情筋が付着しているが，骨切り術による骨格移動は骨格と軟部組織の相関を損なわずに，変化させ得ることが利点であり，自然な形態が得られやすい。

C Reduction

頭蓋顔面骨の reduction には削骨術と骨切り術とがある。削骨術は骨膜下に頭蓋顔面骨を露出して，骨ノミや動力式骨バーあるいはノコギリを用いて骨の表面を削骨もしくは切除するもので，方法は極め

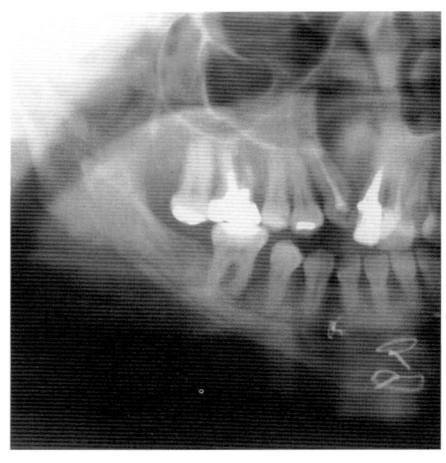

図 11・2　過剰な骨切除例
下顎骨に対する segmental osteotomy は歯根に近く歯牙の神経と血行を障害する恐れがある。

て単純である。しかし，顔面骨は全般的に薄く，削骨可能な部位と量は自ずと限られる。しばしば削骨術が行われる部位は下顎骨・頬骨・前頭骨であり，特に下顎角部での切除はしばしば行われる。角部以外でも下顎縁の切除が行われることもあるが，下歯槽神経の障害と歯牙の血行を障害するようなことがあってはならない（図 11・2）。また，頬骨は体部でも厚みが限られているので，大きな reduction は期待できない。前頭骨での削骨術は前頭洞の骨切り術・骨形成と同時におもに眼窩上縁で行われる。しかし，削骨術のためには広範な骨露出を必要とするため，骨格の reduction に対する軟部組織の後退量は予測がつきにくい。

ある程度以上の reduction を行う場合は骨切り術が適応となる。Augmentation と同様に最小限の骨膜下剥離によって，軟部組織と骨の結合を保った状態で骨格を移動すると，骨格の reduction に比例した軟部組織の reduction が最も自然な形態で得られる。したがって同量の骨切除を行うのであれば，骨表面を切除する削骨術よりも，可及的に骨表面と軟部組織の結合を温存して板間層を取り除くような骨切除の方が形態的にも優れる（図 11・3）。しかし，このような方法を行っても，骨格と軟部組織の変化には誤差が生じ，特に，骨格の後方移動の方が軟部組織の移動の予測がつきにくいとも言われる。

Reduction と Augmentation の併用

形態改善のための顔面骨の FBCS においては，最小限の侵襲でより大きな治療効果を得ることが望ま

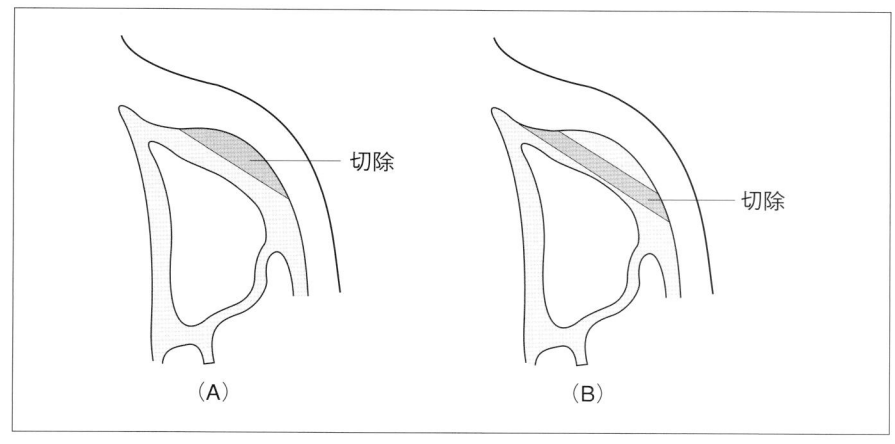

図11・3　削骨術（A）と骨切りによる reduction（B）
形態的にはBが優れると思われる。

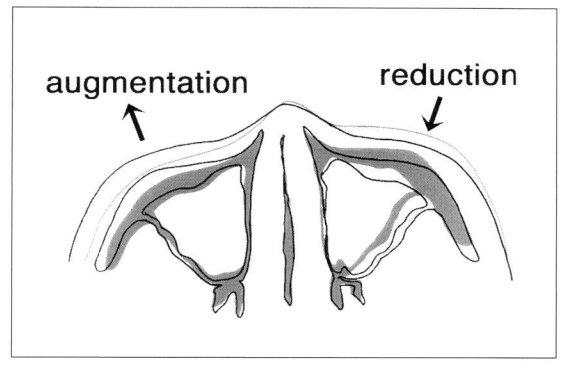

図11・4　augmentation と reduction の併用
特に非対称例などでは有用である。

れる。特に，削骨術や骨移植の場合は，少ない切除量や移植量で効果を得ることが可能であるかの方策を講じる。例えば，顔面の対称性を目的とした治療では，反対側に augmentation を行うことによって1側の reduction 量を減少させることが可能である（図11・4）。このような概念は対称性だけでなく，さまざまな部位の形成に利用可能である[5]。手術範囲の拡大という欠点はあるものの，長期的な安定や軟部組織に違和感を与えないという点などで，この reduction と augmentation の併用は優れるものと考える[5]。このためには，顔面骨という複雑な立体的構造をよく理解し，さまざまな手術による形態変化と治療効果を熟知してことが肝要である。

D 各 論

1. 前頭部

前頭骨は脳蓋骨であるが顔面の一部をなし，形態的に極めて重要な部位である。（前）額部は形態的に球形として捉えられがちであるが，孤状の側頭稜を境として前頭骨の凸面と側頭窩の凹面が接する複雑な構造をなす。さらに，よく知られているように眼窩上縁から前頭骨にかけての前頭部の形態は性差を現す部位でもある。このような解剖学的に形態と構造を考慮に入れて前頭骨の形成を行わねばならない。

前頭骨の形成は外傷後の変形に対して行われることが多いが，他には前頭骨に発生した fibrous dysplasia や骨腫のような骨腫瘍による変形もある。また，前頭洞の大きさと形は個人によって異なるが，極端に前方へ突出した前頭洞は男性的というよりも acromegaly 様顔貌や類人猿様の顔貌となり，修正の対象となる。このような前頭洞の過形成が男性に見られ，原因不明で frontal sinus hyperplasia や pneumosinus dilatans などと呼ばれる。前頭洞前壁は薄いので削骨術だけでは効果が得られにくく，多くは前頭洞前壁を骨切り後に前壁の再建が行われる。再建の方法としては切除した前壁を reshaping して元に戻す方法[6]，および新たに頭蓋骨外板で前壁を再建する方法などがある（図11・5）。

また，美容を目的として前頭骨の FBCS が行われることがある。その多くは男性型の前頭骨を女性型に変化させようとするものである。前頭洞過形成と同様の骨切り術を要する場合よりも，前頭眼窩上縁の削骨術だけで対処することが多いように思われる。また，骨膜下 face lift の一部としての眼窩上縁の削骨術も行われることもある[7]。

前頭骨の augmentation は多くの場合，外傷後の陥没変形に対して行われる。前頭骨陥没骨折に対して開頭による整復を行うか否かは脳外科の判断に基

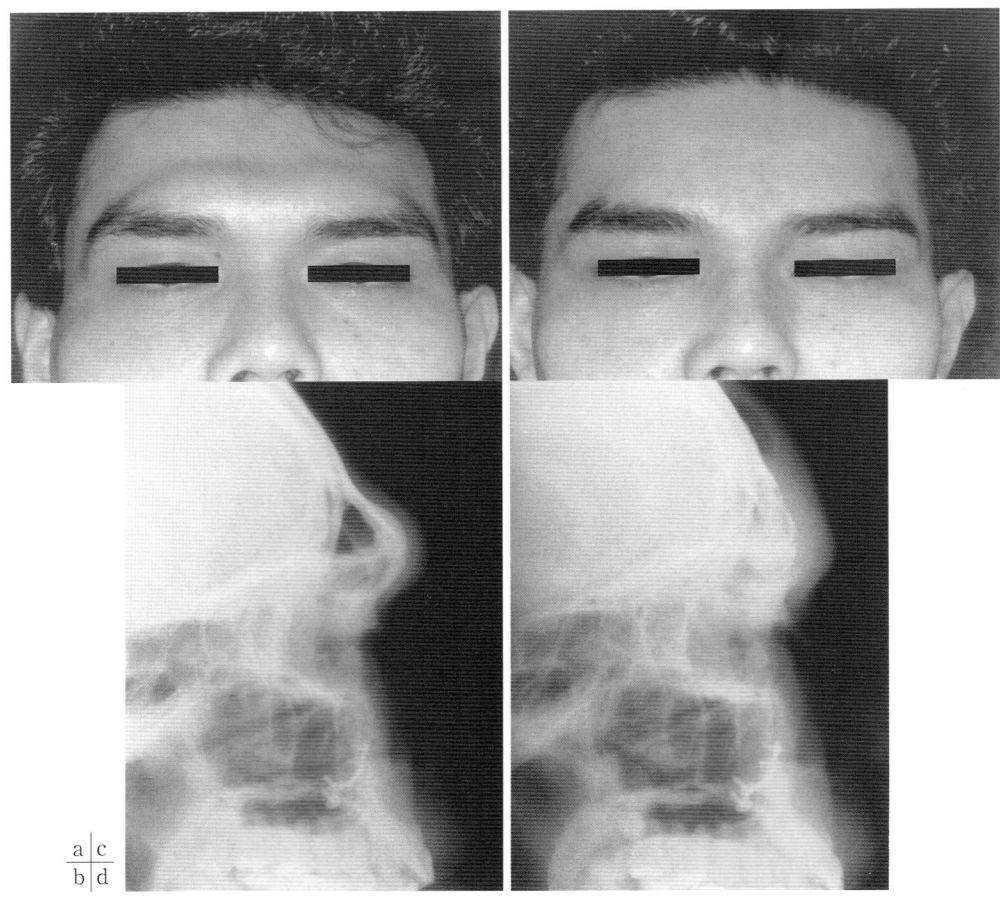

(a, b) 術前の正面像と側面 X 線像
　　　眼窩上縁の突出を認める。前頭洞の拡大と突出がある。

(c, d) 術後 1 年 6 カ月の正面像と側面 X 線像
　　　眼窩上縁の形態が改善している。

図 11・5　Frontal sinus hyperplasia の症例
(梶ひろみほか：Frontal sinus hyperplasia の治療経験．形成外科 37：645-651, 1994 より引用．
松江赤十字病院形成外科の梶ひろみ先生のご好意による)

づく．新鮮骨折時でも陥没部の augmentation のみを行うこともあるが，多くは陥没部の観血的整復とマイクロプレートなどによる固定が行われる．陳旧例の場合は開頭せずに augmentation のみを行うことが多く，この場合は陥没の程度や範囲を考慮して，自家骨移植もしくは人工材料移植による再建法を選択する．人工材料の中では術中に液体と混ぜて採型できる粉末状アパタイト製剤は陥凹部の augmentation が比較的容易にできる．

　頭蓋骨形成の場合，術中・術後は頭皮の腫脹によって骨面の凹凸が額部皮膚の凹凸として現れにくいが，術後数カ月を経て腫脹の軽減とともに変形が目立つようになる．したがって，前頭骨面は滑らかに形成しなければならず，また，結果の判定には少なくとも 6 カ月以上の経過観察が必要である．

2. 頬骨部

　頬骨部の変形には突出，陥凹，および非対称がある．頬骨は眼窩下縁と外側縁を構成しており，頬骨変形では眼窩・眼球の位置異常を伴うか否かが問題である．頬骨の非対称は hemifacial microsomia の部分症状として表れることが多く，症例によっては眼球の上下的な非対称を伴っている．このような症例では自然頭位が傾斜していることも多く，頭蓋顔面の変形は複雑である．成人では原則的に眼球の位置を大きく変化させると，術後に複視が発生する可能性もあるので適応が困難である．したがって，成人の頬骨では前後的な非対称が治療の対象となる．中程度以上の頬骨部非対称では，reduction と augmentation を併用すればそれぞれの切除量や移動量

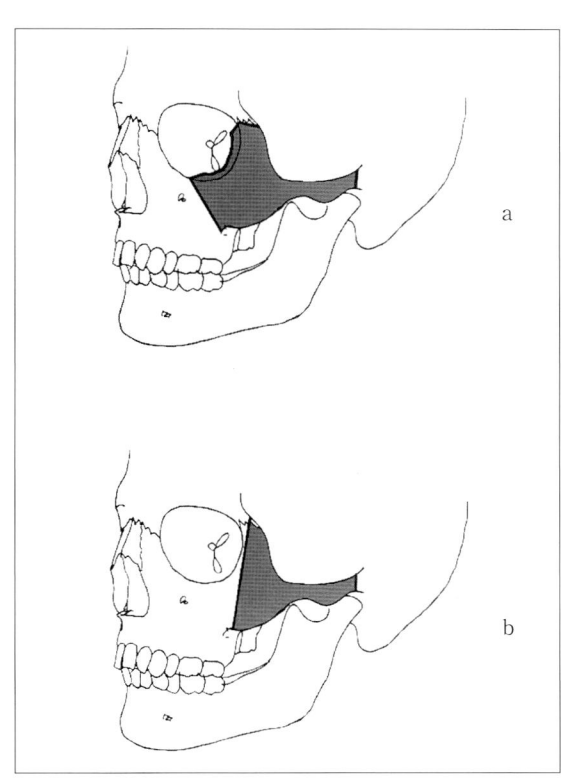

図11・6 頬骨骨切り術
(a) 眼窩内骨切りを含むもので，眼窩の変形を伴う陳旧性頬骨骨折などに用いられる。
(b) 頬骨のreductionだけを目的とした骨切り術である。

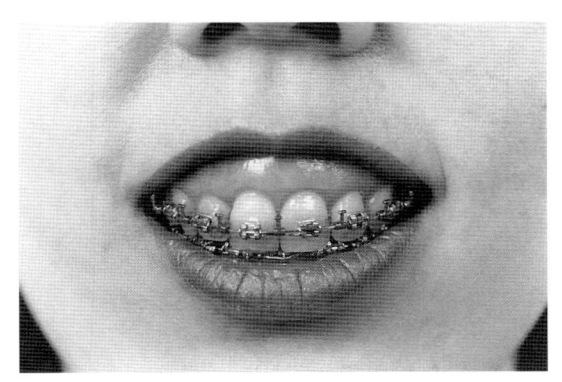

図11・8 Long face syndromeに伴うgummy smile

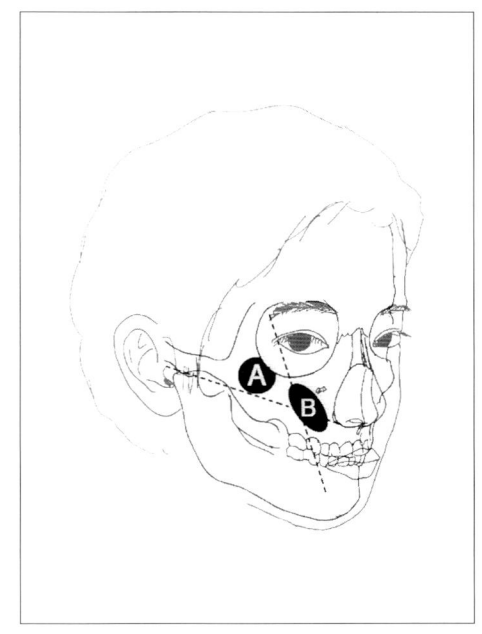

図11・7 頬骨augmentationの部位
A：Hindererが推奨する位置
B：当科でしばしば行う犬歯窩・頬骨augmentationの部位

を減少できる[5]。

　前方へ突出した高い頬骨は好まれる傾向にあるが，東洋人に多い側方に突出して前後的に扁平な頬骨は嫌われる傾向にある。変形の程度が軽いものには削骨術が行われ，高度な変形には頬骨骨切り術が行われる。削骨術は口腔内切開から上顎骨頬骨前面を骨膜下に眼窩下縁まで剥離し，頬骨前面をノコギリ，骨バーもしくはノミを用いて，頬骨体部の骨を切除する。眼窩下神経の損傷と上顎洞を開放しないように注意する。頬骨体部でも骨の厚みは6～7mm程度しかなく，切除量は自ずと限られる。

　陳旧性頬骨骨折のような眼窩の変形を伴う場合は，下眼窩裂の深さでの眼窩壁骨切りが行われ，頬骨を一塊として移動する。しかし，眼窩の変形を伴わない場合は，眼窩壁の骨切りは可及的前方で行うか，あるいは，眼窩壁を含まないような骨切りが行われる[8]（図11・6）。従来の頬骨骨切り術は頭部冠状切開から行われていたが，頭髪内に残る瘢痕や手術時間・出血量の増加などの問題から，最近ではもっぱら口腔内切開と耳前部切開からのアプローチからの骨切り術が行われる[8]。ただし，眼窩壁骨切り術を行う場合は下眼瞼もしくは結膜切開を必要とする。口腔内アプローチによる頬骨骨切りは盲目的操作となる部位が多く，術野のオリエンテーションには十分な注意が必要である。また，耳前部からの頬骨弓の離断では，頬骨弓を前方まで剥離し過ぎて顔面神経側頭枝麻痺を生じないように注意する。

　頬骨部のaugmentationに関する報告は欧米では多いが，Treacher Collins症候群のような先天異常を除くと，わが国では美容を目的とした頬骨部augmentationの症例は多くないようである。治療としては口腔内もしくは下眼瞼切開から骨膜下に骨・軟骨移植や人工材料の挿入が行われる。Hinderer[9]は頬骨へのシリコンインプラントの理想

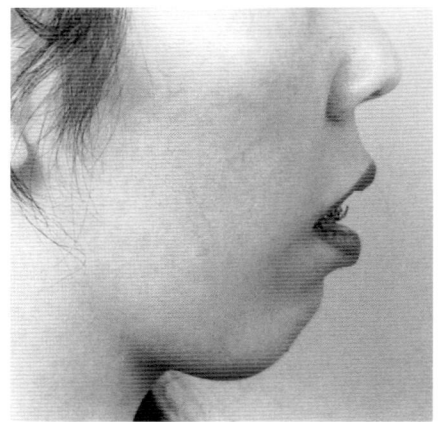

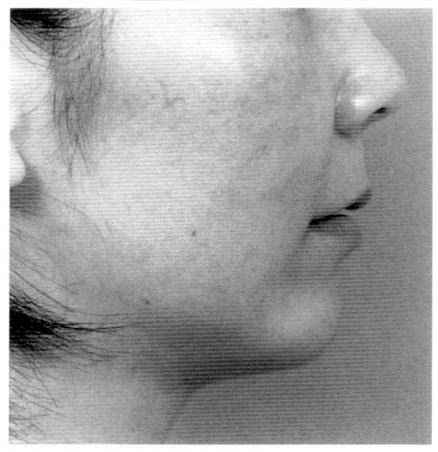

(a) 術前。上顎高の延長に伴う下顎の相対的後退。
(b) 術後1年4カ月の状態
図11・9　Long face syndrome

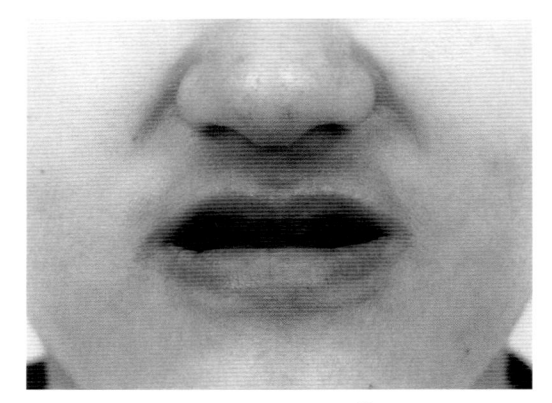

図11・10　Short face syndrome に伴う teethless smile
深い鼻唇溝が見られる。

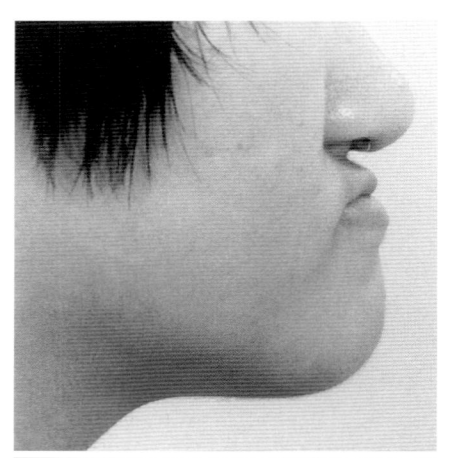

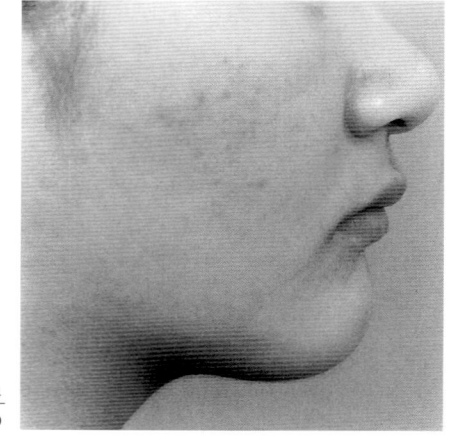

図11・11　Short face syndrome
(a) 術前。相対的下顎突出が見られる。
(b) 術後3年5カ月の状態

的な挿入の部位として外眼角部よりも外側に挿入することを推奨している。しかし，当科ではより前方で犬歯窩の後退も修正できるような部位への骨移植を行っている（図11・7）。したがって，頬骨augmentationと上顎骨のaugmentationの中間に位置する。ただし，骨移植後のaugmentation効果は予測がつきにくく，これはあくまで他の術式の補助程度の効果しかないものと考えている。

3. 上　顎

通常，上顎骨の手術の中で咬合異常というよりも形態的な意味合いの強い治療としては，上顎高の異常に対する上顎の移動術がある。

上顎高が正常よりも長い疾患はvertical maxillary excessまたはlong face syndromeと診断される。上顎の前鼻棘から歯槽骨下端までの長さ，特に前方の顔面高が長い。このため，笑った時に歯肉が過剰露出し，gummy smileとも呼ばれる（図11・8）。他には口唇閉鎖機能不全，安静時の上顎切歯の過剰露出，おとがい筋の過緊張が見られる。さらに，下顎が相対的に後方へ回転して，おとがいは後退して見える（図11・9）。

逆に，上顎高の短縮した症例はvertical maxillary deficiencyやshort face syndromeと呼ばれる。Long face syndromeと反対に，笑っても上顎切歯が露出しないため，teethless smileとも呼ばれる

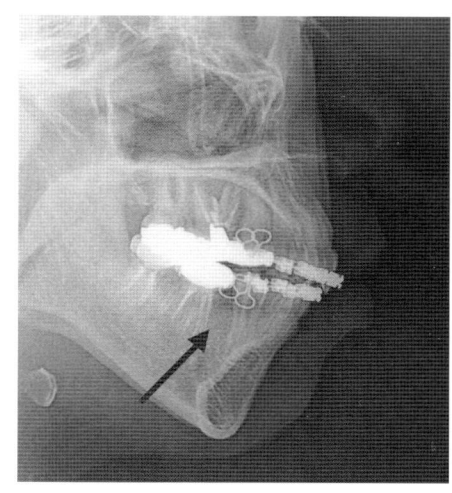

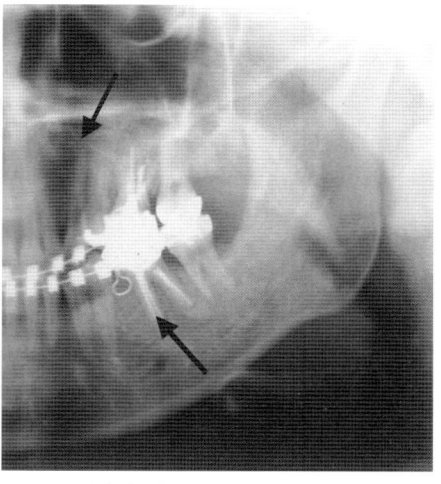

図11・12 矯正治療による前歯部後退
稀には歯冠に比べて歯根の移動が少ないことがある。

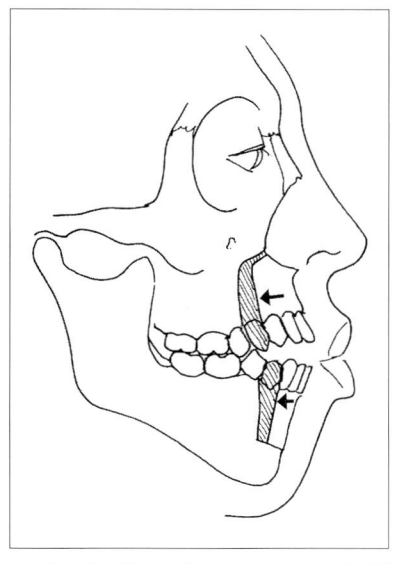

図11・13 Bimaxillary protrusion に対する segmental osteotomy

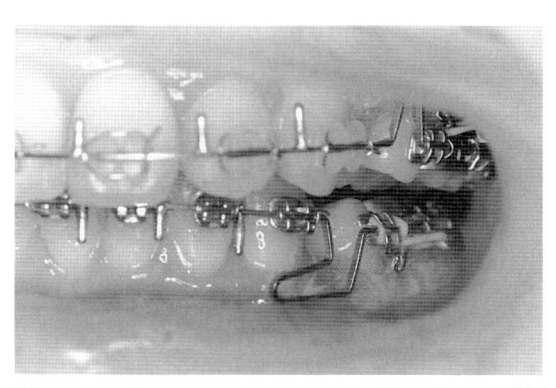

図11・14 Segmental osteotomy で用いるループをつけたワイヤー
骨切り後，直ちに装着する。

（図11・10）。前鼻棘から上顎歯槽までが短く，下顎が相対的に前突して見える。鼻唇溝が深く，老けた顔貌となりやすい（図11・11）。

治療はLe FortⅠ型骨切り術による上顎高の短縮または延長が行われる。上顎高の位置は上口唇との相関で決定する。安静時に上顎切歯が2～3mm露出し，笑うと上顎切歯の歯根部付近まで露出するのが正常と言われており，これを参考に位置を決める。ただし，後述するような bimaxillary protrusion が存在すると上口唇は上顎切歯に対して短くなる。Le FortⅠ型骨切り術による上顎高短縮の場合は，咬合に伴って術後にさらに短くなることがあるので過剰な短縮は避ける。逆に，上顎高の延長，つまり上顎骨の下方移動は術後にある程度の後戻りが起こるので過矯正が必要である。

臼歯部咬合には異常を認めないが，前歯部が突出する bimaxillary protrusion は東洋人に比較的多い変形である。本症は顎骨と歯牙の大きさの不均衡に基づく変形であり，しばしばおとがいの後退などを伴う。これに対する治療には観血的治療と非観血的治療があるが，いずれにしても歯牙を抜歯しないと十分な効果が得られにくい。通常，上下顎の第1小臼歯4本の抜歯が行われる。観血的に上下顎骨の第1小臼歯を抜歯後，segmental osteotomy を行う。非観血的治療は矯正歯科による治療であり，抜歯後のスペースを利用してマルチブラケットにより前歯部を後退させる。Segmental osteotomy では前歯部の後退が急速に得られ，また後退の方向を自由に調整できる利点がある。欠点としては入院・全身麻酔下の手術が必要であること，骨切除の際に歯根の損傷などが起こり得ることがある。非観血的な矯正歯科

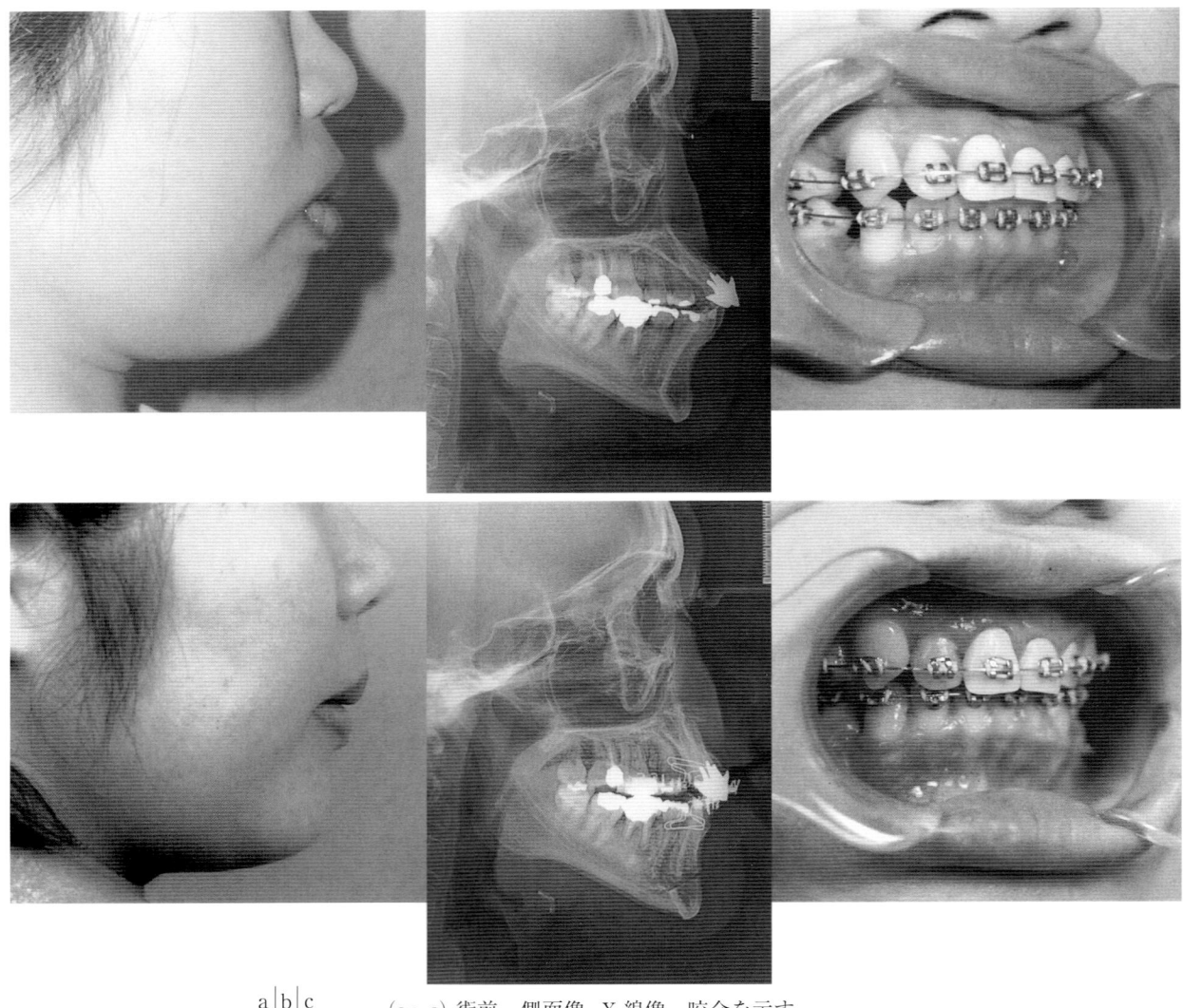

130   IV. Facial bone contouring surgery

a	b	c
d	e	f

(a～c) 術前．側面像，X線像，咬合を示す．
(d～e) 術後6カ月の状態
図11・15　Bimaxillary protrusion 症例

　治療は抜歯を除くと手術を必要とせず，歯根を損傷する危険もない．しかし，前歯部の後退に1年程度の長い治療期間を要する．形態における治療効果の両者の違いでは，segmental osteotomy の方が歯根部も含めて平行な後退が得られ，やや形態的には優れていると考えられる（図11・12）．

　Segmental osteotomy は口腔前庭粘膜の歯根に平行な小切開から行う．動力式の骨バーを用い，口蓋粘膜を損傷しないように指を添えてながら骨を削っていく[10]．骨切り後の骨片は口蓋粘膜・上口唇粘膜・鼻中隔の粘膜からの十分な血行を受けている（図11・13）．後方移動してアーチバーやミニプレートで固定する方法と，矯正用のマルチブラケットシステムを用いて骨切り部に隣接する歯牙を引き寄せる方法とがある．当科では後者を採用しており，骨切り後直ちに，ループ型に加工したワイヤーを装着させ，他の一切の骨固定は行わない（図11・14）．本法では削骨する歯根の方向を確実に把握することが重要である．したがって，術中に抜歯する方が歯根の方向が明らかであるので，削骨が行いやすい．また，削骨は控えめに行うことが重要であり，特に，術後に矯正装置を装着させる場合は危険を冒して歯根のぎりぎりまで骨切除を行う必要はない．Distraction osteogenesis と同様に骨切りされた部分は矯正力によく反応して前歯部の移動が得られる．この手術が患者に与える負担は比較的軽微であり，臼歯部での咀嚼は平常通り可能であり，腫脹も軽微である．このため，最小限の入院しか必要としない（図11・15）．

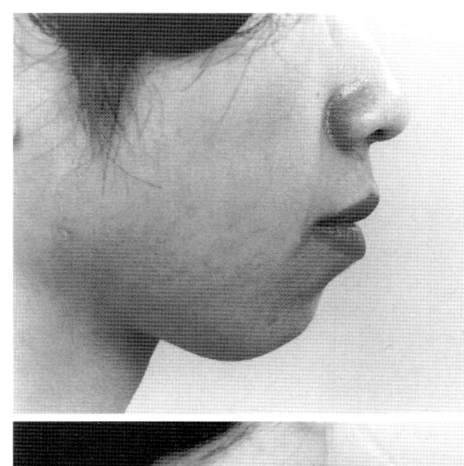

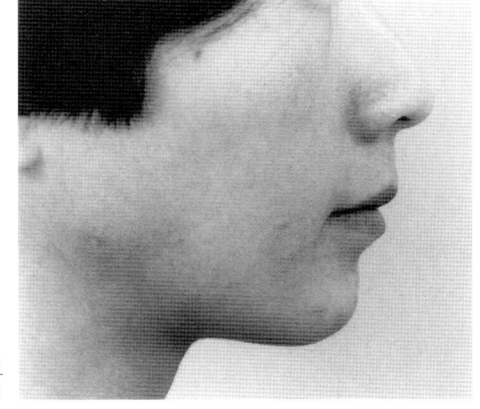

(a) 術前　　(b) 術後1年8カ月の状態
図11・16　おとがい後退に対するgenioplastyの症例

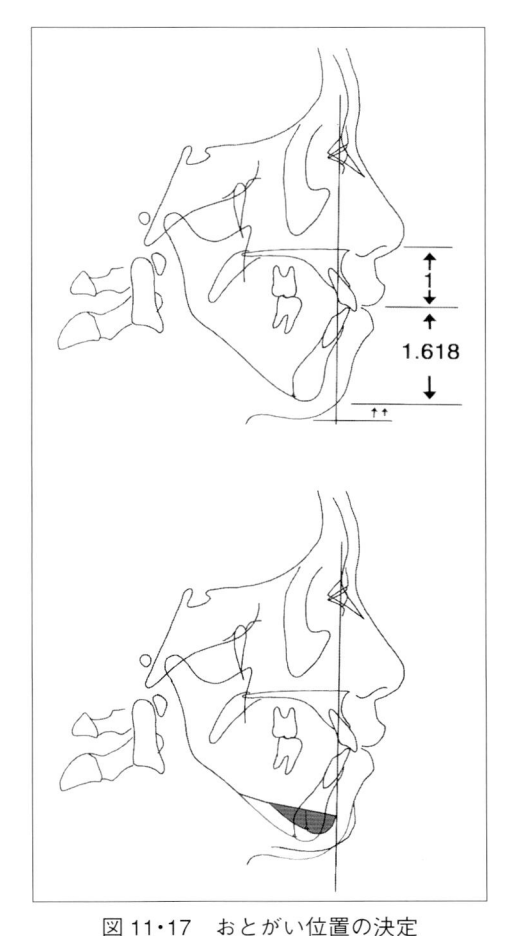

図11・17　おとがい位置の決定
当科では前後的にはA点の位置を指標とし，おとがい高は黄金比を参考に決定する。

4. 下　顎

おとがい部

　顔面骨の中で唯一の運動器である下顎骨は構造的にも強固で厚く，その輪郭が顔面の美醜を決定すると言われるほど目立つため，顔面の中では最も多くFBCSが行われる部位である。下顎でのFBCSはおとがい部と下顎角部で行われることが多く，おとがい部では下顎骨水平骨切り術によるgenioplastyとシリコンインプラント挿入が一般的である。

　Genioplastyは簡単な手術でありながら，形態に与える影響は大きく，おとがい部を前後・左右・上下のあらゆる方向へ移動することができる（図11・16）。元来，下顎の小さな日本人ではこの適応となる患者も少なくない[11]。下口唇内側の口腔前庭切開からおとがい部を骨膜下に剥離し，おとがい神経孔の位置を確認する。骨膜下剥離は骨切り術に必要な範囲のみを行うべきで，特におとがい部の下顎縁は剥離しないように指で保護しておく。下顎縁を含めたおとがい部を完全にdegloveすると，おとがい軟部組織の移動が不十分になるばかりでなく，おとがい下垂の原因ともなる。骨切りはレシプロケーティング・ソーやオシレーティング・ソーなどの動力式のノコギリを用いて行う。骨切りの高さはおとがい神経孔より少なくとも5mm下方で行う。骨切りされた骨片には舌骨上筋と下顎皮下組織が付着しており，十分な血行がある。移動後はステンレスワイヤーもしくはミニプレートを用いて，骨固定を行う。手術後の腫れを防止するために，おとがい部を数日間テープで圧迫する。

　おとがい高の短縮を行う場合は平行な2条の骨切りを行い，中間部分の骨片を取り除く。中間部分の骨には正中部で顎二腹筋が強固に付着しているが，それ以外の部分は骨膜下に容易に剥離できる。おとがい高を延長する場合は，通常の水平骨切り後の間隙に骨移植を行う。

　おとがい部の前後的な位置は臨床像とセファログラムを参考に決定する。臨床的にはRicketts[12]のE-lineを参考として，鼻尖と下口唇を結ぶ線上におとがいが接するようにプランを立てる。セファログラムではA点から2～3mm後方に顔面平面

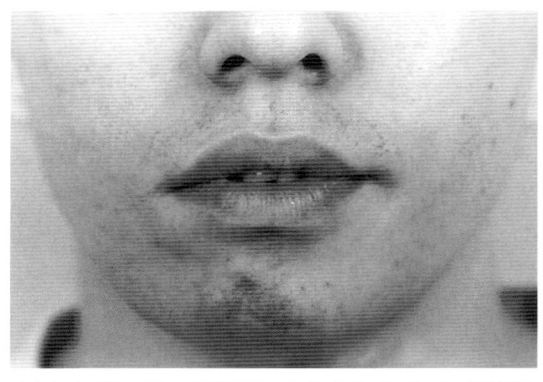

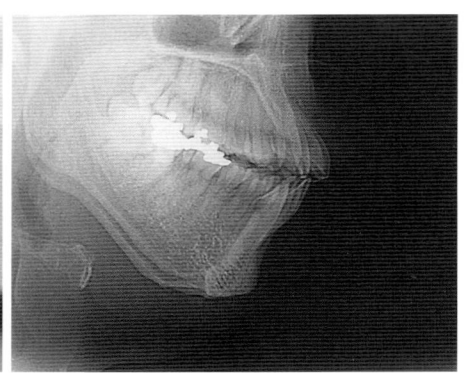

(a) おとがい筋の過緊張にもかかわらず，口唇閉鎖不全となっている。
(b) X 線像

図 11・18　おとがい下縁を切除された症例

(Nasion-Pogonion) が形成されるように計画を行う（図 11・17）。おとがい高の高さについては上口唇との黄金比を参考とするが，おとがい神経孔の位置によって短縮量には若干の制限がある。

　おとがい部へのシリコンインプラント挿入は広く行われている手術である。前述のごとく，骨内への埋没，感染，遊走などの合併症の危険があるが，手技は簡単で全身麻酔などを必要しないという利点がある。当然ながら，この方法はおとがいの後退に対する augmentation の目的だけにしか適応できない。Genioplasty と同様に下口唇の口腔前庭切開から骨膜下剥離を行い，骨膜下のポケット内に挿入する。挿入する部位はできるだけ下顎下縁に近いおとがいの先端が望ましい。実際には下顎骨前面の自然な彎曲のために上方に移動しやすいので注意を要する。

　おとがい高が長い症例に対するおとがい下縁の削骨術は口唇閉鎖機能不全などを起こすこともあって，推奨できない（図 11・18）。

下顎角部

　下顎角部の変形としては，良性咬筋肥大に伴う角部の側方突出や下方突出がよく知られている。角部の切除には口外法と口内法とがある。口外法は角部の下方の皮膚切開より直視下に下顎各部の切除を行うもので，効果は確実であるが頸部に瘢痕を残すことと，顔面神経下顎縁枝の損傷の危険を伴う。したがって，ほとんどの場合，角部の切除は口内法で行われる。口内法による角部切除はオシレーティング・ソーを用いて行う。オシレーティング・ソーを使用する場合は，必ず最大開口状態で行わねばならない（図 11・19）。開口が不十分であると骨切りは

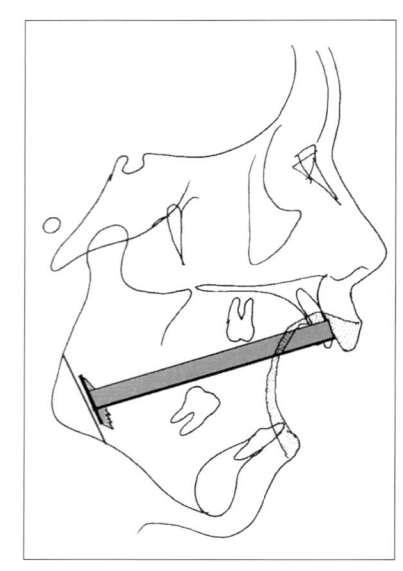

図 11・19　オシレーティング・ソーでの角部切除
　最大開口位にしないと骨切り線は上行枝に平行となりやすい。

上行枝の方へ向かいやすい。角部を自然な形態に削骨術するためには，いくつかの骨片に分割して切除する[13]。口内法では術中に骨切り位置が把握し難いので，内視鏡や喉頭ミラーを用いて骨切りの深さを確認し，切除量の調整と非対称性に留意する。

　角部の切除量が多すぎたり，角部切除線が凹面になると，角部の陥凹（えぐれ感）を呈して不満を訴えられることがあるので注意する。

　下顎角部の下方突出では四角い顔貌となる。四角い顔貌ではしばしば 2 級咬合不正を伴う症例が含まれる。下顎縁は水平となり，過蓋咬合を伴うこともある。咬合異常は矯正歯科的治療や時には顎矯正手術の適応となる。咬合異常を伴わない四角い顔貌では下顎角の切除とおとがい高の延長によって下顎縁

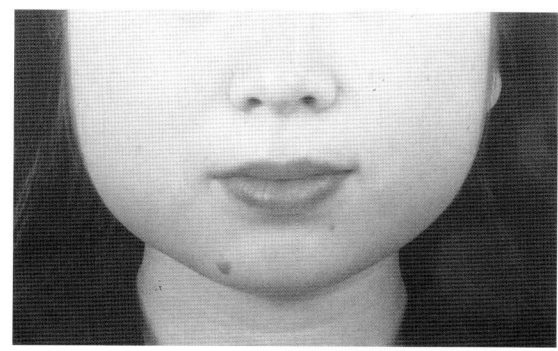

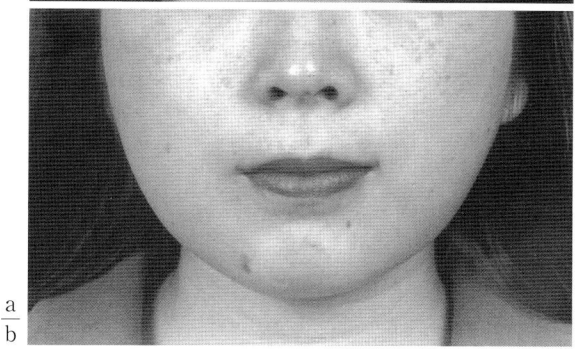

(a) 術前　(b) 術後6カ月の状態
図 11・20　良性咬筋肥大症
角部切除とおとがい延長による再建を行った。

の傾斜を大きくすることで改善が得られる（図 11・20）。

E 考　察

　FBCS はアプローチと手術法の選択が重要である。形態が優先される手術であるため，アプローチは口腔内などの可及的目立たない部位や小さなアプローチを心がけるべきであるが，解剖学的に危険な構造物には十分な注意が必要である。危険が予測されるときは，補助切開の可能性などの了解をとっておくべきであり，盲目的な操作で重篤な合併症を招くことのないように留意する。また，頭蓋顔面の骨格は本来目的にあった構造につくられており，形態のみを優先して本来の機能的な役割を損なわせることがあってはならない。自家組織に近い人工材料の開発が理想であるが，現在の医用材料にはそれぞれ一長一短がある。安全性，手術効果，患者の希望などを総合して，手術法の選択を行う。　（平野明喜）

文　献

1) Tajima S, Tanaka Y, Imai, K, et al：Extended coronal flap "Dismasking flop" for Craniofacial and skull base surgery. Bulletin OM C 39：1-8, 1993
2) 平野明喜：内眼角切開による眼球陥凹の治療．形成外科 45：303-310, 2002
3) Burm JS, Chung CH, Oh SJ：Pure orbital blowout fracture：New concepts and importance of medial orbital blowout fracture. Plast Reconstr Surg 103：1839-1849, 1999
4) Arakaki M, Yamashita S, Mutaf M, et al：Onlay silicon and hydroxyapatite-tricalciummphosphate composite (HAP-TCP) blocks intefere with nasal bone growth in rabbits. Cleft Palate Craniofac J 32：282-289, 1995
5) 平野明喜：Facial contouring surgery における augmentaion と reduction の併用―顔面骨形成における基本方針について―．形成外科 41：207-214, 1998
6) 梶ひろみ，梶彰吾，安楽邦明ほか：Frontal sinus hyperplasia の治療経験．形成外科 37：645-651, 1994
7) Ortiz Monasterio F：Aesthetic surgery of the facial skeleton：The forehead. Clin Plast Surg 18：19-27, 1991
8) Sumiya N, Kondo S, Ito Y, et al：Reduction malarplasty. Plast Reconstr Surg 100：461-467, 1997
9) Hinderer UT：Malar implants for improvement of the facial appearance. Plast Reconstr Surg 56：157-165, 1975
10) 平野明喜：顔面骨の骨切り術．形成外科 40：S59-S69, 1997
11) 平野明喜，田中克己，中島洋子ほか：日本人におけるおとがい形成について．日形会誌 9：440-452, 1989
12) Ricketts RM：Perspectives in the clinical application of cephalometrics. Angle Orthodont 51：115-150, 1981
13) Yang DB, Park CG：Mandibular contouring surgery for purely aesthetic reasons. Aesth Plast Surg 15：53-60, 1991

IV Facial bone contouring surgery

12 咬合に関与しない外科的手技

SUMMARY

顔面骨の輪郭形成術として比較的多く行われている下顎骨角部の形成術と頬骨突出の改善手術について記載した。これらの手術では特に患者の選択に注意を要する。まずは形態に対する患者の訴えと希望がわれわれ外科医にとって納得できる程度であるか，さらには手術治療によってその訴えの改善が可能であるか否かを判断することが最も大切である。

術前の評価は，下顎角部の形成術なら顔面正面・側面のX線像，頬骨の平坦化手術なら顔面軸位のX線像より把握し，手術による形態改善のシミュレーションを行い，説明と同意を得ておく。手術は下顎角部形成術では口腔内からの方法を基本とし，突出した角部の骨切除を術前のシミュレーションにできるだけ正確に施行することが大切である。また手術器具は下顎角部骨切り用の特殊な電動式，気動式のノコギリを使用して行う。頬骨平坦化手術でも口腔内法を基本とするが，年齢，性別に応じて口腔外からの方法も併用される。

また，頬骨の平坦化手術では，削骨による方法と骨切りした頬骨を移動させて結果的に形態の平坦化をはかる方法があるが，症例に応じて術式を選択する。また，手術器具は削骨術ではいくつかの幅のノミを使用して行うが，骨切り術では電動式のノコギリを使用して行う。乱暴な手術による術後合併症のないように丁寧な手術操作が必要である。術後は出血，血腫の貯留のないように配慮するが，腫脹は約1カ月はあるものと説明しておくことも大切である。

はじめに

顔面の骨格形態は元来個人特有のルーツを示す顔貌における根本的特徴であり，これを時の流行に応じて人為的に変えてよいものとは思われない。しかしその個人を特定すべき形態的特徴が仮に時の文化や流行としては好ましからざる形態であったとするならば，それにより個人が周囲から受ける悪口，暴言により個人が相当の精神的傷害を被ることも自ずと事実となってくる。このような視点から精神を病んだ個人の顔貌の形態的特徴である顔面形態を"いわゆる好ましい形態"，または顔面骨格の規格写真をもとに基準値周辺に当てはめることにより，少なくとも一般的には好ましい形態を形成でき，少しでも精神的負担の軽減をはかる目的で施行される外科的手術は大いに意義のある医療行為と考えられる。ここでは咬合に関与しない顔面骨格の形成術についてのみ触れるが，こうした観点より顔面骨格の外科的手術を考えた場合，わが国ないし東洋人における比較的多い顔面骨格の特徴的所見としては，横方向に広い顔，扁平な顔（鼻を含めた）と厚い瞼を認める。そのうちでも幅広い顔を形作る横方向に張り出した下顎角部と前外側に突出した頬骨が，顔面骨格としてはおもな特徴的所見となる。したがってここでは下顎角部の突出と頬骨の突出について，またその外科的治療について記載する。

A 概 念

顔面形態は頭蓋形態と密に関係を持ち，特に顔面の幅径は頭蓋底の幅径により決定されるが，例えば下顎骨の角部や頬骨体部から弓部にかけての突出変形などは頭蓋底を無視して顔面骨の幅径に直接関与してくる。さてわが国における顔面の美形の変遷について詳細な解説はできないが，わが国の文化的背景をもとに顔面の美形を考察すると，少なくとも頬の前後的，水平方向への張り出しによる幅広く大き

な顔はいわゆる美形とは一般的に考えられていないと思われる。同様に下顎骨の横方向ないしは後方への張り出しによる"いわゆるえら張り"(ちなみに欧米文化ではこのような特徴的表記はなされていない)も,わが国の文化的背景からして"美形"とは考えにくい。むしろ細面,細長で滑らかな顔面の輪郭と大きい顔よりはむしろ小さな顔(いわゆる小顔)を美形として好むように思われる。したがってわが国で多くの人に比較的納得でき,かつ多く施行される facial bone contouring surgery は下顎角部を主体とした下顎形態ならびに頬骨突出の縮小手術である。

B 下顎骨角部突出について

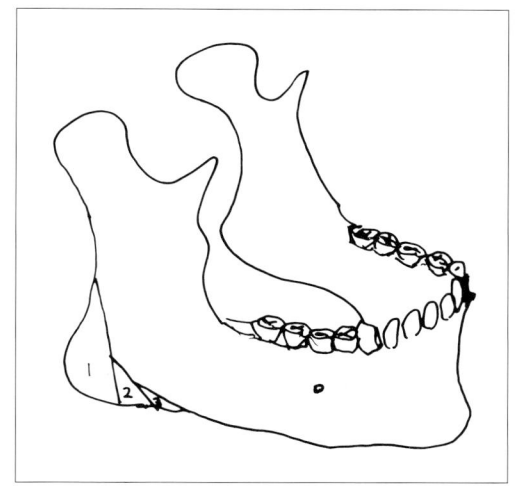

図12・1 Yangらの提唱する multistaged osteotomy のシェーマ

1. 術前の評価

下顎骨角部突出の程度をまずは視診で評価する。ついで顔面単純X線像またはセファログラムで顔面骨格の評価をする。これにより顔面輪郭の骨格形態がほぼ把握できる。下顎角部の骨切除による顔面輪郭の縮小化について上記画像をもとにシミュレートし,おおまかな新たな輪郭をイメージしておく。その際,極端な骨切除による極端な縮小化は後述する合併症を併発するため慎まねばならない。骨切除は突出した角部による顔面のごつごつした形態をあくまでも滑らかな形態に整えることをイメージすることが大切である。著者は下顎枝から下顎体部にかけてを順次滑らかに骨切除してゆく方法をおもに用いている[1]。その際,骨切除の量が大きいと当然のことながら下歯槽神経管を損傷することもあり得る。

2. 手 技

手術は基本的には外表に傷をつけずに口腔内から展開する。下顎枝前面の切開から骨膜下を十分に剥離する。特に下顎骨下縁内側の内側翼突筋の剥離を十分に行うが,角部の一部を剥離せずにおくと,角部の骨切り後,骨片が内側へもぐり込むのを予防できる。適切なリトラクターを使用して十分な視野を展開しても切除すべき骨の大きさを正確に確認することは難しい。しかし術前に予定した骨切除量をできるだけ正確に維持した骨切りを行うことが,最大のポイントとなる。骨切除は柄の長いオシレーティ

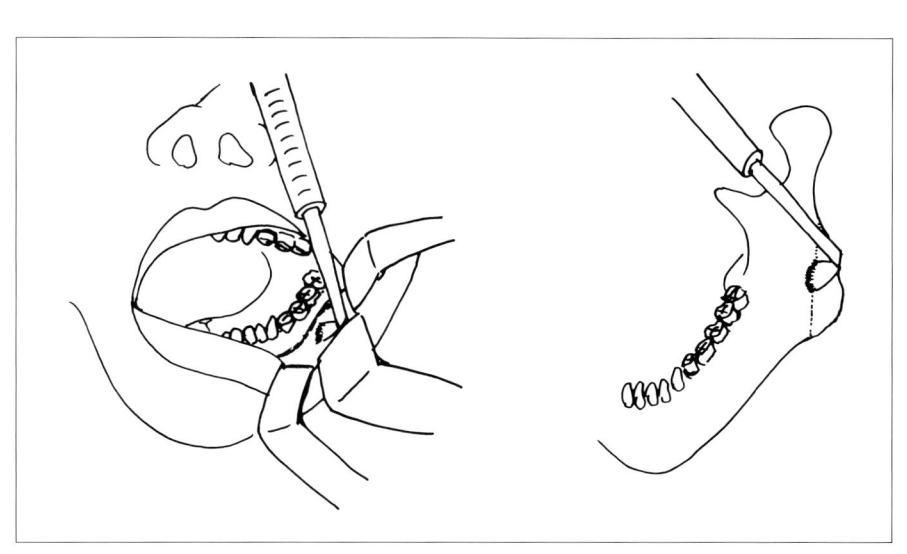

図12・2 口内法による下顎角部切除術のシェーマ

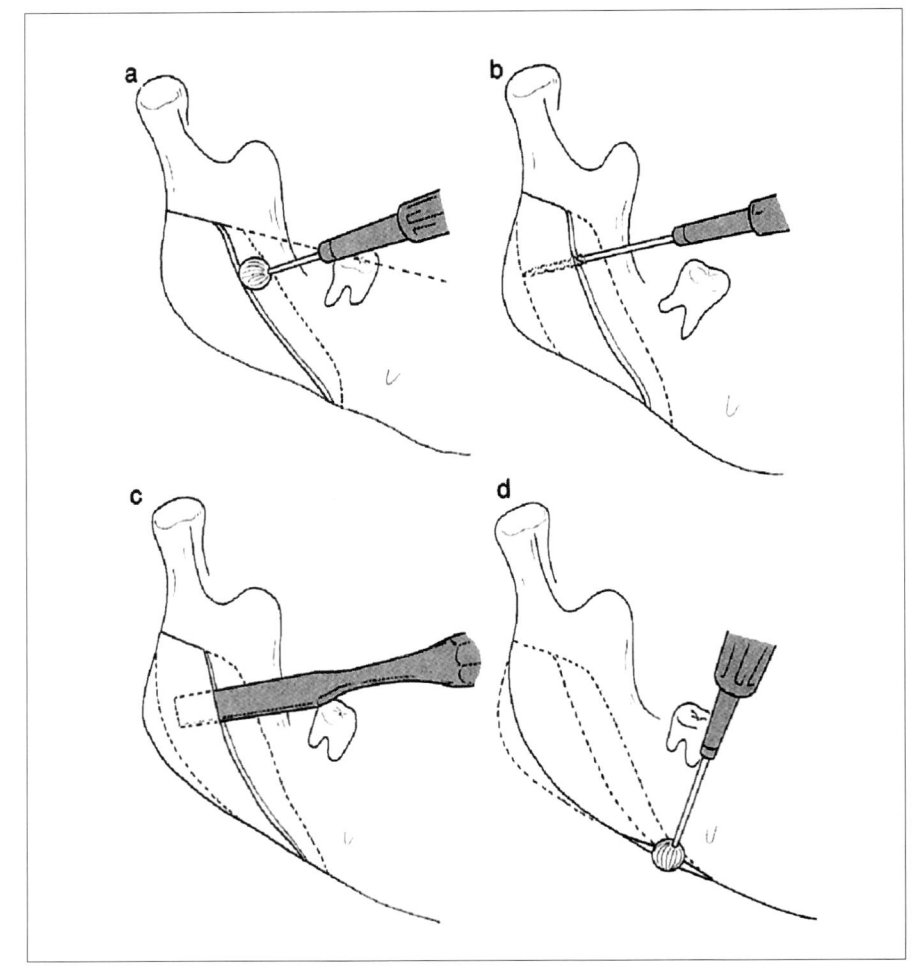

図 12・3　Deguchi らの報告した angle-splitting ostectomy のシェーマ
(出口正巳ほか：下顎角形成術（良性咬筋肥大症），美容外科手術プラクテイス 2, p330，市田正成ほか編，文光堂，2000 年より引用)

ング・ソーを用いて行い，ついでその前方下方の角張った部分を順次追加切除して下顎枝から体部にかけてを滑らかな形態に整える（図 12・1, 2）。骨切り断端の鋭利な部分は電動バーを使用してできるだけ滑らかにしておく。咬筋の切除は基本的には必要がないようであるが，患者の要望が強い場合には咬筋内側の部分切除を行うこともある。また Deguchi ら[2] は角部の splitting 手術を提唱しているが，症例によっては有用な術式と思われる（図 12・3）。最後に止血を確認し，持続陰圧ドレーンを留置して手術を終了する。

3. 術後管理

術後は下顎角部を中心に Barton 包帯固定をして骨切除部および咬筋部分を全体的に圧迫固定しておくことが大切である。持続陰圧ドレーンは血液の貯留がなくなり次第，速やかに抜去する。術後の腫脹は最低 1 週間，全体的な腫脹は 1 カ月は継続する。また開口制限も生ずるので，術後約 3 週頃から徐々に開口訓練を開始する。

C 頬骨突出について

1. 術前の評価

頬骨の突出程度を視診し，顔面軸位の X 線像，時には顔面軸位の CT 像をもとに評価する。顔面の横幅を決定する部分として頬骨は重要な要素であるが，頬骨は側頭骨の頬骨突起と接合しているため頬骨幅は中頭蓋底の形態によって決定される。したがって頬骨の突出と頬骨弓の突出の程度と手術による改善の限界を評価したのち，患者に説明して納得させておくことが大切である。

2. 手 技

手術法は原則として削骨法と骨切り移動による頬骨の平坦化手術法がある。一般には口腔内法により頬骨体の突出部を中心として削骨を行う。頬骨弓部の削骨までは口腔内からのアプローチでは困難と考えられる。そのため頬骨弓の後方部分は耳前部切開などを使用して弓部を展開したのち，前後両側からのアプローチにより展開し，削骨または骨切り術を行う[3]（図12・4）。口腔内法による骨切り術では頬骨体部から弓部にかけた部位をレシプロケーティング・ソーなどを使用して骨切りする。また弓部後方の骨切りは耳前部切開から直視下にオシレーティング・ソーまたは骨ノミを使用して骨切りしたのち，弓部を内方へとinfractureさせて，弓部の平坦化をはかる方法もある[4]。その際，内方へと移動し過ぎることのないような配慮が必要だが，し過ぎるようであれば前方部分に鋼線を使用して軽く固定することもある。最後に出血点の確認をし必要に応じてペンローズ・ドレーンを挿入して手術を終了する。

3. 術後管理

術後は頬部全体にガーゼをあて，包帯で軽く圧迫固定をして止血効果と腫脹防止効果を期待する。適宜レストンパッドを使用するのもよい方法である。口腔内を清潔にし，消毒，食後のうがいを励行し，創からの感染に注意する。ドレーンは適宜抜去し，術後約1週間で耳前部の縫合糸は抜糸する。腫脹は約1カ月継続するが，徐々に改善してくる。

D 症　例

【症例1】24歳，女

下顎角部突出の改善を希望して来院した。下顎角

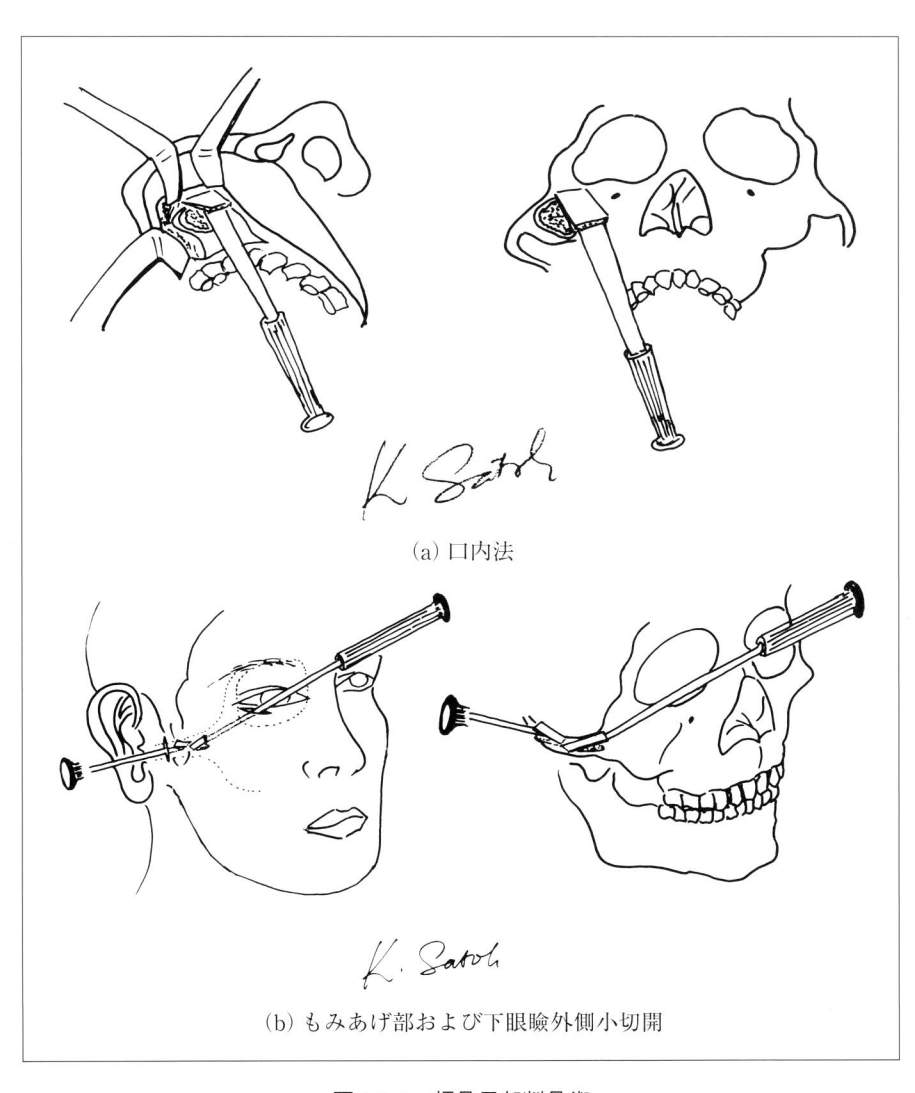

(a) 口内法

(b) もみあげ部および下眼瞼外側小切開

図12・4　頬骨弓部削骨術

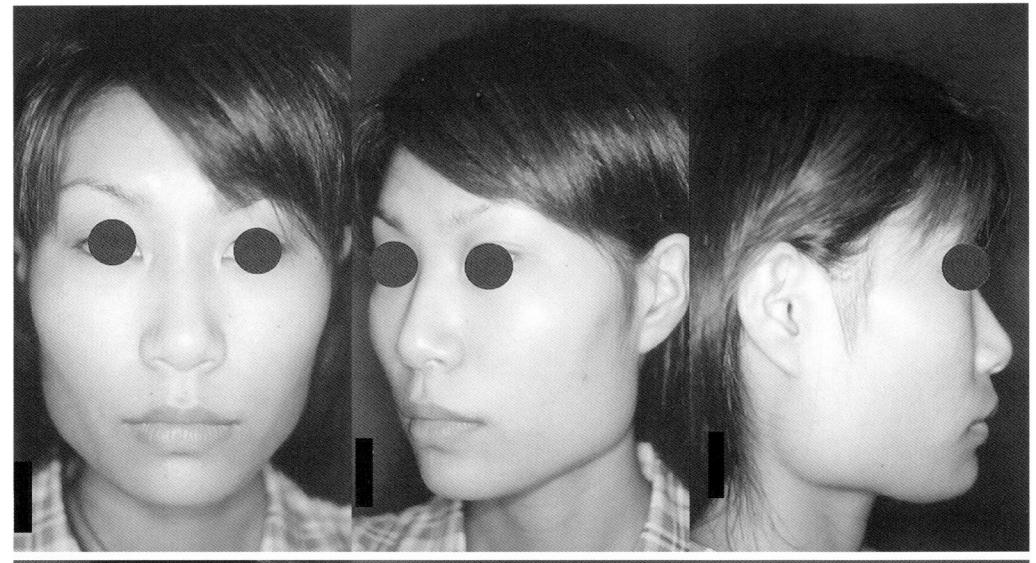

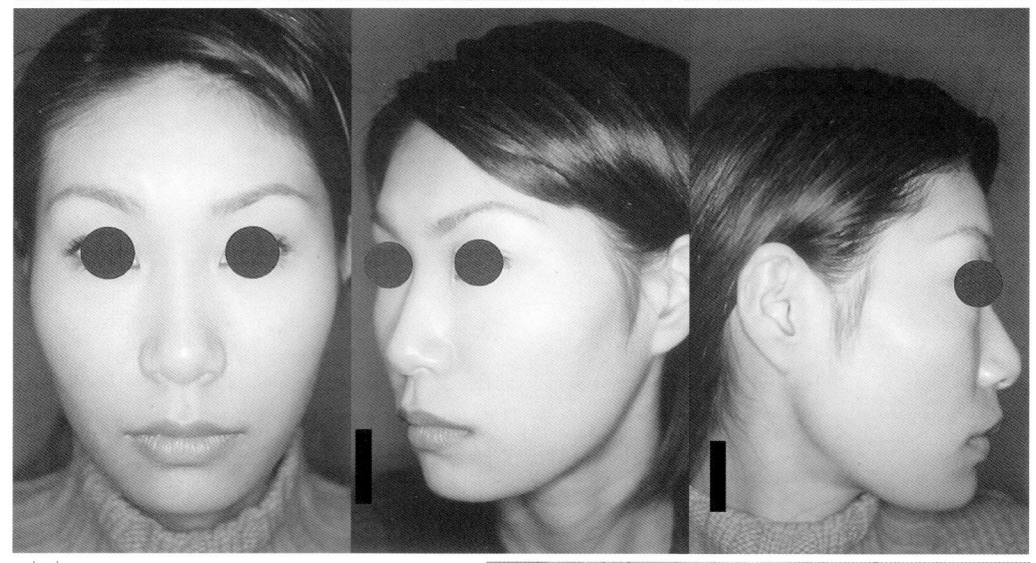

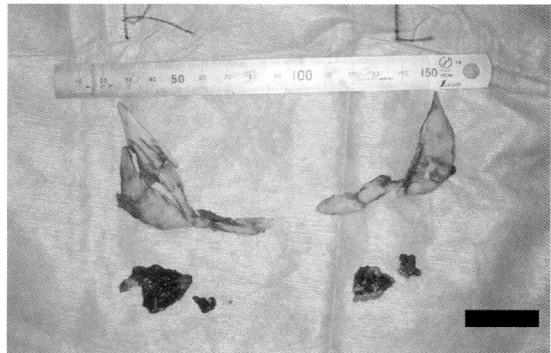

138   IV. Facial bone contouring surgery

a	b	c
d	e	f
	g	

(a〜c) 術　前
(d〜f) 術後6カ月の状態
　　 突出した下顎角部の改善し，滑らかに
　　 なった形態がよくわかる。
(g) 切除した下顎角部

　　　図12・5　症例1：24歳，女

部は外側へ張り出した形態となっていた。子供の頃より下顎角部の突出が気になっており，これのためにいじめを受けていたこともあったとのことである。心理的背景は十分に納得でき，また手術治療により突出した下顎角部形態の改善が期待できると思われたため手術を決定した。顔面単純X線像より，下顎角部切除の術前シミュレーションを行い，おおよそ切除の最大幅を12mm程度にして下顎枝から体部にかけての骨切除により滑らかな下顎形態の獲得を目的に全身麻酔下に手術を施行した。術後経過は特に問題なく，著明な腫脹は約2週程度で，1カ月でかなりの形態の改善が認められ満足すべき結果となっている。術後2年の現在，特に問題はない（図12・5）。

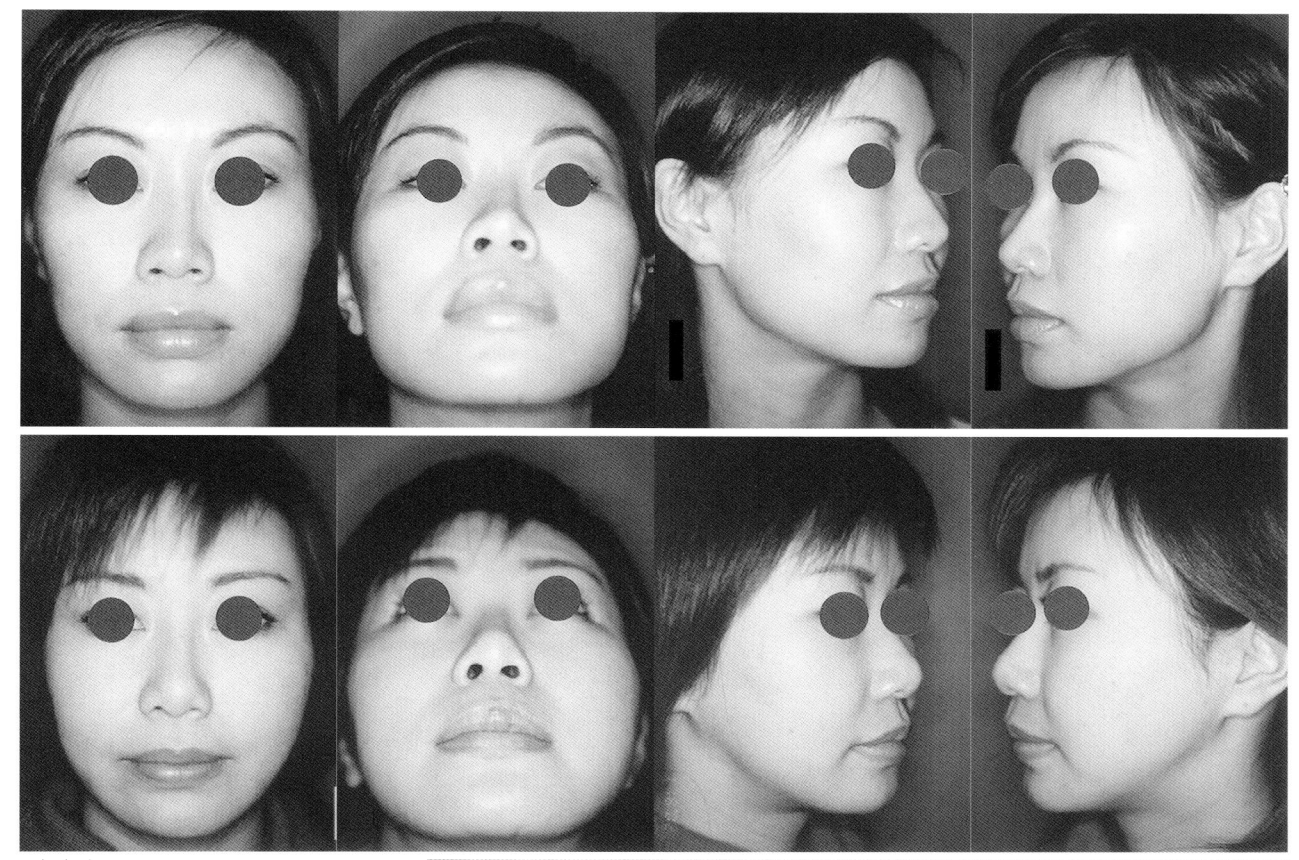

a	b	c	d
e	f	g	h
	i	j	

(a～d) 術　前
(e～h) 術後6カ月の状態
　　頬骨の突出感の軽減および下顎角部の突出の改善を認める。
(i) 術中所見
　　術前突出した頬骨部分を同心円状に印をつけて，削骨時の目安としている。
(j) 摘出した頬骨および下顎角部の突出部分

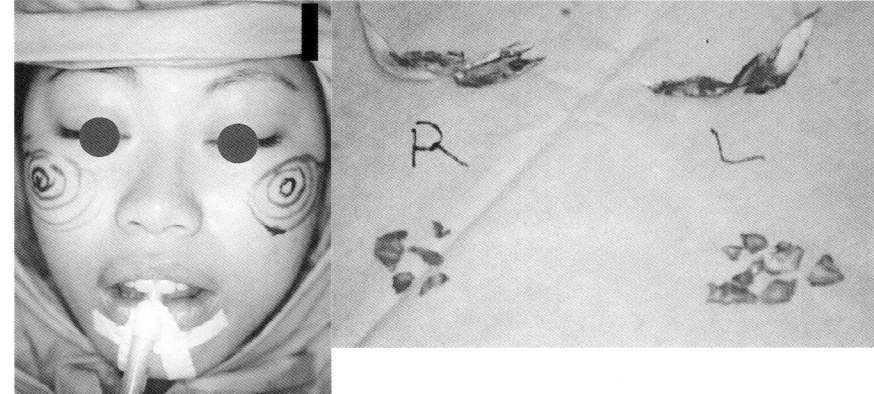

図12・6　症例2：27歳，女

【症例2】27歳，女

　顔面幅の縮小について，頬骨突出の改善および下顎角部の突出の改善を希望して来院した。手術希望に対する心理的背景には特別に納得できることはないが，小顔を強く希望し手術による改善効果も期待できると判断したため，手術治療を計画した。縮小の希望は頬骨弓よりも頬骨体部が中心であったため，口腔内法による頬骨の削骨術の適応と判断し，手術を施行した。また下顎角部の骨切除も口腔内法により施行した。術後頬骨の突出感の軽減および下顎角部突出は改善し，術前の希望はほぼ満足できた（図12・6）。

E　考　察

　近年の美容外科の進歩とともに顔面骨への外科的操作による facial bone contouring surgery も進歩したが，特に Baek ら[5] による口腔内法による下顎角部の骨切除術と冠状切開からの頬骨骨切り術，Onizuka ら[6] の口腔内からの頬骨削骨術以降，韓国，わが国において普及してきた手術である[1,2,7]。当手術は他のいずれの美容外科手術と同様であるが，その適応の選定が重要である。特に顔面骨の骨切除を主体とした contouring 手術では，取り過ぎた骨を

術後元に戻すのは，難しく，治療をするにしてもかなりの苦労を伴うと思われる。したがって適応の選定には注意をし，明らかに下顎骨角部の突出や頬骨の突出などを認め，手術治療による骨切除で改善の見込みが期待できると判断される患者を選定する必要がある。程度の軽い人や非常に細かな訴えの多い人には手術を中止する果断も時には必要であり，または行う手術について患者と何度も話しをしてお互いの確認を十分にとっておくことが大切である。内科的な合併症を持った人には時に禁忌の可能性もあり得る。

手術による合併症は出血，神経損傷，形態の非対称，過小手術，過大手術などがある。出血は特に下顎角部の骨切除による周囲の動静脈への損傷や咬筋の部分切除による咬筋からの出血などがある。神経損傷は骨切除が大き過ぎれば，下歯槽神経を損傷する。止血操作の最中に下顎縁枝への損傷や筋鈎の引き過ぎによる筋肉への影響を残すこともある。

また，骨切り手術の手技上の問題としては，当手術は視野の狭い手術であるため，骨切り部位が十分に確認できず関節突起へと骨切りが及んだという症例に遭遇したことがある。そのようなことのないよう十分な配慮と，不安であるならば躊躇せずに内視鏡を使用して骨切り部位を確認することも必要である。

頬骨突出の切除術は両側冠状切開，口腔内法により問題点は異なる。また削骨術を採るか，骨切り移動術を採るかによっても異なる。冠状切開による頬骨突出の平坦化手術では視野が十分にとれて手術操作が容易であるという利点はあるものの，手術侵襲は大きくなり，操作に手間取ると出血が多量となってしまうこともあり得る。したがって今では冠状切開からの頬骨の平坦化手術は敬遠されているようである。しかし中高年以降で額のしわの多い患者には冠状切開による前頭挙上術を同時に施行できるため有用な方法ではある[3]。一方，口腔内からの展開のみで頬骨体部の突出の平坦化は容易であるが，頬骨弓部の平坦化には難がある。そこで，耳前部の小切開からの展開を追加してこちらからの骨切りないしは骨切除を施行することにより，平坦化は施行できる。またYangら[4]の提唱する頬骨弓へのin-fracture techniqueは手術操作も比較的低侵襲であるが，左右をほぼ同様に同程度に骨切りin fractureさせることは技術を要するようである。

しかし，いずれの方法にしろ一つの方法に精通すればほぼ安定した結果が得られるとは考えるが，できるだけ合併症の少ない手術を心掛けるべきかと思われる。

（佐藤兼重）

文　献

1) Satoh K：Mandibular contouring surgery by angular contouring combined with genioplasty in Orientals. Plast Reconstr Surg 113：425-430, 2004
2) Deguchi H, Iio Y, Kobayashi K, et al：Angle-splitting ostectomy for reducing the width of the lower face. Plast Reconstr Surg 99：1831-1839 1997
3) Satoh K, Ohkubo F, Tsukagoshi T：Consideration of operative procedures for zygomatic reduction in Orientals. Plast Reconstr Surg 96：1298-1306 1995
4) Yang DB, Park CG：Infracture technique for the zygomatic body and arch reduction. Aesth Plast Surg 16：355-361 1992
5) Baek SM, Kim SS, Bindinger A：The prominent mandibular angle；Preoperative management, operative technique and results in 42 patients. Plast Reconstr Surg 83：272-278 1989
6) Onizuka T, Watanabe K, Takasu K, et al：Reduction malar plasty. Aesth Plast Surg 7：21-25, 1983
7) Yang DB, Park CG：Mandibular contouring surgery for purely aesthetic reasons. Aesth Plast Surg 15：53-60 1991

IV Facial bone contouring surgery

13 咬合に関与する外科的手技

SUMMARY

美容外科におけるFacial bone contouring surgeryは，近年顔面骨の削骨のみならず顎顔面外科の手法を取り入れ咬合に関与する部分にまで及ぶようになり，より術式選択の幅が広くなってきている。そこで，顔貌の特徴をいくつかに分類し，セファログラム分析とも重ね合わせ，術式を選択するようにしている。本稿では特に咬合に変化を与える術式の選択基準や手技につき述べるが，その中でSNA，SNBの重要性はもちろんのこと，Pogonionの空間的な位置が重要になってくることも合わせて述べた。

はじめに

美容外科におけるfacial bone contouring surgeryというと顔面骨を削骨する術式が一般的であるが，最近は顎顔面外科の手法を美容外科の中にも取り入れることが多くなってきた[1]。このことは，美容外科におけるfacial bone contouring surgeryの幅を広げ，さまざまな症例に対応することを可能にしたとも言える。ただ，美容外科を訪れる患者は先天異常があるわけではなく，広い意味での正常顔貌をしている。そのため診断が明確でなく，患者の訴えが治療の主体となってしまうことが多い。そこで顔貌の特徴をいくつかに分類し[2]，それに応じた術式を選択するようにしているので実際の症例を交えて紹介する。

A 術前の評価

術前の評価には臨床写真，正面および側面セファログラム，オルソパントモグラムを用いる。3D-CTや実体モデルなどもあれば便利であるが，そのコストを考えるとなかなか現実的ではないところがある。セファログラムの分析には多くの方法が提唱されている[3)～5)]が，著者はこの中でSN-distance，SNA，SNB，SN-MP，U1-SN，L1-MP，SN-Pogを重視している。

臨床写真，セファログラムの分析などから術式を決定するが，美容外科においては，通常の医療行為と違い診断が明確にならずに手術法を決定しがちになる。この点を少しでも改善するため，臨床経験をもとに美容外科を訪れる患者の顔貌を検討し，一見正常な咬合を持ち合わせている患者の顔貌の特徴を分類した（表）。そして実際の顔貌とセファログラム分析からどの顔貌と診断されるのか判断し，術式選択の参考にしている。もちろん顔貌はこの7種類に完全に分類されるのではなく，これらが混在するものも存在するため必要に応じ術式を選択していく。

表　顔貌の分類

1. Bimaxillary protrusion	SNA，SNBが正常より大きく，ANBが正常。SN-PogはSNBより小さい
2. Bimaxillary prognathism	SNA，SNBが正常より大きく，ANBが正常より小さい。SN-Pogは正常より大きい
3. Long face	SN-MPが正常より大きく，vertical heightが大きい。SN-Pogは正常より小さい
4. Square face	SN-MPが正常より小さい
5. Prominent zygoma	頬骨の突出を認める
6. Bird chin	SNB，SN-Pogが正常より小さく，SN-MPが正常より大きい
7. Facial asymmetry	正面セファログラム上，軸偏移を認める。下顎だけのものと，上下顎ともに偏移を認めるものがある

この分類の中でおもに咬合に関係する bimaxillary protrusion, bimaxillary prognathism, long face, facial asymmetry を中心にここでは述べる。

B 術式の選択

1. Bimaxillary protrusion

SNA, SNB が正常より大きく SN-Pog が正常であるため上下顎分節骨切り術を選択する。

2. Bimaxillary prognathism

SNA, SNB ともに正常より大きく, SNB, SN-Pog がともに SNA より大きいので, 上顎より下顎の移動量が大きくする必要があるため, 上顎分節骨切り術と下顎矢状分割骨切り術（下顎枝垂直骨切り術）を選択する。

ANB が 0° もしくは -1° 程度であれば上下顎分節骨切り術に加えおとがい形成術を選択し SN-Pog の正常化を図ることもある。

3. Long face

Le Fort I 型骨切り術による短縮と下顎矢状分割骨切り術もしくは下顎枝垂直骨切り術で咬合の調整を図る。

4. Facial asymmetry

下顎だけの偏移を認めるものは下顎矢状分割骨切り術もしくは下顎枝垂直骨切り術を選択する。

上下顎の偏移を認めるものは Le Fort I 型骨切り術と下顎矢状分割骨切り術もしくは下顎枝垂直骨切り術で顔面の正中化を行う。

C 手 技

1. 上顎分節骨切り術

上顎分節骨切り術は, 臼歯を抜歯しその部分の歯槽骨を切除し, そのスペースを利用し前歯部を後退させる手術である。抜歯される歯は, 後退量, 歯牙の状態などから選択される。手術は抜歯が予定された歯牙の直上に上口腔前庭垂直切開を置き（図 13・1-a), 上顎骨前面を梨状孔まで剥離する。剥離が終了したら抜歯を行い, 隣接歯牙を損傷しないようにその部分の歯槽骨を切除する。つぎに硬口蓋を粘膜下に剥離し, ノミで後鼻棘にめがけ V 字に骨切除を行う。ついで抜歯された歯槽基底から梨状孔へかけて, 上顎骨前面に逆 L 字型に骨切りを施行する。最後に鼻孔より鼻中隔を離断し, 骨切りを完了する。前歯部を後方に移動する際, 骨切り部のバリにより十分に後退しないことがあるので, リュエルなどでバリを切除し十分に後退させる。固定は 26G ワイヤーによる歯牙結紮のみで十分である（図 13・1-b)。

2. 下顎分節骨切り術

上顎分節骨切り術と同様に, 抜歯する歯を決定するが, 下顎の場合はおとがい神経があるので小臼歯にとどめておくのが無難である。手術は抜歯が予定された歯牙を結ぶ U 字型下口腔前庭切開よりアプローチし（図 13・2-a), 下顎骨を露出する。この際おとがい神経を確認し, 損傷しないように十分に注意する。骨切り線をデザインした後（図 13・2-b), 上顎と同様にまず歯牙を抜歯し, 隣接歯牙の方向, 長さを確認し, 歯根を損傷しないように歯槽骨および下顎の水平骨切りを行う。この際, 犬歯の歯根が一番長いので注意する。前歯部を後方に移動すると, 前歯部が臼歯部より高くなることがあるので, その場合は水平部分の骨を切除し高さの調節を行う（図 13・2-c)。固定は正中部分に 26G ワイヤーでマットレス縫合を行い, さらに歯牙結紮を行う（図 13・2-d)。

3. Le Fort I 型骨切り術

U 字型上口腔前庭切開もしくは midface degloving 法によりアプローチし, 上顎骨前面を剥離する。梨状孔外縁, さらに上顎骨後面から翼状突起外側板外側へと剥離を進め, 術野を展開する（図 13・3-a)。上顎骨前面に骨切り線をデザインし, サジタールソーで上顎洞前壁の骨切りを行う。続いてノミで上顎洞内側と外側の骨切りを行う。ノミを進めていくと口蓋動脈の手前で音が硬くなるので, そこでノミを止める。この操作は慣れるまでは内視鏡を使用するのもよい方法である。ついで Tessier の曲ノミで翼突上顎連合の離断を行う。十分に骨切りが行われていれば, ロー鉗子を使用するまでもなく指

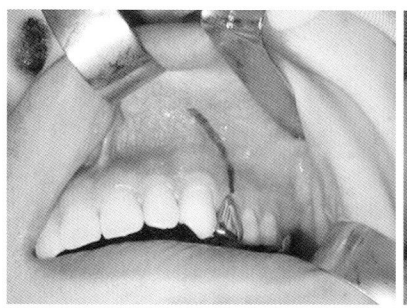

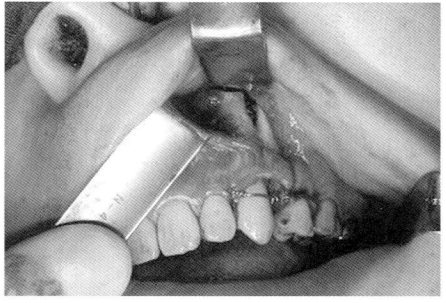

(a) 上口腔前庭垂直切開のデザイン　　(b) 歯牙結紮を行ったところ
図 13・1　上顎分節骨切り術

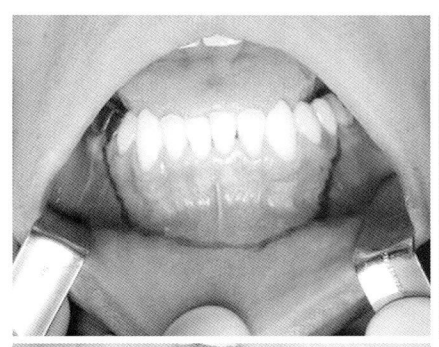

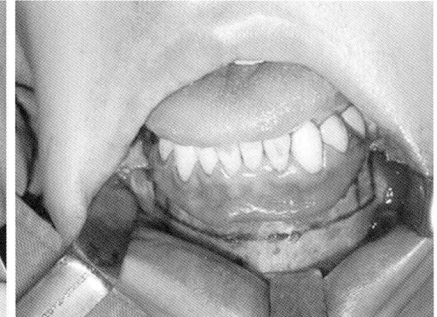

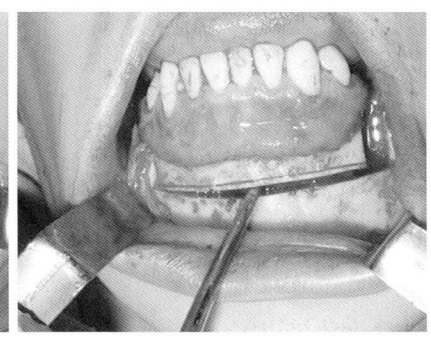

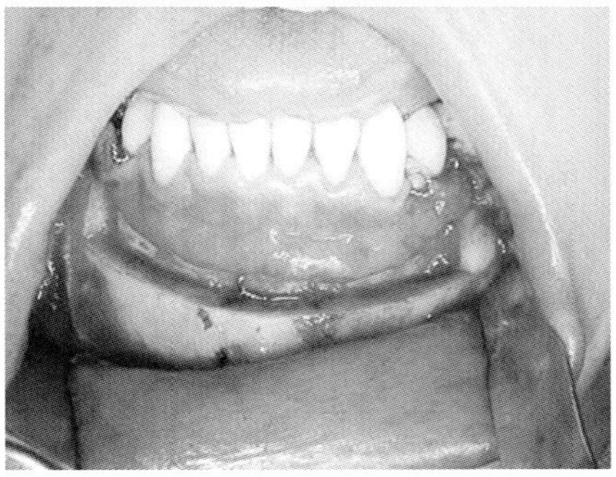

a	b	c
d		

(a) U字型下口腔前庭切開のデザイン
(b) 下顎分節骨切り術のデザイン
(c) 高さ調整のため水平部分の骨切除を行う
(d) 26Gワイヤーで固定を行った
図 13・2　下顎分節骨切り術

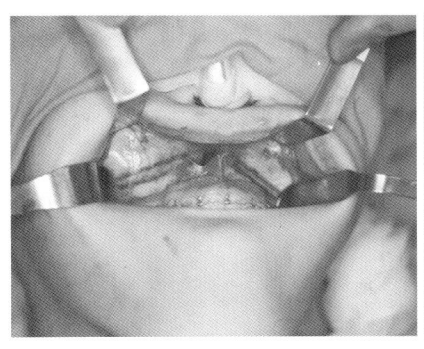

(a) Midface degloving法により術野を展開する。
(b) Down fractureは指で可能である。
(c) プレート固定（U字型上口腔前庭によるアプローチ）
図 13・3　Le Fort I型骨切り術

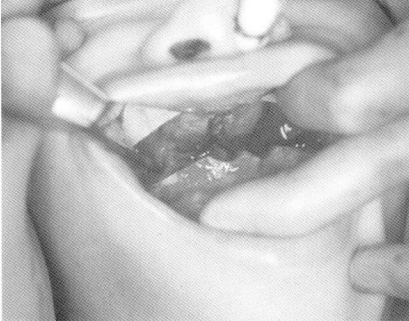

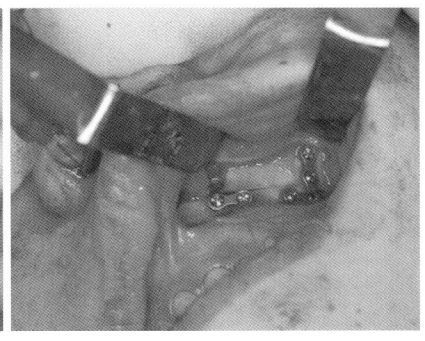

で受動できる（図13・3-b）。短縮を行う場合は，後壁の骨を細いノミで慎重に骨切りを追加する。
　固定はミニプレートを使用し，4カ所固定する（図13・3-c）。Le Fort I型骨切り術のみの場合には顎間固定は不要である。

4. 下顎矢状分割骨切り術

　下顎枝前縁切開よりアプローチし下顎枝を露出する。LM鈎で術野を展開し，下顎孔上方の下顎枝内面を骨膜下に剥離する。ここに脳ベラを挿入し術野

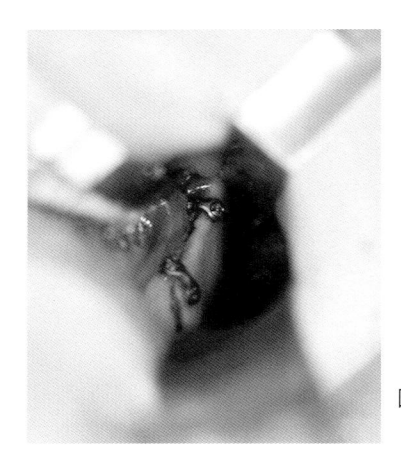

図13・4 下顎矢状分割骨切り術における下顎枝前縁のプレート固定

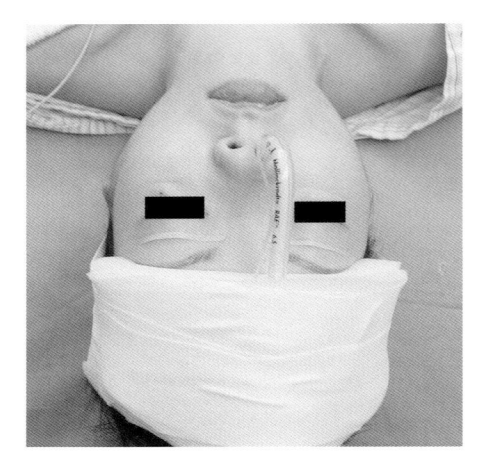

図13・6 挿管チューブの固定

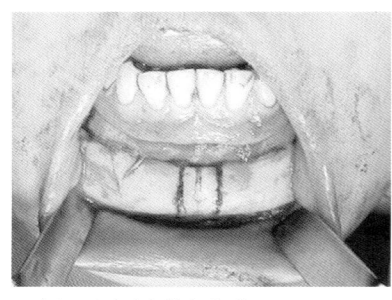

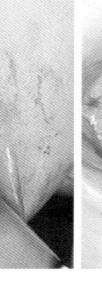

(a) 下顎正中骨切り術のデザイン　　(b) プレート固定
図13・5 下顎正中骨切り術

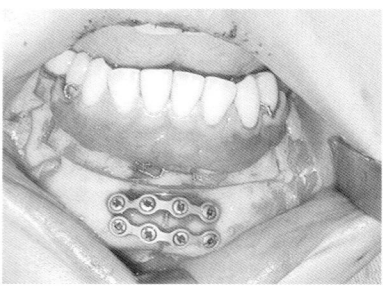

を確保したら，まず下顎枝前縁に骨孔を穿つ．ついで下顎枝内面を咬合面に平行にストッパー付きのレシプロケーティングソーで内板のみ骨切りする．この際，後縁を十分に骨切りしておくことが大事である．下顎枝外面は外板のみ骨切りし，最後に下顎枝前縁の小孔をサジタールソーで連続させ，ノミで下顎枝内板と外板を分断する．骨切りが完了したら，術前に準備しておいたバイトスプリントを装着し顎間固定する．必要に応じてプレート固定を行うが（図13・4），後方に移動させる場合には下顎枝外板の前縁部分は削骨を行っておくようにする．

5. 下顎枝垂直骨切り術

下顎矢状分割骨切り術とほぼ同様に展開する．骨切りはオシレーティングソーで行うが，下顎孔より後方で行うことに十分注意する必要がある．下顎矢状分割骨切り術に比べて出血が少なく，術後の腫脹も少なくすみまた下歯槽神経の麻痺も少ないという利点があるが，固定ができないため顎間固定の期間が長くなるのが欠点である．顎間固定期間を短期間で済ますという報告もあるが[5]，術後の咬合管理をこまめに行う必要があるようである．

6. 下顎正中骨切り術

この手術は術式の適応の項では省いたが，bimaxillary protrusion もしくは mandibular prognathism の症例で顔の横幅が広いといった症例に適している[6]．このような症例に対しては，適度なおとがいと下顎角を温存することによる自然な下顎の形態を作ることができる．手術は下顎分節骨切り術と同様に展開を行い，下顎分節骨切り術を行った後，両側の抜歯で得られたスペースの合計の幅の骨切除を下顎正中部で行う（図13・5-a）．下顎正中部はミニプレートで固定し，分節骨切り部は通常通り固定する（図13・5-b）．この手術は他の術式に比べ，よりいっそう矯正歯科医とのチームアプローチを必要とする．

D 術前・術後管理

術前，術後の管理は大きく分けて周術期管理と矯正歯科治療による咬合管理に分けられるが，矯正歯科治療に関しては別章で詳しく述べられているのでここでは割愛する．

周術期管理に関しては，術前よりステロイドの投与を行うことにより，術後の浮腫を抑えることが可

a	c
b	d

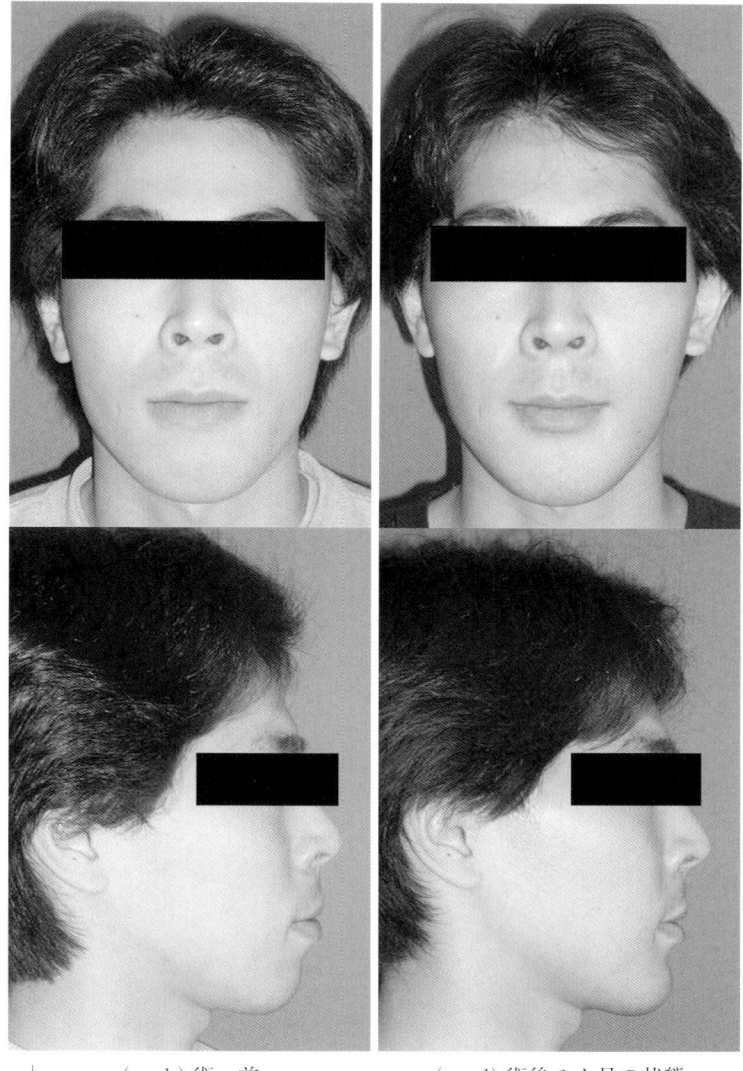

(a, b) 術　前　　　(c, d) 術後 6 カ月の状態

図 13・7　症例 1：26 歳，男，bimaxillary protrusion

能であるとの報告もあり[7]，実際に使用してみると効果は十分にあり，症例によっては使用している。手術は経鼻挿管下に全身麻酔で行われる。挿管チューブは頭側に位置させ，レストンスポンジで固定する（図 13・6）。顎間固定を行った症例は，原則として術後，経鼻挿管下に呼吸管理を行い，翌朝抜管を行う。嘔吐予防のために胃管も翌朝まで留置する。包帯固定を術後 24～48 時間行い，テーピングを 3 日ほど行う。術後 1 週から 2 週目に矯正歯科医の診察を受け，咬合の管理を行うようにする。

E 症　例

【症例 1】26 歳，男

Bimaxillary protrusion と診断し，上顎左右第 1 小臼歯，下顎左右第 2 小臼歯を抜歯し上下顎分節骨切り術施行した。術後良好な正貌と側貌が得られている（図 13・7）。

【症例 2】23 歳，女

Bimaxillary prognathism と診断し，上顎左右第 2 小臼歯を抜歯し上顎分節骨切り術を施行した。下顎に関しては前突が軽度であったため，左右第 2 小臼歯を抜歯し下顎分節骨切り術とおとがい形成術を行った。術後良好な正貌と側貌が得られているが，やはり下顎の前突感が多少残存しており，下顎矢状分割骨切り術を選択するべきであったと反省させられた症例である（図 13・8）。

【症例 3】30 歳，女

Long face + mandibular prognathism と診断し，Le Fort I 型骨切り術にて 5mm の短縮を行い，下顎

a	c
b	d

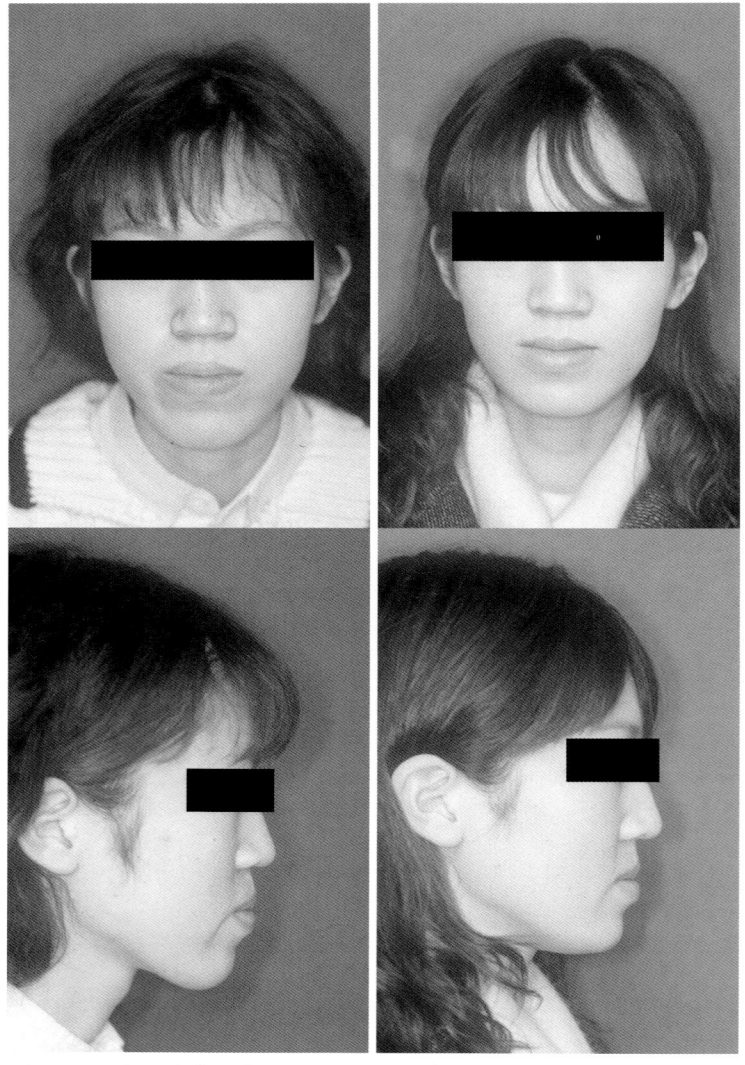

(a, b) 術　前　　　(c, d) 術後 12 カ月の状態

図 13・8　症例 2：23 歳，女，bimaxillary prognathism

枝垂直骨切り術による下顎の後方移動を行った。6週間の顎間固定を行い，開口制限，下口唇の知覚麻痺等の合併症は認めていない。良好なフェイシャルバランスが得られている（図 13・9）。

【症例 4】23 歳，女

Facial asymmetry（上下顎）+long face + mandibular prognathism と診断し，Le Fort I 型骨切り術にて右側 5mm 左側 2mm の短縮を行い，下顎矢状分割骨切り術による下顎の正中化および後方移動を行った。術後良好な正貌と側貌が得られている（図 13・10）。

F　考　察

美容外科における facial bone contouring surgery は近年盛んになってきているが，その多くは下顎骨削りやおとがい形成，頬骨削りに代表されるような咬合には関係しない部分の手術である。そして，咬合に関与するする部分は矯正歯科において治療されることが多い。しかしながら，その中には本来は矯正治療を含めた顎骨手術が必要だった症例があることもまた事実である。このような症例の中にはもちろん「手術は絶対したくない」とか，「矯正治療はしたくない」といった患者の希望も含まれているのであろう。美容外科を訪れる患者の訴えが曖昧なこと，また美容外科の中に確実な診断がないこともこのような現状を生み出しているのかもしれない。しかし「顔が長く見えるので下顎を削ってもらったけれどなぜかバランスが悪くなった」，「出っ歯なので

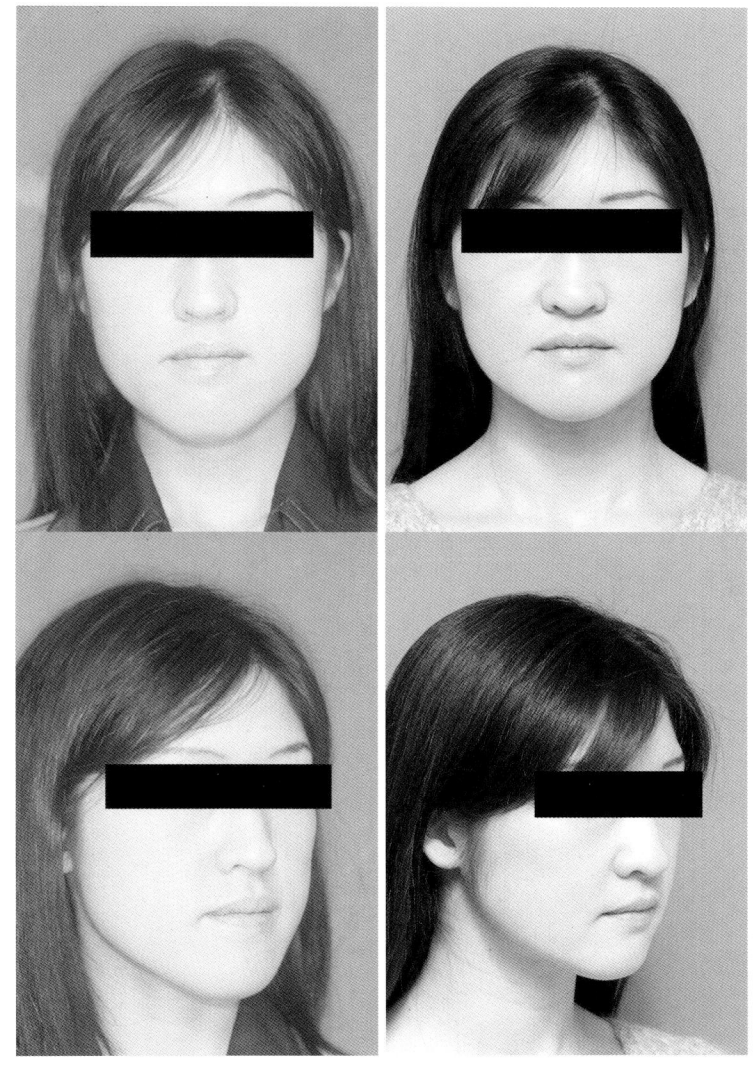

(a, b) 術　前　　　(c, d) 術後 20 カ月の状態

図 13・9　症例 3：30 歳，女，long face + mandibular prognathism

矯正治療をしたが治った感じがしない」,「受け口を矯正治療で治したがよけい顎が出ているように見える」, などといった訴えは必要な治療がなされていない結果なのだと考えられる。このような結果を生まないためにも, 適切な診断を下し, 必要と思われる治療を患者とよく話し合ったうえで決定していく必要がある。適切な診断を下すために, あらためて SNA 角, SNB 角, そして pogonion の位置の重要性を強調したい。Pogonion は, NA plane と NB plane の間に位置することが望ましく, 例えば典型的な bimaxillary protrusion の症例では上下顎分節骨切り術によって SNA 角, SNB 角を正常化すればおのずと pogonion は NA plane と NB plane の間に位置することになる。また bimaxillary prognathism の症例に対し, 上下顎分節骨切り術を行うと, pogonion の位置が前方に取り残されてしまうので, おとがい形成をするか, もしくは下顎に対しては下顎矢状分割骨切り術で下顎全体を後方に移動させる必要がある。もちろん SN-Pog 角が SNB 角よりもはるかに大きい場合は下顎矢状分割骨切り術に加えおとがい形成術を行う必要が出てくることがある。

　いかなる症例においても選択する術式は一つではないが, よりよい結果を求めるためには顎顔面外科の技術も必要であると同時に, 矯正歯科医との密接なチームアプローチが肝要であることは言うまでもない。　　　　　　　　　　　　　　　（倉片　優）

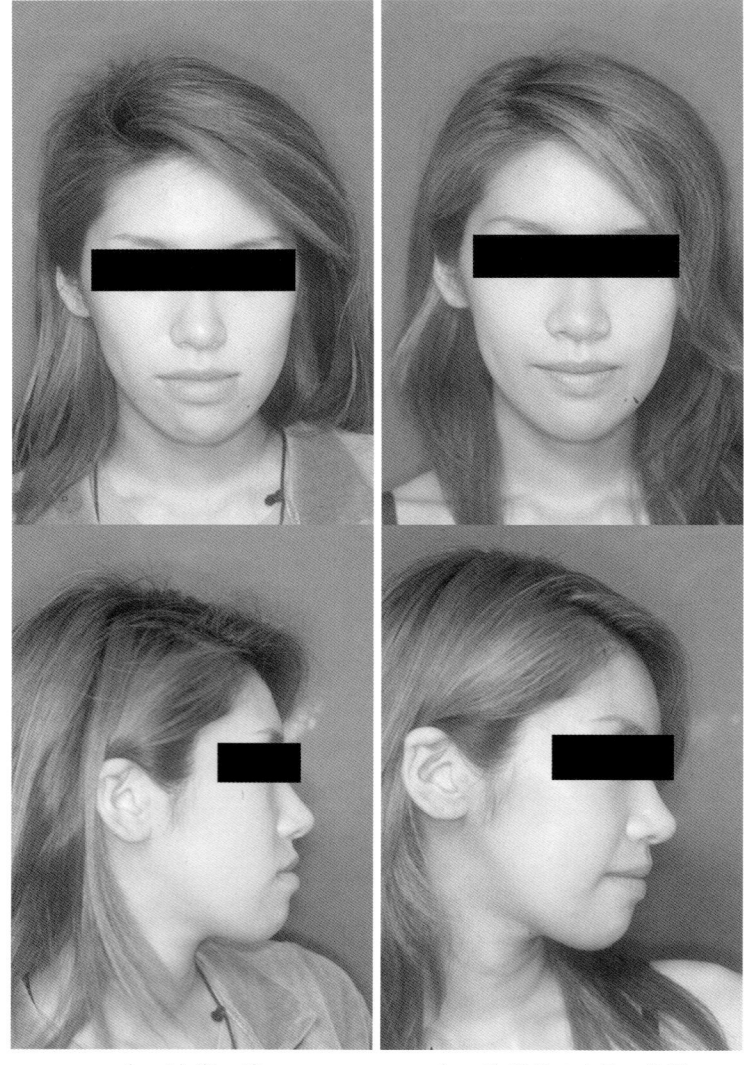

(a, b) 術　前　　　　(c, d) 術後 6 カ月の状態

a	c
b	d

図 13・10　症例 4：23 歳，女，facial asymmetry（上下顎）+ long face + mandibular prognathism

文　献

1) Ohmori, K：Esthetic surgery in the Asian patient. Plastic Surgery, edited by McCarthy JG, pp2415-2435, WB Saunders, Philadelphia, 1990
2) 大森喜太郎：アトラス頭蓋顔面骨形成術，金原出版，東京，2004
3) Broadhent BH：A new X-ray technique and its application to orthodontia. Angle Orthod 1：45-67, 1931
4) Steiner CC：Cephalometrics for you and me. Am J Orthod 39：729-755, 1953
5) Steiner CC：Cephalometrics in clinical practice. Angle Orthod 29：8-29, 1959
6) Nagase T, Kurakata M, Komuro Y：Vertical Symphyseal Osteotomy. J Craniofac Surg 9：338-343, 1998
7) 岩垂鈴香，宮本義洋，宮本輝子ほか；当院における顎変形症に対する顎骨骨切り術の周術期管理とクリニカルパス．日美外会誌 25：31-38, 2003

IV Facial bone contouring surgery

14 歯科矯正と美容外科

SUMMARY

顎顔面外科治療は形成外科と歯科矯正のチームアプローチが不可欠である。具体的な手順としてまず，顔面写真，口腔内写真，頭部X線規格写真などのX線所見，歯列模型などの資料を採取する。セファロ分析，歯列模型分析などから，症例の診断を行い，整容的な顎骨形態と機能的な咬合が同時に得られるよう治療計画を立案する。治療は術前矯正から始まる。最近は最低限必要な術前矯正を行い，手術を行うようにしているため，その期間も短縮され，3～6カ月で手術を行う場合もある。術直前には，再び資料を採取し，最終的な骨の移動量，移動方向を決定する。また，術前の手術計画どおりに骨の移動および固定が正確に行えるようにバイトスプリントを準備する。術後は，顎間固定を除去した直後に骨の位置変化が起こることがあり，頻繁に顎位をチェックしていく必要がある。顎位の変化が見られた場合には，顎間ゴムを使用する。術後矯正は，機能的咬合を作る目的で行われる。この期間中も顎位の変化には注意し，機能的な咬合を獲得するために矯正治療を行う。矯正装置を除去した後は，リテーナと呼ばれる保定装置を使用する。また，必要に応じて補綴的治療を行う。このような手順で治療した顎顔面外科治療を2症例提示した。1症例は，骨格性反対咬合で顔面の非対称を伴うもので，術前矯正の後，下顎のsagittal osteotomyで下顎骨を偏位を改善するように下顎骨を回転しながら後方へ移動した症例である。2症例目は，上顎血管腫のある上顎前突患者で，上下顎のsegmental osteotomyを行い，上下前歯部歯槽骨を後方へ移動した症例である。

はじめに

顎顔面変形症は，顎骨の位置および形態の異常と歯列咬合状態の不正を伴っているものがほとんどである。そのため，形成外科と矯正歯科でのチームアプローチ[1)2)]が不可欠であることは明らかである。整容的に満足できるような骨切りを行ったとしても，咬合の問題が残ったり，また，逆に咬合が満足できるように骨切りを行っても，顎骨の位置に整容的な問題が残るようでは顎顔面外科の治療としては不十分である。そこで，術前に形成外科医と矯正歯科医また，補綴医で形態的かつ機能的に満足できる治療計画を立てることが非常に重要である。また，その計画どおり正確に手術を進め，術後を管理していくという一貫した治療を実際に行えるようなチームでのアプローチが必要がある。本稿では，形成外科と歯科矯正が行うこれらの治療について臨床に則して具体的に述べる。

A 治療手順

顎顔面外科治療の治療手順をフローチャートに示す（図14・1）。実際にこれらの順に述べていくことにする。

1. 診断

検査項目

1) 頭部X線規格写真（正面・側面）

1931年に考案発表されたもので，"セファロ"と略して呼ばれることが多く，顎顔面の形態計測に必須である。焦点とフィルム間の距離，被写体とフィルム間の距離の比率を11：1に設定してあることから実際の大きさの1.1倍の象になる。規格写真であるので，正常値との比較が可能である。また，経時的に撮影された資料を比較できるという利点がある。

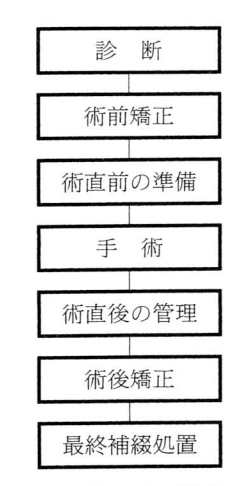

図 14・1 顎顔面外科治療の手順

2) オルソパントモグラム

一度の撮影によって全顎の歯, 下顎を全体的に観察することができる。規格写真ではないが, 下顎枝, 下顎体の長さ, 形態の左右差を比較することが可能である。

3) 歯列模型

診断, 治療方針の作成, 骨の移動量の計測などに欠かせない。

4) 顔面写真

正貌, 側貌の最低 2 枚は撮影する。その他, 斜方向, スマイルの写真なども必要に応じて撮影する。

5) 口腔内写真

正面, 左右側, 上下歯列, が基本の 5 枚である。その他前歯部側面など必要に応じて撮影する。

セファロ分析

患者の骨格的な位置および形態の不正がどこに存在するのかを客観的に評価し, 治療方針を決める大きな指針となる。また, 成長期の患者では, 経年的な顔面骨格の変化を知ることができる。実際の分析の概要を以下に述べることにする。

撮影した頭部 X 線規格写真をライトボックスなどの上に置き, その写真上にトレーシングペーパーをさらに重ねて置き, 頭部の外形, 顔面頭蓋の構造, 計測部位, 計測点等をトレースする。このトレースから必要な計測点を設定し, 顔面頭蓋の計測を行う。計測内容は大きく 2 つに分かれる。顎骨の位置, 形態的特徴などのスケレタルパターンと, 前歯歯軸, 前歯切縁の位置などのデンチャーパターンである。以前は分度器等を用いて手作業で行う計測を行っていたが, 最近ではトレースした計測点を X-Y プロッタを用いて入力し, コンピュータで演算処理させ, その結果をプロッタに出力させるような方法が用いられることが多い。当院で使用している出力結果には, 左側に計測点を連ねて作製したプロフィログラムと右側に各種計測項目の計測結果がポリゴン表示されている (図 14・2)。分析項目の評価は標準偏差を用いており, ポリゴン表の中央線は正常咬合者の平均値を示し, 左右の平行線は内側より順次 1SD (標準偏差 1), 2SD, 3SD の値を表している。評価方法は, 値が ±1SD 内の場合「異常なし」としている。分析項目は分析方法によっても異なるが, 特に注目したい項目は, SNA, SNB, ANB, Goang, SNMp, NFMp, U1SN, L1toMp, U1 to NP, L1 to NP などである。また, 前顔面高 N-Me, 前上顔面高 N-ANS, 前下顔面高 ANS-Me, 前後顔面高比 N-Me/Ar-Go なども考慮して診断を行う。

診断および治療方針

セファロ分析, 模型分析, 顔貌写真などの資料から総合的に症例の診断を行う。つぎに治療方針の作成を行う。治療方針の基本は顎骨の位置をセファロ分析での正常範囲内に移動することである。具体的にはセファロ分析の結果から顎骨の移動方向と移動距離を決め, その位置で機能的な咬合を作ることが可能かどうか考えていく。顎骨を移動したい位置で咬合を作ることが難しい場合には, 顎骨の位置と咬合のバランスが最適な手術方法を決めていく。

顎骨の位置異常と治療方針の考え方

前後的, 上下的, 左右的の 3 方向に分けて問題を考えていくことにする。

実際の症例ではこのような方向別の問題が組み合わさっていることが多く, 診断, 治療方針の作成を複雑にしている。方向別に整理して考えることによって治療方針の立案が容易になると思われる。

1) 前後的な問題

反対咬合と上顎前突がこの問題を含む不正咬合である。顎骨の前後的位置に関してはセファロ分析の SNA, SNB, ANB の値が特に重要である。以下, 実際の症例での具体的な治療方針の例を述べる。

反対咬合: 上顎骨の前方移動である Le Fort I (II, III) osteotomy, 下顎骨の後方移動である sagittal osteotomy あるいはこれらの手術を同時に行う上下顎骨切り術が基本である。下顎骨の骨切り術

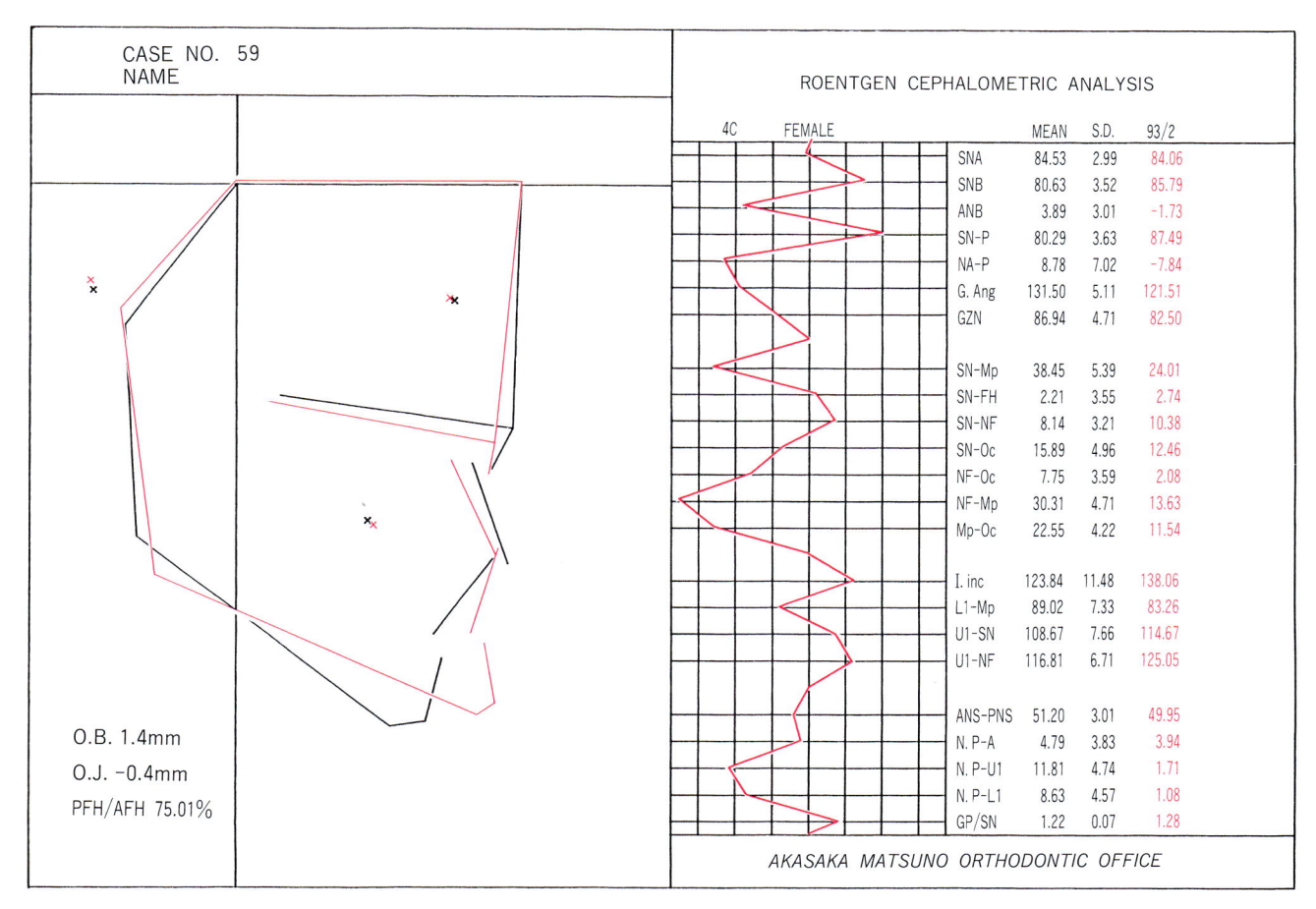

図14・2 セファロ分析結果

は，その移動量が4～5mmと少なくてもかなり有効であることが認められている．また，下顎前歯歯軸がかなり舌側傾斜している場合にsegmental osteotomyを併用する場合もある．

上顎前突：上顎骨が前突している場合には上顎全体を後方へ下げることは困難であるので，歯槽骨をsegmental osteotomyによって後方移動する方法を選択することが多い．一方，下顎骨が後方に位置している場合には下顎骨を前方に移動する方法を選択するわけであるが，sagittal osteotomyによる下顎骨を前方へ移動する手術の予後はあまりよくないことが知られている．これは骨移植した部分が不安定であり，しかもその不安定さが長期にわたるためと考えられている．したがって，下顎骨を前方に移動する場合は現在はまず骨延長を選択する．下顎骨の骨延長で下顎骨自体のボリュームを大きくし，それだけでは不十分な場合には，2次的にsagittal osteotomy，segmental osteotomy，mentoplastyを行う．また，下顎骨の後方位がそれほど大きくない場合は下顎骨の骨延長を行わずにsegmental osteotomy，mentoplastyを選択する場合もある．

2) 上下的な問題

前顔面高N-Me，前上顔面高N-ANS，前下顔面高ANS-Me，前後顔面高比N-Me/Ar-Goなどの計測結果から顔面高の上下的な問題を診断する．この不正咬合の代表が骨格性開咬である．

骨格性開咬：上顎骨の前方部を下げるように，下顎骨の前方部を上げるように回転させる移動が必要で，上顎骨のLe Fort I osteotomy，下顎骨のsagittal osteotomyがおもに行われる．また，前突を伴う開咬症例の場合，segmental osteotomyが選択されることもある．

3) 左右的な問題

いわゆる顔面非対称の問題に対しては正面セファロが必要であり，症例によっては後述する3DCTを用いた分析も必要である．上顎部から徐々に曲がっているような顔面非対称には上顎骨の左右の垂直的な距離の差が存在するのでLe Fort型osteotomyと下顎骨のsagittal osteotomyの併用が必要である．ただし，非対称が下顎に限局しているような場合は

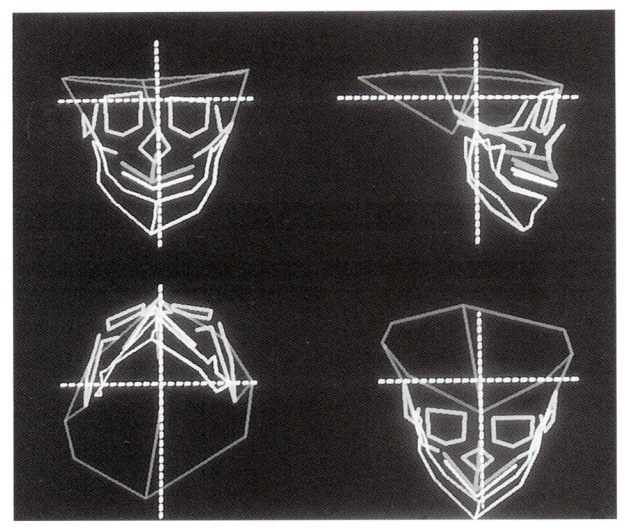

図14・3　スケレトグラム

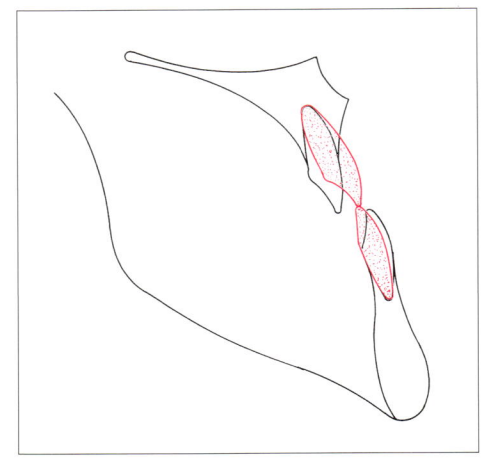

図14・4　Dental compensation

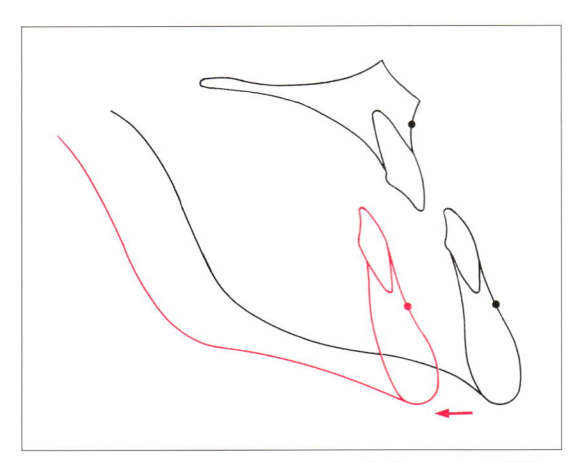

図14・5　Dental compensation を残したまま正常な位置に顎骨を移動した場合

下顎骨の sagittal osteotomy, vertical osteotomy だけで対応していく。また，下顎骨の幅が広いような症例には，下顎の vertical synphyseal osteotomy によって，下顎の幅径を減少させる。ただ，咬合が大きく変化するため，歯科的な適応も十分に検討されなければならない。

スケレトグラムによる分析

3D-CT から 67 計測点を設定し，作成した 3 次元的なフレームモデルをスケレトグラム[3]という。計測点の 3 次元的な座標データをコンピュータに入力し，CRT 上で回転等の操作も容易にでき，さまざまな角度からの観察が容易にできる（図14・3）。したがって従来の 2 次元的なセファロ分析ではわからなかったような顎顔面の高度な変形を容易に把握することが可能である。また，データ量が少ないことから，重ね合わせなどの分析にも適していると考えられる。

2. 術前矯正

術前矯正治療の意義と期間

術前矯正とは外科手術に先立って行う矯正治療のことである。目的は術前に矯正治療で歯を動かすことによって，手術した時点で緊密で安定した咬合を得ることである。

術前矯正は一般的に 1 年～1 年 6 カ月程度行うとされているが，最近では，その期間を短縮して手術を行うようにしている。したがって，術前矯正開始後 3～6 カ月程度で手術を行う場合が多い。もちろん長い期間をかけて術前矯正を行うことは，術直後に緊密な安定した咬合を得ることができ，ひいては術後の顎位の安定を得られる利点はある。しかし，術後矯正で注意深く顎位を確認しながら治療を行っていけば，機能的な咬合を得ることが可能である。術前矯正を短縮する理由の一つに患者の心理の問題がある。患者は，手術を決意するとなるべく早く手術を受けたいという気持ちが強い。また，成人の患者の場合，仕事上の問題から手術時期を限定せざるを得ない場合もあり，手術時期は大きな問題である。

以下に骨格性反対咬合での術前矯正について述べていく。

骨格性反対咬合の場合，一般的に上顎前歯はより前方へ傾斜し，下顎前歯は後方へ傾斜する傾向がある（図14・4）。これを dental compensation[5] と呼んでおり，不正位置にある顎関係で少しでも咬むように歯が補償的に歯軸を変えることを言う。矯正治療だけで前歯の被蓋を作ろうとすると上顎前歯はさら

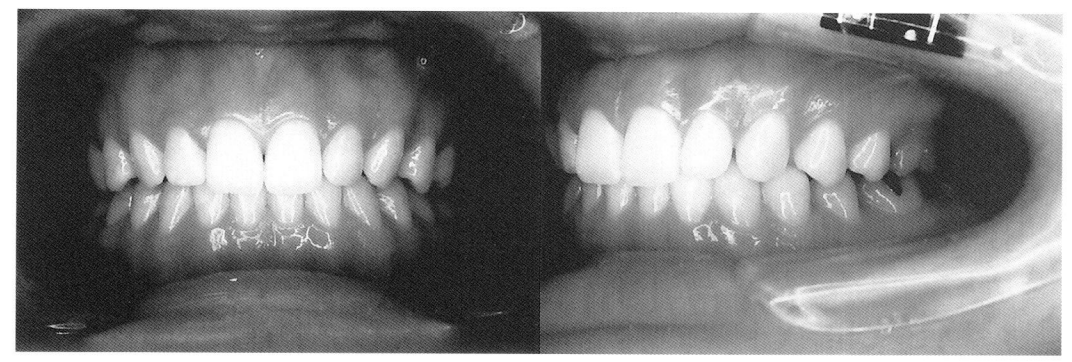

図14・6　正常咬合

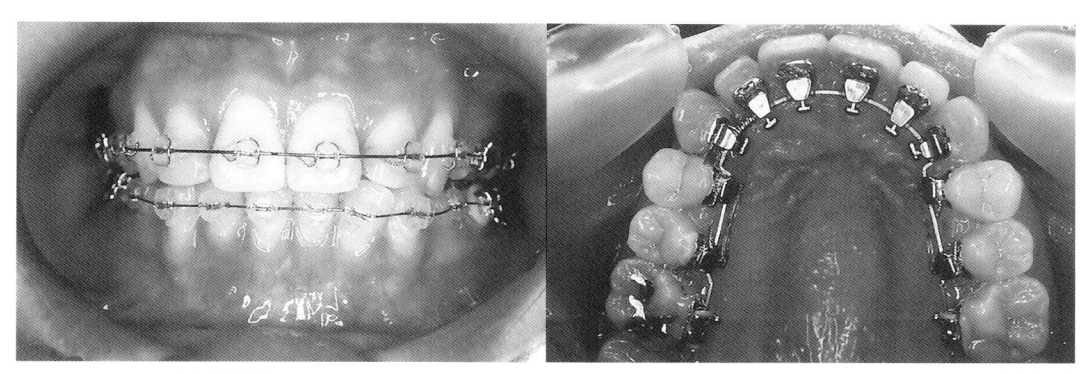

(a) 透明なブラケット　　(b) 歯の裏側に装着するブラケット

図14・7　ブラケット

に唇側へ，下顎前歯は舌側へと移動させる。ところが術前矯正の場合，歯の移動方法は逆になる。すなわち，dental compensationを取り除くために上顎前歯は舌側に傾斜させ，下顎前歯は唇側に傾斜させる。もし前歯のdental compensationを残したまま上下顎を正常な顎関係になるように移動すると，上顎前歯と下顎前歯の関係は上顎前突のようになり機能的な咬合は得ることができない（図14・5）。したがって，上下それぞれの顎骨に理想的な歯軸傾斜に近づくように術前にdental compensationを取り除く必要がある。

また，臼歯部についても考えておく必要がある。臼歯部では特に歯列の幅径について問題になることが多い。下顎骨を後方に移動すると下顎歯は今までよりも後方の上顎歯と咬合することになるので歯列の幅径は上顎に対して下顎の方が相対的に小さくなる。この幅径のずれの程度は骨の前後的な移動量によって決まるので，この点についても十分に考慮して術前矯正を行う必要がある。

機能的咬合[4]とは

術後に獲得する機能的な咬合について述べることにする。良好な咬合状態の場合，前歯の正中が上下で一致し，側方部の上下の歯は前後的に少しずれて隙間なく咬んでいる。（図14・6）。もちろんこのような静的な咬合だけではなく，動的な咬合条件も満たす機能的咬合を作り出す必要がある。以下にその条件を示す。

① 臼歯部でのセントリックストップが得られている：左右の大臼歯部でしっかりとした咬み合わせがあるということ。

② 前歯部での歯の誘導（ガイド）が得られている：下顎を側方にずらしていく場合，左側へずらした場合には左側の上下犬歯で，右側へずらした場合は右側の上下犬歯で誘導（canine guidance）する必要がある。また，顎を前方にずらした場合，上下の前歯で誘導（anterior guidance）する必要がある。

③ 咬頭嵌合位での顆頭位が顎関節内で調和がとれている：上下の咬合状態がよく，見た目には問題がなくてもその位置での下顎骨顆頭の位置が顎関節内で調和がとれていることが必要である。

154　IV. Facial bone contouring surgery

a	b
c	d

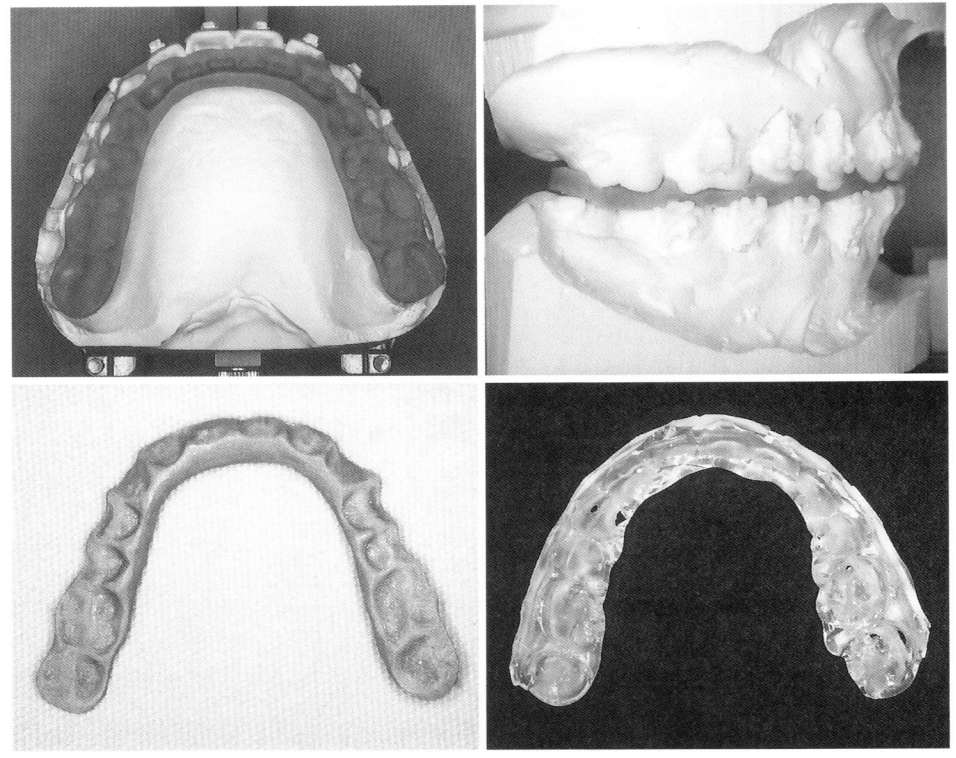

(a〜c) レジン製バイトスプリント　(d) ソフトタイプバイトスプリント

図14・8　バイトスプリント

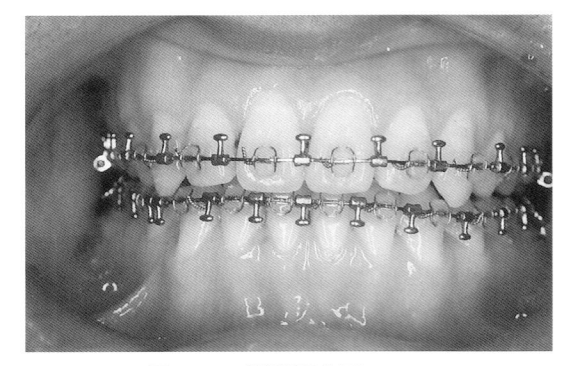

図14・9　顎間固定用フック

矯正装置について

　歯の表面にブラケットを装着し，それぞれのブラケットに刻んである溝（スロット）にワイヤーを通して歯を動かすマルチブラケット装置をおもに用いる．ブラケットの素材も金属製ばかりではなく，成人を対象にした治療では目立たない透明なブラケットや外から見えないような歯の裏側に装着するタイプのブラケットも用いられる（図14・7）．歯の裏側から行う舌側矯正の装置では，顎間固定を行う時期だけ，顎間固定用のブラケットに準ずる装置を歯の表側に装着する必要がある．

3. 術直前の準備

① 検査（初診時と同一の資料を採取する）

　術前矯正が終了した時点でのセファロ分析，顔面写真，歯列模型などの資料から最終的な骨の移動方向，移動量を最終的に決定する．

② 骨移動量の計測

　咬合器に歯列模型をマウントして術後の咬合を確認した後，移動方向，移動距離を計測する．

③ バイトスプリント[6]の作製

　これは精密な骨切りの計画どおりに正確に骨の移動，固定を行うために必要である．また，術後の顎間固定期間中の骨位置の安定を図るうえでも重要である．作成方法は術直前の歯列模型を咬合器にマウントし，術後の咬合を再現し，硬化性のレジンをその歯列模型の咬合面の間に挟んで硬化させる．最近ではハードパテで作成した柔らかい材質のバイトスプリントも用いられる（図14・8）．

④ 顎間固定用のフック

　顎間固定に用いるフックは以前はワイヤーに真鍮線を直接鑞着していたが，最近では既成のフックをワイヤーにはめ込むタイプのものがあ

る（図 14・9）。

4. 症　例

各症例により施行する。

5. 術直後の管理

顎間固定をはずした直後に顎の位置変化が見られることがあるため，十分に注意する必要がある。変化としては，術前の位置に戻るようないわゆる後戻り変化が多い。このような変化に対しては顎間固定用に用いたフックにエラスティック（矯正治療で用いる口腔内用のゴム）を使用している。最近は，顎間固定期間を短縮する場合もあり，特に固定除去直後のこのような変化に対する確認を頻繁に行う必要がある。

6. 術後矯正

術後矯正は，骨切り術によって得られた顎関係で，機能的な咬合を最終的に作るために行う。術後矯正で注意すべき点は前述したような術後の顎位変化である。このような変化が著しい場合，術後矯正治療のみでは対応しきれないこともある。もちろんすべての症例でこのような顎位の変化が起こるわけではないが，起こったとしても早いうちに，つまり変化が小さいうちに対応することが一番重要である。後戻りの時期としては先に述べたように顎間固定除去直後から1年間に多いようである。したがって，術後は最低でも6カ月，通常は1年間は術後矯正を行いこれらの骨の位置変化に対応できるようにしておくことが望ましい。術後矯正が終了すると装置は口腔内から撤去するが，その後も歯の位置変化を防ぐリテーナと呼ばれる保定装置を使用する必要がある。

7. 最終補綴歯科治療

補綴治療は必要な場合にのみ行われるもので，矯正治療だけで機能的な咬合が確立される場合には行う必要がない。必要な場合には，保定が6カ月ほど経過した頃で歯の動揺も落ちついてくるので，この時期に行うのが望ましい。歯の欠損が存在したり，術前の補綴物に問題がある場合に行い，クラウン，ブリッジ，インプラント，義歯などの補綴処置を行う。

B 症　例

【症例 1】18 歳，女

初診時所見：正貌はおとがいが右側に偏位しており左右非対称を示す。側貌はおとがい部の前突が認められる（図 14・10-a）。

上顎は右側側切歯が先天欠如しており，顔面正中に対し上顎前歯正中が歯槽性に右側へ偏位している。下顎は欠如歯がないにもかかわらず，下顎前歯正中が右側へ偏位しており，これは下顎骨の偏位のためと考えられる。また，下顎前歯がかなり舌側に傾斜しており，切端咬合に近い反対咬合になっている（図 14・10-c）。

セファロ分析（図 14・2）：SNA には問題がなく，SNB が 1SD を超えて大きな値を示しており，下顎骨の前方位が認められる。したがって ANB も 2SD ほど小さい値を示しており上下の顎関係に不調和が認められる。歯に関しては U1-SN, U1-NF より上顎前歯は唇側傾斜しており，L1-Mp より下顎前歯は舌側傾斜していることが認められる。これは前歯が dental compensation しているためである。

診断：下顎骨の過成長による骨格性反対咬合で下顎の右側への偏位を伴う。

治療方針：前後的な問題と左右的な問題が組合わさった症例である。

前後的な問題に対しては下顎の骨切りを行う。その際，術前矯正によって前歯の dental compensation を取り除く必要がある。左右的な問題に対しては，上顎前歯正中の右側偏位は歯槽性の原因であるため，左側の側切歯を抜歯し歯の正中を顔面正中に合わせる。顎の偏位については偏位が下顎に強いため，下顎骨の agittal osteotomy を行う計画を立てた。

術前矯正：術前矯正終了時点の口腔内写真を示す（図 14・10-c）。左側側切歯のスペースを矯正で閉じることにより，初診時右側に偏位していた上顎前歯正中は左側に移動し，顔面正中に一致している。また dental compensation を取り除いたため，初診時よりも下顎前突の程度は大きくなっていることが認められる。

手術：術前の計画では，左側へ 9mm，右側 4mm 後方へ左に回転しながら動かすような下顎の sagit-

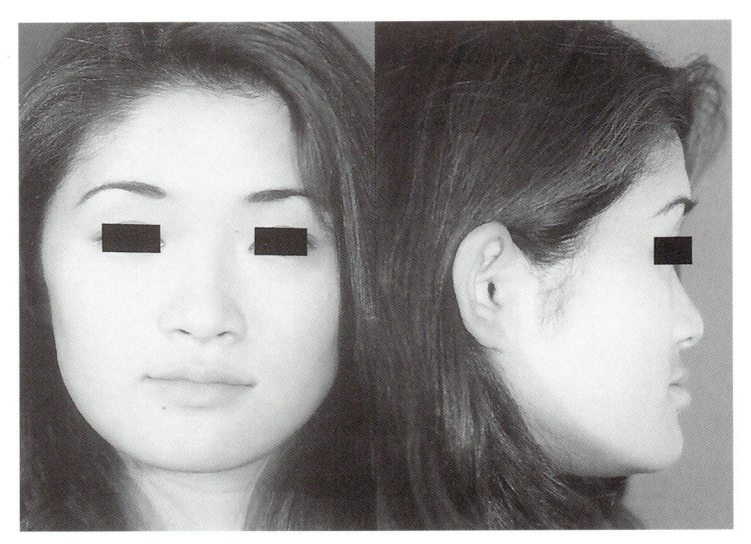

156　IV. Facial bone contouring surgery

(a) 初診時

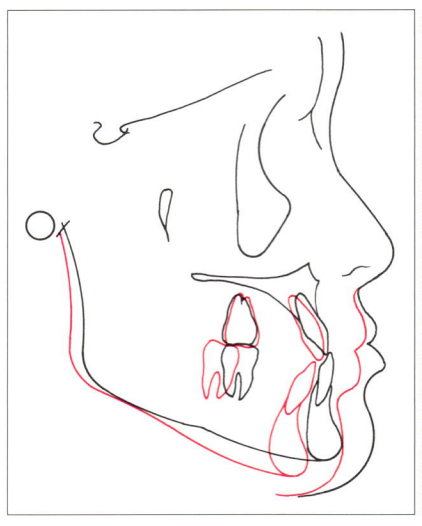

(d) 初診時（黒線）と術後（赤線）のセファロの重ね合わせ

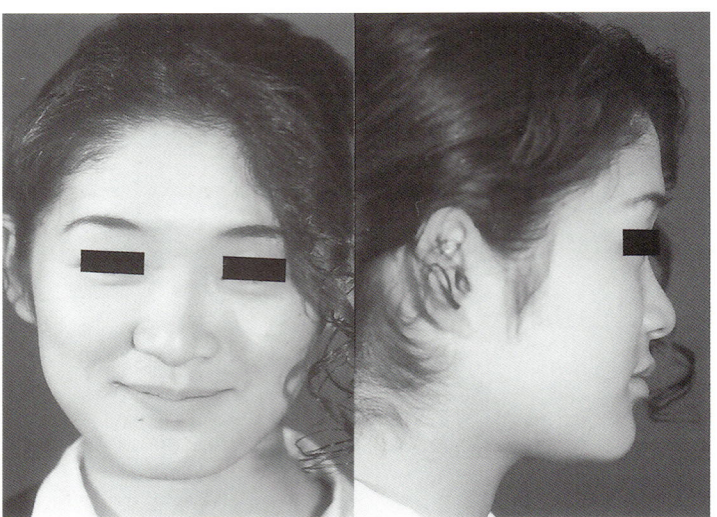

(e) 術直後（顎間固定除去時）

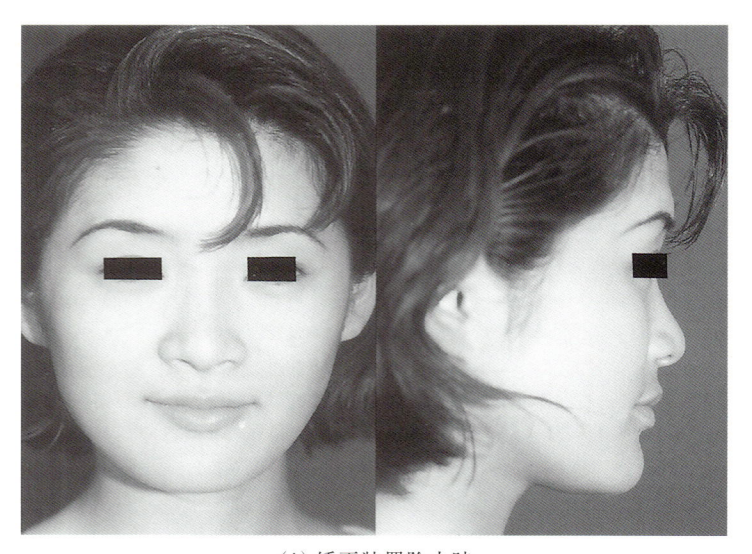

(i) 矯正装置除去時

図 14・10　症例 1：18 歳，女

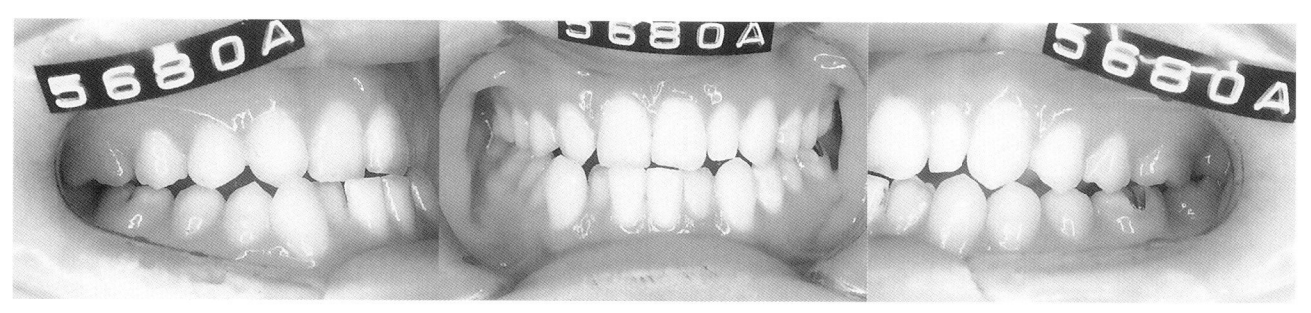

14. 歯科矯正と美容外科　157

(b) 初診時

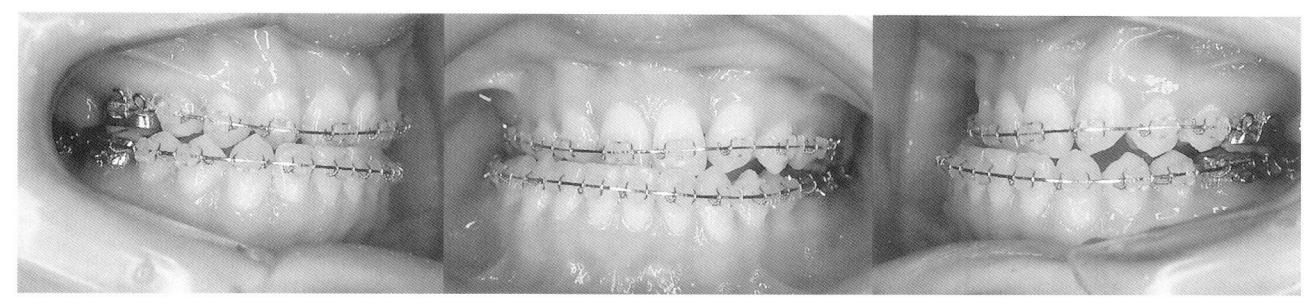

(c) 術前矯正終了時

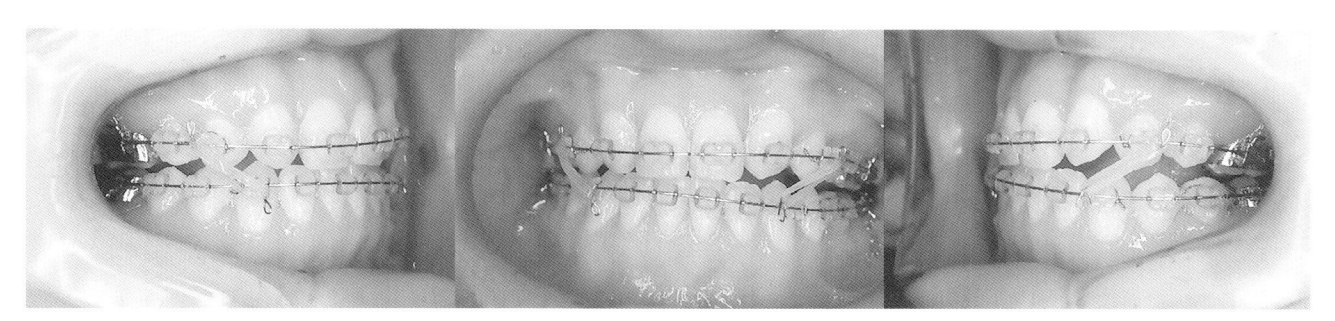

(f) 術直後（顎間固定除去時）

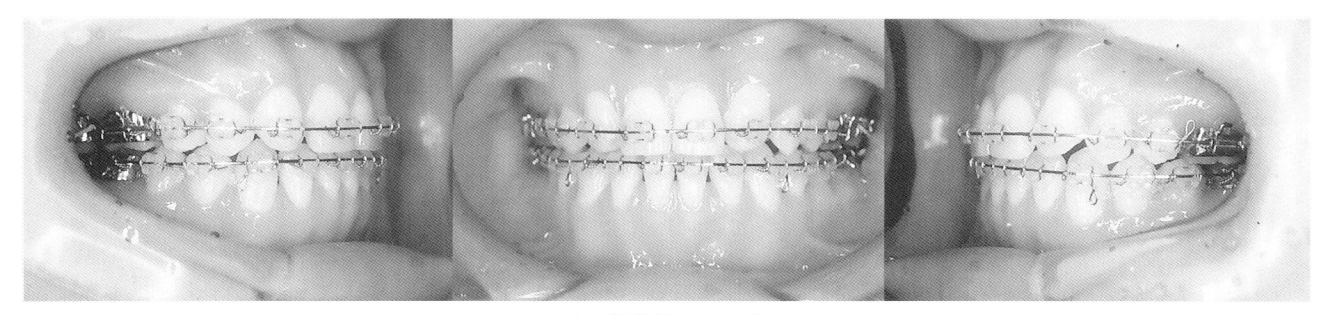

(g) 術後矯正 3 カ月

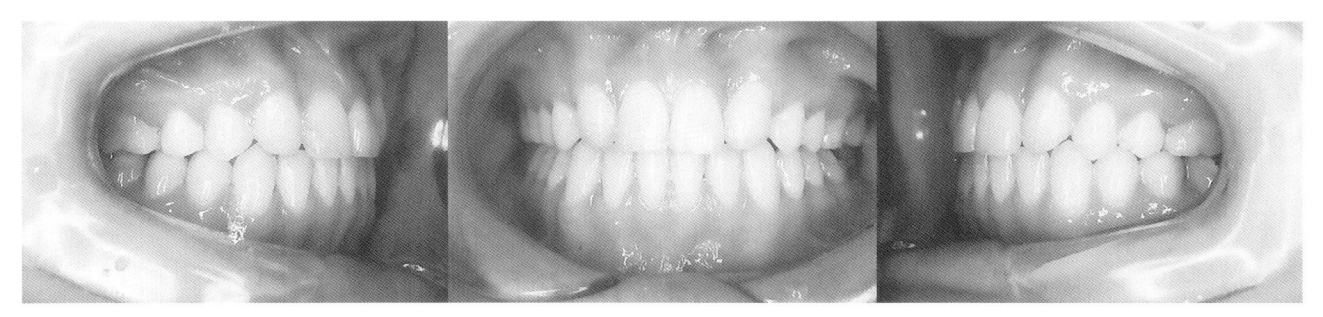

(h) 矯正装置除去時

図 14・10　症例 1

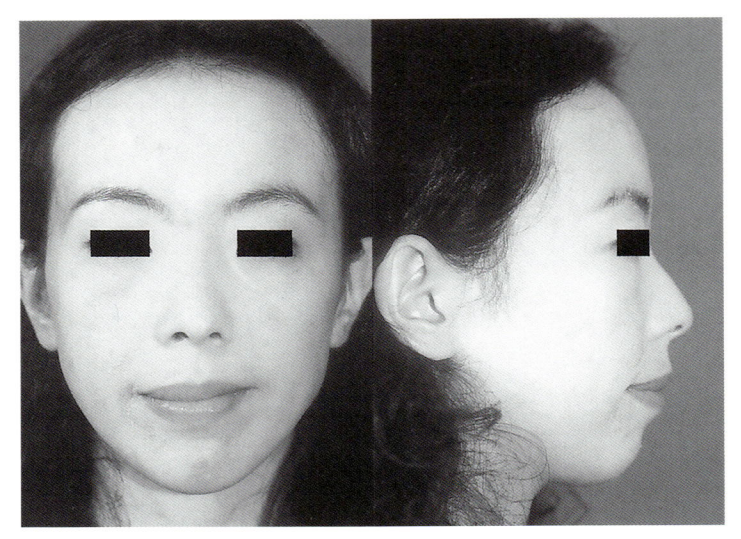

158　IV. Facial bone contouring surgery

(a) 初診時

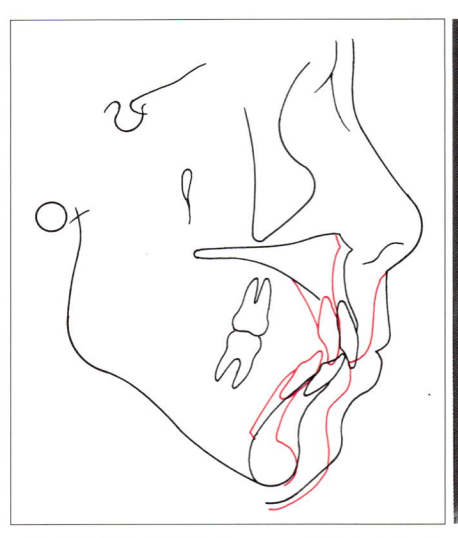

(c) 初診時と術後のセファロの重ね合わせ

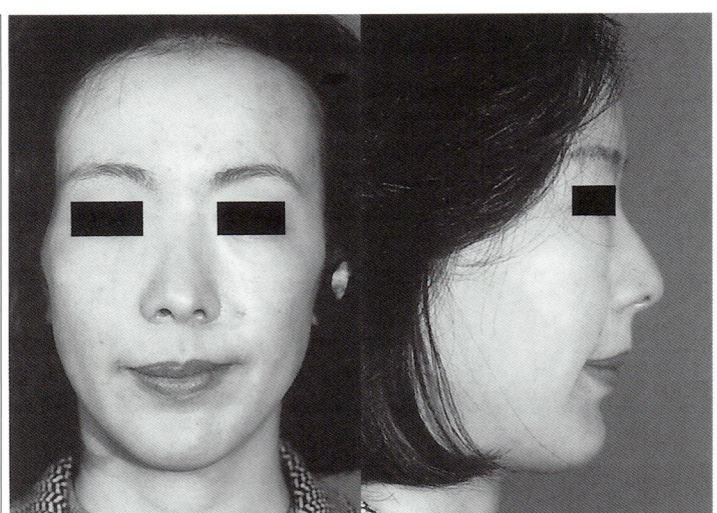

(d) 術直後

図14・11　症例2：30歳，女

tal osteotomyを行うことに決定した．
　術直後：初診時と術直後のセファロの重ね合わせを示す（図14・10-d）．下顎骨はclockwise rotationしながら後方へ移動されていることがわかる．顎間固定を除去した時点での正貌からは，おとがいの偏位が改善されていることがわかる．また，側貌からはおとがいの部の前突感が改善され，初診時の三日月様の側貌が直線的になっていることがわかる（図14・10-e）．顎間固定を除去した時点での口腔内の状態では，前歯部の被蓋と上下前歯の正中が一致していることが認められる．ただし，側方部にはオープンバイトが認められる．また，予防的な意味で下顎の位置が前方に変化しないように口腔内にエラスティックを用いている（図14・10-f）．

　術後矯正：術後矯正を3カ月行った状態を示す（図14・10-g）．術直後にオープンバイトになっていた側方部は術後矯正によってしっかりと咬合してきていることが認められる．この後は左側の前歯部の上下に存在するスペースの除去とより緊密な咬合関係を確立するために術後矯正を続けた．
　矯正装置を除去した時点での口腔内写真を示す（図14・10-h）．良好な咬合が確立されていることが認められる．この時点からリテーナを用いた保定治療に移行した．
　装置を除去した時点での顔面写真を示す．バランスのとれた側貌である（図14・10-i）．
Segmental osteotomyの適応症について
　Segmental osteotomyについては治療方針ですで

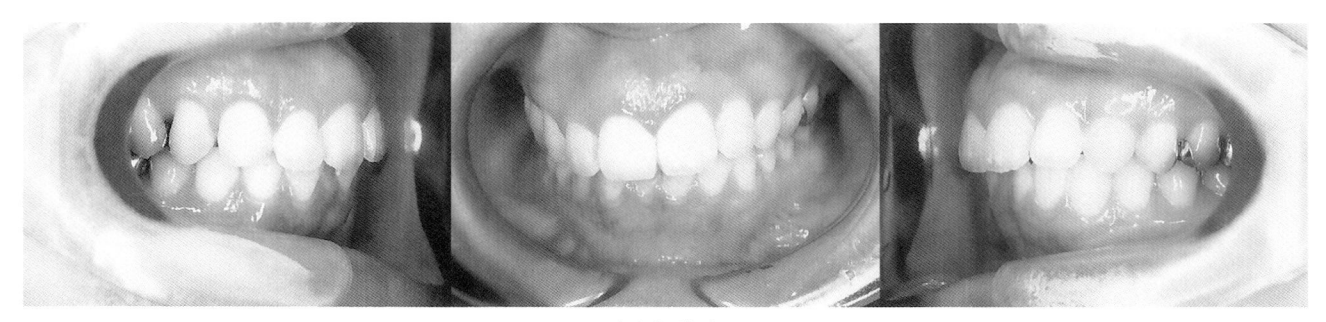

(b) 初診時

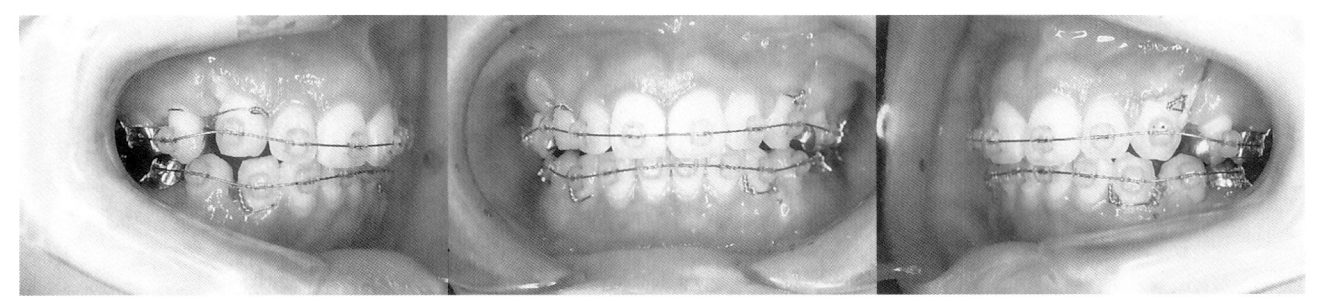

(e) 術直後

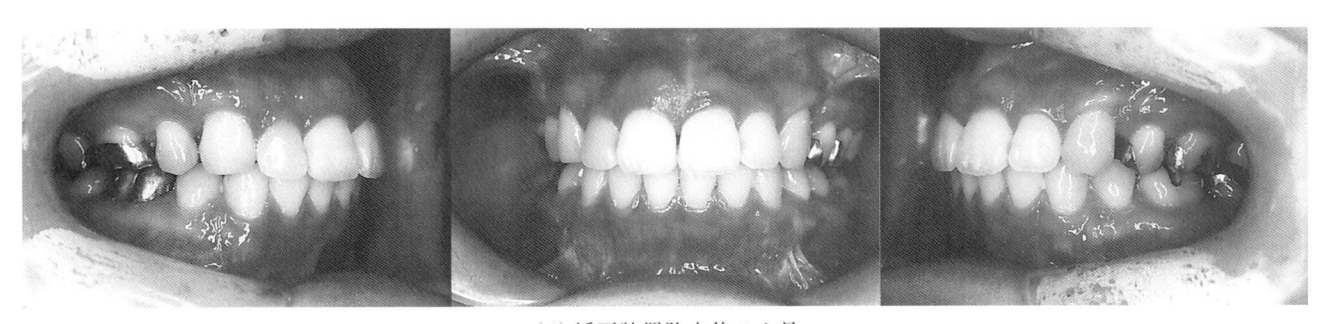

(f) 矯正装置除去後 5 カ月
図 14・11　症例 2

に記述したが，歯科矯正治療と segmental osteotomy での歯の移動様式の相違および適応の仕方について考えてみる。顎骨が上下的に前突している場合，segmental osteotomy を行えば顎骨と歯を同時に後方へ下げることができるが，歯科矯正では顎骨の位置は変えることができず，歯と歯槽部のみの後方移動となる。また，移動様式は歯科矯正でも上顎前歯は歯の傾斜を維持したまま後方へ下げることは理論上可能であるが，臨床的には多少舌側傾斜しながら後方へ下がる傾向がある。その点 segmental osteotomy は歯軸を変化させずに後方へ移動させることが可能である。以上のことから，顎骨の位置に異常（前方位）があり歯の傾斜が正常な場合には segmental osteotomy を，顎骨の位置が正常で歯の傾斜に異常（唇側傾斜）がある場合には歯科矯正を選択するのが正しい治療法の選択である。それでは segmental osteotomy にて治療した症例を紹介する。

【症例 2】30 歳，女

初診時所見：側貌からは上下口唇の前突が認められる。またおとがい部に過緊張が認められる（図 14・11-a）。

上下顎の前突が認められ，上下前歯の上下的な重なり（overbite）も大きいことがわかる（図 14・11-b）。

セファロ分析：下顎骨の後方位が認められ，下顎前歯は唇側傾斜しているため，顔面骨を基準にした上下前歯の位置は前方位をとっていることが認められる。

診断：下顎の後方位による骨格性上顎前突で下顎

前歯の唇側傾斜を伴う．

　治療方針：上顎前歯の傾斜には問題がないが，下顎の後方位によって上顎前突の状態になっているので，上述したように segmental osteotomy の適応である．上下左右の第1小臼歯を抜歯し，segmental osteotomy を行う計画を立てた．

　術前矯正：歯並びが比較的良好だったため術前矯正を開始してから4カ月で手術を予定した．

　術直後：初診時と術直後のセファロの重ね合わせを示す（図14・11-c）．上下前歯はほぼ傾斜を維持した状態で後方へ移動されていることがわかる．顔面写真では，上下口唇部の前突感が解消されており，おとがい部の過緊張もなく，おとがい唇溝が明瞭になっている（図14・11-d）．口腔内写真では，上下顎ともに歯軸にはあまり変化なく，歯槽部が後方に下がっていることがわかる．しかし，まだ犬歯から小臼歯の咬合が甘い（図14・11-e）．

　術後矯正：術後矯正5カ月経過した時点での口腔内を示す（図14・11-f）．上下顎ともに歯列のアライメントが進み，犬歯から小臼歯の咬合関係も改善されていることがわかる．

C 考　察

　顎顔面外科治療での臨床的な治療の手順を中心に述べたが，実際にこうしなければならないというものではなく，この中から本当に必要なものと付加的なものとを見い出し，実際の治療に役立てていただきたい．これらの手順のなかでやはり一番重要なことは診断と治療方針の立案だと思う．顎顔面外科治療において，骨切り術による整容的な骨の移動と咬合の改善は，どちらをおもに考えるかで治療方針が異なってしまうように考えられる傾向がある．治療方針の立案時に，形成外科医と歯科矯正医が互いに，顎骨はこの位置にしか動かせない，咬合はこの位置でしか作れないと主張しあえば，確かにどちらをおもにするかで治療方針が異なってしまうこともあるだろう．しかし，形成外科医と歯科矯正医がある程度の共通理解をもち，正常範囲内に骨を移動するというような「点」でなく「範囲」という柔軟な考え方をすれば顎骨にとっても咬合にとっても満足のいくような治療方針を作り出すことが可能であると確信している．しかし，このような共通理解だけではそれ以上の発展性は望めないように思う．というのはある程度の意見の相違もお互いに持ち続けることによって一つの専門領域の中にいては絶対に気がつかないような新しい発想が見つかるからである．すべてが全く同じ意見でディスカッションすることが何もなければチームアプローチを行う意味はなくなるといっても過言ではないだろう．異なる専門医同士が自分の意見を言えることがチームアプローチを行ううえでの基本中の基本である．実際，わたしも矯正医としてこのようなチームアプローチを北海道大学，東京警察病院で経験して，歯科矯正の専門医同士では決して出ないような発想や意見に出会い，いいことは取り入れ，ゆずれないことは議論し，少しでも質の高い治療が行えるように模索し続けている．実際に治療を進めていくと大小さまざまな問題に遭遇するかもしれないが，今回述べたような内容をベースに問題を解決し，顎顔面外科治療のレベルアップにつながれば幸いである．

　　　　　　　　　　　　　　　　　（松野　功）

文　献

1) 大浦武彦，小野一郎，中村進治ほか：顎顔面外科に於ける計画，手術について—チームアプローチの実際—．日頭顎顔外会誌 1：23-24, 1984
2) 大浦武彦，小野一郎，武内豊ほか：チームアプローチによる顎顔面外科治療の実際．日形会誌 5：983-993, 1985
3) 松野功，河上宗博，山村雅彦ほか：頭蓋顎顔面変形症例に対する3次元形態分析法．日矯歯誌 49：291-301, 1990
4) 大畑昇：顎変形症の咬合．日口外誌 38：186-189, 1992
5) 武内豊，中村進治，大畑昇ほか：顎顔面外科治療における術前・術後歯列矯正の意義．形成外科 30：327-337, 1987
6) 大浦武彦，小野一郎，浅見謙二ほか：顎顔面外科外科手術における新手術方法．日形会誌 6：477-489, 1986

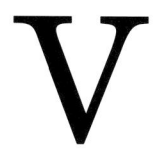

V 体幹・乳房の美容外科

15　乳房異物の除去と再建手術
16　豊胸術の適応と問題点
17　Endoscopic breast augmentation
18　乳頭・乳輪の整容的形成術
19　Liposuctionの適応と安全性
20　Lipoinjectionの適応と症例の選択

V 体幹・乳房の美容外科

15 乳房異物の除去と再建手術
—自家組織による再充填術を中心に—

SUMMARY

異物による豊胸術後，何らかの理由で異物摘出の事態に至った患者に対する再建手術について記述する。異物摘出の適応は，本人の希望，乳癌との鑑別困難，かつ癌に対して不安の大きい場合，自己抗体あるいは腫瘍マーカーに多くの陽性値がある場合，皮膚に油性浸潤や潰瘍がある場合などである。再建方法としては乳房挙上術にとどめる方法，生理食塩水バッグなど安全性の高いインプラントの再埋入，広背筋（皮）弁やturn-over flapなどの局所皮弁移植や遊離自家組織移植がある。しかし，生理食塩水バッグは外殻がシリコンであること，破損する可能性があること，広背筋（皮）弁は脂肪組織の十分量の移植ができないため生理食塩水バッグの併用がしばしば必要であること，turn-over flapは組織量の不十分やrotation arcの制限が問題となる。もちろん以上の欠点を熟知させてなお患者が選択が行われればこれらの方法が用いられてよい。

ここではより安全かつ半永久的な再建方法である自家組織による方法について記述した。用いる組織は遊離分割横型深下腹壁動脈皮弁を基本とした。再建は通常即時的に行うが，異物の浸潤が広範囲の場合，乳癌の可能性が示唆される場合および結果に対して希望の高い患者ではいちど喪失した状態を認識してもらい，二期的に行う方がよいと思われる。欠点は下腹部に長い瘢痕が残ることである。しかし，同時に腹部の脂肪除去にもなることで損失感は軽減されるようである。術後腹壁ヘルニア様膨隆発生の可能性はあるが，筋および筋膜の付着量を最小限にすること，場合によってはゴアテックス®などの補強材を用いることで予防できる。

さらに内視鏡を用いることで乳房下部の皮膚切開を行わないで心窩部の皮下トンネルによってflapを胸部へ移動させることができることも示す。この方法が異物摘出乳房の再建法として最良とは思われないが，絶対安全なプロテーゼが出現しない限りは，半永久的に安全な組織による充填という点からは，皮弁壊死のリスクを理解してもらえれば，現在のところ最善の救済法と言えよう。

A 概念

わが国における乳房増大術，特に注入異物による豊胸術術後後遺症の歴史は美容外科の最大の反省点となっているのは衆知のことと言える。異物を埋入することによる乳房の増大術（豊胸術）は，わが国においては1950年頃より盛んとなったようである。当初はパラフィン，ワセリンなどの炭化水素系異物（商品として販売されたオルガノーゲンも含まれると思われる）が注入材として用いられたようだが，1955年頃よりシリコン系異物が用いられるようになった。1965年以後はシリコンバッグプロテーゼ（silicone bag prosthesis）の埋入が主体である。これらの結果，特に注入症例において異物肉芽腫による硬結，乳房の変形，皮膚への油性浸潤，異物の移動などの局所後遺症を訴え，摘出を望む患者が増加した。さらに埋入異物の全身への影響も指摘され，特に1964年三好ら[1]によるヒトアジュバント病発生の報告ならびに1974年文入ら[2]による同疾患によると思われる死亡例の報告が異物埋入患者を震憾とさせた。また，異物肉芽腫によって乳癌の発見が遅れる可能性については早くから警告されてきた。

これらの患者の多くは異物および肉芽腫の摘出を最優先させることで納得させ，再建にまで至らない時代もあったが，最近では乳房再建の知識が普く行

きわたったためか再建を望む患者が急増している。しかも，翻って再建術を示すことで摘出ならびに精査に積極的になる場合も多い。

ここでは最近著者が好んで行ってきた遊離分割横型深下腹壁動脈皮弁（free divided transverse deep inferior epigastric artery flap）を用いた異物摘出後即時再建術を中心に記載する。

B 解　剖

注入された異物やバッグが破潰し漏出したシリコンジェルは，通常大胸筋の上に存在し周囲にいくつもの肉芽腫を形成している。時に皮膚へ油性浸潤を生じていたり，下層の筋に浸潤している。異物は重力により下方に流動する場合は稀であり，むしろ筋線維に沿って上行しやすい。したがって大胸筋の大部分を切除しなければならないこともある。乳腺への浸潤もたびたび見られるが，乳腺は癌発生母地となりやすいので，年齢や再建法によっては予防的の含みもあり，可能な範囲で切除したい組織である。遊離組織移植のための移植床血管は通常胸背血管前鋸筋枝を用いる。この血管の径は個人差があるので，胸背血管の本幹まで追わなければならないこともあるが，donor vessel が届かなくなることがあるので注意が肝要である。そのような症例では術中の判断で片側に限って有茎もしくは supercharged flap に変更することも考えられようが，あくまでも患者を術前に納得させておくことが前提であるのは言うまでもない。

C 術前の評価

異物摘出と再建の適応については，術前に自己抗体などの免疫学的検査と腫瘍マーカーやX線学的検査を十分に行い，手術の安全性を確認したうえで患者と十分に話し合って判断すべきである。

乳癌の合併については，異物との因果関係の証明はなく，偶発的とされるが，問題は異物肉芽腫の硬結と紛らわしいために発見が遅れることである。また，特にシリコン系異物はX線像が radiopaque であるため腫瘍の陰影が隠されることも原因となる。

しかし，悪性腫瘍の存在は最大限除外しなくては即時再建術を行う道理が得られないので，手術前に X線学的検査を十分に施行し，また腫瘍マーカーの検索を行う。しかし実際には摘出標本の病理組織学的検査に勝る診断法はないので，疑わしい場合は術前に生検を行うことも勧められる。さもなければ，摘出標本を精検して悪性細胞の存在を否定してからの二期的再建に変更した方が無難である。さらに即時再建をする際には，確率は極めて低いものの，悪性細胞が発見されたら，再建後広範囲切除術が必要になる場合が皆無ではないことを十分理解させておくことが必要である。

1. X線学的検査法と診断

X線軟部撮影法（マンモグラフィー）

通常タングスン管による側面像と腋窩に腫瘤の触れる場合は腋窩像，モリブデン管による上下像（cranio-caudal view）と側面像（lateral view）を行う。

前者は胸壁や大胸筋と異物の関係を見るのに適しており，後者は乳腺組織と異物の関係を見るのに適している。いずれにしても異物が radiolucent のものか，radiopaque のものかが鑑別できる。Radiolucent すなわちX線透過性ならばパラフィンやワセリンといった炭化水素系物質やハイドロジェルの埋入が疑われ，radiopaque すなわちX線非透過性ならばシリコン系の物質の埋入が強く疑われる[3]。

胸部CT

異物と肉芽腫の埋入部位や浸潤の状態を診断するにはCTが最も有用である。特に腋窩部や鎖骨下への浸潤や流動の状態を見るのに欠かせない検査である。またマンモグラムと同様異物の種類の識別にも有用である。

胸部MRI

皮膚，皮下脂肪織，筋肉といった軟部組織への異物の浸潤を診断できる。また，異物の種類の診断についても可能であるとの報告もあるが，いまだ一般的ではない[4]。しかし，最近著者ら[5]はMRI画像が埋入物質の同定に有用であることを示している[5]。

2. 術前の尿血清学的検査

著者らがルーティンに行っている項目は通常の術前検査である血算，肝腎機能，尿一般などに追加して蛋白分画，免疫グロブリン，CRP，ASLO，自己抗体値（抗サイログロブリン抗体，抗マイクロゾーム抗体，抗DNA抗体，LEテスト，抗核抗体，CH50，直接クー

ムス試験, RF) 腫瘍マーカー(CEA, CA15-3) である.

なお自己抗体値は自己免疫疾患診断の指標であるが, 陽性値があるからといって必ず自己免疫疾患であるとは言えない. あわせて持続する熱発, 皮疹, 関節痛, レイノー症状などがあれば, ヒトアジュバント病の可能性を検索するために専門の内科医と相談すべきである. もし自己免疫疾患であるとの診断が下れば, 因果関係の有無はともかく, まず異物および肉芽腫の摘出が必要とされるであろう.

3. 病理組織学的検査

腫瘍マーカーに明らかな陽性値があれば, X線学的検査の結果を十分にチェックし, 場合によっては全身の検索をする. もし術前X線検査などで腫瘍の合併の疑わしい部位が見つかれば生検を行うべきである. さもなければ少なくとも摘出後即時再建は避けるべきであることをくり返し強調する.

D 手 技

1. 乳房胸壁の処理

摘出する異物および肉芽腫の大きさによって乳房下部 inframammary fold から腋窩部への皮膚切開の長さを調節する. 異物が限定されている場合やバッグの症例では内視鏡を用いることによって, 腋窩部の血管吻合用の切開のみで再建可能である. 異物と肉芽腫の切除範囲は術者の考えによって大きく異なると思われるが, 原則として触れる硬結, 被膜, 乳腺の大部分を含めた異物除去を行うのが望ましい. 全摘したと思っても後から新たな硬結が出現することが時にあるが, これは微細な残存異物を核にした肉芽腫が術後の炎症の影響もあって生じるものと考える. それゆえ拡散した異物の完全摘出は不可能と考えるべきであり, 術前の説明において必ず念を押しておかなくてはトラブルの原因になるので注意が必要である.

2. 皮弁のデザインと挙上

深下腹壁血管は外腸骨血管より分枝し, 臍の2～3横指斜め下の皮膚へ最も太い筋皮穿通枝を出すのでこれを含めるようにして, いわゆる TRAM flap のデザインを行う. 臍は通常皮弁採取部位を縫縮する時, 上方へ移動することになる. 筋体は予めドップラー血流計によってマーキングされた筋皮穿通枝の周囲の小塊 (通常 3×3cm 程度) のみ皮弁に含む.

皮弁の挙上に先立ち, 皮膚切開線の皮内から皮下へ20万倍ボスミン液を膨疹を作るように注入する. メスで切開ののち電気メスを用いて筋膜上剥離を行う. 腹直筋外側の筋膜に3cm程度の縦切開を置き, 筋の裏側に走行する深下腹壁血管束を剥離する. 内視鏡を用いれば最小の筋膜切開でこの操作が可能である. つぎに血管束の筋体への枝を確認してからその周囲の筋体のみ含めるように前鞘を切開して筋とともに打抜くようにして島状皮弁を挙上する. 途中で筋膜と脂肪層が剥がれ易いので糸でとめておく.

両側で同じ操作を行い, 皮膚の移植を必要としない症例では, パジェット型デルマトームを用いて表皮剥削を行うのが簡便である. なお付着する深下腹壁血管束は, いかなる移植床血管の位置にも対応できるよう可能な限り長く採取すべきである.

3. 腹壁の処理と組織の移植

腹直筋前鞘の欠損は皮弁に付着させる筋体を最小限にすれば必然的に小さなものとなるが, それでも両側の対称的な部位に欠損ができるので時として縫縮困難なことがある. マーレックス®・メッシュやゴアテックス®の縫着による腹壁補強をすることも可能であるが, いずれも異物である限り感染の危険は避けられないことを忘れてはならない.

挙上した皮弁 (実際には多くは真皮脂肪弁) は通常, 遊離皮弁として胸部に移植される. 有茎皮弁として移植することもできるが, 両側の腹直筋を用いることに抵抗があることと, rotation arc に制限があることから遊離皮弁が優位と考える[6]. 吻合血管は動脈1本と静脈1本で十分であるが, 近接部位に recipient vein が求められる場合は commitant vein 2本を吻合すると, 当然であるがより安心である.

皮弁の真皮面を皮膚側にするか胸壁側にするかの選択は, 後者にするとモニターが付けられないことと血管束により緊張が増すことから, 著者らは真皮面を上にしている.

移植床血管には胸背血管の前鋸筋枝が有用であるが, 場合によっては細く, 胸背血管の本幹まで辿らなくてはならないこともある. なお, 腹部胸部ともに術後4～7日吸引ドレーンを留置する (図15・1, 15・2).

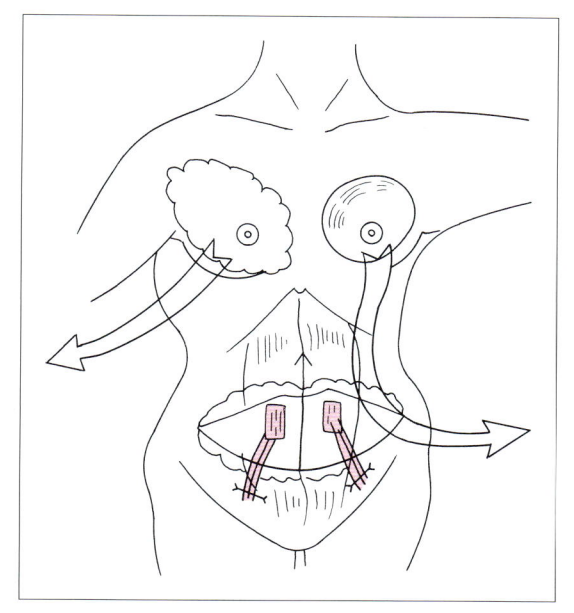

図15・1 異物と異物肉芽腫摘出ならびに両側分割横型皮弁のデザインおよびその解剖
右側は注入異物の場合を表わし，通常は乳房下皮膚切開（inframammary line）から摘出せざるを得ない．左側はシリコンバッグプロテーゼの場合で，腹部からの皮下トンネルを用いて摘出することができる．DIEA皮弁は深下腹壁血管筋皮穿通枝を含む最小限の筋体のみ付着させる．

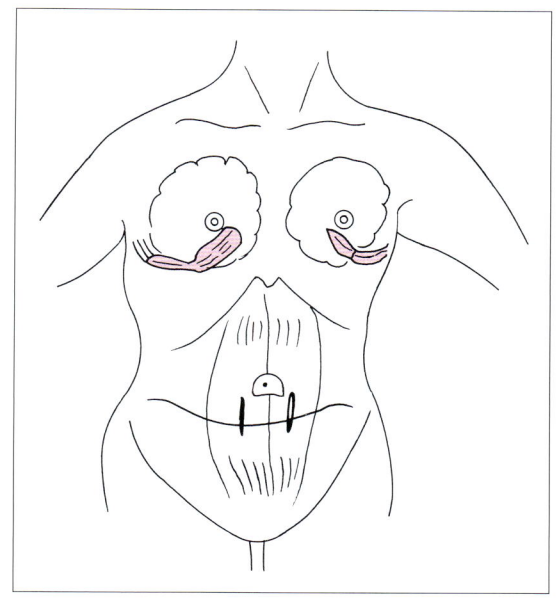

図15・2 手術終了時の状態
両側の皮弁（真皮脂肪弁）を異物ならびに異物肉芽腫摘出後のスペースに埋入する．深下腹壁血管は胸背血管の前鋸筋枝などに吻合する．

E 術後管理

術後の最も重要な管理点は体位の保持である．術中に腹部を縫縮する時すでに上半身および股関節屈曲位にするが，そのままの姿勢で術後3～4日，場合によっては1週間過ごさせる．皮弁の生否のモニターはできれば置きたいが，後で切除する必要があるので，ケースバイケースで考える．ドップラー血流計は必ずしもあてにならないが，特に痩せた患者では吻合動脈の開存の確認に有用ではある．あるいはMRIによる移植組織の像の左右差やサーモグラムによる検索も有用かも知れない．

術後生じ得る大きな合併症としては皮弁壊死，感染，悪性腫瘍の発見，腹壁ヘルニアがある．万が一皮弁壊死を見た場合は可能な限り早く壊死組織を除去しなければならないのは当然である．そして後の再建に委ねる．方法は生理食塩水バッグプロテーゼの埋入あるいは広背筋皮弁の使用しかないであろう．しかし患者は再手術を希望しないこともあるので，まずいったん経過を見てから話し合った方が得

策である．感染は生じるとすれば移植した脂肪組織の一部が壊死した場合や採取部に異物膜を用いた場合に起きやすい．場合によっては壊死組織切除や異物膜除去を余儀なくされる．

経験はないが，もし摘出標本から悪性腫瘍が発見されたら当然拡大切除術が必要となり，再建は二の次となり悲惨な結果が考えられる．また，腹壁ヘルニア様の膨隆の発生はやはり同部が感染したときに必発である．また，吸収糸で緊張部の縫縮をした場合にも発生頻度が高いようであり，弓状線の下方は腹直筋前鞘に縦方向の切開を施さない努力と，止むを得ず縫合が必要になれば非吸収糸を用いるのも一考である．

F 症 例

【症例1】72歳，女

1961年頃，某医によって注入による豊胸術を受けた．注入6年後には両側乳房の硬結が見られたため，当科において異物肉芽腫摘出後，シリコンバッグプロテーゼを挿入した．さらに5年後にはカプセル拘縮を認めたためプロテーゼの交換をしたが，11年後に両側ともバッグが破損し，異物の浸潤や乳房の変形を来した．抗核抗体が陽性で20倍であった．

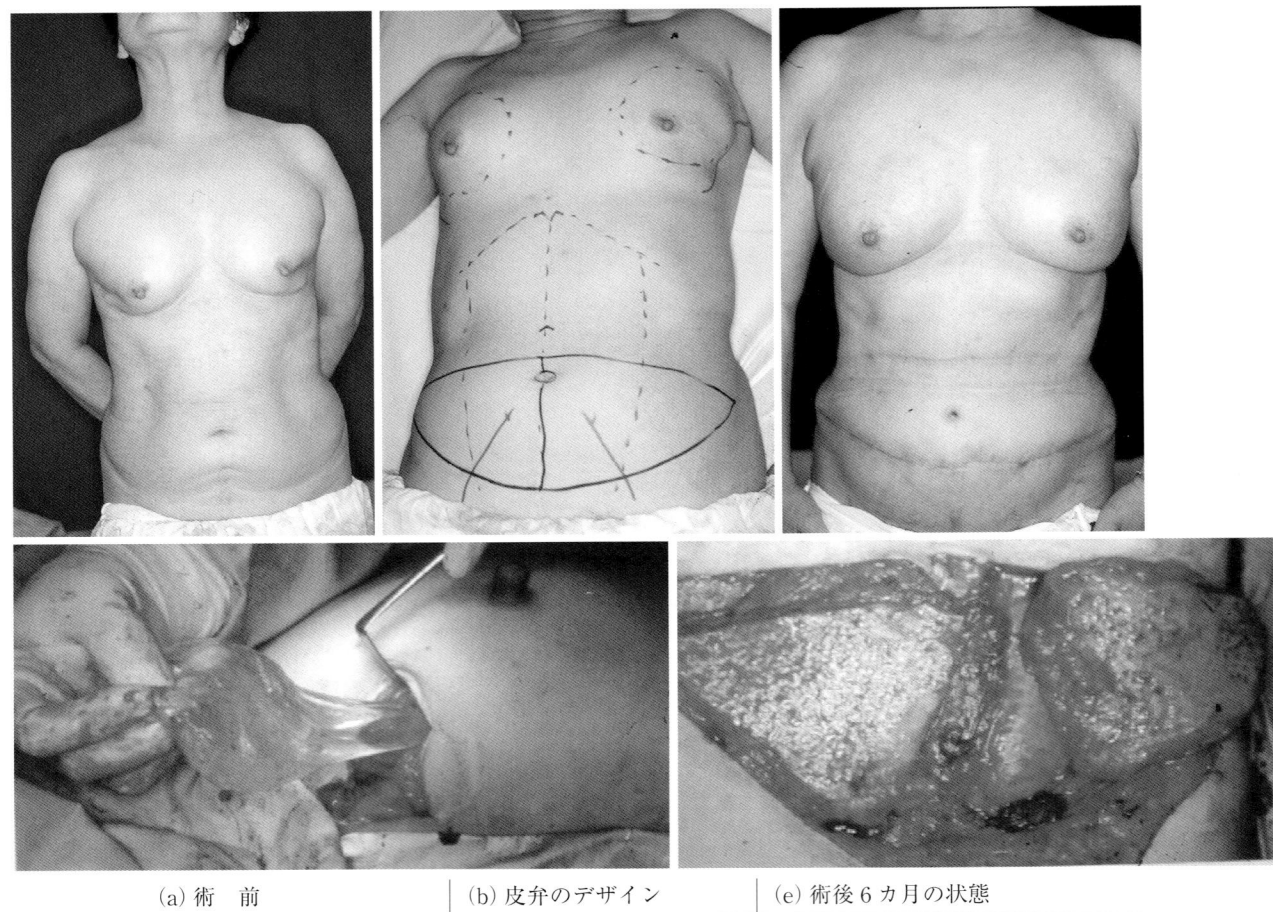

(a) 術　前　　　(b) 皮弁のデザイン　　　(e) 術後 6 カ月の状態
(c) 融解したシリコンバッグの摘出　　(d) 挙上し表皮剥脱した皮弁

図 15・3　症例 1：72 歳，女

腫瘍マーカーはすべて陰性であった。
　患者は，バッグの摘出と同時に，これまでの経緯から半永久的に安全な自家組織による即時再建を選択された。手術は異物ならびに肉芽腫摘出後遊離分割両側性横型 DIEA 皮弁による再建を行った。術後 6 カ月を経過したが，移植組織の吸収は見られない。術後 3 年，自己抗体値は不変であり，自己免疫疾患様の症状もない（図 15・3）。

【症例 2】51 歳，女
　1971 年頃，某医で液状シリコンの注入を両側乳房および頬部に受けた。徐々に硬結となり，乳房腫瘍に対して他医で生検されたが異物肉芽腫の診断で当科に紹介された。来院時検査では抗核抗体が 80 倍と陽性であり，その後 160 倍まで上昇したため手術となった。手術は，まず両側の下垂した乳房に対し，reduction mammaplasty を行い，異物肉芽腫を摘出した。その後，遊離分割腹直筋弁で即時再建を行った。術後の乳房のサイズは患者の満足する結果であり，乳房の圧痛はもちろん，肩こりなどの症状も消失した。術後 2 年，自己抗体値は不変であり，自己免疫疾患様の症状もない（図 15・4）。

【症例 3】57 歳，女
　25 年前に某医でシリコンバッグ挿入による豊胸術を受けた。術後 10 年で左側が硬結となり，当科を受診した。血液学的および免疫学的所見，腫瘍マーカーに異常値はなかった。マンモグラフィーでは左側に石灰化が確認された。患者の希望により両側のシリコンバッグを摘出し，同時に自家組織移植を行った。左側の摘出した異物塊は高度に石灰化した被膜に覆われていた。術後 1 年の状態では腹部および乳房下溝から腋窩にかけての術後瘢痕は十分に患者の満足を得ることができた。本手術により患者は術前の胸を締め付けられるような痛みや，変形から解放され行動範囲が大きく広がり睡眠障害も軽快した（図 15・5）。

【症例 4】33 歳，女
　8 年前に某医によって両側乳房にシリコンバッグを埋入された。その後，被膜拘縮による硬結を生じ

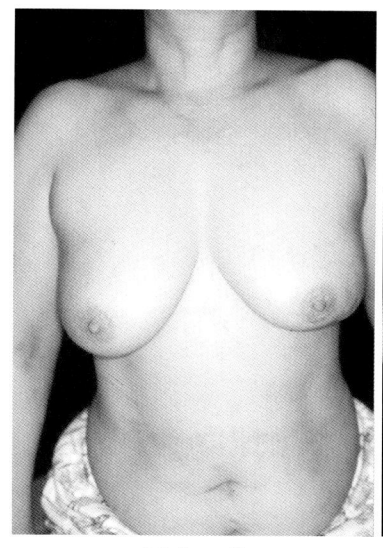

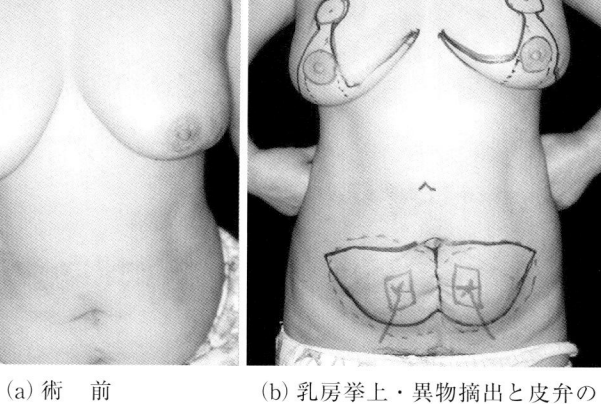

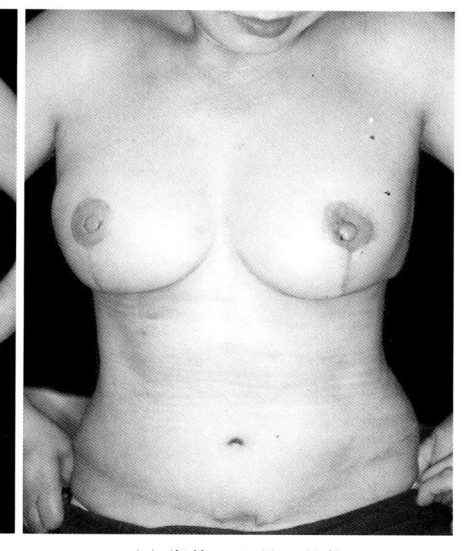

(a) 術　前　　　(b) 乳房挙上・異物摘出と皮弁の　　　(c) 術後6カ月の状態
　　　　　　　　　　デザイン

図 15・4　症例 2：51 歳，女

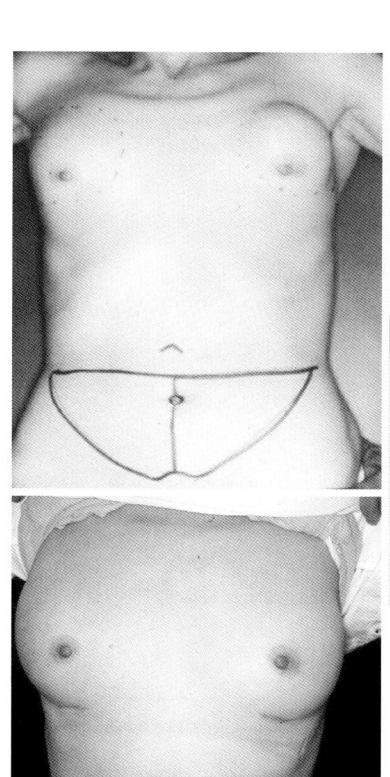

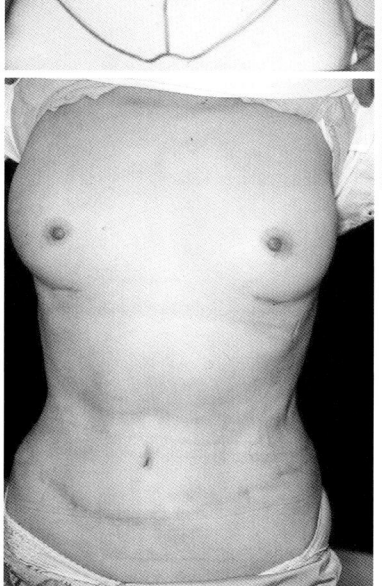

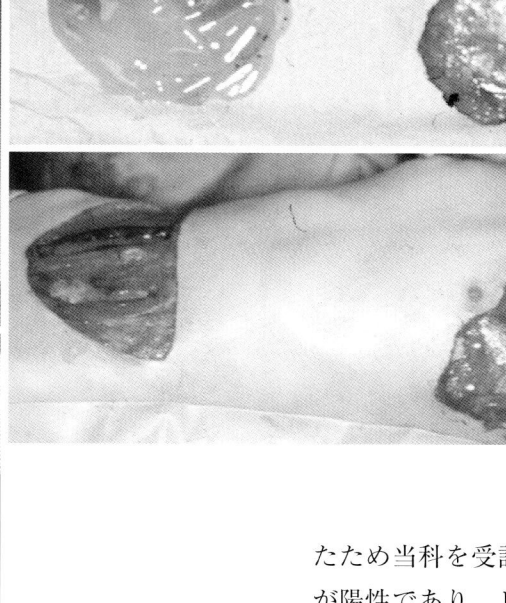

a	b
d	c

(a) 術前のデザイン
(b) 摘出した異物
　　左側は高度の石灰化した被膜で覆われていた。
(c) 皮弁移植時の状態
(d) 術後1年の状態

図 15・5　症例 3：57 歳，女

たため当科を受診した。検査結果で自己抗体の多くが陽性であり，レイノー症状，関節痛，腋窩リンパ節腫脹も見られた。おもな異常値は，抗サイログロブリン抗体 1600 倍，抗マイクロゾーム抗体 400 倍，抗 DNA 抗体 160 倍，抗核抗体 640 倍以上，IgG 2555mg/dl，γグロブリン 29.6％ などである。内科に紹介したところ，まず異物の除去をするように指導された。X 線診断ではバッグの破潰もなく摘出は容易と思われた。手術に際して，患者の希望は最小限の皮膚切開での自家組織による即時再建であったので，内視鏡を用いた術式を考案した。

　まず，腹部の皮弁挙上のための皮膚切開部から胸

168　V. 体幹・乳房の美容外科

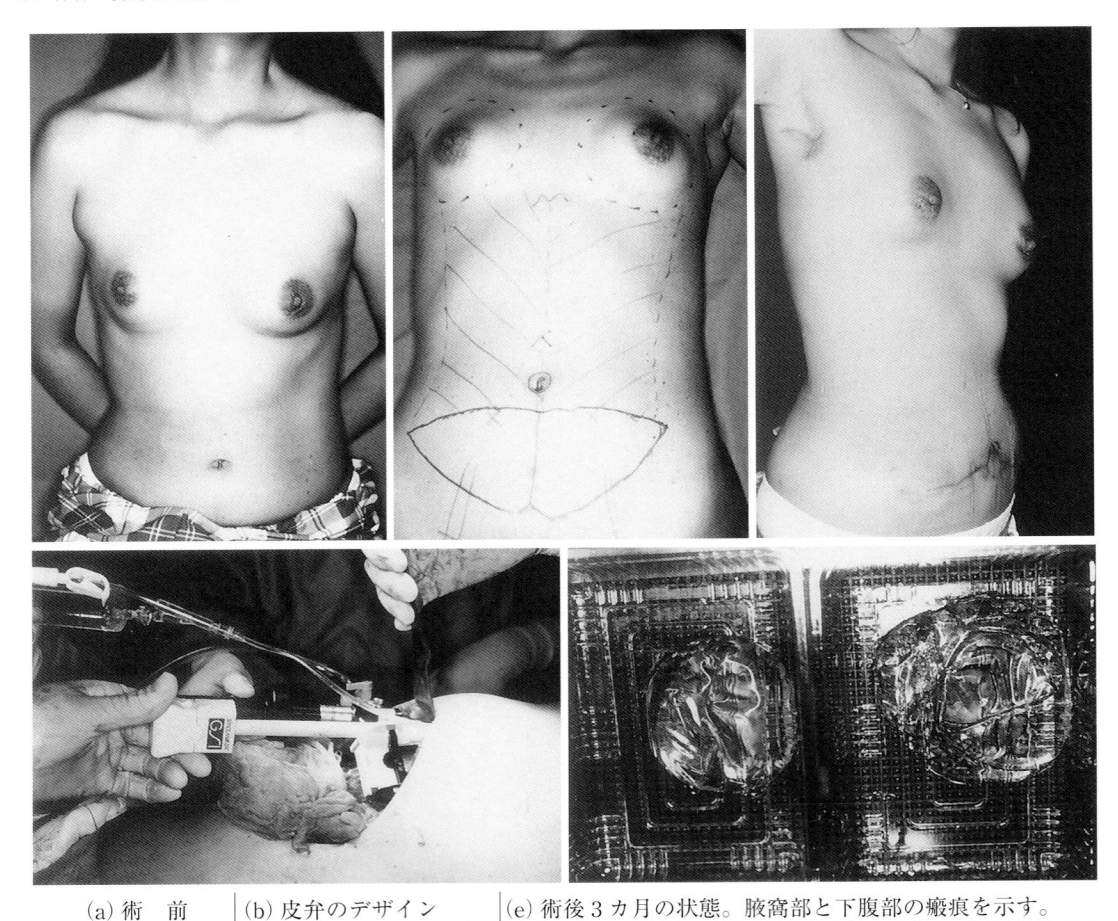

(a) 術　前　(b) 皮弁のデザイン　(e) 術後3カ月の状態。腋窩部と下腹部の瘢痕を示す。
(c) 内視鏡とスペーサーを用いた心窩部の皮下剥離を十分に行う　(d) 作成した皮下トンネルから摘出したシリコンバッグ

図15・6　症例4：33歳，女

部に通じる皮下トンネルを内視鏡を駆使して作成する。シリコンバッグをその皮下トンネルから摘出した。同時に血管吻合用の皮膚切開を腋窩部に作成した。皮弁生否のモニターは両乳輪内を切開して置いた。皮弁は完全に生着し良好な形態を保っており，手術瘢痕拘縮も両腋窩部と下腹部に限定された。なお，術後症状は寛解したが，陽性自己抗体値はなお昇降を繰り返している（図15・6）。

G 考　察

豊胸目的による異物注入もしくは埋入によってヒトアジュバント病が発症する可能性を世界で初めて示したのは三好らである[1]。その理論は1956年にPearsonがラットにFreundの完全アジュバントを単独で投与することによって多発性関節炎など多彩な症状を生じる疾患，すなわちラット・アジュバント病を発見したことから導き出された[7)8)]。

その後，結核菌体を除いた不完全アジュバントによっても同様の病態が出現することがわかったため，パラフィンやワセリンなどの炭化水素系異物のみならずシリコンによっても同様の病態を生じ得ると推論された[8]。その後のKumagaiらによる多数の欧文論文が，米国を初めとする諸外国でのシリコンバッグプロテーゼに対する警戒を喚起したことは記憶に新しい[7)10)11)]。

現在までに，シリコンなどの生体内埋入が原因と推測される自己免疫疾患の報告例は，1995年までにわが国で105例，外国でも100例を越えているが，この疾患の独立性についての理論的証明はいまだ議論の中にある。しかし，抗シリコン抗体の存在，シリコンジェルのアジュバント活性についてのラットにおける証明，本症症例における抗核抗体の特異性が各種特発性自己免疫疾患と同じであることの証明，シリコン埋入患者における抗コラゲン抗体が高率であることの証明などが最近相ついで報告されて

おり，一方でシリコンと疾患の結ぶつきには疫学的根拠がないとする報告もあるが，それに対する反論もまた多い[12]。したがって，現時点では疑わしきは除去するという考えから異物の除去を勧めることが多いが，あくまでも患者の希望を尊重すべきである。

再建材料としては，皮膚が温存できる場合は生理食塩水バッグプロテーゼの埋入も可能であるが，異物が広範囲に筋まで浸潤している場合は皮膚血流と形態的な問題から，また自己抗体の陽性値がある場合はシリコン膜でできたバッグの埋入がアジュバント効果を除去できない理論的可能性からも避けるべきと考える。したがって，現在のところ最も安全な再建組織が自家組織であることは論を待たないであろう。移植可能な組織としては広背筋皮弁，有茎腹直筋皮弁，その他の遊離皮弁も考えられるが，ボリューム，可動性，採取部の犠牲など考えると，遊離DIEA皮弁に勝るものはない[6)13)14]。

しかるに，著者らの方法の大きな欠点は第1に，遊離皮弁の壊死の可能性である。100％の生着率は決して得られないことは，あらかじめ説明しておくべきである。不幸にして再建に不成功な場合は，他の方法による救済を提示する必要がある。また，腹部に長い瘢痕を生じることも大きな欠点である。臍下部の瘢痕は下着によって締め付けられるので肥厚性瘢痕になりにくいことの説明，および腹部の脂肪除去を兼ねることで患者の納得を得ること，皮弁をさらに下方にデザインするなどの工夫が必要である。

さらに，術後の下腹部のヘルニア様の膨隆が問題にされることもある。最近では，これを避けるために，できるだけ筋体と前鞘の筋膜を残して穿通枝皮弁として皮弁を採取するようにしている。乳房下溝の瘢痕については，症例4のように内視鏡を用いて乳房下の切開を省略できればなおよいと思われるが，注入の場合は内視鏡のファイバーがシリコンジェルで汚れて使用不能になる恐れもあるのでバッグの時以外では勧められない。

臍に関しては，通常は皮弁の上端部に臍を含めるようなデザインをし，丸くくりぬいた臍を上方にへの字形の皮膚切開を加えたのちはめ込むが，周囲瘢痕が目立つことが多い。いっそのこと患者との相談のうえで，臍を切除して新たに造臍術を施した方がよいかも知れない。今後の課題である。

最後に繰り返して強調するが，忘れてならないのは乳癌合併の可能性である。術前に可能な限りの検査をして可能性を除外しておかなくてはならない。それでもなお，患者に対しては摘出標本に悪性腫瘍が発見される確率が皆無でないことを十分に事前に説明すべきである。

（百束比古，河原理子）

文　献

1) 三好和夫，宮岡輝夫，小林泰雄ほか：人体におけるAdjuvant加遷延感作を思わせる高γグロブリン血症—乳房形成術の後にみられた障害．日医新報 2122：9-14, 1964
2) 文入正敏，久保田昭男，小林明子：豊胸術後障害—とくに異物注入による全身変化について—．外科 36：1371-1375, 1974
3) 百束比古：マンモグラフィーによる乳房埋入異物の識別に関する研究．日形会誌 6：913-932, 1986
4) 山村美和，百束比古，玉井仁：MRIによる乳房埋入異物の識別に関する実験的ならびに臨床的研究—第1法—．日形会誌 11：483-492, 1991
5) Kawahara R, Hyakusoku H, Aoki R, et al：Clinical imaging diagnosis of implant materials for breast augmentation. Plast Reconstr Surg, in press
6) Grotting JC, Urist MM, Maddox WA, et al：Conventional TRAM versus free microsurgical TRAM flap for immediate breast reconstruction. Plast Reconstr Surg 83：828-841, 1989
7) Freund J, McDermatt K：Sensitization to horse serum by means of adjuvants. Proc Soc Exp Biol Med 49：549-553, 1942
8) Pearson CM：Development of arthritis and periostitis in rats given adjuvants. Proc Soc Exp Biol Med 91：95-101, 1952
9) Kumagai Y, Abe C, Shiokawa Y：Scleroderma after cosmetic surgery；Four cases of human adjuvant disease. Arthritis Rheum 22：532-537, 1979
10) Kumagai Y, Shiokawa Y, Medsger TA Jr, et al：Clinical spectrum of connective tissue disease after cosmetic surgery；Observation on eighteen patients and review of the Japanese literature. Arthritis Rheum 27：1-12, 1984
11) Surgott YJ, Limoli JP, Baldwun CM Jr, et al：Human adjuvant disease, possible autoimmune disease after silicone implantation；A review of the literature, case studies and speculation for the future. Plast Reconstr Surg 78：104-114, 1986
12) 三好和夫：ヒトアジュバント病の歴史．感染・炎症・免疫 25：110-119, 1995
13) Arnez AM, Scamp T：The bipedicled free TRAM flap. Br J Plast Surg 45：214-218, 1992
14) Aoki R, Mitsuhashi K, Hyakusoku H：Immediate reaugmentation of the breasts using bilaterally divided TRAM flaps after removing injected silicone gel and granulomas. Aesth Plast Surg 21：276-279, 1997

V 体幹・乳房の美容外科

16 豊胸術の適応と問題点

SUMMARY

豊胸術はプロステーシスを用いて乳房の増大を行うものである。この際、左右対称の美しい外観と自然な感触が得られることが求められる。そのためには、患者の希望するサイズや形状、術前の評価、プロステーシスの選択、術式の選択など多くのことを考慮して手術を行う必要がある。

術前の評価としては、乳房のやわらかさ、皮膚の伸展性、大きさと形状、下垂の程度、乳腺炎や乳癌など乳房疾患の有無、今後の出産・授乳の可能性などを確認しておく必要がある。これらによって豊胸術を行ってよいかどうか、行うのであればそれによってどのような大きさと形状のプロステーシスを用いて、どのような手術方法をとるかが決定される。

プロステーシスには現在多くのものが国内で使用可能な状況になっているが、安全性の点で生理食塩水タイプとコヒーシブジェル・シリコンタイプが優れていると思われ、特に感触の点ではコヒーシブジェル・シリコンタイプが用いやすいものであると思われる。表面の形状についてはカプセル拘縮の発生率が低いことから、著者はテクスチャードタイプを好んでいる。

術式についてはプロステーシスの挿入部位により大胸筋下、筋膜下、乳腺下の3つのタイプに分かれ、さらに筋肉の処理の仕方やアプローチの方法でいくつかの方法が開発されている。これらは主としてもとの乳房の大きさや、やわらかさによって方法を選択するべきである。

はじめに

豊胸術には多くの合併症が報告されている。これらはカプセル拘縮、プロステーシスの位置異常、感染、プロステーシスのもれ、破損、乳房の変形、知覚や外観上の問題などである[1〜4]。これらの合併症を防ぐということが豊胸術を行って患者の満足を得るために大切なポイントとなる。ここでは主として著者の行っている方法を述べる。基本的な手術方針、具体的な方法や術後管理、実際の症例等について述べ考察を行う。

A 概念

豊胸術とは乳房の増大を目的とする手術である。このための方法としては、かつて非吸収性物質の注入が行われた時代があった。これらの注入物としては、パラフィン、オルガノーゲン、シリコンなどいろいろのものがあったようである。しかしながら、これらの物質の注入による豊胸術はその後多くの問題を生じることになった。これらの問題としては、異物肉芽腫、乳房やその周囲の皮膚の発赤、硬化、潰瘍、乳房以外の部位への拡散、免疫異常などの全身的疾患の可能性が報告されている。また形状や感触などの点でも満足な結果が得られている例は極めて少ないと思われる[5]。

近年、非吸収性注入物による豊胸が一部の医師により再び行われ出しているが、著者は同じ問題が再び起きることになると考えている。また血管内への注入などにより肺塞栓を生じる可能性もあると考えている。

また、脂肪注入による豊胸術も報告されているが、その後この術式には批判が多く、豊胸術としての効果がないか、極めて少ない、生着しなかった脂肪による硬結、嚢腫のほか、周囲に被膜を生じて中に液状に貯留している状態になる場合や、感染などが報告されている[6]。さらに多数の硬結や、嚢腫な

どを生じた場合に乳癌検診が困難になることも考えられ，脂肪注入による豊胸術は行うべきではないと著者は考えている．

一般にはプロステーシスが用いられ，現在は生理食塩水プロステーシスとコヒーシブジェル・シリコンプロステーシスが主として使用されているが，中でもコヒーシブジェル・シリコンプロステーシスが用いやすく，安全性や感触の点でも優れていると思われる．

プロステーシスを挿入する部位により，大胸筋下豊胸術，筋膜下豊胸術，乳腺下豊胸術が開発されている．また皮切の部位としては乳房下縁，乳頭基部，乳輪周囲，腋窩，臍などが用いられている[7]〜[10]．

プロステーシスの形状としては，全体に丸い形状をしたラウンドタイプと，下方がより大きいアナトミカルタイプがある．また表面の形状としては平坦な表面を持つスムースタイプと，表面に細かい凹凸のあるテクスチャードタイプが開発されている．

B 術前の評価

術前に検討しておかなければならないことの一つに，乳房の大きさ，形状が挙げられる．乳房の大きさは，大，中，小，平坦というように4段階程度に分けておくのがよいと思われる．形状は測定を行って確認しておくのがよい．測定項目は，鎖骨―乳頭，乳頭―乳房下縁，鎖骨―乳房下縁，両側乳頭間，乳房横径などを知っておく必要がある．特に下垂しているかどうかを確認しておくことは大切で，豊胸術の適応にならない場合や，mastopexyを併用した方がよい場合があるので注意が必要である．著者は一般に鎖骨―乳房下縁の長さが鎖骨―乳頭より1〜2 cm以上長ければ豊胸術を単独で行うが，それ以上下垂傾向のある場合は，mastopexyを併用する方法が好ましいと考えている．

さらに乳房に何らかの疾患がないか確認しておくことが大切であり，病歴の確認や視診，触診などを行っておく，また必要に応じて乳腺外科の受診を行う．

また乳房のやわらかさや皮膚の伸展性を見ておくことも必要で，少なくとも，やわらかい，普通，かたいなどのように3段階程度には分けて判断しておくのが望ましいと思われる．

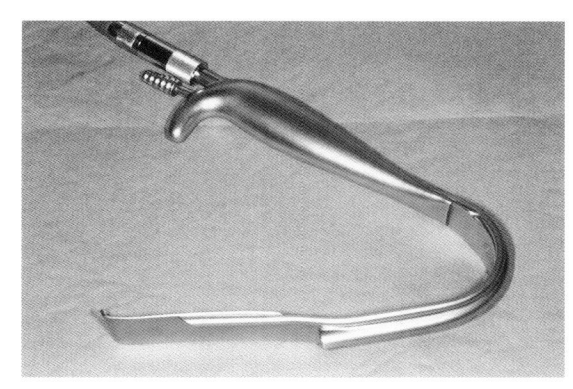

図16・1 光源付きレトラクター

C 手 技

まず使用する器具としては，光源付きレトラクター，バイポーラ，筋鉤などが必要となる(図16・1)．また内視鏡を用いた豊胸術の場合は，内視鏡が必要となるが，これについては別項で述べられる予定であるのでここでは省略する．

またプロステーシスとしては著者はコヒーシブジェル・シリコンのテクスチャードタイプを好んでいる．通常200〜250 ccまでの大きさであればラウンドタイプで形状に問題を生じることはないが，それ以上のサイズのプロステーシスの場合には頭側にプロステーシスによる段差が見えてしまうことがあるので，乳腺下，筋膜下，大胸筋下のいずれのタイプの豊胸術であっても，アナトミカルタイプの方が形状の点では好ましい結果が得られる[3]．

皮膚切開としては，一般に乳房下縁，腋窩，乳輪周囲などが用いられている．著者は乳房下縁からのアプローチによる方法を好んでいるので，ここではその方法について述べる．

使用するプロステーシスに応じたテンプレートを作っておき，これを用いてデザインを行っておく．ラウンドタイプではテンプレートの中央，アナトミカルタイプではテンプレートのやや尾側がプロステーシスの一番突出した点になるので，テンプレートのこの部位にマークをしておく．この点が最終的に乳頭の直下になるようにプロステーシスを設置するのが，最も自然な形状の乳房を作成するうえで大切である．

この際，乳房や乳房の皮膚の伸展性がかなりある症例では，乳腺下豊胸術，筋膜下豊胸術，および乳

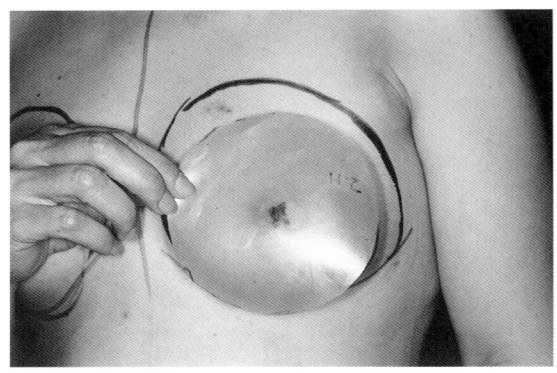

(a) プロステーシスの下垂は起きないので，ラウンドタイプの場合はテンプレートの中央が乳頭の直下になるように挿入部位をマークする。

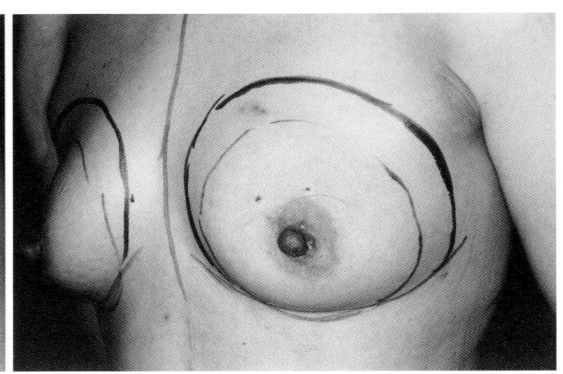

(b) プロステーシスの範囲のマーク周囲に内側，外側，頭側に広く剥離範囲をマークする。

図 16・2　乳房の伸展性が普通あるいはあまりない症例でのデザイン

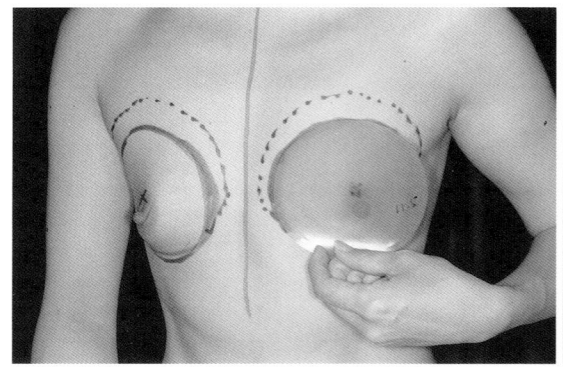

(a) 後日プロステーシスの下垂が起きるので，ラウンドタイプではテンプレートの中央が乳頭より 1〜1.5cm 頭側になるように挿入部位のマークをしておく。

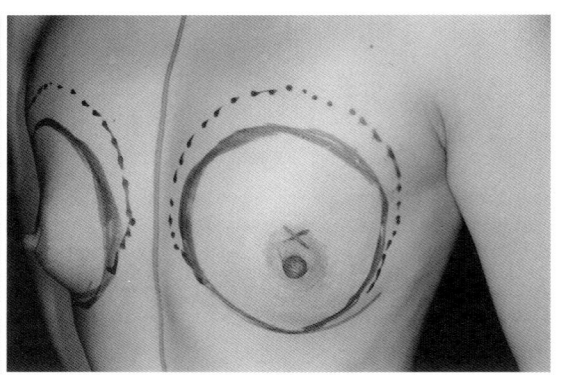

(b) プロステーシスのマークの内側，外側，頭側に広く剥離範囲をデザインする。

図 16・3　乳房がかなりやわらかい症例でのデザイン

房下縁に沿って大胸筋を完全に切断するタイプの大胸筋下豊胸術を行った場合は後日プロステーシスが 1〜1.5cm 程度下垂してくることを考慮してデザインを行う。したがってこのような場合は，プロステーシスの最も突出した点に相当するテンプレート上のマークが，乳頭より 1〜1.5cm 上方になるように胸部に当て，プロステーシスの設置範囲のデザインを行う。これ以外の場合は，プロステーシスの最も突出した点に相当するテンプレート上のマークを，乳頭に重ねてデザインをしておく（図 16・2，16・3）。

プロステーシスの設置する範囲を決めてから，これより内側と外側それぞれ 1〜1.5cm，頭側に 2〜3cm 広くマークをしておき，この範囲にプロステーシスを入れるためのポケットを作成する。

皮切はプロステーシスの設置範囲としてマークした尾側の線上とし，ここを 4〜4.5cm 切開する。乳腺下豊胸術の場合も大胸筋下豊胸術の場合も，この皮膚切開より直下に剥離を進め，大胸筋の筋膜を確認する。ここから頭側に筋膜上を剥離する。乳腺下豊胸術の場合は，この筋膜上と外側は前鋸筋筋膜上を剥離して，あらかじめマークをしたポケットの範囲を完全に剥離する。

大胸筋下豊胸術を行う場合は，皮切直下で大胸筋筋膜を確認し，ここから筋膜上を大胸筋外側縁の方向に腋窩に向かって剥離を進める。皮切より 3〜4 横指頭側へ剥離したところで，大胸筋外側縁を確認し，ここから大胸筋下に剥離を進める。大胸筋下全体の剥離はなるべく指で鈍的に行うようにする。頭側には簡単に剥離を行うことができ，尾側は大胸筋

の肋骨への付着部をバイポーラで止血して切断しながら剥離を行うのがよい．大胸筋の乳房下縁に相当する部位は，完全に切断しておく[10]．

剥離した範囲は，後でテクスチャードタイプのプロステーシスを入れる際出血することがあるため，バイポーラを用いて確実に止血をしておくことが大切である．

次に皮切よりプロステーシスを挿入し，挿入した後は指でプロステーシスの向きが正確であること，しわやねじれができていないことを確認しておく．また左右の乳房の大きさを確認し，プロステーシスの位置にも左右差がないことを確認しておく．

皮切よりポーティナーまたはペンローズドレーンを挿入し，埋没縫合は2層に5-0ナイロン糸をかけて行い，表面は7-0ナイロン糸で縫合を行う．

D 術後管理

術後は10日ほどは上肢は水平挙上までとし，2週間程度は腹臥位に寝ることを禁止しておく．包帯交換は出血やリンパの排液のある間は2日に1回程度とし，特にペンローズドレーンを使用する場合は，広範囲に消毒を行い，滅菌ガーゼを大量に当てて管理を行っておく必要がある．ドレーンは出血やリンパがほぼ出なくなってから抜去する．抜糸は7日目頃に行う．

手術後1カ月程は，圧迫包帯などを用いて胸の軽い圧迫を続ける．この間激しい運動は禁止しておく．以後下着の使用を許可するが，ワイヤ入りのものなどが多いため，創部にトラブルが起きないか注意が必要である．万一創部に炎症を生じたときは，ワイヤの入っていない下着にするか，創にガーゼをあてて下着を使用するなどの指導が必要である．また，手術から3カ月は，乳房のマッサージや乳房が揺れるようなことは禁止しておく．

E 症 例

【症例1】34歳，女

乳房の伸展性がかなりあり，やわらかい乳房であるので，後日プロステーシスの下垂が生じると判断した．ラウンドタイプのテクスチャードタイプコヒーシブジェル・シリコンプロステーシスを使用し，その最も突出した点が乳頭直下より1.5cm頭側になるように，大胸筋下豊胸術を行った．その際，大胸筋の乳房下縁に相当する部位はすべて切断した．元の乳房の大きさに左右差があるので，プロステーシスのサイズは右180cc，左150ccを使用した．カプセル拘縮やリップリングなどの合併症はなく，ラウンドタイプのプロステーシスの中央が乳頭の直下に位置している（図16・4）．

【症例2】40歳，女

乳房の伸展性は普通であり，後日プロステーシスの下垂は生じないと判断し，ラウンドタイプのテクスチャードタイプコヒーシブジェル・シリコンの最も突出した点が乳頭直下になるようにデザインを行った．乳腺下豊胸術を行い，プロステーシスのサイズは220ccを使用した．合併症は特に認めず，乳房も自然なやわらかさとなっている．プロステーシスの位置も最初の挿入位置と変化していない（図16・5）．

F 考 察

豊胸術を行う際に使用するプロステーシスとしては，多くのタイプのものが開発されてきた．現在主として用いられているものはコヒーシブジェル・シリコンと生理食塩水のタイプと思われる．生理食塩水もシリコンも生体に対し，発癌性のほか何らかの病気を起こすことはないと一般的に考えられており，安全性の面でも優れたものである[11]～[13]．現在は術後の乳房の感触の点でコヒーシブジェル・シリコンの方が優れた結果が得られることが多いことから，コヒーシブジェル・シリコンが主流になっている．ただし乳房に伸展性がなくかたい症例では，プロステーシスを触知する可能性が極めて少ないことから，このような症例の場合だけは生理食塩水プロステーシスでもよい結果が得られる．

プロステーシスの表面の形状についてはスムースタイプとテクスチャードタイプがあり，カプセル拘縮の点からはテクスチャードタイプの方が発生率が低いとする見解が多く[13][14]，著者もそのように考えており，テクスチャードタイプを好んでいる．

またプロステーシスの形そのものとしてはラウンドタイプとアナトミカルタイプが開発されている．アナトミカルタイプはいわば形状記憶型であり，ラ

a
b c
d e

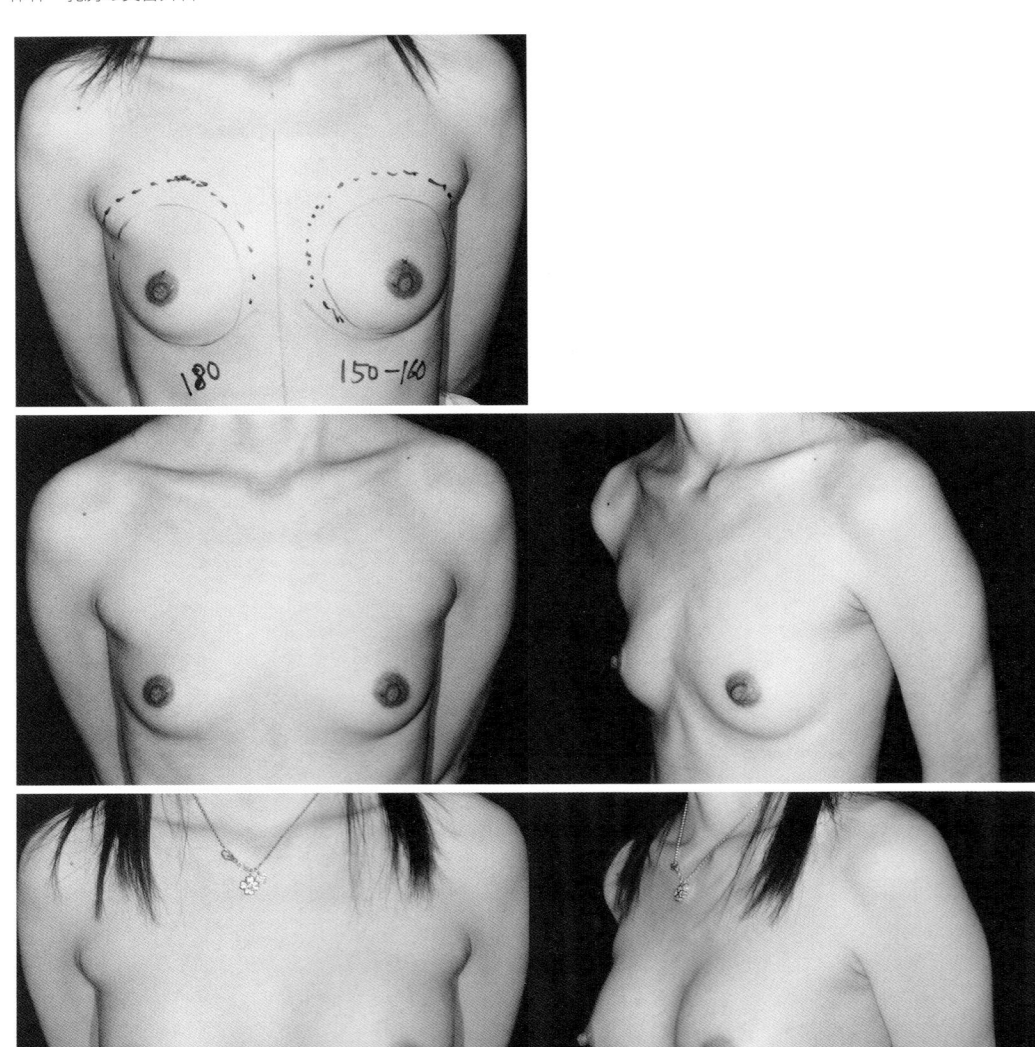

(a) デザイン
　ラウンドタイプ用のテンプレートを用い，その中央が1.5cm頭側になるようにプロステーシス挿入部位をマークした（実線）。点線は剥離範囲を示す。

(b, c) 術　前

(d, e) 大胸筋下豊胸術後8カ月の状態。乳頭は乳房のふくらみの頂点に位置している。

図16・4　症例1：34歳，女

ウンドタイプよりは感触がかたいため，著者は主として乳癌の再建用に用いており，豊胸のためには200〜250cc以上の大きなプロステーシスを使用する場合に限って使用している。ただしこのような場合，豊胸後の乳房はややかたいことを術前に説明しておく必要があると思われる。

　豊胸術の皮切としては腋窩，乳房下縁，乳輪周囲などが一般に使用されている。著者はテクスチャードタイプのプロステーシスを挿入しやすいこと，プロステーシスの向きの確認や，プロステーシスにしわやねじれがないことを確認しやすいことから，乳房下縁の切開を好んでいる。

　腋窩の皮切は瘢痕が目立たない部位になるという利点がある。この部位からテクスチャードタイプを入れる場合は，皮切を腋窩の尾側寄りにするか，長い切開にするなどの工夫が必要となる[8]。またこのアプローチでは，プロステーシスの正中側と尾側にねじれやしわができていないことを確認することは困難である。もしねじれやしわがあると，後日リップリングが目立ったり，これを触知することになる。さらに腋窩よりプロステーシスを挿入する際に，テクスチャードタイプの場合は創より出血を生

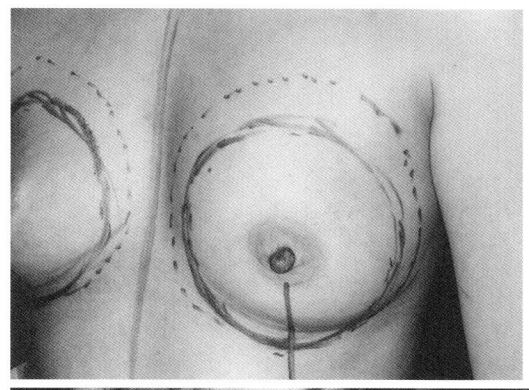

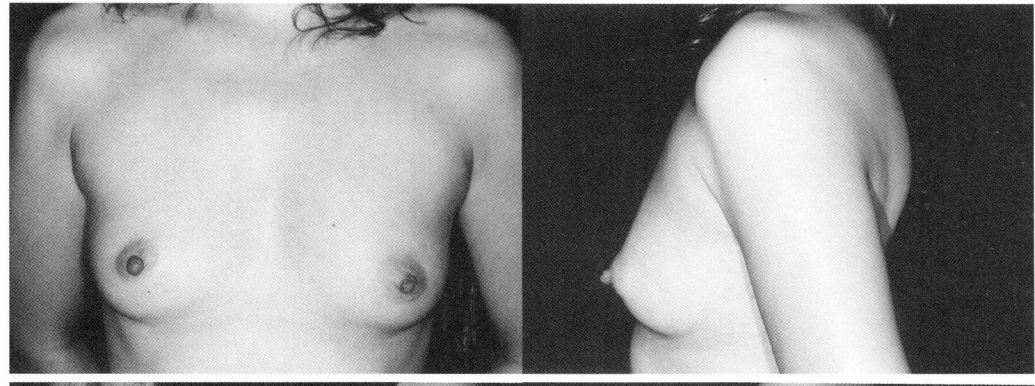

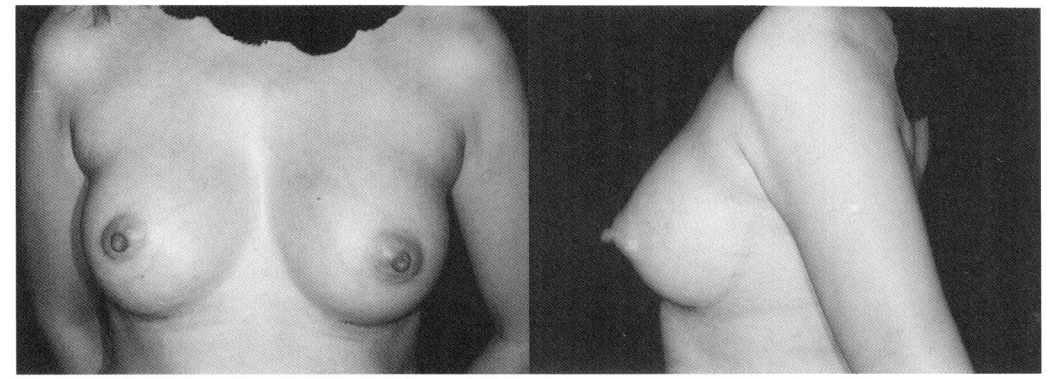

(a) デザイン
　　乳房のやわらかさは普通程度であるので，ラウンドタイプのテンプレートの中央が乳頭
　　と重なるように，挿入範囲のマークを行った．外側の点線は剥離範囲を示す．
(b, c) 術　前
(d, e) 乳腺下豊胸術後5ヵ月の状態．乳頭は乳房のふくらみの頂点に位置している．

図16・5　症例2：40歳，女

じることがあり注意を要する．

　乳輪周囲の皮切も瘢痕が目立たないという利点がある．ここから豊胸術を行う場合は，乳腺を尾側へ迂回して，乳房下縁まで皮下を剥離し，ここから乳腺下，または大胸筋下に入る方法があるが，日本人では皮膚の伸展性が少ない症例が多く，この方法はかなりやりにくいことが多い．もう一つの方法は直下に乳腺を切開して，ここから乳腺下，または大胸筋下豊胸術を行うものである．いずれにしても乳輪周囲に切開が入ることで，乳頭の知覚に問題を生じる可能性が高くなったり，豊胸後，あるいは将来プロステーシスを抜去した後に，皮切部分の陥凹を生じることがある．

　プロステーシスを挿入する部位として乳腺下，筋膜下，大胸筋下のように3つのタイプが開発されている[7)9)10)13)]．一般に大胸筋下豊胸術は術後の痛みが他の方法より強く，長引く傾向があるが，術後の乳房の形状の点では，大胸筋下豊胸術は乳房の大きさや，皮膚の伸展性に関係なくどのような乳房に対しても適応があると言える．

　一方，乳腺下豊胸術は，たとえば平坦な乳房に対して行うと，プロステーシスの形が体表に浮き出て

しまうことになり，不自然な外観となる。乳腺下豊胸術の適応とならないのは，完全に平坦な乳房，および小さい乳房で皮膚がやわらかく伸展性のある場合である。乳房が小さくても皮膚がかたい症例はプロステーシスを触知することはなく，体表にプロステーシスの形が浮き出ることもないので，乳腺下豊胸術でよい結果が得られる。

近年筋膜下豊胸術が一部の医師の間で行われているが，乳房下縁からの切開で行うとやや術中の出血が多くなる傾向があるように思われ，著者は好んでいない。腋窩から内視鏡を用いて行う場合は，大胸筋の筋膜下の剥離は行いやすく出血も少ないと思われるが，乳房下縁からのアプローチで行うと，特に頭側での剥離が不安定になり，筋膜か筋体かのいずれかを損傷しやすい[7,9]。なお，筋膜下豊胸術は乳房の下1/3程度は筋膜上を剥離することになり，この部位に限っては乳腺下豊胸術と同じ状態になる。したがって特に乳房の頭側でプロステーシスの形が浮き出るのを防ぐ効果はあるように思われるが，同じ効果は大胸筋下豊胸術でも得ることは可能である。筋膜下豊胸術の適応という点では，乳腺下豊胸術で行った場合，わずかにプロステーシスの形状が乳房の頭側で浮き出るかもしれないという症例になると思われる。

豊胸術の合併症としては多くのものが報告されている。その一つはカプセル拘縮であるが，テクスチャードタイプのプロステーシスを使用することで，頻度はかなり少なくなっている。著者のデータでは，大胸筋下より乳腺下の方がわずかにカプセル拘縮の発生率が少なくなっているため，著者は基本的に乳腺下豊胸術を好んでいる。しかし，この点についてはそれぞれの医師で術後管理や細かい手術手技が異なる場合もあると思われ，単純に両者に優劣をつけることはできないと考えている。

また，一般的に手術後血腫やセローマを生じた時は高率にカプセル拘縮を生じることになるので，術中の止血を確実にしておくこととドレーンを入れておくことがカプセル拘縮を防止するうえでも大切と考えている。万一カプセル拘縮を生じた場合は，創をもう一度開けて，プロステーシスを取り出して中のカプセルの一部または全部を除去して内腔を拡大するのがよい。

他の合併症の一つはリップリングの発生である。これは生理食塩水タイプではよく見られる。生理食塩水プロステーシスを使用する場合は，プロステーシスに生理食塩水の注入を多く行えばリップリングの発生は防げるが，乳房がその分かたくなるという欠点があり，これをうまくコントロールするのはかなり難しいことである。

コヒーシブシリコンを使用した場合でもこの現象が見られることがあり，テクスチャードタイプのプロステーシスの挿入時にねじれやしわのある状態で入れてしまうとリップリングを生じることがある。また正しく設置した場合でも，特に乳房が小さい症例で皮膚に伸展性のあるやわらかい乳房の場合は，仰臥位の時にはリップリングがなく，上半身が垂直に起きた状態になると，わずかのリップリングが見えたり，触知することがある。これはプロステーシスがやわらかいため，重力によるひずみが出るためである。したがってこのような可能性のある症例では，大胸筋下や筋膜下豊胸術の方が好ましいと思われる。

その他，プロステーシスの漏れや破損が問題になることがある。生理食塩水プロステーシスでは数日以内に抜去や入れ替えを行わないと，乳房の変形を生じて修正が極めて困難な状況となることがある[4]。

コヒーシブジェル・シリコンは緊急に処置が必要になることはないが，長期に放置した場合は異物肉芽腫，石灰化，変形などを生じる可能性はあり得るので，定期健診は行っておく必要があると考えている[3,13]。

（高柳　進）

文　献

1) Levine RA, Collins TL : Definitive diagnosis of breast implant rupture by ultrasonography. Plast Reconstr Surg 87 : 1126-1128, 1991
2) Nelson GD : Complications from the treatment of fibrous capsular contracture of the breast. Plast Reconstr Surg 68 : 969-970, 1981
3) 高柳　進：乳房形成の展望―とくに人工乳房の使用について．形成外科 37：729-736, 1994
4) 高柳　進，中川千里：豊胸術で問題のあった症例とその再建について．日美外報 21：1-8, 1999
5) 三好和夫，宮岡輝夫，小林泰雄ほか：人体におけるAdjubant加遷延感作を思わせる高γグロブリン血症―乳房形成術の後にみられた障害．日本医事新報 2122：9-14, 1961
6) Ersek RA : Transplantation of purified autologous fat ; A 3-year follow up is disappointing. Plast Re-

constr Surg 87：219-227, 1991
7) Benito-Ruiz J：Transaxillary subfascial breast augmentation. Aesthetic Surg J 23：480-483, 2003
8) Ersek RA, Navarro JA：Transaxillary subpectoral placement of textured breast prostheses. Ann Plast Surg 27：93-96, 1991
9) Graf RM, Bernardes A, Auersvald A, et al：Subfascial endoscopic transaxillary augmentation mammaplasty. Aesth Plast Surg 24：216-220, 2000
10) Tebbetts JB：Dual plane breast augmentation：optimizing implant-soft-tissue relationship in a wide range of breast type. Plast Reconstr Surg 107：1255-1272, 2001
11) Deapen DM, Brody GS：Augmentation mammaplasty and breast cancer；A 5 year update of the Los Angeles study. Plast Reconstr Surg 89：660-665, 1992
12) Duffy MJ, Woods JE：Health risks of failed silicone gel breast implants；a 30-year clinical experience. Plast Reconstr Surg 94：295-299, 1994
13) 高柳　進，中川千里：インプラントを用いた豊胸術の新展開．形成外科 44：1019-1027, 2001
14) Coleman DJ, Foo TH, Sharpe DT：Textured or smooth implants for breast augmentation？；A prospective control trial. Br J Plast Surg 44：444-448, 1992

17 Endoscopic breast augmentation

SUMMARY

腋窩経由の乳房増大術における内視鏡使用の意義は，盲目的操作をなくすことによって止血を確実にすること，神経損傷を予防すること，さらに剥離を正確に行うことである．それにより術後血腫やカプセル拘縮の減少をもたらし，正確な内腔の剥離により，乳房の左右対称性の確保がより確実になる．ここでは生食インプラントを用いる大胸筋下法と粗面のシリコンインプラントを用いる乳腺下法について詳述する．

大胸筋下法では大胸筋起始部の切開をモニター下に行うことにより乳房下溝の作製を正確に行うことができる．乳腺下法では皮膚穿通枝の確実な凝固により，十分な止血を行うことができる．さらに剥離腔の最も遠位端である乳房下溝付近の剥離がより精密にできる．

はじめに

インプラントを用いる乳房増大術の進入経路は主に，乳房下溝[1]，乳輪周囲[2]，腋窩[3] が選択される．その中で腋窩経由の方法は乳房に傷を付けないという大きな利点がある．大胸筋下や乳腺下の剥離も可能であるが，欠点として乳房下溝や乳輪周囲法と異なり，内腔が直視下に観察しづらく，特に左右対称性を得るために重要な乳房下溝付近の剥離を直視下に行うことは非常に困難である．それを可能にするのが内視鏡の導入[4]であり，腋窩法にとって必須の手技といってもよい．

われわれが内視鏡を用いる腋窩経由の乳房増大術を1994年に開始してから10年が過ぎ，用いるインプラントも生理食塩水インプラント（以下，生食インプラントとする）からコヒーシブジェル・シリコンインプラントに変化し，挿入部位も大胸筋下から乳腺下に変化している[5,6]．しかし大胸筋下法と乳腺下法はともに重要な手技であるので，ここでは内視鏡を用いた腋窩経由の両者の方法について述べる．

A 概念

腋窩経由の乳房増大術における内視鏡使用の意義は，直視下では見ることが困難な内腔を，モニター下に観察しながら剥離と止血を行うことである[7]．大胸筋下法では大胸筋起始部の正確な切開が可能であり，乳腺下法では穿通枝の十分な止血を行いながら筋膜上や筋膜下の剥離が可能になる．乳房下溝付近の精密な剥離により，左右対称性の確保がより確実になる．十分な止血により術後血腫やカプセル拘縮の発生を少なくすることができる．また側胸部の剥離で乳頭感覚を司る肋間神経外側皮枝の立ち上がりを観察することにより，神経損傷を少なくすることができる．

カプセル拘縮は，表面平滑のインプラントでは大胸筋下の方が少なく，粗面のインプラントでは乳腺下の方が少ないと報告されている[8,9]．平滑面のインプラントではカプセル拘縮予防の術後のマッサージが重要であり，粗面のインプラントでは逆にマッサージをせず内腔組織と固着させるために圧迫固定が重要である．生食インプラントは突出度が大きく，乳房組織の少ない本邦女性の場合，大胸筋下の方が乳房上部の段差が緩和されてプロフィールがきれいに出る．またインプラントのしわも出にくい．

欠点は大胸筋の収縮とともにインプラントが外側に動くことである。

コヒーシブジェル・シリコンインプラントの場合，インプラントにしわができにくい構造になっており，かなり痩せた人でも乳腺下に入れることができるが，ソフトコヒーシブジェルであっても従来のシリコンジェルインプラントから比べるとやや硬い。用いるインプラントの違いにより，手術法も異なってくることを理解しておく。

B 解 剖

内視鏡を用いた経腋窩的乳房増大術を行ううえで，乳房ならびに腋窩と筋組織の解剖が重要である。

1. 乳 房

乳房基部は第2肋骨から第6肋骨までの高さで，内側は胸骨外側縁，外側は中腋窩線にまで至る。乳腺組織の大部分は前胸部浅筋膜内にあるが，乳腺尾部は上外側方に伸びて大胸筋下縁を包む深筋膜を貫き，腋窩部に至る。乳房皮膚の感覚神経は第2～第6胸神経の前枝である第2～第6肋間神経の外側皮枝と前皮枝である。外側皮枝は中腋窩線上近くで皮膚に達し，前皮枝は正中線上近くで皮膚に達する。第4肋間神経外側皮枝は乳頭の感覚を司る。乳腺への血行は内胸動脈の穿通枝および肋間動脈からの枝により供給される。また腋窩動脈から外側胸動脈あるいは胸肩峰動脈を介しても供給されている。乳房外半からのリンパは前腋窩リンパ節，あるいは胸筋リンパ節へ，乳房内半からのリンパは内胸リンパ節へ流入する。乳房組織はそれぞれ広頚筋，大胸筋，前鋸筋，外腹斜筋，腹直筋前鞘の直上に乗っている形になっている。乳房尾部と大胸筋外側縁は前腋窩ヒダを形成する。

2. 腋 窩

腋窩の底は前方が大胸筋下縁で形成される前腋窩ヒダ，後方を広背筋および大円筋で形成される後腋窩ヒダ，内側は胸壁でそれぞれ境される。腋窩に存在するものは腋窩動静脈とその分枝，リンパ管とリンパ節群，腕神経叢および脂肪である。腋窩および上腕内側の皮膚には内側上腕皮神経（T1）および肋間上腕神経（T2）が分布する。これらの神経は大胸筋上縁のすぐ後方の脂肪層を走る。この部の上方への剥離や乱暴な牽引には十分注意する。

3. 大胸筋

大胸筋は鎖骨の内側半，胸骨および上位6本の肋軟骨を起始部に持ち，上腕骨の大結節稜の外側唇に停止する，上腕を屈曲・内転・内旋する筋肉である。その背面にある小胸筋は第3～第5肋骨の前面を起始として，肩甲骨の烏口突起に停止する。下方では大胸筋の方が約5cm，小胸筋の下端よりも長い。大胸筋の主要栄養血管は上方からの胸肩峰動静脈であり，内側の内胸動静脈穿通枝からも栄養されている。大胸筋の運動神経は上内側へ入る外側胸筋神経と下外側へ入る内側胸筋神経からなる。

大胸筋下法の場合は腋窩からの侵入の層は大胸筋と小胸筋の間である。この層を間違わずに入るには，まず腋窩の皮膚切開から皮下を剥離し大胸筋外側縁に達したら筋体上の脂肪層を切開して大胸筋筋膜に至る。筋膜を切開して大胸筋筋体を露出する。その下の疎な層を確認し，光源付きの筋鉤で創を展開し電気メスを用いて剥離する。

大胸筋外側縁の背側で腋窩の脂肪層を深く剥離すると，肋間上腕神経や内側上腕皮神経を傷つけ，上腕内側のしびれを残すことがある。また腋窩を上方へ剥離したり，頭側への牽引を強くすると腕神経叢や腋窩の血管を痛めるので注意する。剥離腔の外側には乳頭ならびに乳房皮膚の感覚を司る肋間神経外側皮枝がある。また内側には内胸動静脈の穿通枝があるので暴力的な剥離をしない。乳腺下法の場合は，大胸筋外側縁に達したら筋膜上で剥離する方法と，筋膜下で剥離する方法がある[10]。大胸筋下法，乳腺下法どちらの場合も光源付きの筋鉤で乳頭直下付近まで直視下に電気メスを用いて剥離し，視野が取りづらくなった時点で内視鏡下の剥離に変更する。

C 術前の評価

乳房増大術ではいかに適切な剥離腔を作製するかによって手術結果が左右される。そのため乳頭と乳房下溝との位置関係を十分に把握しておく。術前に計測しておくのは，鎖骨から乳頭までの距離，乳頭

または乳輪下縁から乳房下溝までの距離，乳頭間の距離，乳輪の縦経横経，乳頭を通る水平線での乳房の幅，乳房下溝から乳頭基部までの垂直距離である乳房の突出度，皮膚皮下脂肪の厚さ，ブラジャーのカップサイズなどである。また乳房下溝や乳頭位置の左右差，下垂の程度，皮膚の伸展性，胸郭の左右差，肩下がりの左右差などを確認しておき，患者にもよく説明する。術前の写真は正面，側面，両斜位から撮っておき，術後の比較ができるようにしておく。また年齢や家族歴に応じて乳腺腫瘍の検索をしておく。

どの程度大きくするかは患者の希望によるが，皮膚の緊張度により大きくするのにもおのずと限界がある。通常200mlくらいでブラジャーのサイズが2カップ上がると考えてよい。

乳房下垂がある例では乳房増大術と乳房固定術を同時に行った方がよいか，乳房増大術だけでよいか，患者の希望も加味して検討する。乳輪が大きい例でその縮小も希望する場合はareolar mastopexyと増大術を同じ乳輪周囲切開から行うこともできる[11]。

手術直前には坐位で乳房下溝に印をつけておく。用いるインプラントの半径を乳頭から下ろした点を通るように，新しい乳房下溝線を描く。

用いるインプラントは患者の乳房幅を基準に考える。乳房幅をあまり変えたくなければ術前に計測した乳房幅か，それより少し小さい値を，用いるインプラントの直径とする。乳房幅も大きくしたければ，術前に計測した乳房幅より少し大きめのインプラントを選択する。生食インプラントの場合は直径によってインプラントの容量が決まる。コヒーシブジェル・シリコンインプラントの場合は非常に多くの選択肢があるので，乳房の突出度の希望と皮膚の伸展性を加味して決める[12]。

D 手　技

1. 器械，器具

直径5mm，直視の内視鏡とCCDカメラ，ライトガイド，光源，モニター類，軸の長さが35cmで周囲を絶縁した，直と弯曲した電気メス，長さ40cmで中央が直角に曲がり周囲に側孔の開いた吸引管，光源付きレトレクター，吸引洗浄管，内視鏡用鉗子，内視鏡用持針器，創を展開保持する気動式固定アーム（ユニトラック，エースクラップ社製）を使用する（図17・1）

2. 手術手技

手術は局所麻酔，静脈麻酔，全身麻酔いずれでも可能だが，著者らは現在ミダゾラム（商品名ドルミカム®）静注後に，乳酸リンゲル液500mlにエピネフリン加1％塩酸リドカイン（キシロカインE®）60ml，1％塩酸ロピバカイン（アナペイン®）20ml，炭酸水素ナトリウム（メイロン®）20mlを加えた溶液を用いる，静脈鎮静下局所麻酔で行っている。腋窩から大胸筋前縁まで皮下に注射し，皮膚切開して大胸筋前縁の筋膜に至った時点で，さらに先が鈍の注入針で大胸筋下法の場合は大胸筋下に，乳腺下法の場合は筋膜下に一側200ml程度浸潤する。この方法により術中の痛みは完全にコントロールすることが可能で，術後の嘔気嘔吐などの不快な症状がほとんどなくなった。

患者は仰臥位にし，肩関節は90°外転し前腕にはストッキネットをかぶせ，手術中に上肢が自由に動かせるようにしておく。これは腕神経叢の過伸展の予防に重要である。

生食インプラントを用いる大胸筋下法（図17・2）

腋窩中央のしわに沿って2〜3cmの皮膚切開を入れる。あまり大胸筋外側縁まで切開を入れると腋を閉じていても瘢痕は表面から見えるので，腋窩の中ほどにおさめる。浅筋膜上で大胸筋外側縁に向かって皮下を剥離し，大胸筋上の脂肪を切開して大胸筋筋膜を切開する。筋体が見えたらさらに筋鈎で創を開き，筋膜を外側縁に沿って尾側へ切開する。創に示指を入れ，大胸筋裏面に沿いながら指先で大胸筋と小胸筋の間の疎な層を感じながら尾側へ向かって剥離する。つぎに光源付きのレトラクターで創を展開し直視下に可能な範囲まで電気メスで剥離する。穿通枝は適宜凝固止血する。直視下で操作ができなくなった時点で内視鏡下の剥離に移る。気動式固定アームで内腔を保持した後，まず吸引管を入れ，つぎに内視鏡を入れる。著者らは外套付きレトラクターを用いないので，内視鏡を入れる時に剥離腔の状況をすべて観察できるという長所がある。また助手や術者が鈎を保持する必要がなく，力もいらず術

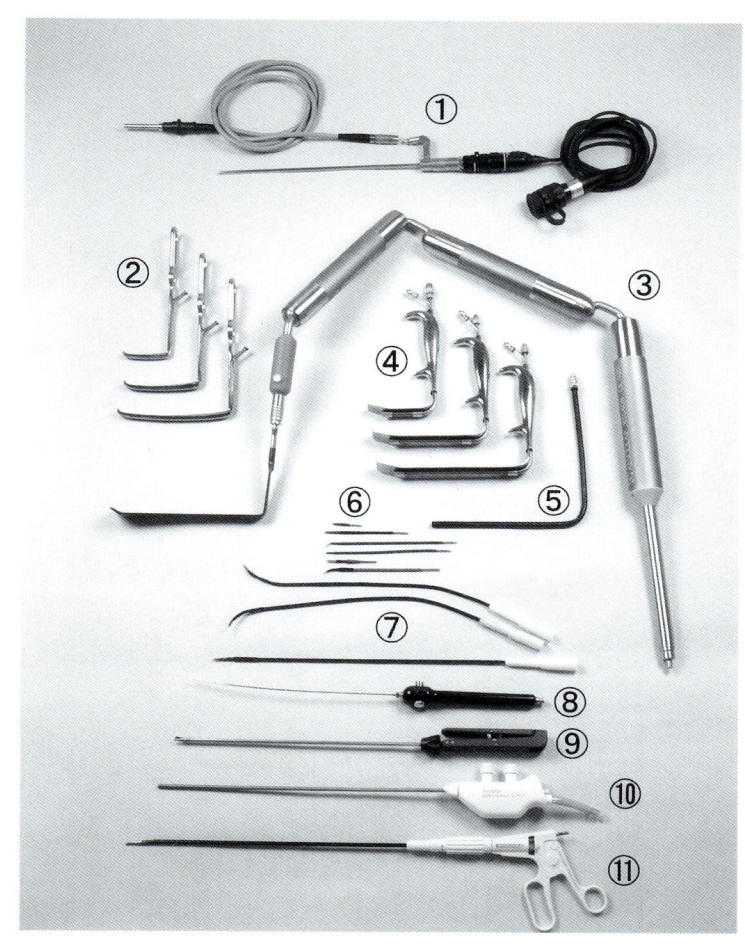

17. Endoscopic breast augmentation

① 直径 5mm の内視鏡と CCD カメラ
② 吸引管付き筋鉤
③ 気道式固定アーム
④ ライドガイド鉤
⑤ 絶縁した吸引管
⑥ コロラドニードル
⑦ 柄の長い電気メス
⑧ 局所麻酔剤注入針
⑨ 内視鏡用持針器
⑩ 洗浄吸引管
⑪ 内視鏡用鉗子

図 17・1　手術器具

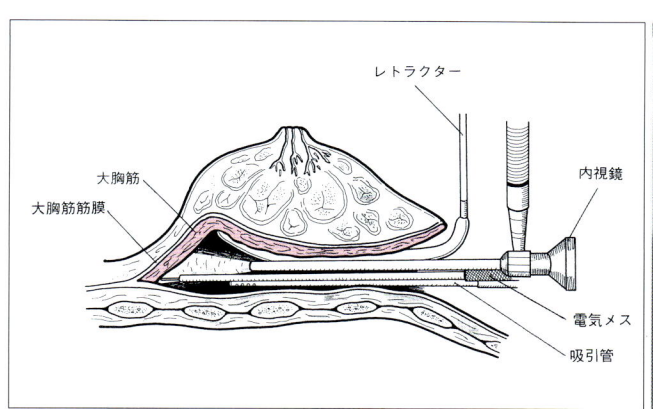

(a) 内視鏡下に大胸筋を切開しているところの断面図。

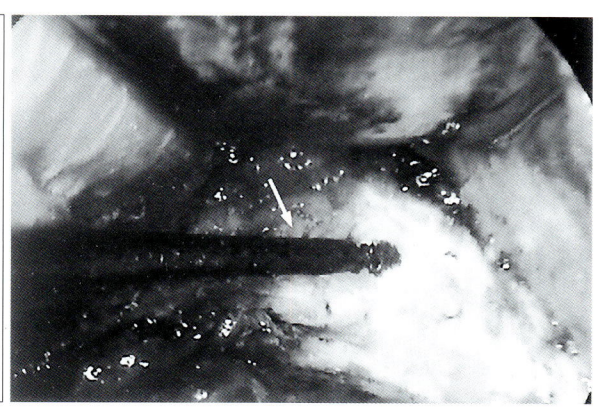

(b) 内視鏡像
大胸筋を切開して脂肪層が見える。矢印は電気メス。

図 17・2　大胸筋下法

野も安定するので便利である。
　先端には縦方向に走る大胸筋の筋線維が見える。電気メスを入れ，モニターで観察しながら大胸筋起始部を切開する。術前に既存の乳房下溝に印した線のちょうど裏面を切開するつもりでよい。切開する範囲は大胸筋外側縁から起始部下方にかけてと，さらに内側へ 30°入ったくらいまでである。それより

内側には筋体の浅層を残す程度にする。内側へ深く切り込むと内胸動脈の穿通枝が出てくる。もしこの血管を傷つけた場合は内視鏡下に結紮する方がよい。内側の筋体をあまり薄くし過ぎるとインプラントが内側へ飛び出していわゆる symmastia の変形を来す。起始部を切開しなければ乳房下溝が十分に下がらないし，大胸筋の収縮によってインプラント

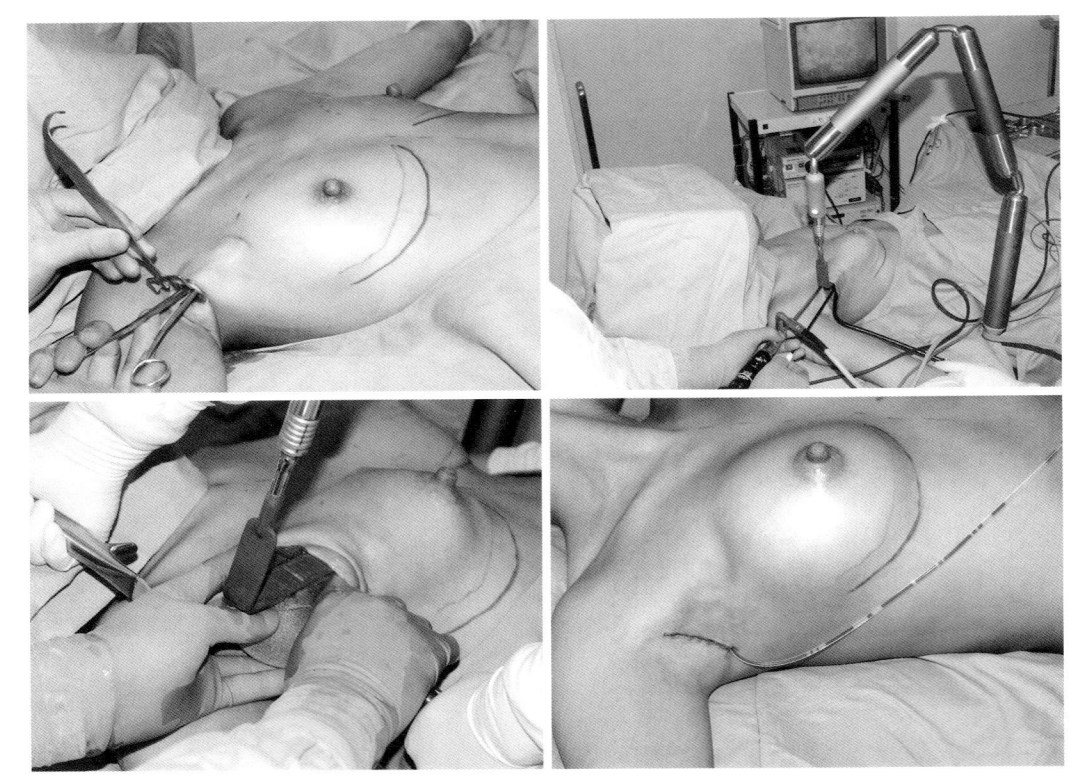

a	b
c	d

(a) 腋窩の皮下を大胸筋外側縁まで剥離する。
(b) 気道式固定アームで創を展開し，内視鏡下に電気メスで筋膜下を剥離する。
(c) 潤滑ジェルを付けてコヒーシブジェル・インプラントを挿入する。
(d) 創を縫合する。

図 17・3　乳腺下法

が動き，醜状を呈する。

　下方から外側は筋体を筋膜も含め脂肪層が見えるまで切開する。それ以上薄くするとインプラントの角が表面から触れるようになるので気をつける。筋体をはずれた斜め外側では，緊張のある外腹斜筋筋膜上を剥離し，乳房下溝が滑らかに内から外へ流れるようにする。外側では肋間神経外側皮枝を切らないように，内腔を狭めている前鋸筋筋膜上を剥離する。筋肉の処置が終わったら周囲を観察して出血点があれば鉗子で止血する。

　つぎに，内腔を空にした生食インプラントをロール状に折り畳んで入れ，チューブから生理食塩水を注入する。100mlほど入れたところで鉤を一度引き抜き，さらに規定量まで入れる。インプラントを内腔で動かしてみて乳房下溝のカーブが引きつれている部分は，さらに内視鏡下に剥離を追加する。

　チューブはつけたままにしておき，対側の処置に移る。処置が終わったら，手術台を坐位にして乳房下溝の位置が対称になっているか，剥離範囲の左右差がないかどうか確認する。坐位にしてデジタルカメラで画像を撮り，モニター上で確認するとより確実である。両上腕を90°挙上してみてインプラントが頭側に上がって見えるようであればまだ尾側の剥離が足りない証拠であるので，再度内視鏡下に追加剥離する。最後にチューブを引き抜き，必要があれば吸引ドレーンを入れて閉創する。

コヒーシブジェル・シリコンインプラントを用いる乳腺下（筋膜下）法（図 17・3）

　シリコンインプラントは生食インプラントと違って折り畳んで入れることができないので，腋窩の皮切は5cm必要になる。皮切が前腋窩ヒダを越えないように注意する。

　浅筋膜上を皮下剥離し大胸筋外側縁に至る。筋肉上の脂肪層を切開して大胸筋筋膜を露出し，筋膜を切開して露出した筋体上を電気メスを用いて剥離する。光源付きレトレクターを用いて乳頭直下部分まで直視下に剥離する。つぎに気動式固定アームで内腔を保持し，内視鏡下に新しい乳房下溝として印を付けた部分まで剥離する。穿通枝は適宜凝固止血する。乳房下溝付近で太い穿通枝が出てくることがあ

(a, b) 術　前
(c, d) 術後8年の状態

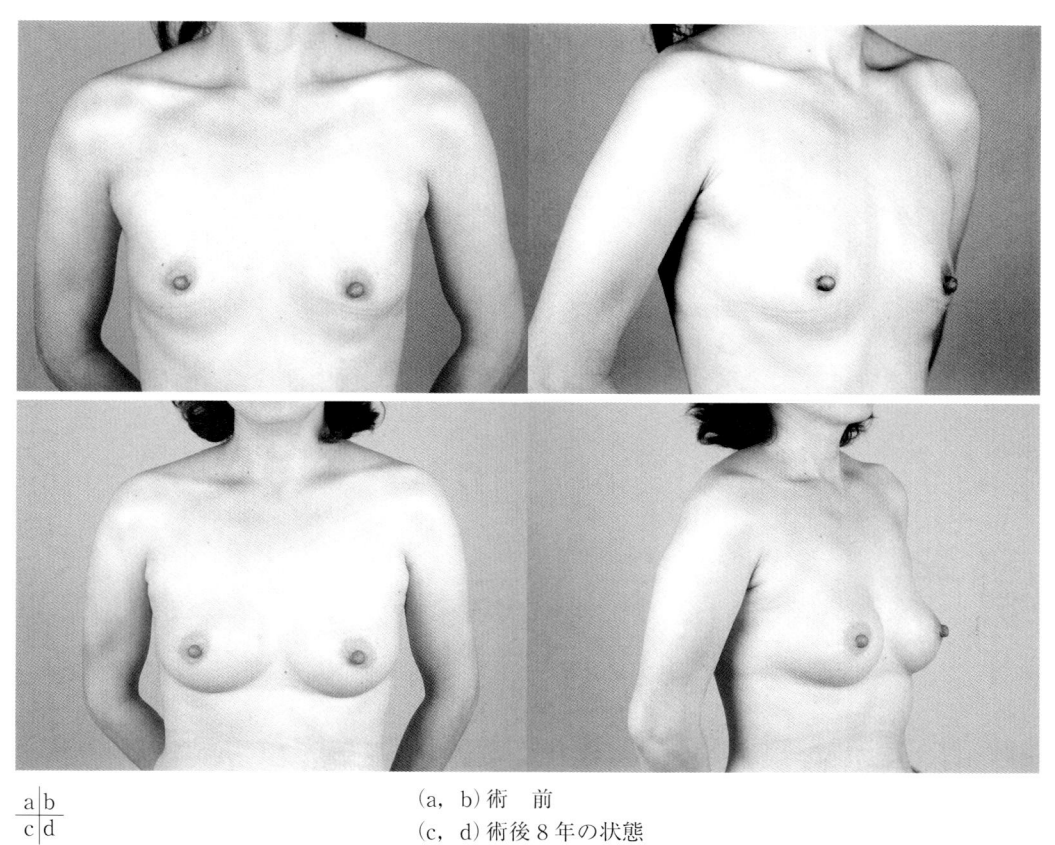

図 17・4　症例1：44歳，女，生食インプラントを用いた大胸筋下法

り，必要に応じて結紮する。外側には肋間神経外側皮枝が出てくるので，傷つけないように注意する。予定の剥離が終わったら，仮のインプラントとして，入れるものと同じ容量の生食インプラントを入れ，坐位にして乳房下溝の位置と剥離範囲の対称性を確認する。

剥離が適切になったら，コヒーシブジェル・シリコンインプラントに潤滑ジェルを塗って，滑りをよくしたうえで挿入する。涙滴型のインプラントなので上下正しく入っているか内視鏡で確認して，位置を修正する。再度腋窩付近の出血の有無を確認して，吸引ドレーンを入れ，閉創する。

E 術後管理

1. 表面平滑の生食インプラントの場合

術後はインプラントの上方移動を防ぐためとインプラントによる筋切開部の圧迫止血のため，乳房ガーメントを付け，さらに乳房上部にバストバンドを巻く。腋窩部もガーゼで圧迫する。術後2日目に腋窩のガーゼを取り，入浴を許可する。その日から腋窩を伸ばす運動を開始し，術後5日目に抜糸する。さらにカプセル拘縮予防のためインプラントを上下左右に動かす運動を始める。特にインプラントを外側と下方に押し出すように指導する。患者本人に指導して1カ月間は続ける。その間，日中は乳房上部のバンドによる圧迫を続ける。術後1カ月よりブラジャーの着用を許可する。その後は3カ月までは毎月経過観察し，3カ月を過ぎたら3カ月ごとに1度の経過観察を行う。その後も年に1度は必ずチェックするようにする。

2. コヒーシブジェル・シリコンインプラントの場合

術後はガーメントとバストバンドにより2週間の圧迫を行う。インプラント周囲の組織に早く固着させるためマッサージは行わない。ドレーンは翌日に抜去し，腋窩のガーゼは2日目に除去する。その日から腋窩を伸ばす運動を始める。術後5日目で抜糸を行う。2週間目からスポーツブラジャーなどのワイヤーが入らないブラジャーを付けさせる。術後1カ月で普通のブラジャーを許可する。その後は定期の経過観察を行う。

a	b
c	d

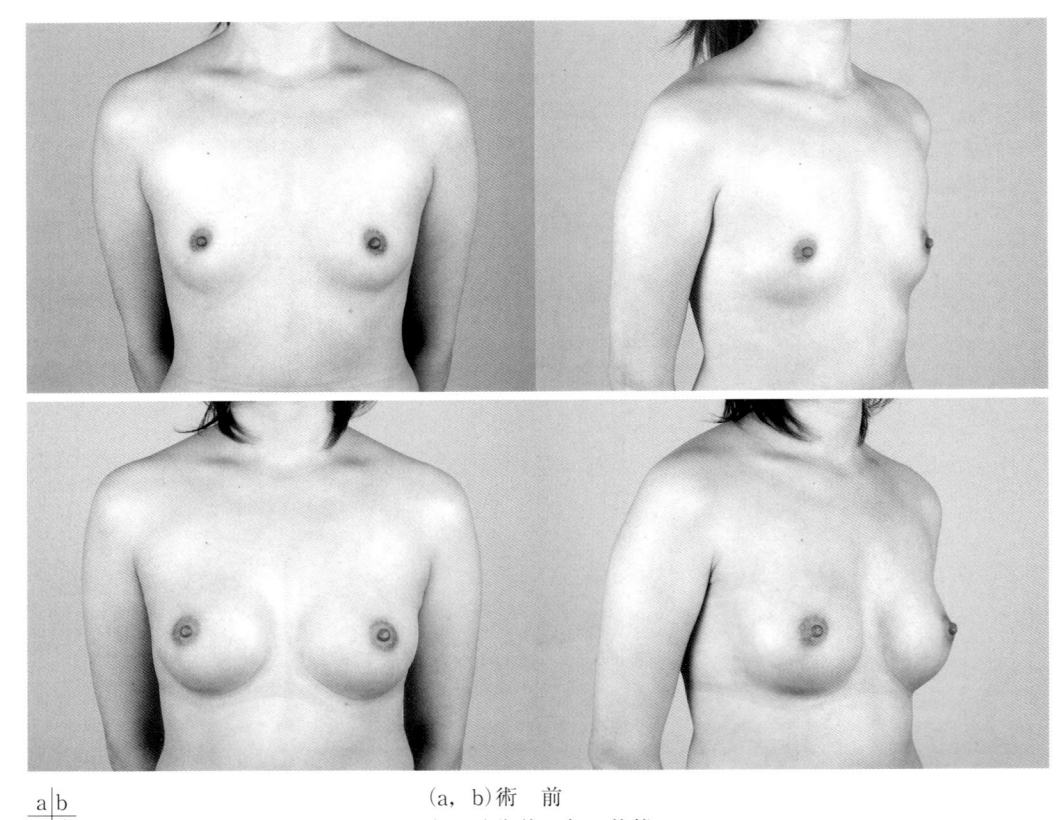

(a, b) 術　前
(c, d) 術後 1 年の状態

図 17・5　症例 2：29 歳，女，コヒーシブジェル・シリコンインプラントを用いた乳腺下（筋膜下）法

F 症　例

【症例 1】44 歳，女

腋窩の 2cm の切開から大胸筋下に入り，内視鏡下に大胸筋起始部下方を切開した．乳房下溝を 1cm 下げた．180ml の生食インプラントを挿入した．術後 8 年の状態は Baker I で柔らかく，形も対称的である（図 17・4）．

【症例 2】29 歳，女

腋窩の 5cm の切開から内視鏡下に乳腺下を剥離し，185g のコヒーシブジェル・インプラントを挿入した．術後 1 年の状態は Baker I で柔らかく，左右対称である（図 17・5）．

G 考　察

乳房増大術の適応は，成人で乳房の発育が不十分な人や，経産婦で乳房の萎縮がある人で，手術に対する現実的な理解ができていることが前提になる．人工物の寿命の問題や，生食インプラントの場合は液体漏れの可能性，シリコンインプラントの場合は破損によるジェルの漏出の可能性，またカプセル拘縮の問題などを十分説明し，術後の経過によってはインプラントの入れ換えなどが必要であり，定期的な長期間に渡るフォローアップが必要不可欠であることを理解させる．術前術後の乳癌検診に関しては乳腺外科との連携が十分に取れていることが望ましい．

乳房下垂が高度な場合は，乳房固定術や乳房固定術と乳房増大術を同時に行うことも考慮する．

術後早期の合併症は，血腫，感染，神経損傷による上腕内側のしびれ，乳頭感覚の低下，左右非対称，気胸，電気メスによる皮膚の熱傷などが挙げられる[13]．

血腫が高度な場合は皮膚全体が緊張して，痛みと強い圧迫感を訴えるのですぐわかる．腋窩からのアプローチではインプラントの摘出が難しいこともあるが，早急にインプラントを取り出し，血腫を除去して内視鏡下に止血を行う．それでも困難な時は乳房下溝からの皮膚切開で対処せざるを得ないことがある．

感染は非常にまれであるが，異物を用いている以上，手術操作は不潔にならないよう常に気を配る。感染を起せば，インプラントを摘出せざるを得ない。

腋窩の脂肪層に深く入ると神経血管損傷を招くので，腋窩の剝離は必ず浅筋膜上で行い大胸筋外側縁に達したら脂肪層を切開して大胸筋を露出する。乳頭の感覚を司る肋間神経外側皮枝の切断を避けるため，内視鏡下に神経を確かめながら操作するとよい。インプラントの位置を左右対称に揃えるためには，術中に完全に坐位にして見るのが一番確実な方法である。

気胸はまれであるが，急に呼吸困難，喘鳴，過呼吸を来した場合には疑う必要がある。局所麻酔の際に肺を穿刺したり，肋間筋からの出血を電気メスで強く焼き過ぎて胸膜を破ることなどが考えられる。また電気メスで大胸筋起始部の切開を行うとき，皮膚表面近くまで焼くと熱傷を起す可能性がある。筋体と筋膜を切開して脂肪層が見えたらそれ以上の電気メスの使用は止める。

術後1カ月以上経った後の合併症としては，インプラントの位置の左右差，カプセル拘縮，インプラントの凹凸が皮膚表面から見えるリップリングがある。上方に移動した場合は内視鏡下に尾側の部分的なカプセル切除を行い，下げることが可能である。逆にインプラントが下がりすぎた場合は，乳輪周囲切開から入り，インプラントを一度取り出し，広すぎる部分のカプセル縫合を行う。

カプセル拘縮に対しては，最初に用いたインプラントが表面平滑の場合はカプセル切除を行ったうえで，粗面のインプラントに交換する。大胸筋下に入っている場合はカプセル切除を行ったうえで，粗面のインプラントを乳腺下に入れ換えることもできる。粗面のシリコンジェルインプラントのカプセル拘縮の場合は再度カプセル切除を行い，新しい粗面のインプラントと交換する。

生食インプラントの液漏れはバルブの不具合の場合と，狭い内腔の中で長期間インプラントが折れ曲がっていたために亀裂が生じて起きる場合がある。いずれにしても乳房が急に小さくなるので，インプラントの入れ換えが必要になる。生食インプラントの場合は乳頭基部や乳輪周囲からのアプローチで可能である。内腔が狭い場合はカプセル切開も行っておく。

大胸筋下に入れた生食インプラントの，ボールのような感触に違和感を訴える患者には，腋窩からインプラントを取り出し表面平滑のシリコンジェルインプラントに入れ換えるとよい。

（野平久仁彦，矢島和宜，新冨芳尚）

文 献

1) Cronin TD, Greenberg RL：Our experiences with the silastic gel breast prosthesis. Plast Reconstr Surg 46：1-7, 1970
2) Gruber RP, Friedman GD：Periareolar subpectoral augmentation mammaplasty. Plast Reconstr Surg 67：453-457, 1981
3) Hoehler H：Breast augmentation；The axillary approach. Br J Plast Surg 26：373-375, 1973
4) Price CI, Eaves FF3rd, Nahai F, et al：Endoscopic transaxillary subpectoral breast augmentation. Plast Reconstr Surg 94：612-619, 1994
5) 野平久仁彦，新冨芳尚，山本有平ほか：内視鏡を用いた経腋窩法による大胸筋下乳房増大術．形成外科 38：905-910, 1995
6) 野平久仁彦，矢島和宜，新冨芳尚：われわれが行ってきた内視鏡下乳房増大術の変遷とその改良．形成外科 47：13-19, 2004
7) Tebbetts JB：Achieving a predictable 24-hour return to normal activities after breast augmentation；Part II. Patient preparation, refined surgical techniques, and instrumentation. Plast Reconstr Surg 109：293-305, 2002
8) Puckett CL, Croll GH, Reichel CA：A critical look at capsule contracture in subglandular versus subpectoral mammary augmentation. Aesth Plast Surg 11：23-28, 1987
9) Malata CM, Feldberg L, Coleman DJ, et al：Textured or smooth implants for breast augmentation? Three-year follow-up of a prospective randomised controlled trial. Br J Plast Surg 50：99-105, 1997
10) Graf RM, Bernardes A, Auersvald A, et al：Subfascial endoscopic transaxillary augmentation mammaplasty. Aesthetic Plast Surg 24：216-220, 2000
11) Gasperoni C, Salgarell M, Gargani G：Experience and technical refinements in the "donut" mastopexy with augmentation mammaplasty. Aesthetic Plast Surg 12：111-114, 1988
12) Heden P, Jernbeck J, Hober M：Breast augmentation with anatomical cohesive gel implants；The world's largest current experience. Clin Plast Surg 28：531-552, 2001
13) Codner MA, Chen AT, Hester TR：Complications in breast augmentation；Prevention and correction. Clin Plast Surg 28：587-595, 2001

V 体幹・乳房の美容外科

18 乳頭・乳輪の整容的形成術

SUMMARY

乳頭・乳輪の欠損や変形は外見でも機能の面でも修正を希望して来院する．乳癌乳房切断で乳房再建を行った後は，約1年を経過し再建された乳房が安定してから乳頭・乳輪の作製を行う．乳頭・乳輪の作製では，健側乳頭・乳輪が大きめで半切が可能であり本人も半切を希望すれば，健側から半切採取し患側に移植する．健側が小さく採取できない場合や本人が健側からの採取を希望しない場合は，患側の乳頭・乳輪作製部の真皮弁を起こしそこへ大腿の付け根付近から乳頭・乳輪に類似した色素の濃い皮膚を採取し移植し作製する．

陥没乳頭は徒手的に引き出せないような重症な症例では手術はなかなか難しく，不十分な手術ではまた元に戻ってしまうことがほとんどである．授乳機能を温存してこれらを再発しないように修正するには，乳頭中央に切開を加え乳管に平行に深く入り込み乳管周囲を剥離して乳管を伸展しつつ突出させる酒井法による手術でないと修正されないことが多い．肥大乳頭の縮小ではこれも授乳機能を残しつつ縮小するにはLewis法など乳管組織のあるcentral coreを残して乳頭頸部のcirucumcisionを行うとよい．

はじめに

乳頭・乳輪はあまり他人に見せるようなものではないにしても，乳癌で乳房を切断せざるを得なくなった再建後の乳頭・乳輪の欠損，先天異常や変形は，本人にとっては非常に気になるものである．それらの機能的・形態的・精神的に苦痛は大きいもので，結婚する相手や配偶者がどのように思うかが心配であったり，旅行に行った際の入浴時や，診察の時などに他人に見られるのが嫌で風邪をひいても診察に行きたくなかったり，職場や学校の定期健康診断を受けるのが嫌であったりする．

乳癌の再建後の乳頭・乳輪欠損のほか，乳頭・乳輪の先天異常や変形には，① 無乳頭症（athelia），② 小乳頭症（hypoplastic nipple），③ 肥大乳頭（hypertrophic nipple），④ ドーム状乳頭乳輪（domed nipple），⑤ 下垂乳頭（pendular nipple），⑥ 多乳頭症（polytheria），⑦ 副乳（accesory breast），⑧ 陥没乳頭（inverted nipple）などがあるが，ここでは紙面の都合もあり，それらの中で頻度の高い乳房再建後の乳頭・乳輪形成，陥没乳頭の修正，大きな乳頭に対する乳頭縮小術に焦点を絞って述べる．

A 乳房再建後の乳頭・乳輪の作成

乳癌乳房切断後に乳房再建[1〜3]がすんでも乳頭・乳輪のない再建乳房はつるりとしていて奇異にも感じることがある．これらを解消するためには乳頭・乳輪の再建が必要となる[1〜4]．

乳頭・乳輪作製の時期は乳房再建後1年ほど経ってできあがった再建乳房が安定してからがよい．

乳頭・乳輪の作成の方法には，基本的には次の2つの方法がある．

（a）健側の乳頭・乳輪を半切して患側に移植する方法[5]（図18・1），と（b）患側の乳頭・乳輪作製部の真皮弁を起こし乳頭の高まりとし，そこへ大腿内側基部から健側と類似した色素の濃い皮膚を採取し移植する方法である[6]（図18・2）．乳頭は健側から半切し乳輪は大腿内側基部の皮膚を移植する場合や[7〜9]，乳頭の高まりは真皮弁で作製し，それらの上に移植する皮膚は健側の乳輪から採取する場合など混合して用いる場合もある．作製乳頭・乳輪が色

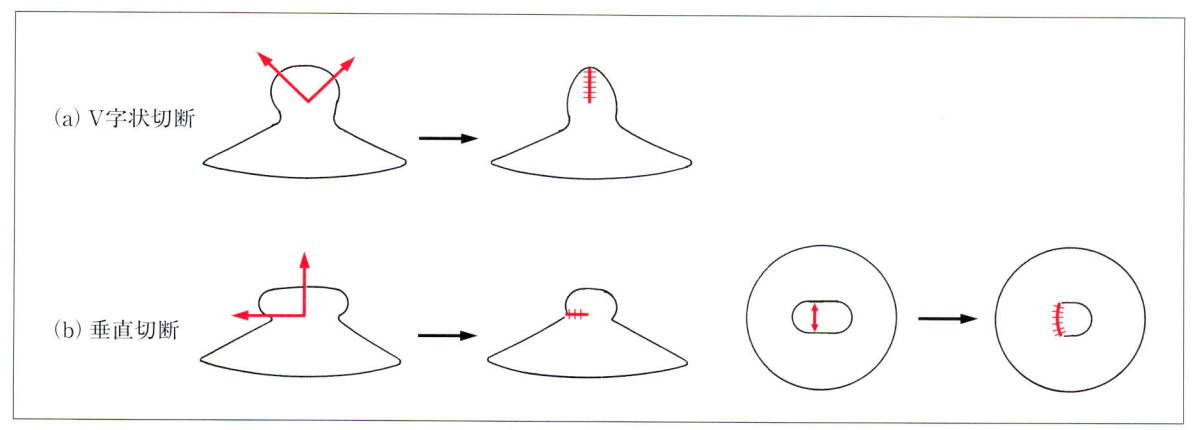

図 18・1　健側乳頭の分割方法

調や質感において最もよい結果を生む方法は（a）の，健側から半切し移植する方法である。健側の乳頭・乳輪が拡大して大きい場合には，そこより採取することにより拡大した乳頭・乳輪を縮小修正して健側を整容的に整った乳頭・乳輪にできるため美容的効果を上げることができたり[10]，採取部と移植部が近接しているなどといった利点がある。

しかし，健側から採取できないほど健側乳頭・乳輪が小さい場合や，本人が健側からの採取を希望しない場合，さらに健側の乳頭から授乳したいなど，健側から採取できない場合には（b）の方法となる。このほか再建乳房の乳頭・乳輪作製部の皮膚の厚さが厚く真皮弁をそれほど起こさなくてもいい場合にマッシュルーム状に真皮を起こす方法[11)12]，海で泳ぐエイのような形に皮弁を起こす skate flap を用いる方法[13]，Inchworm 状に皮弁を起こす方法[14]，などいろいろあるが，ここでは健側から採取する方法と真皮弁を起こす方法を述べる。

1. 乳頭・乳輪作成のデザインと移植床の準備

1）作製乳頭・乳輪のデザイン[4]

まず乳房再建の時と同様に術前日までに，立位で健側に乳頭・乳輪と対称の位置に作成乳頭・乳輪をデザインする。

乳輪は左右乳房の上でほとんどがカタカナのハの字の方向を軸とする楕円形か卵型をしているのでそのようにデザインすると対称性のある美容的な乳頭・乳輪となる。それは乳房が加齢によりだんだん下垂してくると，内側は胸骨に固定されているが，外側は乳房の重みで下垂しやすいので，円形であった乳輪は外側で下方へ引かれ楕円形となり両側の乳輪の軸がハの字状になるからである。さらにこれらの位置を確かめるため，立位の患者から1〜2mほど離れ，乳頭の位置と水平に目線の高さを合わせて確認する。

2）乳頭・乳輪作製部の表皮剥削

乳頭・乳輪作製部位の表皮を剥削し移植床を作製する。乳輪は健側から採取移植する場合は，採取部辺縁も移植部辺縁もはっきりした線状となるので，患側乳頭作製部のデザインもギザギザにせず線状で楕円形に描く。健側乳輪から採取せず色素の濃い皮膚を大腿内側基部などから移植する場合は，健側の自然の乳輪は辺縁部がギザギザした形をしているので同じように乳輪辺縁をギザギザにデザインすると作製後健側と類似した乳輪辺縁となる（図18・2）。

2. 乳頭の作製法

a. 健側乳頭を分割採取する方法

健側の乳頭を半切採取し患側に複合移植するが，健側乳頭の採取にはその乳頭の形態により切断，閉鎖方法を変えるとよい。

乳頭が細長い場合など水平に切断してその切断面を巾着縫合するかそのまま放置することもあるが[4]，普通は次の方法が最もよく用いられよい結果をもたらす。

1）V字状に採取する方法（図18・1）

乳頭にV字状（楔状）に切開を加えて採取する方法で，採取部は縫合閉鎖しやすく，瘢痕も残りにくく術後の形も良い。これは球状の乳頭からの採取に適している[5)7)〜9]。

乳頭をV字状に切断する時に採取量の目安をつけるために，V字の底部の切断部境目に注射針を刺

188　V. 体幹・乳房の美容外科

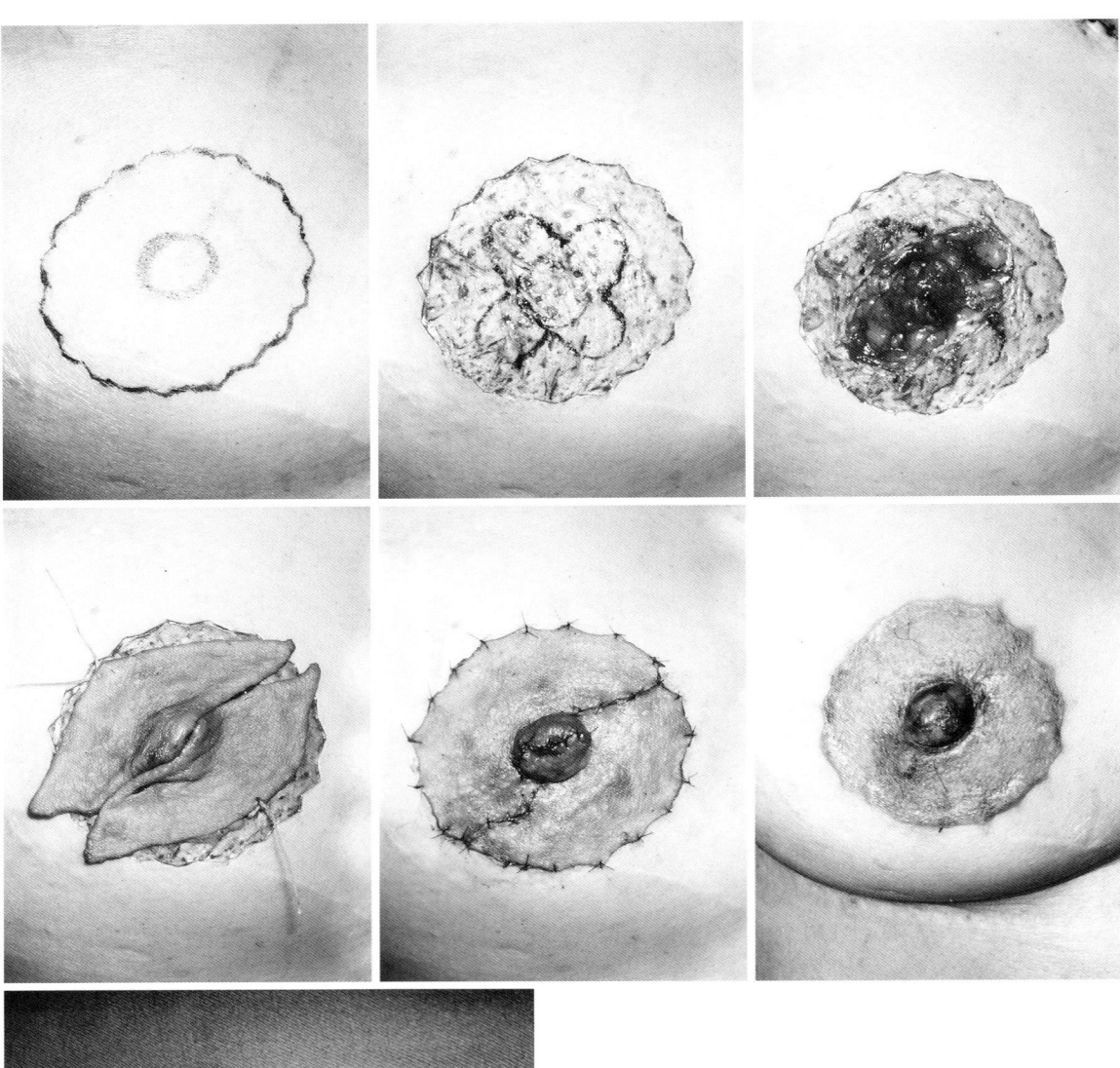

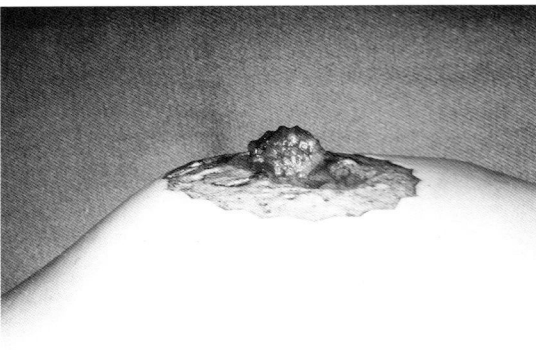

a	b	c
d	e	f
g		
h		

(a) 乳頭・乳輪作製部のデザイン。周囲をギザギザにして健側乳輪周辺と似せるようにしている。
(b) 表皮剥削し真皮皮弁を起こすデザインを行った。
(c) 4枚の真皮弁を重ね合わせて乳頭隆起を作った状態
(d) 大腿内側基部より採取した皮膚を乳頭・乳輪部に置いた状態
(e) 縫合終了後
(f) 乳頭・乳輪作製後
(g) 真皮弁を起こし乳頭の高まりを作った状態（側面）
(h) 乳頭・乳輪部へ色の濃い皮膚を大腿内側基部から採取し移植した（側面）。

図 18・2　乳房再建後の乳頭・乳輪の再建
　真皮弁を起こして乳頭を作製し，大腿内側基部から色素の類似した皮膚を採取し移植した（50歳，女）。

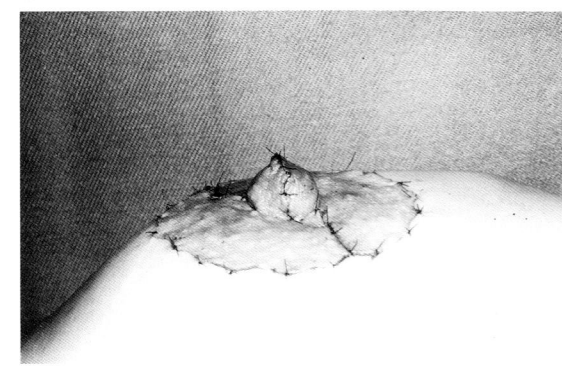

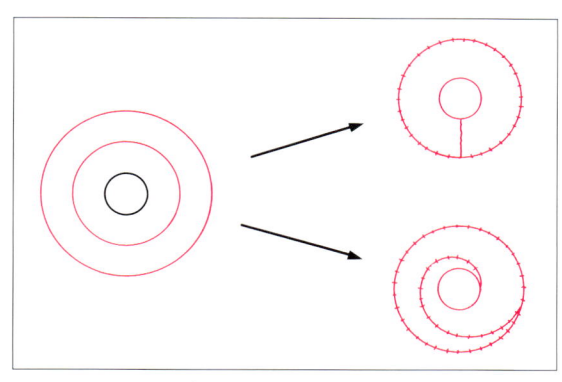

図18・3 健側乳輪からの採取と移植法

して切断部の位置を決めておくと，採取片が足りなかったり，採取し過ぎて健側部の残りの乳頭が小さ過ぎたりするのを防ぐことができる[4]。

2) 垂直に切開を加え半切採取する方法[4)5)9)]（図18・1）

これは水平方向に長めの厚い小判状形をした乳頭に用いると便利な方法である。乳頭の中央を正面から深部に向かってまっすぐ縦に垂直に半切し，その乳頭基部で水平に切断する。採取切断部では残った乳頭が自然に倒れてきて，切除部を覆うような形になるので，そこを縫縮すると，思ったほど採取部は変形しないよい方法である。

3) 分割採取した乳頭の移植

採取した乳頭は乳頭再建部の移植床に移植する。健側の残った乳頭と形ができるだけ類似するように移植するが，移植床との接触面がうまく密着するように6-0ぐらいの細いナイロン糸でまず移植片裏面中央を固定し，さらに乳頭周囲を固定する。

b. 真皮弁による乳頭の隆起の作製法（図18・2）

健側から乳頭を半切できない場合は患側乳頭・乳輪作製部で表皮を剥削し真皮を弁状に起こして隆起を作製する[4)6)9)]。

1) 必要な真皮弁の枚数

健側の乳頭の大きさにあわせて，真皮弁を対立して2枚，クローバー状に3枚，花弁状に4枚と起こして重ねあわせて隆起を作製する。

乳頭作製部の真皮が厚ければ2枚で足りるし，薄ければ4枚必要となる。作製部に4枚の真皮弁をデザインしておき，まず2枚の真皮弁を起こしてみて，厚さが足りなければ3枚，さらに4枚と状況を見ながら，起こしていくとよい。一般には2枚か4枚の真皮弁が最もよく用いられる。

乳房が広背筋皮弁で再建されている場合[1)〜3)15)]は背部の皮膚が厚いため，再建された乳房部の皮膚も厚いので厚い真皮弁が得られ，十分な大きさの乳頭の隆起が作製されるが，腹直筋皮弁で再建された場合[16)]は腹部の皮膚が薄いために真皮も薄く十分な大きさの乳頭の隆起ができないこともある。そのような場合は真皮にその下の脂肪も少し付けて起こし厚みを付けるとよい。しかし真皮弁に着けた脂肪は血行が悪いと溶けたり，萎縮しやすい。

2) 真皮弁の剥離法と乳頭の高まりの作製法

まず真皮弁のデザインよりやや大きめに真皮弁面に対して斜めにメスを入れ，徐々に真皮弁に厚みを付けて起こしていくと，乳輪の移植床もあまり凸凹しない。なるべくこの真皮弁の血行を保つように真皮弁基部の剥離や止血などは注意して行う。

真皮弁は対立するもの同士をヒンジ状に反転し重ね合わせて6-0ナイロン糸で縫い合わせる（図18・2-c, g）。その上に移植する皮膚の生着をよくするために，一番上に最も血行のよさそうな真皮弁を持ってくるようにするとよい。

このように作製された乳頭の隆起の上に色素の濃い皮膚を移植する。

3. 乳輪の作製法

1) 健側乳輪からの採取法と移植（図18・3）

健側乳輪の外周をドーナツ状に全層で採取する方法が手技的にも簡単で，採取部も縫縮閉鎖することにより採取創も目立たず，著者はこの方法を多用している。乳輪の直径が4cm以上あれば十分採取可能である。採取部は縫縮し外周を縮めているので，術後徐々に伸展してきて拡大し，なかなか左右の大きさを対称にしにくいことがあったが，縫縮の真皮縫合時に乳輪周囲に一周きんちゃく縫合（purse-string suture）を非吸収糸でかけておくと拡大しにくい。

採取した乳輪は患側の乳輪作製部や真皮弁で作製された乳頭の隆起に移植する。乳輪部にドーナツ状に移植して十分幅が足りる場合はそのまま移植するが，幅が足りない場合には乳頭を中心に乳輪部へぐるぐると渦巻き状に移植するとよい。

2) 大腿内側基部からの色素の濃い皮膚の採取[4)6)9)11)]

健側乳輪からの採取が不可能な場合は，体のどこかから乳輪のように色素の濃い皮膚を採取して移植

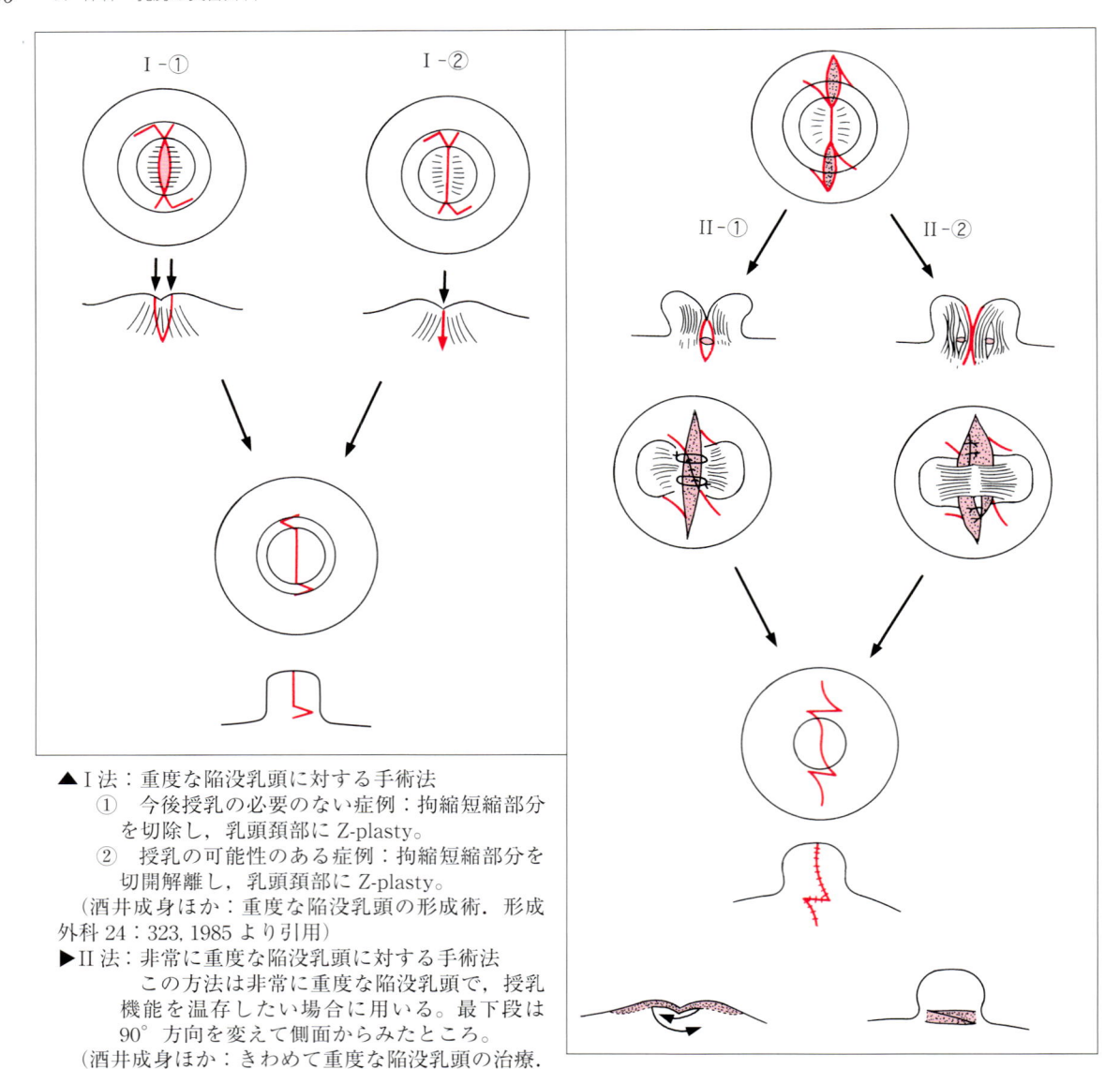

▲I法：重度な陥没乳頭に対する手術法
① 今後授乳の必要のない症例：拘縮短縮部分を切除し，乳頭頚部にZ-plasty。
② 授乳の可能性のある症例：拘縮短縮部分を切開解離し，乳頭頚部にZ-plasty。
（酒井成身ほか：重度な陥没乳頭の形成術．形成外科 24：323, 1985より引用）

▶II法：非常に重度な陥没乳頭に対する手術法
この方法は非常に重度な陥没乳頭で，授乳機能を温存したい場合に用いる．最下段は90°方向を変えて側面からみたところ．
（酒井成身ほか：きわめて重度な陥没乳頭の治療．形成外科 34：487, 1991より引用）

図18・4　重症な陥没乳頭に対する手術法

しなければならない．それには色素が濃いため鼠径部や大腿基部から陰部へかけての皮膚が有用である．鼠径部は乳輪の色が薄い場合に適している．乳輪の色の濃い場合は大腿基部から陰部にかけてが適しているが，陰部は色が濃すぎることも多いため，大腿内側基部でだんだん色の濃くなるところから全層皮膚を採取している．乳輪の大きさが小さければ片側からの採取で足りるが，作製乳輪が大きければ両側から紡錘形に採取している．その際，健側乳輪の周辺部は内側より色が薄くなっている場合が多いので整容的にそれと類似した乳輪を作製するために，その色調に合わせてだんだん色の変わる部分から採取し，しかも色の濃い側に縫合糸などで一針印を付けておいて，作製乳輪部の周辺部に色の薄い部分を用いるとよい．採取部は一次的にPDSなど吸収糸で真皮縫縮する．最近は表面の縫合は行わず，ダームボンド®など皮膚接着溶液を用いている．術後翌日から採取部の入浴が可能で便利である．

3）乳輪部への移植

乳輪作成部位へ採取した色の濃い移植片の裏面の脂肪を切除し，残っている毛は抜いて移植する（図18・2）．縫合は6-0ナイロン糸を用いている．乳頭部の隆起を真皮弁で作製してある場合は，その隆起の上にも被せるようにして移植する．そのときは乳頭基部で移植皮膚にZ形成術を行うなどして，乳頭基部のくびれをはっきりさせる方が形のよい乳頭乳輪を作製できる．

移植直後は，移植部にタイオーバーを行って移植

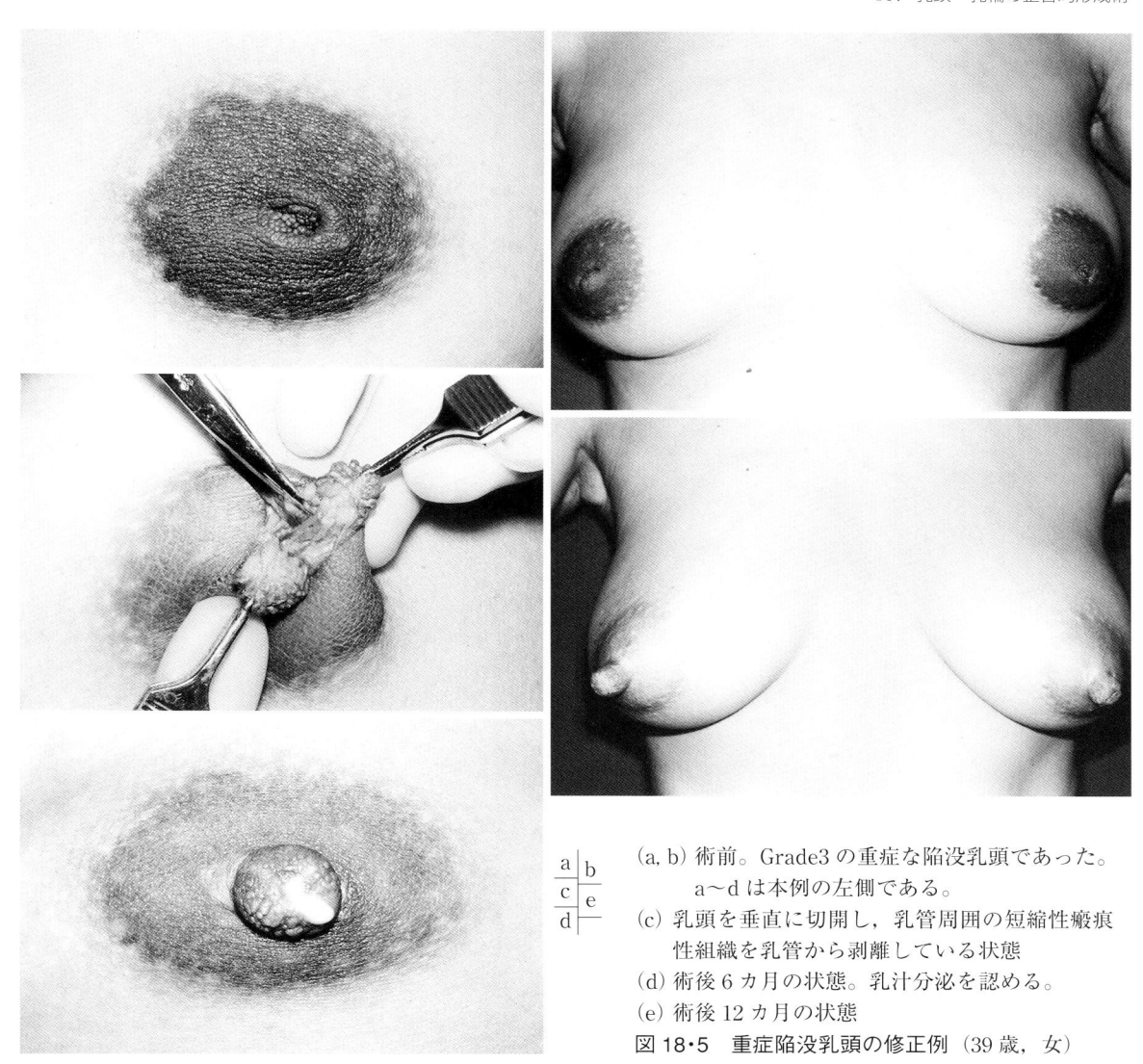

18. 乳頭・乳輪の整容的形成術　*191*

a	b
c	e
d	

(a, b) 術前。Grade3 の重症な陥没乳頭であった。
　　　a〜d は本例の左側である。
(c) 乳頭を垂直に切開し，乳管周囲の短縮性瘢痕性組織を乳管から剥離している状態
(d) 術後 6 カ月の状態。乳汁分泌を認める。
(e) 術後 12 カ月の状態
図 18・5　重症陥没乳頭の修正例（39 歳，女）

片を固定する。それにはまず切れ目を入れたソフラチュール・ガーゼなどをあて，その上の乳輪部へ綿花などを水に浸し搾ったものなどを乳頭と同じ高さまであて，乳頭がつぶれないようにして，さらに化繊綿などを載せ，3-0 や 4-0 のナイロン糸でタイオーバー圧迫固定する。

4. 作製乳頭・乳輪の術後の管理

タイオーバーはだいたい術後 5〜7 日程度ではずし，乳頭部を繰りぬいたガーゼで乳頭を保護する。術後 2〜3 週で乳頭・乳輪が dry up したなら乳頭部を繰りぬいたレストン・スポンジなどで乳頭がつぶれないように保護する。真皮弁で乳頭を作製した場合は術後数カ月すると，作製乳頭の隆起がつぶれて扁平化してくることもある。特に真皮弁の血行が悪いときは扁平化しやすいので，6 カ月，1 年と様子を見ながらできるだけ長く保護を続ける方がよい。

B　陥没乳頭（inverted nipple）[7)8)17)〜19)]

陥没乳頭は乳頭が乳輪下に陥没している状態で，このような形態の異常は思春期頃の女性に外見上の精神的な苦痛はもとより，妊娠出産しても授乳が十分に行えないなどの問題がある。

成長の過程で乳頭が陥没したままで残ると陥没乳頭となり，陥没部に皮膚の分泌物が溜まったりして不潔であるとともに，乳管が閉塞されて乳輪下膿瘍の原因となったり，頻回の乳腺炎に悩まされることが多い。軽症例を除いて，指でつまみ出したり，吸引器で引くなどの保存的治療では解決されない場合が多く，修正手術が必要となる。

陥没乳頭修正の基本は ① 陥没している乳頭を突出させ，整容美容的にも形態を整え，② 授乳機能を温存するところにある。

192　V. 体幹・乳房の美容外科

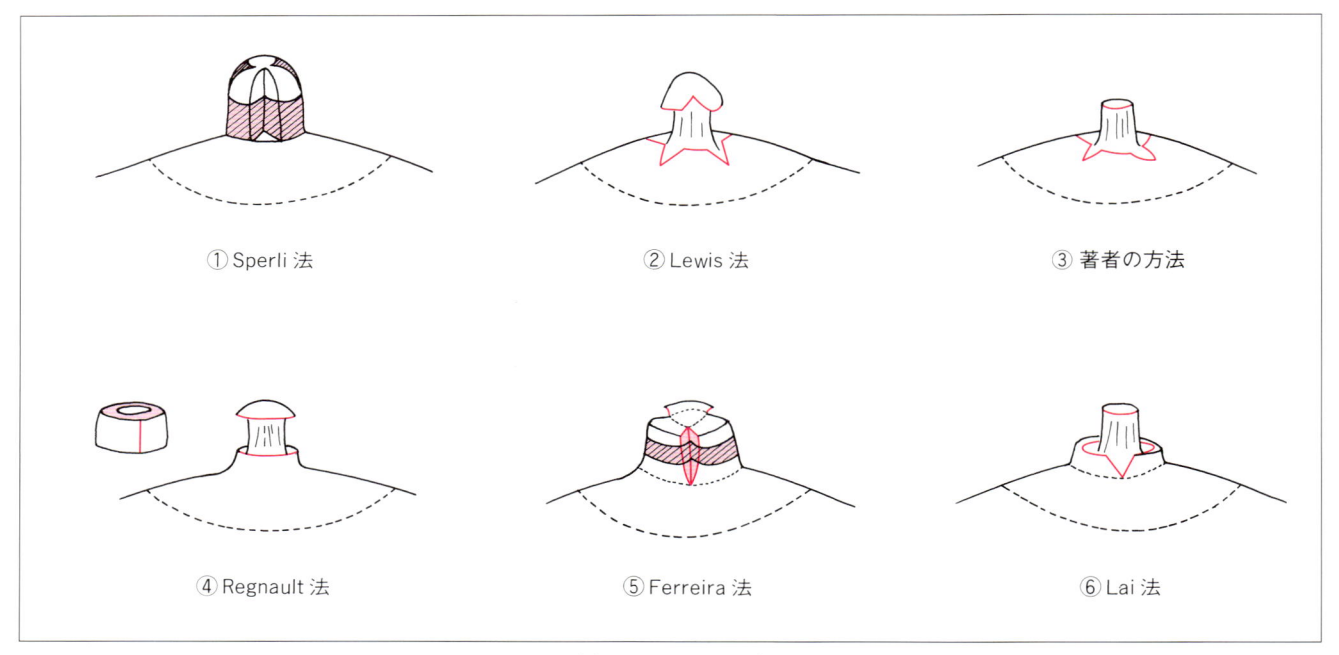

(a) Circumcision 法
① Sperli 法　② Lewis 法　③ 著者の方法
④ Regnault 法　⑤ Ferreira 法　⑥ Lai 法

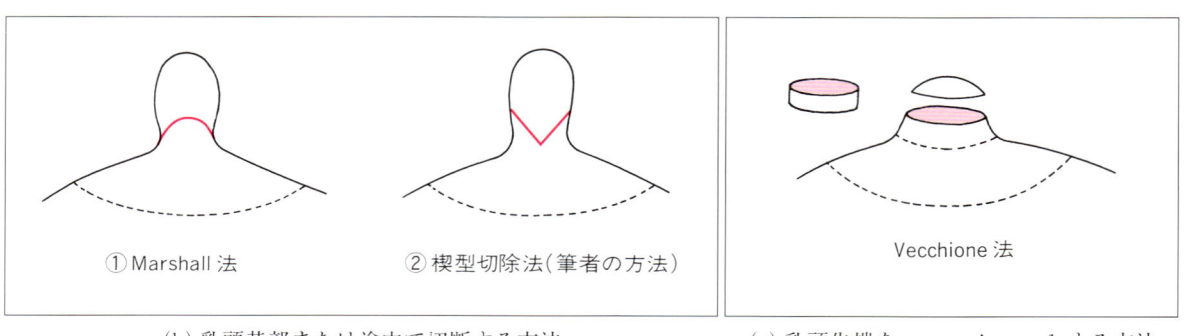

(b) 乳頭基部または途中で切断する方法
① Marshall 法　② 楔型切除法（筆者の方法）

(c) 乳頭先端を composite graft する方法
Vecchione 法

図 18・6　乳頭肥大症の形成術式

1. 陥没乳頭の分類と手術法

著者は陥没乳頭を重症度により次のように分類した[7)8)]。

Grade1：陥没乳頭を簡単に徒手的に整復できるが，いずれまた元に戻る。
Grade2：なんとかピンセットなどで引き上げると整復できるが，離すと陥没する。
Grade3：手術によらなければ乳頭は出てこない。

これらの中で Grade1 と 2 の軽度のものまでは Sellheim，Skoog，難波法など従来の乳頭を引き揚げその基部を締め付ける手術方法で修正できる[18)]。しかし，Grade2 の高度なものや 3 になると，Pitanguy や Broadbent 法のように乳管を切断すればなんとか修正できるが，乳管を温存するには筆者が報告した方法でないと修正できないことが多い。著者が用いている乳頭に垂直に切開を入れて短縮・拘縮性の乳管の周囲の組織を剥離する方法は重症な陥没乳頭症例にも効果があり，少なくともこの方法を習得しておくと，どんな症例にも対応でき有用である。

2. 重症陥没乳頭例に対する酒井法[7)8)17)〜19)]

軽度のものでも用いられるが，重度でなかなか修正できない症例でしかも授乳機能を残しておきたい場合に非常に有用な方法である。

重症例に用いるⅠ法と，極めて重症の症例に用いるⅡ法がある。いずれの方法でも陥没した乳頭の基部が火山の外輪山様になっているので，まずその外輪山に切開を加え陥没の入口部を開いて垂直に乳頭に入り込み，乳管と平行に注意深く切開を加える。この切開は乳管を温存するように，メスは表層のみに加え，ハサミで創を開きながら深部に入る。さら

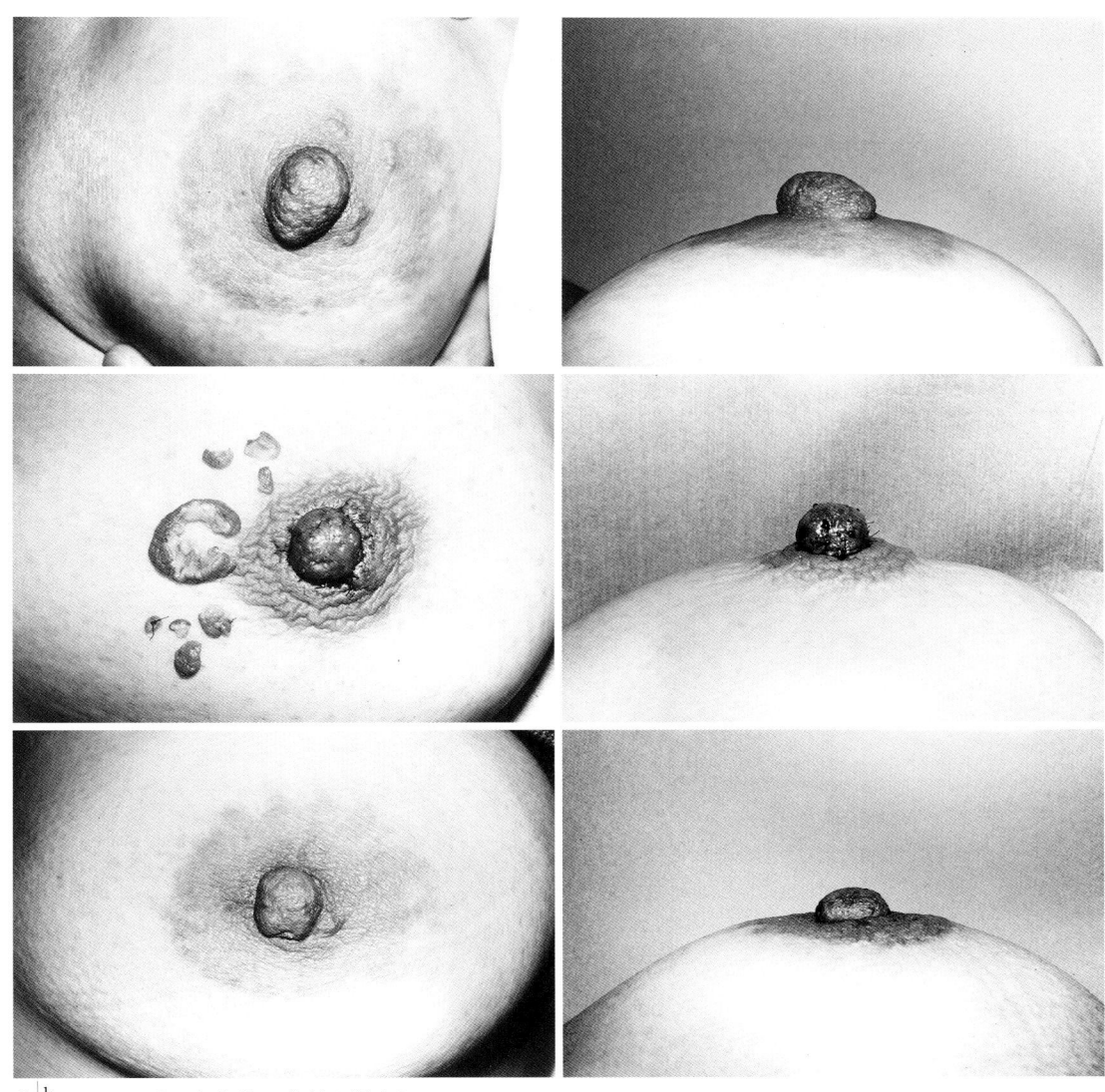

a	b
c	d
e	f

(a, b) 術前。乳頭が肥大している。
(c) 乳頭頚部の central core を残し周囲をドーナツ状に切除し，キノコの傘状部分と乳頭基部周囲の乳輪の3ヵ所から三角形の皮膚を切除して小さくしている。切除した組織を隣においた。
(d) 縫合直後の状態
(e, f) 術後6カ月の状態。乳頭は縮小された。

図 18・7　肥大乳頭の縮小術例（32歳，女）

に十分注意し，乳管に接する瘢痕性短縮性の組織を乳管を分離温存しつつ，ハサミを開きながら剥離する。ここが本術式のポイントである。どうしても短縮性部分が剥離されないときは，その拘縮した組織をわずかに切除する。短縮線維化した組織を乳管から分離し，短縮やひきつれがなくなるまで十分剥離する必要がある。これらの瘢痕性の短縮性組織の切除や解離により，乳頭は引き込まれなくなる。引き出された乳頭を放置しておいても，乳頭は乳輪より突出している状態でなければ，剥離と引き出しが不十分なのである。この状態で2つに分かれて持ち上がった乳頭を寄せるようにその基部の内側で乳管を避けながら縫合を1針行う。これで乳頭は引き込まれなくなり普通の乳頭の状態となるが，乳頭基部がゆるいので，I法では，その切開の両端の乳頭基部で，三角弁を側方へ回して，乳頭基部で首をしっかりと絞めるようにして再陥没を防ぐためにZ形成術を行う。乳頭部はその先端と基部を縫合するのみで途中の乳頭基部の壁は縫合せず乳頭の皮膚のないところを残しておき乳頭の形が球状の形態を保つようにする。この乳頭の壁をすべて縫合してしまうと乳頭は富士山のような形になり再陥没しやすい。

3. 極めて重症な症例に対する酒井法第Ⅱ法

乳管周囲を剝離してもどうしても乳頭があまり出てこないで富士山のような場合は，このⅠ法では無理で次のⅡ法を行う（図18・4）。

まず，第Ⅰ法でZ形成に用いようとしていた三角弁を菱形状に伸ばし，その部の表皮を剝削して真皮弁として，相対する2枚の真皮弁をお互いに引き寄せて縫合し，吊り橋状にする[18)19)]。その上に2つに分かれた乳頭を寄せあわせ縫合し，載せるような形とする。さらに乳頭の基部でZ形成を行うものである。この方法により極めて重症な陥没乳頭も修正されるようになった。

術後は突出した乳頭を圧迫しないように乳頭部を繰りぬいたレストン・スポンジなどで保護するとよい。

これら陥没乳頭の手術で最も問題となるところは，授乳の必要な症例において術後授乳が可能であるか否かであった。著者はこの方法を行った症例で，出産後まで経過の追えた症例に乳汁分泌を確認し得て授乳も可能であった[8)18)19)]（図18・5）。

C 肥大乳頭（hypertrophic nipple）[7)17)]

乳頭が大きいことに対して形態的，精神的に気になるか否かの悩みはその人個人の問題である。一般には両側性で肥大は思春期にはっきりしてきて，妊娠授乳でさらに増強するが，閉経しても小さくはならず，かなり年配の女性でも手術を希望して来院することも多い。

肥大した乳頭は一般には球状の形態を呈し下垂し，その頸部はやや細い。薄い衣類を着ていると乳頭の存在は隠しにくく，また水着を着た時には乳頭の肥大がはっきりとわかることがある。乳頭の突出は乳頭筋の収縮により顕著になる。したがって乳頭筋が収縮して大きくなった乳頭のままデザインして切除すると，取り過ぎてしまう危険がある（図18・6, 18・7）。

1. 肥大乳頭に対する手術術式

手術は外来で局所麻酔で可能である。若い女性においては，また年配の女性でもできるだけ乳汁分泌の機能を残しながら手術することを考慮されて行うべきであるが，授乳機能を問題にしないならば，単純に乳頭を部分的に切断する方法が簡単で効果的である。これらの手術は，術後乳頭が長さ1cm，直径1cm以内にできあがると満足度が高いが，切除し過ぎてしまうと取り返しがつかないので，迷った場合はやや少なめに切除し，術後の経過を見て切除を追加する方がよい。これらの手術で考慮することは①授乳機能を残すか否か，②乳児が乳頭をうまくくわえられるか否か，③知覚・形態が性的に魅力的か否か，である。

2. 楔型切除のよる乳頭縮小[7)17)]

よく用いられるのは乳頭・乳輪作成時の半切採取の項でも述べた全体を楔状に切除し残った2枚の乳頭弁を縫合するなどの方法であり，十分な効果を得ることができる。

3. 授乳機能を温存するLewis法（1973年）[7)17)20)]

授乳機能を温存するため，先端と基部を残し，乳管を含む中心（Central core）を円柱状に残し，途中の周壁をドーナツ状にpericylindricに切除（circumcision）する方法の一種である。先端をtelescope状に縮めて縫縮する（図18・6, 18・7）。著者は男性の患者にはLewis法の乳頭先端のキノコの傘の辺縁を切除し乳輪と縫合し非常に小さくする方法を行っている[17)]。また，Central coreを残しtelescope状に乳頭を縮める類似の方法には，Sperli法（1974年）[21)]・Regnault法（1975年）[22)]，Ferreira法（1995年）[23)]，Lai法（1996年）[24)]などがある。

おわりに

乳癌，乳房再建後の乳頭・乳輪作製法や乳頭手術の中では頻度の多い，陥没乳頭の修正術，肥大乳頭の修正術について述べた。　　　　　（酒井成身）

文　献

1) 酒井成身：乳癌切除後の乳房再建術．臨床外科 53：1555-1561, 1998
2) 酒井成身, 坂井庸子：乳癌診療の最前線─乳房再建術．外科治療 81：696-701, 1999
3) 酒井成身：乳房再建術．臨床と研究 79：403-409, 2002
4) 酒井成身：乳房再建におけるNipple areolar complexの整容的形成．形成外科ADVANCEシリーズ 美容外

科最近の進歩（初版），波利井清紀編，pp166-178，克誠堂出版，東京，1998
5) 酒井成身，鈴木出，伊沢宏和：乳房再建における乳頭乳輪の再建―対側（健側）の乳頭乳輪を分割し移植する方法―．形成外科 32：1019-1025, 1989
6) 酒井成身，伊沢宏和，鈴木出：乳房再建における乳頭乳輪の再建―真皮皮弁に大腿内側基部から遊離植皮する方法―．手術 43：853-858, 1989
7) 酒井成身：乳頭・乳輪の美容形成術．形成外科 43：S147-S153, 2000
8) 酒井成身，安藤和正，松井達弥：乳頭再建．手術 55：1273-1275, 2001
9) 酒井成身，磯野智崇，名取麻衣子：講座 乳房再建（5）乳頭・乳輪の基本的再建法．乳癌の臨床 16：457-466, 2001
10) 高柳進：乳房再建における乳頭・乳輪の再建．形成外科 34：1055-1063, 1991
11) 酒井成身，阿藤晃一，鹿井史子：講座 乳房再建（6）乳頭・乳輪のいろいろな再建法．乳癌の臨床 17：31-41, 2002
12) Smith JW, Nelson R：Construction of the nipple with a mushroom-shaped pedicle. Plast Reconstr Surg 78：684-687, 1986
13) 野平久仁彦，新冨芳尚，大浦武彦：Skate flap と tattoo を用いた乳頭乳輪の再建．形成外科 34：67-72, 1991
14) 加曽利要介，江崎哲雄，久保田潤一郎ほか：Modified inchiworm flap による乳頭・乳輪再建の経験．日美外報 18：82-87, 1996
15) 酒井成身，高柳健二，田原孝子：講座 乳房再建（2）拡大広背筋皮弁を用いる乳房再建．乳癌の臨床 15：366-372, 2000
16) 酒井成身，長瀬健彦，松井達弥：講座 乳房再建（3）腹直筋皮弁を用いる乳房再建．乳癌の臨床 15：647-657, 2000
17) 酒井成身：乳頭・乳輪の美容形成術．形成外科 ADVANCE シリーズ 美容外科最近の進歩（初版），波利井清紀編，pp179-193, 克誠堂出版，東京，1998
18) 酒井成身：陥没乳頭の手術．手術 50：1667-1676, 1996
19) 酒井成身，金子裕一，安藤和正：きわめて重度な陥没乳頭の治療．形成外科 34：487-494, 1991
20) Lewis JR：Atlas of Aesthetic Plastic Surgery, p 231, 248, Little, Brown and Co, Boston, 1973
21) Sperli AE：Cosmetic reduction of the nipple with functional preservation. Br J Plast Surg 27：42-43, 1974
22) Regnaut P：Nipple hypertrophy；A physiologic reduction by circumcision. Clin Plast Surg 2：391-396, 1975
23) Ferreira LM, Neto MS, Okamoto RH, et al：Surgical Correction of nipple hypertrophy. Plast Reconstr Surg 95：753-754, 1995
24) Lai YL, Wu WC：Nippe reduction with a modified circumcision technique. Br J Plast Surg 49：307-309, 1996

19 Liposuctionの適応と安全性

SUMMARY

1977年にIllouzが脂肪吸引術を始めてから30年近くが経過する。この間，脂肪吸引手技の進歩とカニューラや吸引器など機器の進歩により，脂肪吸引の安全性は飛躍的に向上した。

初期の脂肪吸引法は，Illouzのwet-methodやFournierのdry-methodに代表されるように，皮下への水分注入は少量であるか，まったく行われなかった。出血量は吸引量の30〜50％に達することもあり，安全面から1,500ml以上の吸引は推奨されなかった。2,500ml以上の吸引では，しばしば輸血を必要とした。

1980年代後半にKleinやFodorは，吸引前に大量の溶液を皮下に注入する方法を導入した。それぞれtumescent法，superwet法と称されている。リドカインおよびエピネフリン含有液を吸引部位に大量に注入することで，効果的な麻酔が得られるとともに，出血量も大幅に減少し，脂肪吸引はより安全なものとなった。1993年のKleinの報告では出血量も1％まで減少し，5,000ml以上の大量吸引も行われるようになった。また大量の水分注入により組織が膨張することで，相対的により細いカニューラを使用した効果があり，術後の皮膚表面wavinessの予防効果も得られた。

しかし一方で，大量の薬液注入は，循環器系や呼吸器系への過負荷や薬物の副作用といった新たな問題を生じた。事実，肺水腫やリドカイン中毒などの合併症の報告がある。

また脂肪吸引の歴史の当初に比べれば，肺塞栓など致死的な合併症の頻度は減少したとは言え，近年でも重大な合併症の報告があるのも事実である。特にopen lipectomyなど複数の手術と組み合わせて脂肪吸引を行った場合に，全身的な合併症の頻度が高くなる。

したがって脂肪吸引は，ASPRSの見解にもあるように，患者の選択，設備，医師の技術，術後管理がそれぞれ適切であるかぎりにおいて安全なのであり，これらが満たされない場合は種々の程度で合併症を生じる可能性があると考えるべきである。

近年の知見に基づいて，脂肪吸引の適応と安全について述べる。

A 脂肪吸引の適応

美容外科における脂肪吸引術の目的は，余分な脂肪を吸引除去し，場合によっては脂肪注入も併用して，理想的な体型を再構築することにある。body contouring surgeryと称されるゆえんである。ことに四肢の脂肪吸引では，美しい体表曲線や曲面を造ることが要求される。

したがって，全身の痩身を希望して来院した患者には，まず全身肥満の治療として食事療法，運動療法，薬物療法などが必要であることを説明する。標準体重に近づける努力をしたのちに初めて部分的に蓄積した脂肪の除去手術が可能となる。またこのような患者では，手術の結果を維持するためにも，ダイエットや運動などライフスタイルの改善が不可欠である[1]。

脂肪吸引は小切開から行われるために，手術侵襲も少ないと考えられがちだが，皮下では"熱傷"にたとえられる変化が生じていることを認識すべきである[2]。局所にのみ目を奪われて全身的な変化に対する注意がおろそかになってはならない。

脂肪吸引は直視下の止血操作が不可能であるために，解剖学的な理解が必要であり，粗暴な手術操作

は慎まなければならない。広範囲の脂肪吸引では，出血を減じるために tumescent 法や superwet 法の採用が不可欠である。

1. 全身的指標

ASA（American Society of Anesthesiologists）による術前状態の分類で class 1 の患者，すなわち健康であって，食事療法や運動療法に反応しない限局した脂肪の蓄積が，脂肪吸引のよい適応である。閉塞性肺疾患，心疾患，コントロールされていない高血圧，糖尿病などの患者は適応外である。

標準体重を30%以上越えた患者，または body mass index が32.5以上の患者は，肥満の治療が優先されるべきである[1]。

脂肪吸引の重大な合併症の一つであり，死亡例が最も多く報告されているのが肺塞栓である[3,4]。肺塞栓またはその原因となる深部静脈血栓の危険因子として，高齢，肥満，家族を含めた静脈血栓の既往，経口避妊薬の服用などがある。深部静脈血栓は，存在していても無症候であることが多いので，これらの危険因子を考慮した患者の選択が肺塞栓を予防するうえで重要である[5]。

出血性素因にも注意する。アスピリン，ビタミンE，経口避妊薬など凝固系に影響を及ぼす薬剤は1カ月前に中止する。

ヘビースモーカーは，術後合併症の頻度が高い。喫煙によって損傷を受けた気管支の線毛上皮が回復するのに2週間以上を要すると言われている。また，ニコチンには血管収縮作用，血小板凝集抑制作用などがあり，手術の1カ月前には禁煙するよう指導する。

2. 局所の指標

まず，患者の希望や要求が現実的なものでなくてはならない。特に下腿は患者の理想の高い部位であり，しばしばファッションモデルのような脚を夢見ているので注意を要する。四肢は衣服や水着から露出する部位であり，手術が成功すれば患者の満足度も高いが，逆にうまくいかなければ落胆や不満の度合いも大きい。

局所の脂肪吸引の適応に関しては，pinch test, lifting test, muscle contraction test や皮膚の弾力（復元力）を参考にして，手術の適否を判断する。

おもな脂肪吸引部位について，以下に述べる。

腹　部

腹部は，基本的に pinch test で3cm以上を脂肪吸引の適応とする。superficial liposuction[6]を応用すれば，適応の範囲はさらに広がる。

腰椎の前弯による下腹部突出や，内臓脂肪蓄積と腹壁筋の緊張低下による腹部突出は脂肪吸引では改善しない[7]。

皮膚の弾力が低下した患者では，術後に座位でしわが生じる可能性があることを前もって説明しておく。

皮膚の弛緩がさらに高度で，立位で恥骨部のヘアライン上に皮膚が下垂してくるような患者は，open lipectomy の適応となる。

上　腕

上腕のおもな脂肪蓄積部位は，上腕三頭筋に一致した上腕の後面である。前面や外側面に蓄積を見ることもあるが，内側面は稀である。

術者は患者の正面に立ち，患者の肩関節を90°外転し肘関節を90°屈曲した状態で pinch test を行う。この肢位で上腕後面の脂肪蓄積の程度が明瞭になる（図 19・1）。

Pinch test で1.5cm以上の厚みがあり，皮膚の弾力が十分保たれている患者が脂肪吸引の適応である。皮膚が弛緩気味であっても，皮下脂肪の厚みが十分あれば脂肪吸引による改善は可能である。この場合，吸引は控えめに行う。

大　腿

脂肪の蓄積が比較的限局している患者がよい適応である。40～50歳以降では，脂肪の蓄積が限局し

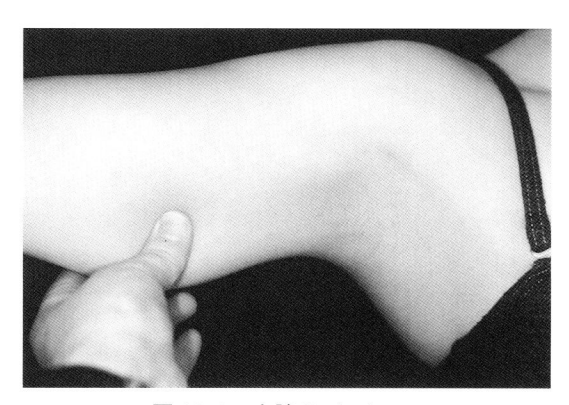

図 19・1　上腕の pinch test
患者の肩関節を90°外転し肘関節を90°屈曲すると，上腕後面の脂肪蓄積の程度が明らかになる。

ていても皮膚の弾力が減少しており，弛緩の程度に応じて吸引量を調節する必要がある。

大腿の外側上方，内側上方および膝内側に，限局した脂肪の蓄積が見られることが多い。大腿前面は，大腿四頭筋上に比較的均等に脂肪が蓄積する[8]。

大腿の全周に脂肪が蓄積しているような患者では，体重や皮膚の状態，他の部位とのバランスなどを考慮して手術の適否を判断する。大腿外側，大腿内側，大腿前面の脂肪吸引法を慎重に組み合わせて行う。この場合，2回に分けて手術を行うか，吸引の範囲を全周の75%以下に留めることによりリンパ流が保たれ，腫脹の期間や程度が軽減できる[9]。

大腿外側のいわゆる"violin deformity"を完全に消失させることは難しい。これは女性の場合，腸骨稜と大転子の間に，浅筋膜と深筋膜の結合する部分（Zone of adherence[10]）が存在することによる（図19・2, 19・4）。

診察は，患者を立位にして行う。骨格の異常や左右差の有無，皮膚の性状などを記録する。側弯症があると，左右の腸骨稜や大転子の高さの違いにより殿部や大腿の非対称を生じるので，軟部組織による非対称と区別する。

Pinch testで，大腿外側と大腿前面は3cm以上，大腿内側および膝内側は2cm以上を脂肪吸引の適応とする。

下　腿

比較的若年者がよい適応である。既往歴にも注意を払う。重度の静脈瘤やリンパ浮腫，静脈炎の存在は禁忌である[11]。また既に静脈瘤の手術を受けている場合は，3カ月以上待機して脂肪吸引を行う。

診察は，患者を立位にして行う。左右の非対称や皮膚の凹凸があれば記録しておく。骨や筋肉の肥大と区別するため，下腿ではpinch testが重要である。立位で対側脚に荷重した状態でテストを行い，ふくらはぎで2cm以上，足関節部で1.5cm以上を適応とする。

B 手術を安全に行うポイント

Tumescent法，criss-cross suction，細めのカニューラの使用を原則とする[5]。筆者は直径1.6～4mmのカニューラを吸引部位や皮膚の性状に応じて使い分けている。

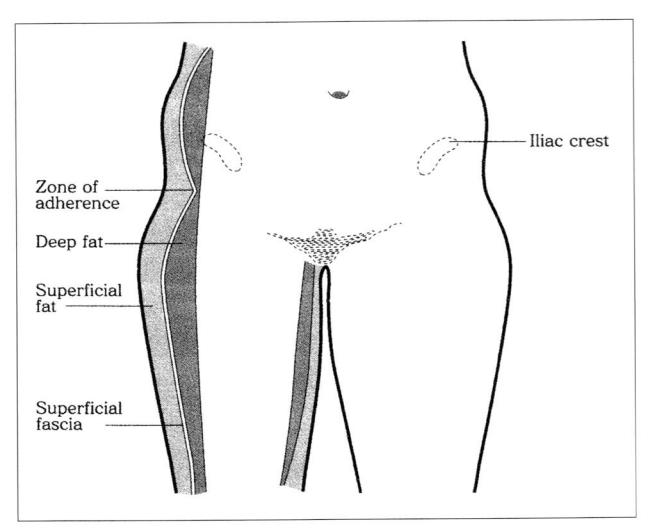

図19・2　Zone of adherence
女性では，腸骨稜と大転子の間に浅筋膜と深筋膜の結合する部分"Zone of adherence"が存在する。男性では，腸骨稜の高さに存在する。女性の場合，深部脂肪は大腿の両側の頭側1/2で発達していることが多い。

広範囲の脂肪吸引では，パルスオキシメーター，心電図モニター，血圧モニターが最低限必要である。

おもな脂肪吸引部位について，安全に手術を行うポイントを以下に述べる。なお，suction-assisted lipectomy（SAL）を中心に述べるので，超音波脂肪吸引装置（UAL）や圧縮ガス脂肪吸引装置（PAL）については該当しない点もある。

1. 腹　部

上腹部は皮下脂肪層がかたく力を要する部位であり，特に肋骨弓の突出している人では横隔膜穿孔を起こさないよう，反対側の手で皮膚を十分に保持挙上しておく必要がある。また，下腹部は腹直筋が比較的薄いために乱暴なカニューラの操作で腹膜穿孔を生じる可能性がある[12]。しっかりと皮膚を保持することが大切である。

GasperoniがMALL（massive all layer liposuction）[13]として報告したように，下腹部や大腿内側，殿部，上腕など大量の脂肪が皮膚を引き延ばし下垂させているような部位では，従来の方法にsubdermal superficial liposuctionを加えることによって，より多くの脂肪を吸引することが可能になった。

代表的な症例を提示する。

【症例1】32歳，女

上腹部から下腹部にかけて脂肪吸引をした症例。内臓脂肪型肥満がある場合は，このように術後に

平坦な腹壁の形が得られないことがあるので、前もって説明しておく必要がある（図19・3）。

2. 上　腕

カニューラ挿入口は、criss-cross suctionのため上腕骨内側上顆付近と腋窩の2カ所に設ける。手技に精通すれば前者1カ所で手術は可能である。

一般に仰臥位で手術を行うが、腹臥位を好む術者もいる。仰臥位の方が左右の上腕を同時に比較しながら手術できる利点がある。手術中は助手に上肢を保持してもらう。肩関節に無理な力が加わらないよう注意する。

2カ所の切開よりcriss-cross suctionを行う場合、中央1/3を吸引し過ぎないよう注意する。治療範囲の境界に段差を生じないよう、上腕二頭筋内外側縁でfeatheringを行う。

患者の年齢や体重、皮膚の弾力などにより吸引量を加減するが、pinch testで1cmを下らないようにする。視診や触診を入念に行い、左右差や皮膚の凹凸がないことを確認する。

3. 大　腿

患者を立位にしてマーキングを行う。大腿外側と殿部は、一つのユニットとして考えてマーキングした方がよい[4]。膝内側では、患者の股関節を外旋し膝関節を少し屈曲すると脂肪蓄積部位がより明瞭になる。Criss-cross suctionが行えるよう、同一吸引部位に2カ所のカニューラ挿入口を設ける。ただし、膝内側や膝上に関しては1カ所でよい。吸引予定部位から1～2cm離れたところにマークする。

大腿の各部位における脂肪吸引術のポイントを以下に述べる。

大腿外側

最初に浅筋膜内の深部脂肪を直径4mmのカニューラで吸引し、さらに必要に応じて表在脂肪を直径3mmのカニューラで吸引する。深部脂肪層への進入は、カニューラが浅筋膜を通過する際の抵抗を目安とする。

深部脂肪は大腿の頭側1/2で発達していることが多く（図19・2）、この場合superficial li-posuctionのみでは不十分である[14]。殿溝のカニューラ挿入口より吸引する場合、凸面に沿って吸引を進めることになるので、カニューラの先端が皮膚に近づき過ぎないよう注意する。

殿部の脂肪吸引を同時に行う場合は、superficial liposuctionを応用する。殿部に接する大腿の脂肪は殿部の支持組織でもあるので、深部の脂肪を吸引し過ぎると皮膚弁の下垂を生じる。

大転子下の深部脂肪の前縁は、浅筋膜がzone of adherenceに移行する腸脛靭帯の部分で急に消失する。特に大腿前面の脂肪吸引を同時に行う場合、この部分を吸引し過ぎると陥凹変形を生じるので注意する[8]。

術後は大腿外側から殿下部の皮膚を引き上げて、

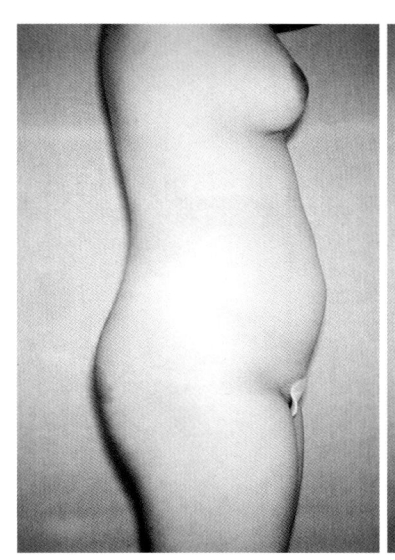

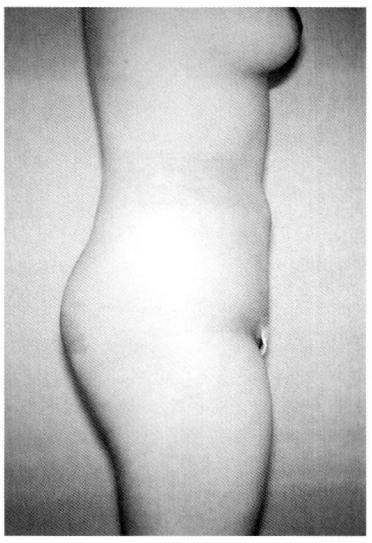

　　　(a) 術　前　　　　　　(b) 術後2カ月
図19・3　症例1：32歳、女

幅広の絆創膏で固定する。
代表的な症例を提示する。

【症例2】21歳，女

大腿外側から殿部にかけての脂肪吸引例。

殿部に接する大腿の脂肪に superficial liposuction を応用することで，ヒップアップした形を作ることができる。（図 19・4）

大腿内側

皮膚が薄く脂肪がやわらかいので，吸い過ぎにより凹凸や皮膚弁の下垂を生じやすい。Superficial liposuction を適用し[13]，控えめな吸引を心掛ける。浅層を直径2～3mm，深層を直径4mmのカニューラで吸引する。

大腿動静脈や神経は大腿筋膜より深部に存在するので，カニューラが大腿筋膜より浅い層に保たれている限り，損傷の危険はない。鼠径部のカニューラ挿入口を大腿動脈の拍動より十分内側に設けることと，カニューラを深部脂肪層に挿入する際，組織を対側の手で把持して大腿筋膜から遠ざけることが大切である（図 19・5）。

大腿前面

脂肪の蓄積の仕方が前二者のように限局的でなく，大腿四頭筋上に均等に分布していることが多い。細めのカニューラで中～深層の脂肪を吸引する。浅層を吸引し過ぎて生じた凹凸は修正が困難であり，控えめな吸引を心掛ける。

膝内側

吸引し過ぎると，膝関節を屈曲した時に陥凹が顕著となる。膝関節を伸展した状態で平坦，屈曲した状態でやや陥凹する程度がよい。

4. 下 腿

手術の前に，術後着用する圧迫用パンティストッキングを試着してもらい，サイズを決めておく。市販されているストッキングでは腫脹の予防に不十分である。30～40mHg の圧がかかるものを準備する。

患者を立位にしてマーキングを行う。爪先立ちしてもらうと腓腹筋の筋腹が明らかになるので，筋腹下縁をマークする。ついで踵を下ろした状態で，ふくらはぎ中央に垂線を引き，脛骨前面にもマーキングを行う。これで下腿が4分割されたことになる。

カニューラ挿入口は通常，ふくらはぎ上部内外側，中部内外側，足関節部内外側の計6カ所に設ける。習熟すれば4カ所の切開で手術が可能である。

吸引には長さ15～20cm，直径2～3.5mmの細めのカニューラを用いる。上下4カ所の切開で行う場合は，30cmのカニューラを必要とする。下腿の場合はメルセデスタイプより，開口が縦並びのものがよい。開口部が皮膚側を向かないように使用する。

手術は，側臥位または腹臥位で行う。腹臥位の場合，スポンジ等を挟んで足関節を浮かせると，アキレス腱部切開創からの吸引が行いやすい。

Criss-cross suction を行うが，カニューラの操作が浅い層になり過ぎないように注意する。カニュー

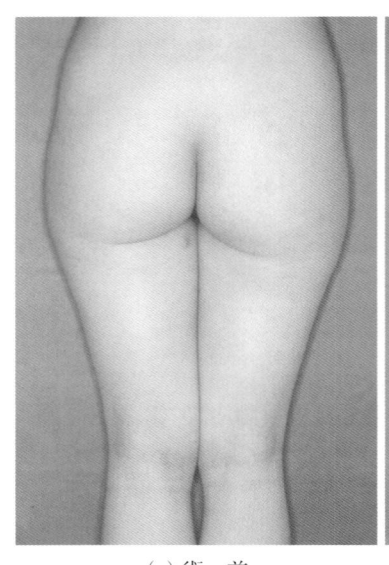

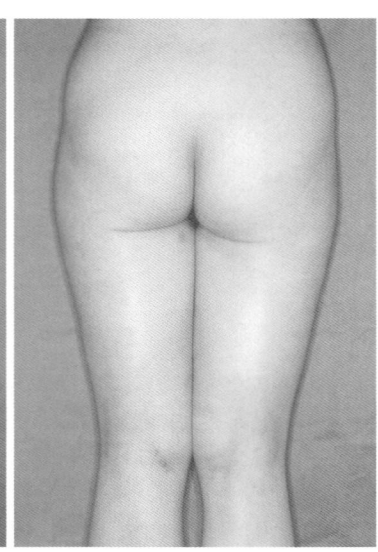

(a) 術　前　　　　　(b) 術後1年

図 19・4　症例2：21歳，女

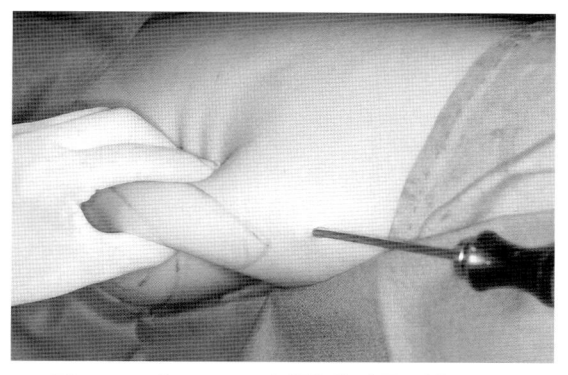

図 19・5 カニューラを深部脂肪層に挿入する
この時,組織を対側の手で保持して大腿筋膜から遠ざけることが大切である。

ラ挿入口の周囲を吸引し過ぎると陥凹を生じる。

マーキングで4分割された各範囲の吸引量が左右均等になるように注意する。アキレス腱内外側の形がきれいに出るようにする[14]。

C 術後管理

4,000～5,000ml以上の大量の脂肪吸引では,少なくとも術後24時間の入院と術後管理を必要とする[1)15)]。著者は,3,000ml以上の脂肪吸引では翌朝までの入院を原則としている。後述する肺塞栓による死亡は,症状の発現から1時間以内が多い[4]ことを考えれば,早期診断や適切な治療に与えられた時間は少ない。したがって,呼吸困難や胸痛,喀血,精神錯乱,点状出血など肺塞栓や脂肪塞栓の徴候が現れた場合は,ただちに専門医の診察や治療を受けられるようにしておく。なお,脂肪塞栓は術後12時間～10日間,肺塞栓は術後30日まで生じる可能性があると言われる[16]。

Grazerらの報告[3]にあるように死亡の多くは外来手術で生じているので,患者の帰宅に際しては十分な注意が必要である。著者は小手術を除いた脂肪吸引手術では,術後6時間以上経過してバイタルサインが安定していること,自尿があること,新たな出血がないこと,など8項目の条件を満たせば,帰宅させるようにしている(表1)。チェックリストを作成して,観察者がサインして医師に報告する。また,肺塞栓など致死的な合併症の前兆について患者に説明し,帰宅後に症状が現れた場合はただちに連絡を受けるようにする。

表1 患者の帰宅基準

1. 十分覚醒していること
2. バイタルサインが30分以上安定していること
3. 自尿があること
4. 吐き気,嘔吐がなく,経口摂取が可能であること
5. 疼痛が内服や坐薬でコントロール可能であること
6. 新たな出血がなく,創部に異常のないこと
7. 眩暈がなく,歩行ができること
8. 付き添いがいるか,タクシーで帰宅可能であること

局所の処置としては,出血や腫脹を防ぐためにスポンジや圧迫帯を併用して手術部位を均等に圧迫する(図19・6)。スポンジを使うと疼痛も軽減される。テープでスポンジを固定するとテープかぶれの跡が長く残ったりするので,なるべく使用しない。

血腫が生じた場合は,吸引や切開で早期排出を試みるべきである。放置すると,皮下出血が長引くためにヘモグロビンが崩壊してヘモジデリンによる皮膚の色素沈着が生じ,長い期間消えなかったり,稀に永久に残ることがある。ヘモグロビンからヘモジデリンへの変化は日光によって促進されるので,術後の遮光も大切である[16]。

脂肪吸引の結果が現れるまでに,特に下腿などでは長い期間を要するので,患者の精神的ケアも重要である。例えば左右差や凹凸が明らかになって来ているのに「腫れが引くまで待ちましょう」などといたずらに時間稼ぎをするのは賢策とは言えない。ある時期に解決策を提示することも必要である。

D 安全性

1. 脂肪吸引の合併症

脂肪吸引の合併症は,medical complicationとaesthetic complicationに大きく分類される(表2)。Medical complicationのうち致死的な合併症について,これまでにさまざまな報告がある。

1988年にASPRS会員を対象に行われたTeimourian[4]の調査によると,約11万例のlipoplasty中,15例の死亡が報告されている。このうち脂肪吸引では2例の死亡があり,1例は肺塞栓で,もう1例は脂肪塞栓であった。10万人に換算すると2.6人の死亡率となる。ちなみにabdominoplastyでは11例

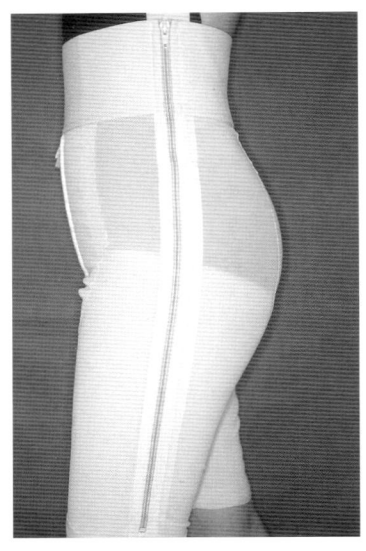

図19・6　手術後の圧迫帯の1例

表2　脂肪吸引の合併症

Medical complication	Aesthetic complications
1）肺塞栓	1）波状変形，凹凸不整
2）脂肪塞栓	2）左右非対称
3）肺水腫	3）皮弁の下垂，しわ
4）リドカイン中毒	4）瘢痕
5）出血	5）色素沈着
6）低血圧，ショック	
7）感染，toxic shock syndrome	
8）腫脹	
9）血腫，セローマ	
10）腹膜穿孔	
11）神経損傷	

中6例が肺塞栓による死亡であった．15例の死亡のうち肺塞栓によるものが9例60％と，大半を占めている．

Dillerud[17]は，3,511例の一貫した脂肪吸引のシリーズで，肺塞栓など致死的な合併症は見られなかったと述べている．

Grazerら[3]は，ASAPS会員を対象に1994年から1998年までの調査を行い，約50万例のlipoplasty中，95例の死亡例があったと報告した．死亡原因の上位は，肺塞栓，腹膜穿孔，麻酔，脂肪塞栓などである．注目すべきは，死亡例の77.7％が外来手術であり，その多くが患者が帰宅した最初の夜間に生じていることである．死亡率は10万人換算で19.5人であり，ヘルニア手術の死亡率10万人対3人と比しても高率である．1997年のASPRS Task Force on Lipoplastyの報告と重ね合わせると，1990年代後半の死亡率は10万人対20人となり，米国の自動車事故による死亡率10万人対16.4人と比較しても決して低い死亡率ではないと述べている．

Cardenas-Camarena[15]は，1994年から2001年の8年間に行われた脂肪吸引1,047例（abdominoplastyなど他の手術との組み合わせを含む）について，21.7％のminor complicationと0.38％のmajor complicationがあったと報告している．Major complication 4例のうち，2例はfat embolism syndoromeであったが，死亡には至らなかった．

1997年Grazerら[18]は，tumescent法の普及により，肺水腫や出血による死亡が増加傾向にあると述べている．事実，Gillilandら[19]は術後に肺水腫を生じた例を，Rao[20]らはリドカイン中毒による死亡例や，高度の血液希釈が出血を招き死亡に至った例を報告している．

肺塞栓

肺塞栓は急激に発症してその死亡率は高いので，発生の予防が大切である．肺塞栓の原因の90％は下肢深部静脈血栓症に由来すると言われているので，深部静脈血栓の予防が肺塞栓の予防となる[21]．

リスクファクターとして，高齢，肥満，家族を含めた肺塞栓または深部静脈血栓の既往，心機能障害，悪性腫瘍，経口避妊薬の服用，長時間の手術などがある[4)16)]．初診時のチェックと患者の選択が大切である．

肺塞栓の発生に関わる深部静脈血栓の原因には，従来よりVirchowの3因として，1）血流の停滞，2）静脈内膜の損傷，3）血液凝固能の亢進，が挙げられている．脂肪吸引について言えば，乱暴なカニューラの操作による静脈の損傷は言うまでもないが，術後の浮腫や，安静を長く強いることで筋肉のポンプ作用が働かず，うっ血を生じることも原因の一つと考えられる[16]．

周術期の肺塞栓の予防として近年，積極的に行われているのが，弾力ストッキングの着用や間欠的空気圧迫法（intermittent pneumatic compression：IPC）である（図19・7）．IPCは下肢にカフを装着し，カフに空気を間欠的に注入してミルキング効果で静脈還流を促し，下肢のうっ血を減少させて血栓形成を予防する．また，線維素溶解活性を促進させる効果もあると言う[21]．

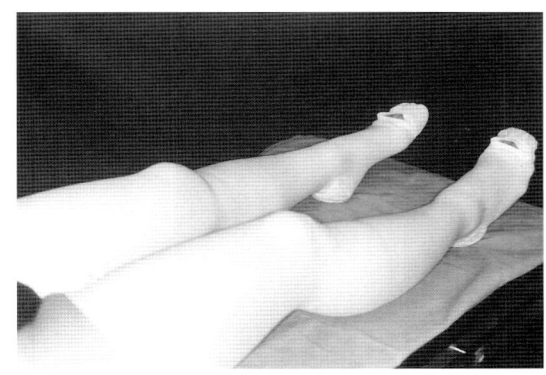

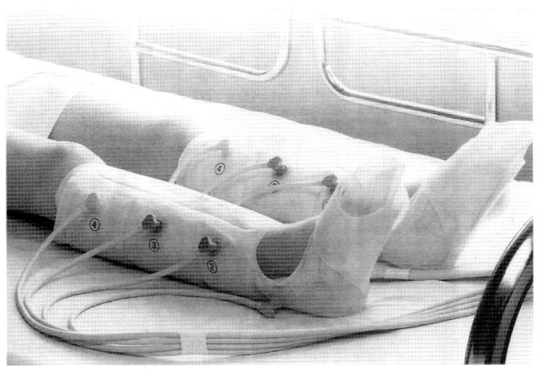

(a) 弾力ストッキング　　(b) 間欠的空気圧迫法 (intermittent pneumatic compression)
下肢にカフを装着し，空気を間欠的に注入してミルキング効果で静脈環流を促進，下肢のうっ血を減少させて血栓形成を予防する。

図 19・7　周術期の肺塞栓予防

脂肪吸引に限らず全身麻酔で1時間以上の手術には，少なくとも弾力ストッキングは装着すべきであり[1]，できれば翌朝までの装着が望ましい。

また，6時間以内の早期離床や安静時の下肢の挙上も，肺塞栓の予防として大切である。

術中，術後のストレスも，血栓を形成する誘因になると言われている[4]。具体的には，局所麻酔下の手術で長時間無理な体位を強いたり，術中・術後の疼痛に対して適切な治療を行わなかったり，精神的不安があったりすると血栓が生じやすいとされる。

肺塞栓の症状は，胸痛，呼吸困難，喀血，頻脈，発熱などである。術後，急に呼吸抑制を生じた場合は肺塞栓を疑い，ただちに専門医の診断を仰ぐべきである。

脂肪塞栓

脂肪吸引における脂肪塞栓の発生機序は，次のように考えられている[4)5]。

手術によって血中に入った遊離脂肪（脂肪細胞の塊ではなく細胞の内容である液状脂肪）が，血漿リパーゼによって遊離脂肪酸とグリセロールに分解される。広範囲の脂肪吸引や乱暴な手術操作などで遊離脂肪酸が大量に生じると，過剰になった遊離脂肪酸が血小板の凝固能を亢進して血栓を生じたり，あるいは血管内膜損傷による血管透過性の亢進やセロトニンの遊離が原因となって肺水腫を生じる。さらに，硝子膜形成，線維増殖へと発展して，成人呼吸窮迫症候群 adult respiratory distress syndrome の臨床像を呈すると言われている。

脂肪塞栓の症状は呼吸困難（おもに頻呼吸）で始まることが多く，肺塞栓と区別がつきにくいが，そのほかに精神錯乱や，皮膚症状として頸部，腋窩部，胸部などの点状出血，発熱などの症状を伴うことが多いのが特徴である。

症状の出現は，24～72時間以内であることが多く，60%が24時間以内，85%が48時間以内と言われている[22]。しかし，この時期には患者は退院していることが多いと思われるので，症状が現れた場合を想定して対応を考え，患者にも説明しておく必要がある。

リドカイン

一般にエピネフリン含有リドカインの投与量の上限は7mg/kgで，総投与量が500mgを越えないこと，とされている。しかし，0.1%以下に希釈されて皮下脂肪層に注入された場合には，安全限界はさらに上昇すると考えられている。

Klein の報告[23)24] によると，tumescent 溶液注入の12～14時間後に血清リドカイン値はピークに達すると言う。脂肪吸引患者へのリドカインの総投与量は750mg～2,340mgで，血清値のピークは0.8～2.7μg/mlであった。99%の患者において，35mg/kg以下の投与では5μg/ml（5mg/l）の中毒レベルを越えることはないと計算している[24]。

Samdalら[25]は，tumescent 法による脂肪吸引の患者12人の血清リドカイン値を測定した。手術後6～12時間で血清リドカイン値はピーク (0.8～3.6μg/ml) に達し，総投与量は，1,260～2,880mg であった。

Burkら[26]は，38.3mg/kgまでリドカインを注入したときの血清リドカイン値を測定して，最大値は1.68μg/mlで，12時間以内にピークに達したと述べている。

Ostadら[27]は，リドカイン投与量と血清ピーク値の関係を調査した。最大76.7mg/kgの投与で5μg/mlの中毒レベルを越えることはなく，tumescent法では55mg/kgの投与まで安全である，と述べている[27]。また，安全性に関与する因子として，1) 0.05～0.1%に希釈したリドカイン，2) 血管に乏しい皮下脂肪層，3) エピネフリンの血管収縮作用，4) リドカインの脂溶性と脂肪組織への結合，5) tumescent法による血管の圧迫，を挙げている。

これらの調査結果をふまえて，欧米ではtumescent法による脂肪吸引で使用されるリドカインの安全投与量は35mg/kgと考えられる傾向にある。しかし，例えばKlein[24]の場合，手術患者の平均体重は男性93.1kg，女性68.6kgと東洋人に比べて大きく，この安全投与量がそのまま東洋人にあてはまるかは確かでない。

著者は10万倍希釈エピネフリン含有1%リドカイン溶液100mlを生理食塩水で10～50倍に希釈して用いている（表3）。乳酸加リンゲル液による希釈法もあるが，カリウムの含有量が多く使用していない。原則としてリドカインの総投与量が1,000mgを越えないようにしている。局所麻酔の場合は，炭酸水素ナトリウムを加えて等張液にすることで注入時の疼痛を軽減できる。

なお，大量のリドカイン注入が安全なのは，吸引によってリドカインを取り除くためではない。ゆっくりと注入することによってリドカインの吸収が遅れ，血清リドカイン値がピークに達する時間が遅延するためである。事実，注入液の60～70%は，最終的に血管内に吸収されると言う[2]。したがって，一度に2,000ml以上のtumescent溶液の注入は避けるべきであり，吸引量1mlに対して1mlの注入（volume per volume）を目安にするとよい[28]。

エピネフリンについては，1/100万の濃度で皮下脂肪の出血を抑制するとされ，1/200万が効果の限度とされている。しかし，出口ら[7]の述べるように循環器系への影響を考慮して，1人の患者につき総量1mgを越える量を注入しないようにしている。

2. 輸　液

脂肪吸引における輸液法については，議論が続いている。

tumescent法やsuperwet法では輸液は少量かまたは不要であり，5,000ml以上の大量吸引に限り体液の喪失に見合った輸液を行う，との意見もある[1)29)]（表4）。吸引した部分を注入液が補充するので，吸引部がthird spaceとなるのを防ぐと考えられている。

いずれにしてもtumescent法やsuperwet法の場合，注入量の総量を術者や麻酔医が把握していなければ，過剰輸液の可能性があるので注意が必要であ

表3　注入溶液

	Klein	著者
Normal saline	1,000ml	1,000～5,000ml
Ridocaine	500mg	1,000mg (0.02～0.1%)
Epinephrine	1mg	1mg (1/500万～1/100万)
Sodium bicarbonate (8.4%)	12.5ml	

表4　輸液のガイドライン

Small-Volume Aspirations (< 5 liters)	Large-Volume Aspirations (> 5 liters)
Maintenance fluid* Subcutaneous infiltrate**	Maintenance fluid* Subcutaneous infiltrate** 0.25ml of intravenous crystalloid per 1ml of aspirate above 5 liters

※　Amount of fluid to be replaced from preoperative, nothing by mouth status.
※※　70 percent is presumed to become intravascular.

(Rohrich RJ, et al : An update on the role of subcutaneous infiltration in suction-assisted lipoplasty. Plast Reconstr Surg 111 : 927, 2003)

る。尿量測定，循環動態のモニター，手術チームのコミュニケーションが，安全の鍵を握っている[1]。

著者は3,000ml以上の大量吸引では，少なくとも翌朝までの入院と輸液が必要と考えて実施している。輸液は体液バランスの維持と，遊離脂肪酸など手術由来の物質を血管内から排除する目的で行う。尿量を定期的に測定しながら輸液量を調節する。

まとめ

脂肪吸引の安全性が向上したとは言え，その合併症は他の美容外科手術に比較して多彩であり，近年でも全身的な合併症として肺塞栓や脂肪塞栓，リドカイン中毒による死亡など重大な合併症の報告がある。

脂肪吸引は，患者の選択，設備，医師の技術，術後管理がそれぞれ適切であるかぎりにおいて安全と言えるのであり，これらが満たされない場合は種々の程度で合併症を生じる可能性がある。

近年の知見に基づいて，脂肪吸引の適応と安全について述べた。　　　　　　　　　　（小住和徳）

文　献

1) Rohrich RJ, Beran SJ：Is liposuction safe? Plast Reconstr Surg 104：819-822, 1999
2) de Jong RH, Grazer FM：Perioperative management of cosmetic liposuction. Plast Reconstr Surg 107：1039-1044, 2001
3) Grazer FM, de Jong RH：Fatal outcomes from liposuction；Census Survey of cosmetic surgeons. Plast Reconstr Surg 105：436-446, 2000
4) Teimourian B：A national survay of complications associated with suction lipectomy；A comparative study. Plast Reconstr Surg 84：628-631, 1989
5) 小住和徳：脂肪吸引の合併症とその予防．日美外報 20：138-143, 1991
6) Gasparotti M：Superficial liposuction；A new application of the technique for aged and flassid skin.Aesth Plast Surg 16：141-153, 1992
7) 出口正巳，白壁理志，早川宏司ほか：腹部・体幹のliposuction. 形成外科 44：449-457, 2001
8) Pitman GH：Liposuction and Aesthetic Surgery, pp340-375, Quality Medical Publishing Inc, Missouri, 1993
9) Cook WR, Cook KK：Manual of Tumescent Liposculpture and Laser Cosmetic Surgery, pp121, Lippincott Williams & Wilkins, Philadelphia, 1999
10) Lockwood TE：Superficial fascial system (SFS) of the trunk and extremities：A new concept. Plast Reconstr Surg 87：1009-1018, 1991
11) Cook WR, Cook KK：Manual of Tumescent Liposculpture and Laser Cosmetic Surgery, pp139, Lippincott Williams & Wilkins, Philadelphia, 1999
12) 渡部純至：Liposuctionのピットフォール．形成外科 44：459-466, 2001
13) Gasperoni C, Salgarello M：MALL liposuction；The natural evolution of subdermal superficial liposuction. Aesth Plast Surg 18：253-257, 1994
14) 小住和徳：四肢の脂肪吸引．形成外科 44：437-448, 2001
15) Cardenas-Camarena L：Lipoaspiration and its complications；A safe operation. Plast Reconstr Surg 112：1435-1441, 2003
16) Pettis DK, Vogy PA：Complications of suction-assited lipectomy. Plast Surg Nurs/Winter 12：148-154, 1992
17) Dillerud E：Suction lipoplasty；A report on complications, undesired results, and patient satisfaction based on 3511 procedures. Plast Reconstr Surg 88：239-246, 1991
18) Grazer FM, Meister FL：Complications of the tumescent formula for liposuction. Plast Reconstr Surg 100：1893-1896, 1997
19) Gilliland MD, Coates N：Tumescent liposuction complicated by pulmonary edema. Plast Reconstr Surg 99：215-219, 1997
20) Rao RB, Ely SF, Hoffman RS：Deaths related to liposuction. N Eng J Med 340：1471-1475, 1999
21) 神原紀子：大阪府立成人病センターにおける周術期肺塞栓症予防対策．日臨麻会誌 23：87-91, 2003
22) Ross RM, Johnson GW：Fat embolism after liposuction. Chest 93：1294-1295, 1988
23) Klein JA：Tumescent technique for regional anesthesia permits lidocaine doses of 35mg/kg for liposuction. J Dermatol Surg Oncol 16：248-263, 1990
24) Klein JA：Tumescent technique for local anesthesia improves safety in large-volume liposuction. Plast Reconstr Surg 92：1085-1098, 1993
25) Samdal F, Amland PF, Bugge JF：Plasma lidocaine levels during suction-assisted lipectomy using large doses of dilute lidocaine with epinephrine. Plast Reconstr Surg 93：1217-1223, 1994
26) Burk RW, Guzman-Stein G, Vasconez LO：Lidocaine and epinephrine levels in tumescent technique liposuction.Plast Reconstr Surg 97：1379-1384, 1996
27) Ostad A, Kageyama N, Moy RL：Tumescent anesthesia with a lidocaine dose of 55mg/kg is safe for liposuction. Dermatol Surg 22：921-927, 1996
28) Teimourian B, Adham MN：A national survey of complications associated with suction lipectomy：What we did then and what we do now. Plast Reconstr Surg 105：1881-1884, 2000
29) Rohrich RJ, Kenkel JM, Janis JE, et al：An update on the role of subcutaneous infiltration in suction-assisted lipoplasty. Plast Reconstr Surg 111：927, 2003

20 Lipoinjectionの適応と症例の選択

> **SUMMARY**
>
> 脂肪注入術は脂肪吸引術による吸引脂肪の再利用から始まった比較的新しい治療法である。軟部組織の生理的な萎縮や下垂による陥凹，外傷後の陥凹変形などの軟部組織増量を目的として，メスを使用しない，ダウンタイムの少ない比較的低侵襲の美容外科的治療法として治療希望者の受け入れもよく，その効果を上げている。同様の治療方法として，コラーゲンやヒアルロン酸の注入法が行われているが，脂肪注入は自家組織であるためアレルギー反応の心配がなく安全性が高い。その治療対象は年齢，性別は問わないが，注入に必要な脂肪量を採取部位に有していることが必須条件である。手技的には経験的な部分もあるが比較的容易であり，高価な器材を必要としない。その効果を高めるためには，生着率に個人差があるため（一般的におよそ50％ぐらいと言われている），治療時には20〜30％多めに注入しておく必要がある。安定した結果が得られるまで少なくとも3カ月以上待たねばならないこと，注入脂肪の吸収量に応じて複数回の治療を必要とする場合があることなどを治療前に説明しておく必要がある。治療対象部位はしわや陥凹修正，輪郭形成として顔面の美容外科的治療が多いものの，四肢や軀幹も注入可能の部位であればほぼ全身にわたり問題はない。最近では美容外科的治療のみならず，さまざまな領域で有用な治療法として使用されており，今後さらに広まっていくものと思われる。

はじめに

従来の軟部組織の増量方法としては少量の場合は遊離脂肪移植や遊離真皮脂肪移植，まとまった量の組織移植としてmicrosurgical techuniqueによる脂肪弁や他の軟部組織皮弁が用いられてきた。

近年，軟部組織増量のため注入材料としてコラーゲンやヒアルロン酸などを用いるケースも多いが，脂肪吸引法（liposuction）の発達に伴い，脂肪沈着部より吸引した脂肪を利用して身体各部の軟部組織陥凹部に，シリンジと注入針を用いることで低侵襲に補填できる脂肪注入法（lipoinjection, fatinjection）が広く行われるようになってきた。その効果は100％の生着率が得られるわけではないが，軟部組織補填の有用な方法として，その治療法について説明する。

A 適 応

適応は年齢・性別を問わず下記の症状を認めるものである。

① 軟部組織の先天的な発育不全
② 生理的な軟部組織の萎縮や陥凹，非対称
③ 外傷や手術後の軟部組織の陥凹，非対称
④ 加齢などのシワ，溝，下垂などによる陥凹，非対称
⑤ 輪郭形成や豊胸などの美容外科目的としての軟部組織の増量
⑥ その他

治療対象部位：ほぼ全身にわたっている。

① 顔面（前額部，こめかみ部，眉間，上下眼瞼，頬部，口周囲，おとがい部）
② 軀幹（胸部，腰部，臀部）
③ 四肢
④ その他

B 術前の評価と説明

1. 治療希望部位の評価

治療希望部位陥凹変形の原因が軟部組織によるものであることを確認する。

視診・触診による確認はもちろんのこと，可能であればX線，CT，MRIなどで硬組織の変形がないかを確認する。

2. 治療法の説明

まず，脂肪注入法以外に効果が期待できる方法があれば，その治療方法と予想される経過や効果について比較説明しなければならない。多くの場合は，コラーゲンやヒアルロン酸などの注入法との比較である。

3. 予想される効果についての説明

一般的に脂肪の生着率はおよそ50%と言われており，場合によっては複数回の脂肪注入が必要となることをあらかじめ説明しておく。

4. 治療期間の説明

本法は比較的ダウンタイムの少ない治療法ではあるが，治療希望者の多くは学生であったり，仕事を持っていたり，家事を任されている場合が多いので，安易に即日・短期間で治療が終わるような説明をすべきではない。場合によっては入院加療を要することもあり，最低でも化粧を含めた日常生活が可能となる期間を説明しておくことが望ましい。

C 手術方法

施術者によって若干の差違があるが，著者が行っている方法で説明する（図20・1）。

1. 使用器材（図20・1 ①）

2. デザイン

デザインは座位あるいは立位で陥凹部に等高線状のマーキングを行う。マーキング後に必ず患者に注入予定部を確認させる。

3. 脂肪採取部の決定

脂肪沈着過多部，一般的には上下腹部が用いられるが，臀部や大腿などから採取することもある。脂肪採取のための吸引孔は一般的に臍窩部に置くが，手術瘢痕等があればそれを利用する（図20・1 ②）。

4. 脂肪注入量の決定

マーキング部位に局所麻酔（1%エピネフリン添加リドカイン）を陥凹部が平坦になる程度に注射する。この局所麻酔注射量を必要脂肪注入量の目安とする。（図20・1 ③）。

5. 脂肪採取

あらかじめ術前に決めておいた部位より，直径2～3mmのカニューラを装着した60ccのシリンジを用いて吸引を行う。スタンダードな吸引器を使用する場合はトラップケージをカニューラと吸引チューブの間に入れて脂肪を採取する。脂肪吸引量は注入予定量の2～3倍量とする（図20・1 ④）。この時注意すべきこととして，吸引採取部を限局させると局部的な陥凹を残すことになるので，広めに均一に採取するように心がける。採取脂肪をステンレス製のケージに移し，破壊された脂肪と一緒に血液や組織液を生理食塩水で洗浄除去して注入用脂肪とする（図20・1 ⑤⑥）。この時，空気に曝す時間をできるだけ短くして感染の原因とならないように注意する。

6. 脂肪注入

採取した注入用脂肪を直径1.4mmの注入針を装着した10ccの注射筒にスプーンや鋭匙を用いて移して，パワーインジェクターに装着する（図20・1 ⑦）。

パワーインジェクターは1回引き金を引くごとに0.4ccずつ注入されるようになっている。予定注入層に注入針を刺入し，針を引きながらムラなく少量ずつ注入を行う。吸収量を考慮し予定注入量の20～30%ぐらい多めに注入する（図20・1 ⑧）。

7. 均し揉み

最初に局所麻酔量で確認しておいた予定注入量の脂肪を注入した後，凹凸・ムラのないように指で入念に揉みほぐす。

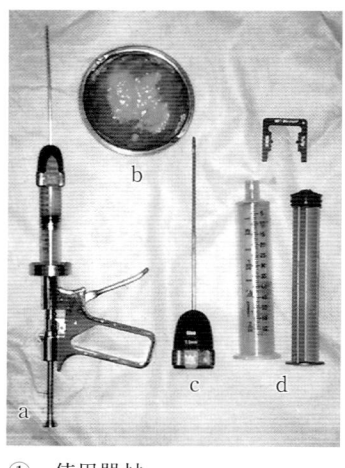

208   V. 体幹・乳房の美容外科

① 使用器材
　a：注入用シリンジと注入針が装着
　　　されたパワーインジェクター
　b：注入用脂肪の入ったケージ
　c：吸引用カニューラ
　d：吸引用シリンジとストッパー

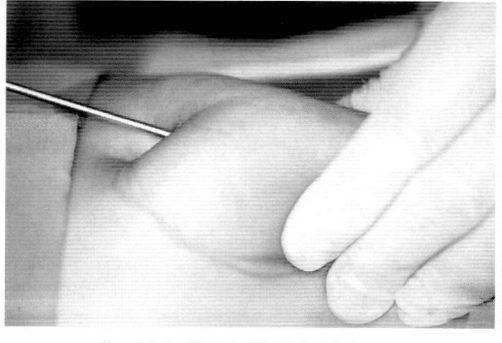

② 臍窩部より脂肪を採取する

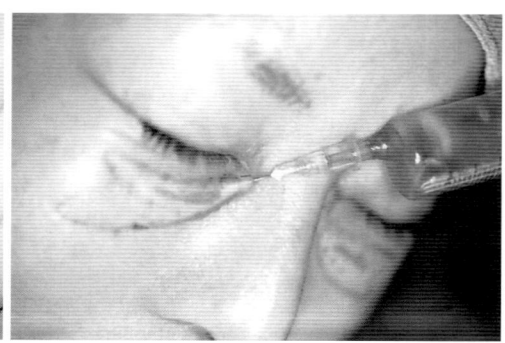

③ 陥凹部に局所麻酔剤を注入し，注入脂肪予定量を決定する

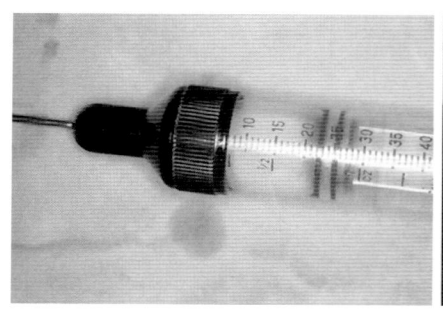

④ 吸引シリンジに注入予定量の2～3倍の脂肪を採取する

⑤ 採取脂肪を生理食塩水で洗浄する

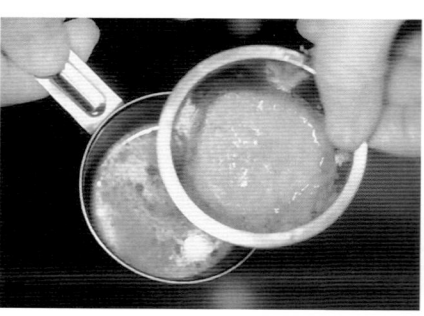

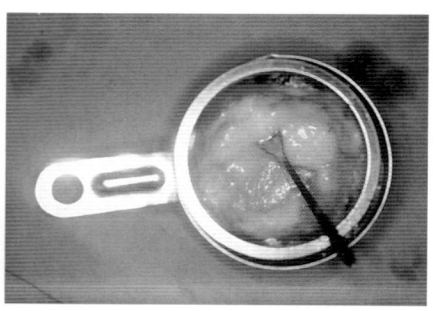

⑥ 洗浄後の注入脂肪

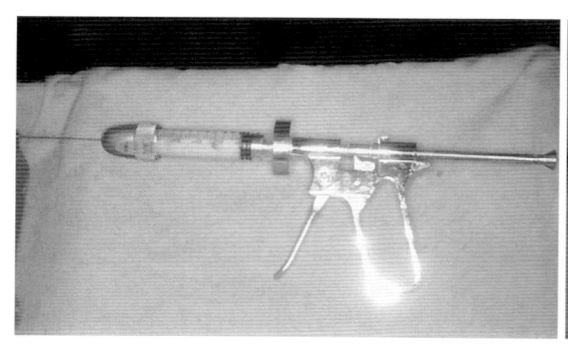

⑦ 注入脂肪を充填したパワーインジェクター

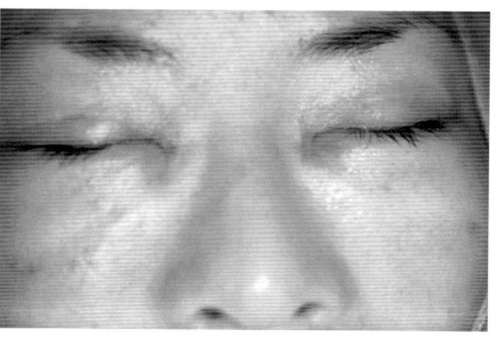

⑧ 幾分多めに注入された注入直後の状態

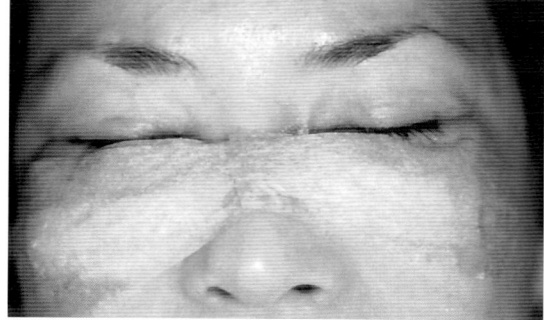

⑨ 注入後の圧迫固定の状態

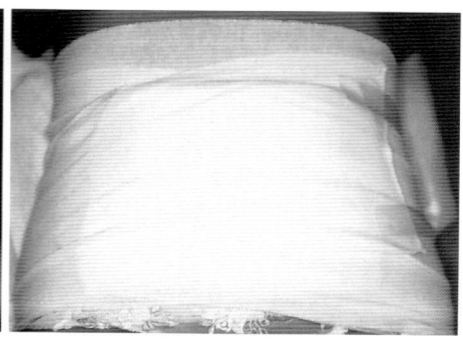

⑩ 脂肪採取部（腹部）の圧迫の状態

図20・1　手術方法

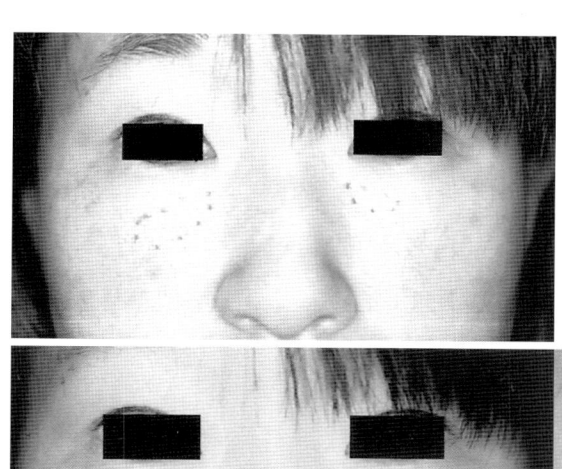

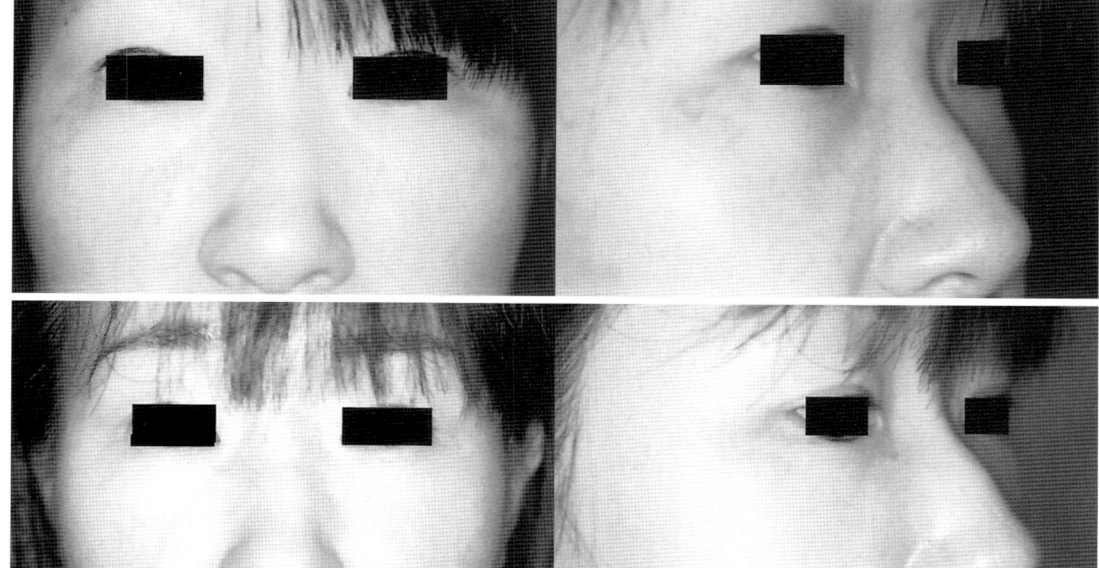

a	
b	c
d	e

(a) デザイン
(b, c) 術　前
(d, e) 術後 1 年

図 20・2　症例 1：33 歳，女，下眼瞼～頬部の陥凹

8. 術後ドレッシング

脂肪注入部は腫脹・血腫予防目的に，2～3 日圧迫しておく．脂肪採取部は脂肪吸引法に準じて 7 日間圧迫を行い，縫合部の抜糸を行う（図 20・1 ⑨⑩）．

D 術後指導

① 術後注入部の安静を保つ．
② 脂肪採取部の硬結軽減，凹凸の予防のため，抜糸後よりボディスーツを着用させ均一に圧迫を行い，2 週目頃よりマッサージを行うよう指導する．

E 治療症例

【症例 1】33 歳，女，下眼瞼～頬部の陥凹

座位でデザインを行った．右側 2.8cc，左側 1.8cc の脂肪注入後 1 年の状態を示す（図 20・2）．

【症例 2】38 歳，女，頬部全体の萎縮陥凹

座位でデザインを行った．右側 10cc，左側 13.4cc の脂肪注入後 4 カ月の状態を示す（図 20・3）．

【症例 3】36 歳，女，頬部外側陥凹

座位でデザインを行った．左側注入直後の状態と右頬部 8.2cc，左頬部 10.4cc の脂肪注入を行い 1 年 1 カ月後の状態を示す．（図 20・4）

F 考　察

脂肪注入法は，脂肪吸引法の副産物とも言える吸引脂肪を再利用することから発展し，現在では軟部組織の増量を目的とした主たる治療法として広く行われるようになった．

他の方法として軟部組織増量に用いるコラーゲン

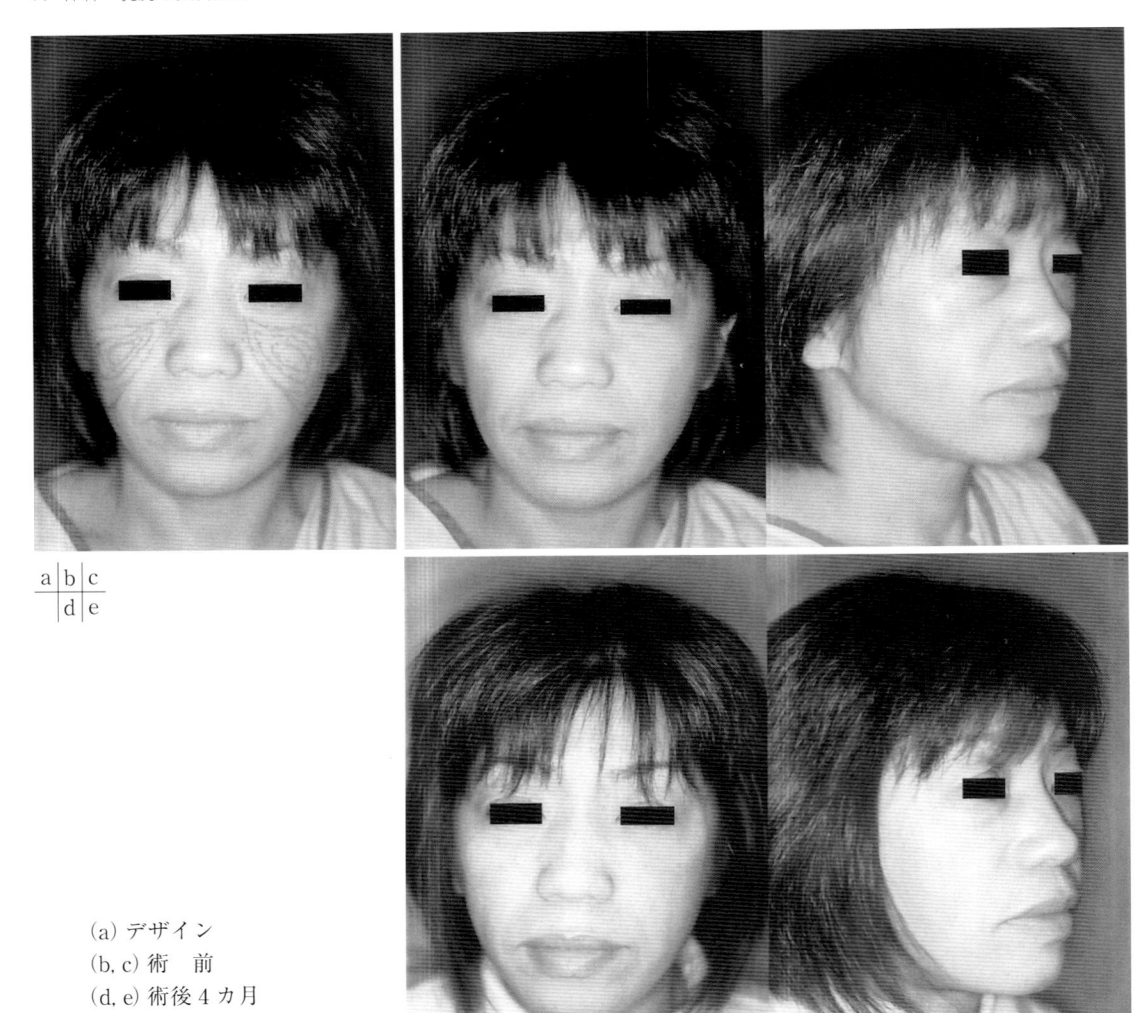

(a) デザイン
(b, c) 術　前
(d, e) 術後 4 カ月

図 20・3　症例 2：38 歳，女，頬部全体の萎縮陥凹

等と異なり，脂肪注入法は自家組織であるためアレルギー反応の心配がない。またいったん生着すれば吸収して元の状態に戻ることもなく，コラーゲン等のように頻回に注入する必要もなく，コスト的にも割安と言える。

脂肪注入法の適応は広く，美容外科的治療として鼻唇溝，口唇の周囲，眉間や外眼角部のシワだけでなく，輪郭形成としての下眼瞼～頬部のクマとしての陥凹や頬部のこけ[1)～3)]，にきびや水痘跡の小陥凹，外傷や手術後の瘢痕による陥凹，脂肪吸引後の凹凸不整の治療などさまざまである。顔面半側萎縮症などの治療に用いた報告[4)]や先天股脱の治療後の変形の用いて良好な結果を得たとの報告[5)]もある。また脂肪注入法の特異な治療法として，発声障害・嚥下障害の治療に声帯や喉頭に脂肪注入を行うという報告[6)]や義眼床の再建に用いた報告[7)]，尿失禁の治療に傍尿道部に注入した報告[8)]もある。

脂肪採取量の決定に当たり，筆者は注入量の 2～3 倍量としているがこれは脂肪を洗浄すると半量近くに減るためである。市田ら[1)2)]は洗浄すると 1/3 量となるとして約 3 倍量の脂肪を採取している。衣笠[3)]は採取脂肪を洗浄せずに血液や組織液をふるい落とすだけと報告している。

注入において，注入前に剥離操作を行って注入スペースを作るとの報告[3)]もあるが，スペースを作る必要ないとの報告[1)]もあり，これと同様の考えから著者は行っていない。注入機器として筆者は前述のようにパワーインジェクターに 1.4mm の注入針を用いて注入しているが，微細な部位では市田ら[1)2)]のように 14～18G の針を付けた 1cc の注射筒を用いて極少量ずつ注入する場合もある。

注入方法も刺入した注入針を引きながら注入するいわゆる水平注入法が一般的であるが，市田ら[1)2)]は狭い範囲などには垂直注入法を行っている。どの

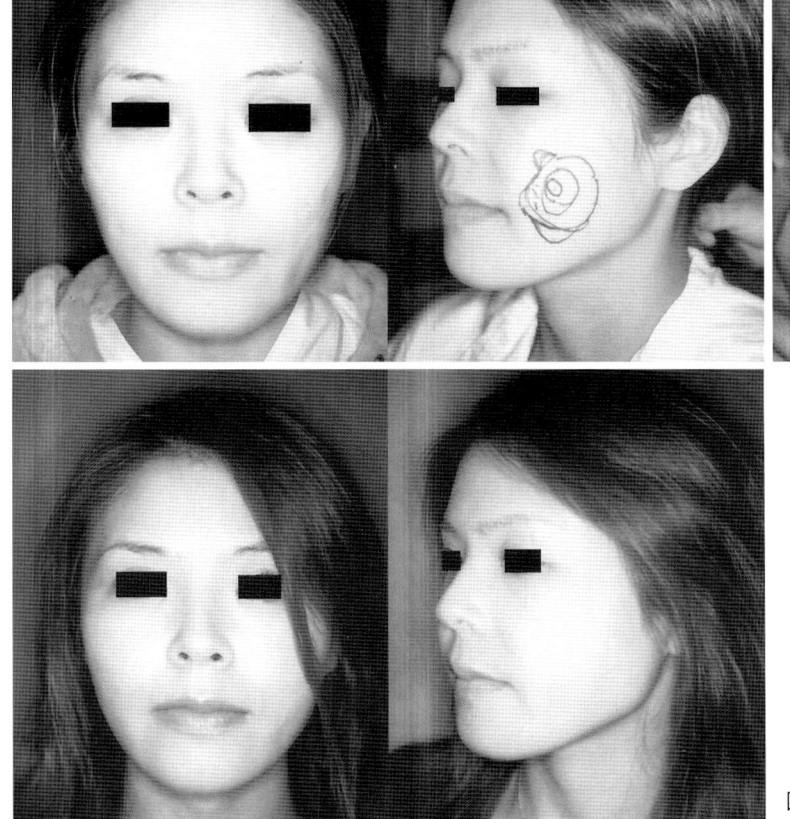

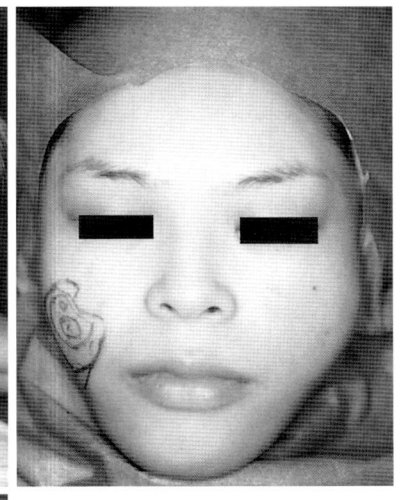

(a, b) 術　前
(c) 左側注入直後の状態
(d, e) 術後1年1カ月の状態

図20・4　症例3：36歳，女，頬部外側陥凹

ような注入方法を行うにしても重要なことは，少量ずつ均一に，ムラやしこりを残さぬように注入することである．

脂肪注入量については生着率はおよそ50％と言われており，100％の希望量を得るためには吸収量を見越して200％の脂肪注入が必要となる．しかし日常の社会生活を送りながら治療を受ける患者側から考えると，安定するまでの膨隆した期間を耐えるのは困難と思われる．しかし，注入直後の状態で陥凹が改善されていても吸収されておよそ50％になることを術前に説明を行っておけば，術後腫脹として認められる程度なら許容範囲であり，患者の日常生活に支障はないと考え，20～30％多めに注入を行っている．

治療結果の判定として，Chajchir[9]は注入後1週，2週，1カ月の3回の評価を行うと報告しているが，一般的には術後腫脹が消退し，注入脂肪の吸収が落ち着くまで少なくとも3～6カ月を待たねばならない．Illouz[10]は脂肪注入9カ月後の状態で患者の50％，18カ月後で30％，30カ月後で20％が安定していたと報告している．

症例の多くは前述のように顔面であるが，脂肪注入による豊胸術の報告[11～14]もある．しかし，必要脂肪量の多さ，その生着率，満足度などから多くの形成外科医・美容外科医はその効果に否定的である．これは，豊胸術を希望する患者は痩せている場合が多く，片側乳房に注入する必要脂肪量を150～200ccとすれば，両側分かつ洗浄前の脂肪採取量として600～800cc以上が必要となり，痩せている患者から必要量の脂肪が採取できるかとの疑問があるためである．たとえ採取できたとしても，脂肪採取部にまで凹凸不整などの問題を起こす可能性もある．また，注入直後は注入脂肪だけでなく術後腫脹も重なり喜ばれても，経時的に吸収され[10]，ほとんどの患者が元に戻ったと不満足である．むしろ腫瘤・嚢腫形成などの合併症の報告[15)16)]が多いのが現状である．この腫瘤は将来的に悪性腫瘍との鑑別を要し，摘出するためには外科的処置を要する．し

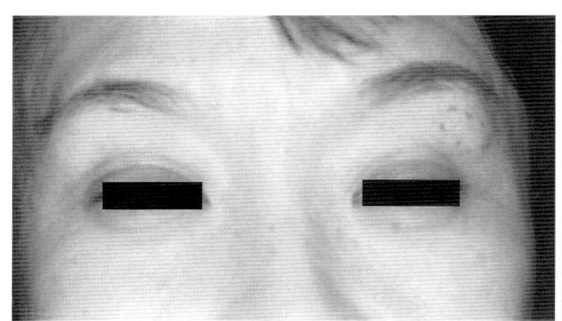

(a) 注入部の膨隆と硬結
左上眼瞼陥凹治療のため6ヵ月前に脂肪注入を受けた。

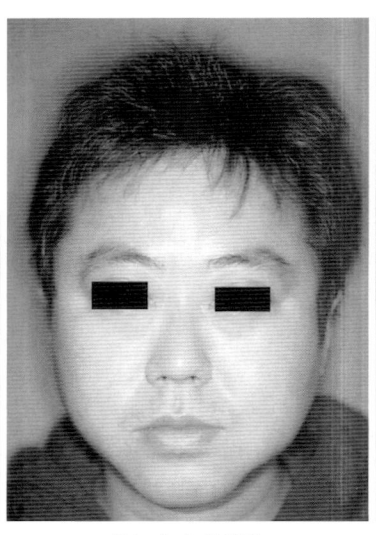

(b) 左右非対称
左側頬部の膨隆を認める。

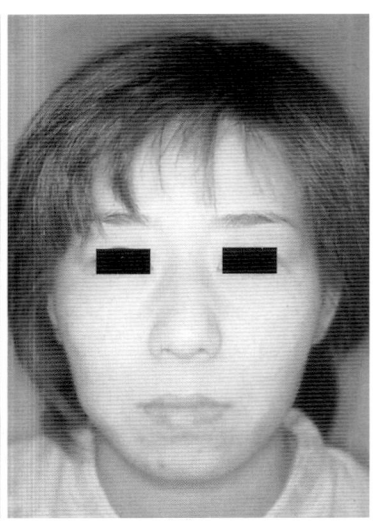

(c) 注入位置異常
注入希望部位より下方に注入されている。

図20・5 合併症

表 脂肪注入法の利点と欠点

利　点	欠　点
1. 手術瘢痕が最小限である	1. 脂肪採取部が必要である
2. 採取部の余剰脂肪が除去できる	2. 脂肪採取，注入のための器具が必要である
3. アレルギー反応を起こさない	3. 生着率がおよそ50%と不安定である
4. 手術時間が短い	4. 血腫を起こすことがある
5. 日常生活への負担が少ない	5. 感染を起こすことがある
6. 治療に対する精神的負担が少ない	6. 脂肪塞栓を起こすことがある
7. いったん生着した脂肪は吸収されにくい	7. 硬結，囊腫を形成することがある
8. 使用器具が安価である	8. 左右非対称となることがある

かし，片側の乳房切断および腹直筋による再建，反対側のmastopexy治療後の非対称例に脂肪注入法で治療を行った報告[17]もあり，注入量等の検討を行えば有用と言えるかも知れない。新しい豊胸のための脂肪注入法として，吉村[14]は脂肪幹細胞の利用を報告している。しかし，その結果については今後の研究を待たねばならない。

著者の経験した合併後遺症として，注入脂肪の生着率が予想より高率であったために生じた上眼瞼の膨隆や左右非対称，注入位置異常などがある（図20・5）。その他の重篤な合併症として眉間の脂肪注入後に失明したとの報告[18]もあり，脂肪吸引・注入術の合併症の文献的考察を行った尾郷[19]も外科医個々人の意識向上とたゆまぬ精進が必要であると締めているように，いくら手技的に容易であると言えども慎重に治療を行う必要がある。脂肪注入法の長所と欠点を表に示した。

まとめ

脂肪注入法は自家組織を用いる安全な軟部組織増量の治療法であり，コラーゲンやヒアルロン酸のようにアレルギー反応を起こすこともなく，生着した脂肪は吸収されることもない。しかし，一般的に脂肪の生着率はおよそ50%と言われるように，より高い効果を得るために複数回の治療を必要とする場合がある。それでもこの方法はメスを使わないという簡便性もあり，治療前に予想される経過をきちんと説明しておけば患者の受け入れも比較的容易であり，美容外科領域のみならず広い領域において今後さらに普及するものと思われる。

（原口和久，保阪善昭）

文 献

1) 市田正成:私の行っている脂肪注入法;第1報.日美外報 18:150-158, 1996
2) 市田正成:脂肪注入術による顔面軟部組織の輪郭形成.美容外科手術プラクティス 2,市田正成ほか編,pp343-345,文光堂,東京,2000
3) 衣笠哲雄:脂肪注入法について;第1報.日美外報 14:106-112, 1992
4) Chajchir A, Benzaquen I: Liposuction fat grafts in face wrinkles and hemifacial atrophy. Aesthetic Plast Surg 10: 115-117, 1986
5) 原口和久,鈴木啓之,門松香一ほか:幼少児期に股関節形成手術を受けた大腿部陥凹変形に対する脂肪注入術による治療経験.日美外報 22:61-71, 2000
6) 佐藤公則,梅野博仁,中島格:喉頭の病態に応じた喉頭内脂肪注入術.日耳鼻咽喉会報 106:808-814, 2003
7) 冨士森良輔:眼窩変形の再建脂肪移植を用いた義眼床再建.形成外科 41:107-113, 1998
8) 石坂和博,山田拓己,永松秀樹ほか:前立腺手術後の括約筋障害による尿失禁に対する傍尿道部自家脂肪組織注入術の検討.泌尿器外科 11:45-49, 1998
9) Chajchir A: Fat injection; Long-term follow-up. Aesthetic Plast Surg 20: 291-296, 1996
10) Illouz YG: Present result of fat injection. Aesthetic Plast Surg 12: 175-181, 1988
11) 市田正成,南條昭雄:脂肪注入法による豊胸術.美容外科手術プラクティス 2,市田正成ほか編,pp369-370,文光堂,東京,2000
12) Bircoll M: Cosmetic breast augmentation utilizing autologous fat and liposuction techniques. Plast Reconstr Surg 79: 267-271, 1987
13) 高瀬晴夫:脂肪吸引および注入移植療法の経験;特に乳房整形術について.日美外報 11:24-28, 1989
14) 吉村浩太郎:21世紀の新しい外科治療—移植;脂肪移植の新展開.現代医療 36:112-117, 2004
15) 出口正巳,白壁武博,小林清史ほか:乳房への脂肪注入術後に皮下腫瘤を形成した3例.日美外報 17:79-84, 1995
16) Castero JR, Barros J, Vazquez R: Giant liponecrotic pseudocyst after breast augmentation by fat injection. Plast Reconstr Surg 103: 291-293, 1999
17) Bircoll M, Novack BH: Autologous fat transplantation employing liposuction techniques. Ann Plast Surg 18: 327-329, 1987
18) Teimourian B: Blindness following fat injections. Plast Reconst Surg 82: 361, 1988
19) 尾郷賢:脂肪吸引・注入術の合併症;文献的考察.日美外報:94-98, 1997

VI 新しい展開

21　美容外科における内視鏡下手術とその展望
22　美容外科における再生医療とその展望
23　人工生体材料の現状と問題点
24　Filler療法の適応と問題点

VI 新しい展開
21 美容外科における内視鏡下手術とその展望

SUMMARY

美容外科における内視鏡下手術には顔面除皺術，豊胸術，腹壁形成術などがある。これらの方法は多寡はあるものの手術操作の一部分に内視鏡下手術操作を導入することにより従来法に比べ皮切の長さを有意に縮小できる新しい術式である。内視鏡を用いることにより手術瘢痕を著しく減少できるだけでなく，①小さい皮切からでも手術可能な範囲を増加させ得る，②術野を明瞭にしかも拡大し観察することができる，③術者は自然な姿勢で手術できる，④神経，血管などを可能な限り温存し，手術侵襲を減少できる，といった特徴を持ち，皮切の大きい従来法では手術を受けることに躊躇していた患者にも受け入れられやすい術式であると思われる。美容外科における内視鏡下手術の発展は脂肪織より深部の組織に対する修正術をより侵襲の少ない方法として確立しつつあると言える。皮下内視鏡下手術の基本事項と代表的術式を概説し美容外科における内視鏡下手術の現状と展望を述べた。

はじめに

内視鏡を用いた手術法は，皮膚切開が小さいのみならず手術侵襲が少なく患者の術後回復も速いという大きな利点がある。このため，現在ではさまざまな領域の手術に取り入れられ，内視鏡下胆囊摘出術の普及と相まって一般に認可された手術法となっている。美容外科領域においても遅ればせながらこの手技が取り入れられ，徐々に普及し現在では確立された手術法になりつつある。

美容外科領域において，最初に内視鏡を使用した報告は Teimurian ら（1984年）[1]である。彼らは腹部脂肪吸引時に内視鏡を用い主要血管が温存されていることを観察し，内視鏡下手術への可能性を示唆した。そして内視鏡下手術としての最初の報告は1992年に始まる。Vasconets らのグループや，Liang と Narayanan による前額除皺術である[2,3]。前額生え際の小切開より前額部を剥離し雛眉筋，鼻筋などの処理を行い，除皺術を行う術式は，従来法に比べ皮切が小さいことのみならず，手術方法自体が比較的簡単で，手術時間も短縮されるなどの利点を持つため急速に普及した[4〜10]。この影響は他の美容外科手術への内視鏡の導入にもつながり，内視鏡を用いた腹壁形成術やバッグプロテーゼによる豊胸術などが開発され[11〜18]，さらに，再建外科領域の手術にも導入されるようになった[19〜26]。これらの手術は皮下での手術操作であることから，鏡視腔の作成が必須となる。従来の既存の腔を利用した内視鏡手術と区別する意味で皮下内視鏡下手術（subcutaneous endoscopic surgery）とも総称され，定着しつつある[27]。

本稿では皮下内視鏡下手術の基礎知識と美容外科における代表的な内視鏡下手術を紹介し，内視鏡を用いた美容外科手術の現状と展望について述べる。

A 美容外科における内視鏡下手術の種類

美容外科領域での内視鏡を用いた手術法には，前額除皺術や豊胸術などがある（表1）。これらの手術法は従来法に比べて必要な皮切の長さが短いという共通した特徴をもつ。しかし，腹腔鏡胆囊摘出術のように手術操作のすべてを内視鏡下に行うものは少ない。すなわち，多寡はあるものの手術の一部分に内視鏡下操作を用い，従来通りの手術法と内視鏡下手術の併用である場合が多い。このことは美容外科，形成外科における内視鏡下手術の1つの特徴でもあり，内視鏡を用いることの有用性を考えるうえ

表1 美容外科における内視鏡下手術の種類

顔　面	Forehead lift, Correction of the grabellar wrinkle, Face lift, Neck lift, Malar bone osteotomy, Forehead shave, Nasal surgery
体幹，四肢	Augumentation mammoplasty, Mastopexy, Breast reduction, Evaluaton of breast implant and capsulotomy, Abdominoplasty, Expander

表2 内視鏡下手術の利点，欠点

利　点	1) 手術瘢痕を著しく減少できる 2) 小さい皮切からでも手術可能な範囲を増加させ得る 3) 術野を明瞭に，しかも拡大して観察することができる 4) モニターを見ながら手術を行うため，目線と手術を行う手が分離され，術者は自然な姿勢で手術が行える 5) 神経，血管などをできる限り温存し手術を行うことができる 6) 手術侵襲が軽減でき入院期間を減少できる 7) 皮切の大きい従来法に比べ患者にとって受け入れやすい方法である（従来法では躊躇していた患者でも手術を希望するかもしれない）
欠　点	1) 技術の習得 2) 皮膚切除を必要とする場合の適応 3) 複雑な手術操作には手術時間の延長をみる 4) 特殊な手術器具の必要性

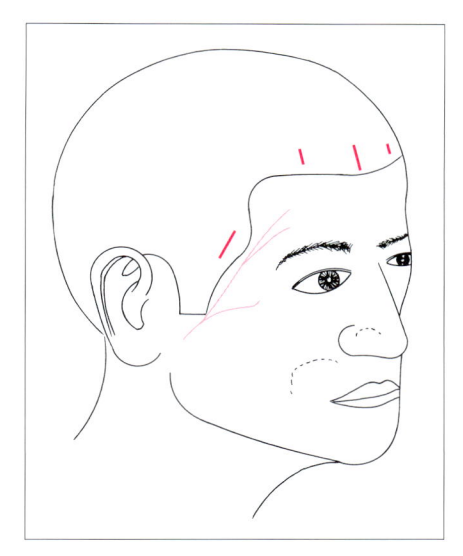

図21・1　前額除皺術や顔面骨へのアプローチに用いる皮切
術式により口腔前庭切開や鼻腔内切開を適宜追加する（破線部）．薄赤：顔面神経側頭枝

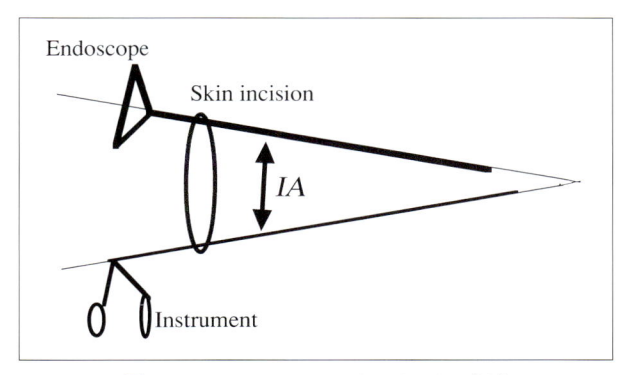

図21・2　Instrumentation Angle（IA）

で重要な意味あいを持つ（表2）．

B 皮下内視鏡下手術の基礎知識

1. 皮切の部位と長さ

どのような手術でも皮切はできる限り目立たない部位で，できる限り短いことが理想である．内視鏡を用いた手術では，ある程度離れた部位から小さな皮切で手術操作ができるため，皮切部位の選択範囲は広がる．たとえば，face liftや顔面骨へのアプローチでは側頭部や前額生え際で頭髪内の小切開を用い，術後瘢痕が頭髪に隠れ目立たないようにしている（図21・1）．また，乳房へのプロテーゼ挿入のための腋窩部切開や臍部からのアプローチ，abdomino plastyのための下腹壁横切開などでも術後瘢痕が目立たない部位を考慮し皮切の位置が選択さ

れている[11)～13)17)18)]．

1つの皮切から内視鏡下手術を行うことのできる最小限の皮切の長さは，① 内視鏡と手術操作を行う手術器具のなす最大角度（instrumentation angle：IA）（図21・2）[20)]，② 皮切部の移動性，③ 皮切部皮膚の伸展性に関係する．あまりIAが小さいと手術器具と内視鏡が操作中交叉してしまい円滑な手術は不可能となる．少なくともIA＞15°は円滑な手術操作を遂行するうえで必要である．さらに，皮膚伸展性のよい部位からの手術では，ある程度の皮下剝離により皮切部を術野の方向へ牽引し移動させることができるため，予想した皮切よりもかなり小さい皮切から手術操作が可能となる（図21・3）．実際の手術においてIA＜15°の場合には皮切を延長するか，手術器具挿入のための第2の皮切を設けることが必要となる．この場合，皮切については2分割式手術器具などを用いれば必要な皮切の長さを最少限

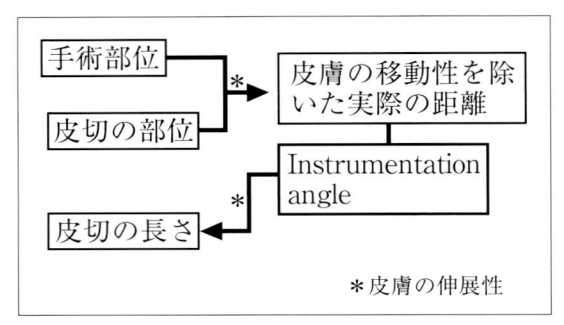

図 21・3　最小限の皮切
皮切部の移動性を差し引いた皮切部から手術部位までの距離がわかれば，最低限必要な皮切のおよその長さは IA ＝ 15° として決定できる．実際は皮切部の伸展性が加わるため皮切の長さはそれより短い長さとなる．

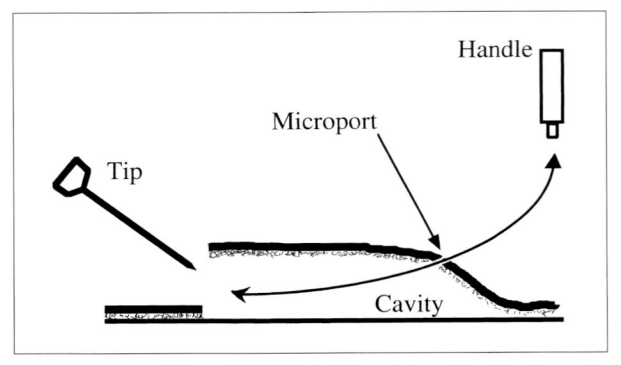

図 21・4　2 分割式の手術器械を使うマイクロポートテクニック
2 分割式とした手術器具の軸部分を第 1 の皮切より挿入し，第 2 の皮切（microport：3mm 以下の皮切）へ引き抜き，持ち手を装着し手術操作を行う．

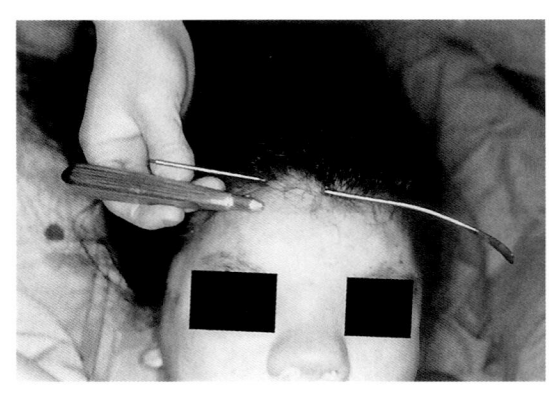

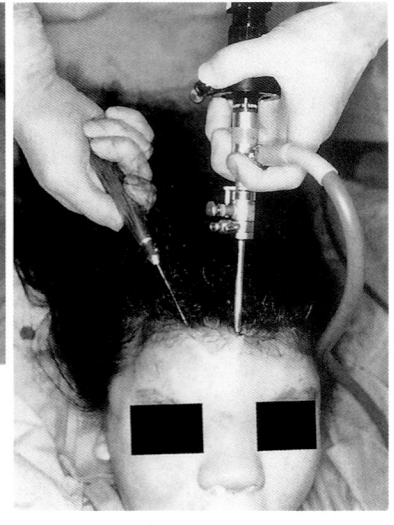

図 21・5　生え際より前額へのマイクロポートアプローチ
前額部の剥離に際し，paramedian に作製した剥離子挿入のための皮切の長さは，普通剥離子先端の幅となる．2 分割式剥離子を使えば軸の太さまで皮切の長さを減少させることができる．（JSES 第 3 巻第 3 号より引用）

とすることができる（図 21・4，21・5，表 3）[30]．

その他，皮切の長さを左右する因子として，腔内から組織を取り出す場合，または腔内に組織や人工物を挿入する場合がある．このような場合には出し入れに必要な皮切の大きさが最小限の皮切を決定するうえでの要因の 1 つとなる[24]．

2. 腔の確保

既存の腔がない皮下での内視鏡下手術を行うためには，まず，皮下腔を作成する必要がある．直視下操作や盲目的剥離操作にて皮切（access incision）周囲を目的とする層で剥離し，皮下腔を作成する（initial pocket）．つぎに，作成した腔に内視鏡と手術器具を挿入し内視鏡下で剥離操作を行い，必要な大きさまで腔を拡大する．この操作が終了してから

表 3　第 2 の皮切の適応

1) IA ＜ 15°
2) 内視鏡の挿入平面と実際の手術方向が 90° 近い角度をなす場合
3) 腔内の組織をよけて手術に必要な視野を確保する場合

剥離層より深部または浅部への内視鏡下操作を行う．内視鏡下操作に必要な視野（optical cavity）の確保は，腔外から吊り上げるか，腔内より持ち上げるかのいずれかの方法をとる（図 21・6）．普通，内視鏡自体で剥離した皮弁を持ち上げて行うことが多いが，吊り上げ法を用いた方法や腔内に支えの器具を挿入して腔を確保する方法が報告されている[27〜29]．しかし，現在美容外科で行われている内視鏡下手術では，両手操作を必要とするような複雑な

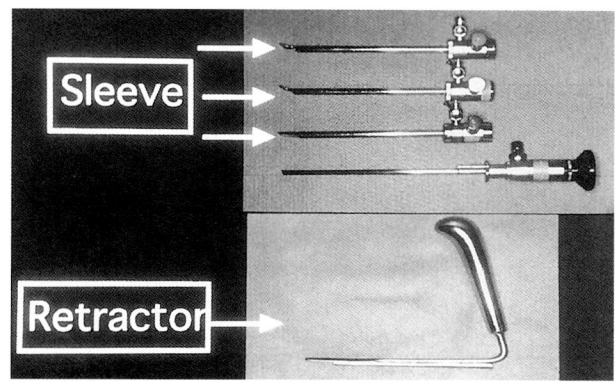

(上）視野確保のための外套と4mmの斜視鏡。上方の2本の外套はスリーブが視野を遮らないように視野角に合わせて角度をつけて幅を大きくし，大きい視野を得るように開発したもの。
(下）内視鏡を搭載する筋鉤
図21・6　皮下内視鏡用外套とリトラクター

手術操作が少ないため，特別な吊り上げ器具を用いずとも，片手で内視鏡を保持し，もう一方の手で手術操作を行う方法で十分であるものと思われる。

手術は直視下操作と内視鏡下操作を併用することが多いため，腔自体を開放空間とする方が手術を迅速に行い得る。というのは，開放空間とすることにより，① 吸引操作がしやすい，② 体表より手術部位の解剖学的位置関係を予測できる，③ 皮切部皮膚の伸展性を有効に利用できる，④ 皮膚伸展性の良い部位では，皮下剥離により皮切部の移動性を増加させることができるため，直視下手術が可能な範囲が広がる，といった利点を持つためである[30]。

3. 皮下剥離

剥離する層により電気メスや骨膜剥離子などを使い分ける。筋膜上，骨膜下や血管神経周囲の粗な結合織の剥離には骨膜剥離子を使用すると手術操作を迅速に行い得る。顔面部で脂肪の中間層を剥離する場合などは，従来同様の盲目的操作で大体の剥離を行った後，内視鏡下に止血を行いながら剥離の不十分である部分を剥離すれば手術時間を短縮できる。また，あらかじめliposuctionを行い，残る部分を内視鏡下に剥離してもよい[31]。太い血管は鉗子を用い凝固止血する。細かな出血には絶縁吸引管や電気メスを用いる。十分な止血操作を行うことは内視鏡下操作を円滑に行う上での不可欠な条件である。血液によるレンズの曇りは操作の大きな妨げとなるため，内視鏡を前方へ進める場合には術野前方の剥離した部分に先端が触れないように注意する。操作中にレンズの汚れが生じた場合は側管より生理食塩水を注入しレンズを洗浄する。

C 代表的手術法

1. Forehead lift

前額，側頭部生え際の小切開より前額部を骨膜下または僧帽腱膜下で剥離し，必要な場合には眉雛筋を処置し，前額部の皮弁を引き上げ固定する方法である[4]〜[10]。報告により剥離層，固定法，眉雛筋の処置など細部は異なる。本法は瘢痕が少ない，出血が少ない，術後腫張が少ない，頭皮の知覚が温存される，前額や頭皮の剥離操作の大部分が盲目的操作で安全に行え手術時間も短縮できるなどの利点を持つ。しかし，前額が広い場合や前額部皮膚の挙上量の大きい場合には生え際が後退するため生え際部で皮膚切除が必要となる。この場合においても知覚神経を温存することができるため，内視鏡を用いることの利点は大きい。

著者の行っている方法はDanielらの方法に準じたものであり，生え際よりやや後方の6カ所の皮切（幅約1〜1.5cm）から行っている（図21・1）[9]。直視下にinitial pocket（前額部では帽状腱膜下，側頭部では側頭筋膜上）を作成した後，正中部の皮切より曲がりの骨膜剥離子を用い内視鏡下剥離を行う。眼窩上縁よりやや上方の位置で骨膜を切開し，骨膜下に剥離操作を進める。眼窩上神経は剥離温存する。眉間の皺を除去するためには眉皺筋，鼻筋を内視鏡下に切断する必要がある。側頭部の皮切からは内視鏡下に眼窩外側縁，頬骨弓の前方部分までを露出する。皮切部より後方の部分は温存すべき障害物がないため盲目的操作で帽状腱膜下を広範囲に剥離する。剥離した皮弁を側頭部では後上方へ，前額部では上後方へ牽引し，側頭部では側頭筋膜に，前額部では頭蓋外板に刺入した螺子に皮下縫合し固定する（図21・7）。固定法に関してはいくつかの方法が報告されている[32]〜[34]。

本法は前述したような利点を持つ反面，術後の後戻りが経験され，固定法，固定期間，挙上量などについては今後の検討課題と言える[35]。

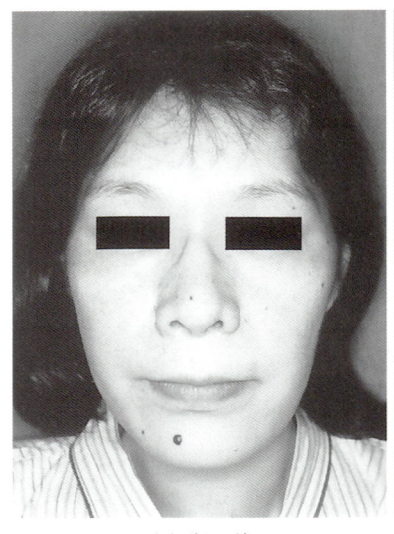

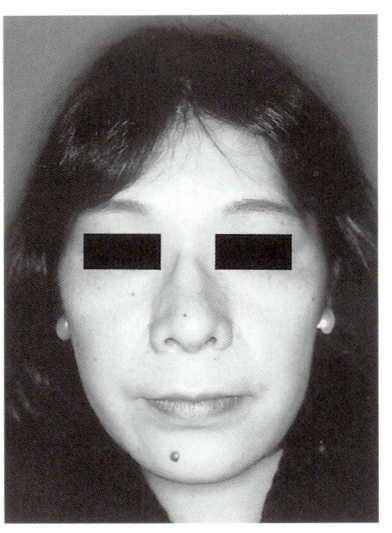

(a) 術　前　　　　(b) 術後6カ月の状態
　　　　　　　　　露出部に瘢痕を作らない。
図21・7　前額除皺術を行った症例（50歳，女）

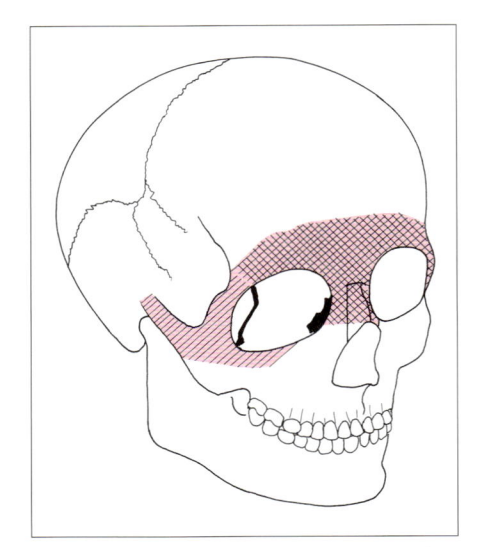

図21・8　前額生え際と側頭部毛髪内の皮切よりアプローチ可能な顔面骨の範囲（斜線部）

2. 顔面骨へのアプローチ

　前述した方法をさらに進めることにより前額正中部生え際の皮切より，眼窩上縁，眼窩内側縁，鼻骨部が，また側頭部毛髪内切開より頬骨弓部，眼窩下縁，下壁の外側部，眼窩外側縁が露出できる（図21・8）。本アプローチは前額部の骨削りや高位鼻中隔離断などに利用できる。また，口腔前庭切開を併用することにより頬骨骨切り術などにも利用できる[21)22)]。

3. Prothese挿入による豊胸術

　腋窩よりのアプローチ法と臍部よりのアプローチ法が報告されている[12)13)]。臍部よりのアプローチにはmammascopeという太いカニューレなどの特別の器具を必要とするが，腋窩よりの方法では一般の内視鏡用手術器具で十分である。腋窩の皮膚は伸展性があるため，術者の指1本が挿入できる程度の皮切からinflatable bag protheseを挿入することが可能である。皮切より大胸筋前縁を露出し筋肉下の粗な結合織の層を鈍的に盲目的に剥離する。大体の剥離が終了した後，内視鏡を挿入し出血を確認しながら電気メスを用いて大胸筋の下内側部の剥離を進め，必要十分なポケットを作成する。つぎに，大胸筋の起始部と大胸筋筋膜を切離する。この操作は乳房下縁の決定に重要な意味を持つため，必要十分な程度まで切離を行う。剥離が終了した後，腋窩部よりプロテーゼを挿入しバッグに生理食塩水を注入する。吸引ドレーンを留置し創を閉鎖する。内視鏡下操作にサージカルアームを用いて内視鏡を保持するようにすれば，1人の術者で手術操作が可能である[36)]。

　本法の利点は，出血の多い内側および下方のポケット作成を出血をコントロールしながら安全に行えることである。従来法では盲目的剥離で大胸筋の切離を行うため確実に大胸筋の起止部を切開することが難しく，また，できたとしても止血操作が十分できないため血腫を形成することがある。

4. Abdominoplasty

　内視鏡を用いて行われている手術は，腹直筋前鞘を縫縮し弛緩した腹壁を形成するものである[17)18)37)]。腹部脂肪の摘出に関してはliposuctionを併用して行う。まず，下腹壁有毛部に4～5cmの横切開を加え，直視下操作にて臍より下方までdeep fascia上を剥離する。臍より上方の剥離には内視鏡を用い，出血を十分コントロールしながら肋骨弓および胸骨下角まで剥離する。つぎに，剥離した両側の腹直筋前鞘を引き寄せ，連続縫合にて縫縮する。

　本法は皮切が短いという利点に加え，浅下腹壁動脈からの血行を温存することができ，皮膚の血行が十分に保たれるため，脂肪吸引と併用して行うことも可能である。しかし，皮膚切除が不必要かもしくは少しの切除で十分な症例に限られ，大きく皮膚を切除する必要がある場合には従来法による。

D 考察

　皮切の縮小と手術侵襲の軽減はどのような手術においても追求されるべき重要な課題である。しかし，手術に際してはある程度まで目的とする組織を直視下に露出する必要が生じるため，皮切を短くすることには限界がある。最近，liposuction, lipoinjectionの進歩に加え内視鏡下手術の導入により，美容外科で行われている手術の多くは小さい皮切から行うことができるようになってきた。

　Liposuction, lipoinjectionの発達は小皮切より皮下脂肪による変形の修正をある程度まで可能とした。また，最近ではsuperficial liposuctionの開発により皮膚自身の収縮をもある程度まで期待できるようになってきている[38]～[40]。加えて，内視鏡下操作が導入されたことにより皮下脂肪より深部の組織，すなわち筋膜，骨といった組織に小皮切より手術操作を加えることができるようになった。つまり，小皮切より可能なconturing surgeryの手術対象が従来法で行われていたのと同様の範囲に拡大されつつあると言えよう。

　内視鏡を用いた手術法はminimally invasive surgeryとも称され，手術侵襲軽減が大きな利点とされている。本項で紹介した手術法においても，皮切を最小限とすることや剥離範囲を限定することで明らかに手術侵襲が減少するものもあり，術後の痛みや腫張も軽減することが経験された。たとえば，前額部除皺術，前額部のbone shave，頬骨弓部骨切り術では内視鏡を導入することにより，冠状切開を用いることなく，生え際の小切開よりアプローチできるようになり，出血量を大幅に減少させることができた。

　手術時間は内視鏡下手術手技に不慣れな導入初期では延長する。しかし，症例を重ねるにつれある程度まで短縮することができる（learning curve）。内視鏡下手術は皮切が短いため皮膚切開とその閉鎖に要する時間は著しく短縮される。このことから，手術時間は内視鏡下操作に費やす手術時間に左右されると言える。

　術野へのアプローチ法が簡単で比較的単純な内視鏡下操作で十分な前額除皺術などでは，従来法に比べ手術時間は短縮する。また，内視鏡下操作の中でも皮下剥離などは手技自体が簡単であるため問題となるような手術時間の延長はない。しかし，内視鏡下縫合などの複雑な手術操作では手術時間の延長を考慮する必要がある。直視下手術と異なり内視鏡下手術では，手術操作が可能な方向が限定され，二次元画像下での操作などの理由による。したがって，手術を迅速に行うためにはそれぞれの手術操作に見合った手術器具の開発が必要となる。このことから，手術器具の開発改良は内視鏡下手術の進歩と応用範囲の拡大・普及の重要課題と言えよう。

　現在，皮下脂肪層から深部組織まで小皮切より手術できるようになってきた。残されている問題は皮膚切除を必要とする症例へのアプローチ法であろう。大きく皮膚切除を行う場合には，手術操作の大部分が直視下で可能となる。この場合においても，内視鏡は必須のものではないが盲目的操作を減少させることや直視下で観察しにくい部位の確認に補助的に用いるという意味合いは残り，有用性がないわけではない。しかし今後，laser surgeryやchemical peelingなどの改良または，新しい方法の開発による皮膚切除を必要としない皮膚自体への修正術が発展すれば，美容外科手術はより侵襲の少ない方法へと改良され，さらに新しい展開を生むものと思われる。

　現在開発が進められている術前シミュレーション，術中ナビゲーション，ロボット手術を内視鏡下手術[41]～[43]と併用することにより，近い将来，従来法に比べより精度の高い確実な手術が達成されるようになると思われる。

（小林誠一郎）

　手術器械の改良と開発にご協力頂いたケイセイ医科工業，新興光器製作所に深謝する。

文　献

1) Teimurian B, Kroll SS : Subcutaneous endoscopy in suction lipectomy. Plast Reconstr Surg 74 : 708-711, 1984
2) Core GB, Vasconez LO, Askren C, et al : Coronal face-lift with endoscopic techniques. Plast Surg Forum 15 : 227, 1992
3) Liang M, Narayanan K : Endoscopic ablation of the frontalis and corrugator muscles a clinical study. Plast Surg Forum 15 : 54, 1992
4) Vasconez LO, Core GB, Gamboa-Bobadilla M, et al : Endoscopic techniques in coronal brow lifting. Plast Reconstr Surg 94 : 788-793, 1994
5) Isse NG : Endoscopic facial rejuvenation ; Endoforehead, the functional lift. Aesth Plast Surg 18 : 21-29, 1994

6) Ramirez OM : Endoscopic full face lift. Aesth Plast Surg 18 : 363-371, 1994
7) Toledo LS : Video-endoscopic facelift. Aesth Plast Surg 18 : 149-152, 1994
8) Ramiretz OM, Pozner JN : Subperiosteal minimally invasive laser endoscopic rhytidectomy. Aesth Plast Surg 20 : 463-470, 1996
9) Daniel RK, Tirkanits B : Endoscopic forehead lift ; An operative technique. Plast Reconstr Surg 98 : 1148-1157, 1996
10) Fuente del Campo A : Subperiosteal facelift ; Open and endoscopic approach. Aesth Plast Surg 19 : 149-160, 1995
11) Friedlander LD, Sundin J, Bakshandeh N : Endoscopy mastectomy and breast reconstruction ; Endoscopic breast surgery. Aesth Plast Surg 19 : 27-29, 1995
12) Johnson GW, Christ JE : The endoscopic breast augmentation ; The transumbilical insertion of saline filled breast implants. Plast Reconstr Surg 92 : 801, 1993
13) Eaves FF, Bostwick J, Nahai F : Augumentation mammaplasty. Endoscopic Plastic Surgery, edited by Bostwick J, et al, pp357-399, Quality Medical Publishing, St. Louis, 1995
14) Colon FA, D'Amore TF : Mammoscopy ; The endoscopic intracapsular ebvaluation of mammary prosthesis. Plast Reconstr Surg 91 : 382-383, 1993
15) Dawden RV, Anain E : Endoscopic implant evaluation and capsulotomy. Plast Reconstr Surg 91 : 283-287, 1993
16) Beer GM, Kompatscher P : Endoscopic plastic surgery ; The endoscopic evaluation of implants after breast augmentation. Aesth Plast Surg 19 : 353-359, 1995
17) Faria-Correa MA : Endoscopic abdominoplasty, mastopexy, and breast reduction. Clin Plast Surg 22 : 723-745, 1995
18) Eaves FF, Nahai F, Bostwick J : Endoscopic abdominoplasty and endoscopically assisted miniabdominoplasty. Clin Plast Surg 23 : 599-616, 1996
19) Millar MJ : Minimally invasive technique of tissue harvest in head and neck reconstruction. Clin Plast Surg 21 : 149, 1993
20) Kobayashi S, Yoza S, Takada H, et al : Endoscopic-assisted rib cartilage harvesting. Ann Plast Surg 35 : 571-575, 1995
21) Kobayashi Y, Sakai Y, Ohmori K : Endoscopic nasofrontal disjunction. J Craniofacial Surg 6 : 510-515, 1995
22) Kobayashi S, Sakai Y, Yamada A, et al : Approaching the zygoma with an endoscope. J Craniofacial Surg 6 : 519-524, 1995
23) 小林誠一郎, 与座聡, 坂井靖夫ほか：内視鏡を補助とした漏斗胸手術. 形成外科 38 : 1243-1249, 1995
24) 小林誠一郎, 原元潮, 高梨真教ほか：内視鏡を補助としたエキスパンダー挿入. 形成外科 38 : 1257-1262, 1995
25) Kobayashi S, Akizuki T, Sakai Y, et al : Harvest of sural nerve grafts using the endoscope. Ann Plast Surg 35 : 249-253, 1995
26) Onishi K, Maruyama Y, Sawaizumi M : Endoscopic excision of forehead osteoma. J Craniofacial Surg 6 : 516-520, 1995
27) Eaves FF III, Price CI, Bostwick J III, et al : Subcutaneous endoscopic plastic surgery using a retractor mounted endoscopic system. Prospect Plast Surg 7 : 1-22, 1993
28) Friedlander LD, Sundin J : Endoscopy for regional lipectomy. Aesth Plast Surg 20 : 135-136, 1996
29) Hamas RS : Reducing the subconscious frown by endoscopic resection of the corrugator muscles. Aesth Plast Surg 19 : 21-25, 1995
30) 小林誠一郎：形成外科における内視鏡下手術. 新外科学体系追補4, 小児外科形成外科, pp179-190, 中山書店, 東京, 1997
31) Aiache AE : Endoscopic facelift. Aesth Plast Surg 18 : 275-278, 1994
32) Muller GH : Endoscopic forehead lift ; The subperiosteal pulling stitch. Aesth Plast Surg 20 : 297-301, 1996
33) Kim SK : Endoscopic forehead-scalp flap fixation with K-wire. Aesth Plast Surg 20 : 217-220, 1996
34) Hoenig JF : Rigid anchoring of the forehead to the frontal bone in endoscopic facelifting ; A new technique. Aesth Plast Surg 20 : 213-215, 1996
35) 林明照, 丸山優, 大西清ほか：Anchor system による眉毛挙上術における後もどり予防の一工夫. 日頭蓋顎顔会誌 19 : 125-133, 2003
36) 野平久仁彦, 新冨芳尚, 山本有平ほか：内視鏡を用いた経腋窩法による大胸筋下乳房増大術. 形成外科 38 : 905-910, 1995
37) Core GB, Mizgala CL, Bowen JC, et al : Endoscopic abdominoplasty with repair of diastasis recti and abdominal wall hernia. Clin Plast Surg 22 : 707-722, 1995
38) Illouz YG : Body contouring by lipolysis ; 5 years experience with over 3000 cases. Plast Reconstr Surg 72 : 591-597, 1983
39) Gasperoni C, Salgarello M : Rationale of subdermal superficial liposuction related to the anatomy of subcutaneous fat and the superficial facial system. Aesth Plast Surg 19 : 13-20, 1995
40) Guerrerosantos J : Autologous fat grafting for body contouring. Clin Plast Surg 23 : 619-631, 1996
41) Sloten JV, Degryse K, Gobin R, et al : Interactive simulation of cranial surgery in a computer aided design environment. J Craniomaxillofac Surg 24 : 122-129, 1996
42) Sakai Y, Kobayashi S, Watanabe E, et al : Endoscopic facial surgery using neuronavitator. J Craniofacial Surg 7 : 326-332, 1996
43) Rininsland H, Trapp R, Becker H : Development of remote-handling technology. Operative Manual of Endoscopic Surgery, edited by Cuschieri A, et al, pp344-347, Springer-Verlag, Berlin, 1992

VI 新しい展開

22 美容外科における再生医療とその展望

SUMMARY

再生医療とは，ヒトから自家組織の一部を採取して体外で細胞工学的技術を用い，細胞を培養して増やしたのち組織を再構築（再生）して再びヒトへ移植するという新しい医療である。近年，再生医療の基礎研究が進んでおり，一部ではその臨床応用もすでに始まっている。

美容外科で再生医療が必要とされる最も大きな理由はこれまでの治療に限界があって，他の手技では解決できない領域についての新たな治療手技となるからである。すなわち自家組織移植，人工物挿入術においてはvolumeと面積において限界があるため，これまでこれらの解決が望まれてきた。今後，再生医療の導入により新たな展開が始まると考えられる。

再生医療の特徴は①ドナーの犠牲が最小限にできること，②より侵襲の少ない治療法（minimum-invasive）であること，③大量に移植材料が準備できること，④細胞を長期間凍結保存できるため何回でも追加移植できること，などである。現在，種々の臓器の再生医療が取り組まれているが，美容外科領域における臨床応用可能な組織は，培養表皮細胞，培養軟骨細胞，培養線維芽細胞である。ここではこれらの治療の臨床応用とその展望や今後の可能性について述べる。

はじめに

培養表皮は1975年Reinwaldら[1]の報告によってわずかな皮膚片から大量の表皮細胞培養が可能となり[2]，1981年以降，広範囲熱傷創への自家培養表皮移植が臨床応用されるようになった[3〜6]。もともと培養表皮は熱傷などの広範囲皮膚欠損への治療方法として開発された。一方，瘢痕や刺青に対しても自家培養表皮移植が試みられた[7〜10]。広範囲瘢痕や刺青に対しては従来の植皮術では採取部に限界があるため，広範囲の治療は行えないのが現状である。また，採皮部に瘢痕が残ることも問題となる。さらに，従来行われてきた植皮術では植皮部のカラーマッチが不良であることや，辺縁瘢痕が目立つことなどから整容的にもいまだ問題が残っている。

そこで，瘢痕部や刺青部のdermabrasionを行い，その上に自家培養表皮を移植する方法が行われている[7〜10]。

培養軟骨は培養表皮から約10年遅れて，Vacantiら[11,12]によって初めて動物の軟骨細胞を単離して合成ポリマーからなる鋳型（scaffold）に播種し，一定の期間培養したのちヌードマウス背部に移植して耳介などの軟骨形態が再生された。Vacantiらによってtissue engineering（組織工学）という概念が確立された。工学技術の分野で工学者によるscaffold（足場）となる種々のバイオマテリアルの素材が研究され，急速にこの分野が進んでいった。この方法はscaffoldの形に応じて，組織の形を再現できる点が優れているが，これまで臨床応用の報告はない。その後，ヒト軟骨細胞（関節軟骨，耳介軟骨および肋軟骨）の培養も世界中で試みられてきたが，基礎研究に留まっていた[13〜15]。ついで1994年，Brittbergら[16]が世界で初めて整形外科領域でヒトへの自家培養関節軟骨細胞移植に成功した。彼らはscaffoldを用いず関節軟骨細胞を単層培養系で増殖させ，自家骨膜でパッチした軟骨欠損部に培養関節軟骨細胞を浮遊液の状態で移植する方法である。本邦でもOchiら[17]が組織工学的手法を用いた培養関節軟骨細胞による膝関節軟骨の修復に成功している。

著者らは2002年，ヒト培養耳介軟骨の臨床応用に成功した[18]。この治療をシリコンインプラントを

用いた隆鼻術後に合併症が生じた症例，初回隆鼻，外傷後の鼻変形，頭蓋骨変形の治療に用いた．現在，治療例は30症例になる．

A 概念

これまで，移植治療は臓器，器官の移植に限られてきた．しかし，これらのドナーには限界があるため，十分な移植材料が得られないという問題がある．このことを解決するために，体外で組織を培養し，組織を再構築，さらには器官，臓器を再生するという取り組みが医療の各分野で盛んに行われている．こうした背景のもとに，再生医療という概念が誕生した．再生医療はこれまでの医学的な治療概念とは全く異なることを理解する必要がある．ヒトから一部の組織を採取して，組織から酵素処理により細胞を単離し，体外で細胞工学の技術を用いて細胞を大量に培養して増殖させる．増殖した培養細胞は，細胞単位で生着したのち移植床で成熟した組織となる．すなわち，組織として完成したものを移植するのではなく，移植したあとに完成した組織となるのである．

移植の方法としては ① 培養細胞を直接移植するもの，② 種々のバイオマテリアルからなる scaffold に培養細胞を播種し，再培養後に移植する方法がある．前者は培養表皮移植，培養関節軟骨移植，培養耳介軟骨移植，培養線維芽細胞移植が挙げられる．後者を tissue engineering と言う．Tissue engineering の領域ではさまざまな人工材料を用いた工学的アプローチがなされている．おもなものは関節への培養関節軟骨移植，培養骨移植などである．

B 手技および術後管理

血液検査で HIV, HBV, HCV, HTLV-1, TPHA および，細菌検査を行い，この結果が陰性の症例のみ移植治療を行う．移植前に培地の細菌検査を全例行い，細菌混入がないことを確認する．

1. 培養表皮の移植

培養法は Green ら[1] の feeder layer technique に準じて行う．自家培養表皮移植手術日の1～2カ月前に外来で $1\times2cm^2$ の分層皮膚片を上腕内側腋窩部もしくは耳介後部より採取する．移植手術日は自家培養表皮が重層化し，シート状になった段階で予定する．

手術は瘢痕部，植皮部をグラインダーもしくはウルトラパルス CO_2 レーザーで dermabrasion し，あらかじめ準備しておいた自家培養表皮を移植する．辺縁瘢痕の部は瘢痕部を越えて健常部も dermabrasion し，境界部をぼやかすように工夫した．培養表皮の固定はキャリアーとして collagen membrane をいっしょに移植し，その上よりソフラチュールガーゼⓇを重ねて，ナイロン糸で数カ所縫合する．その上から抗生剤軟膏を塗布し，乾ガーゼを数枚あて，テーピングし，弾性包帯を巻く．タイオーバー固定は行っていない．術後3日に上層ガーゼを交換し，以後毎日同様の処置を行う．創部が上皮化したらその後はエキザルベ軟膏Ⓡを塗布し，ガーゼを薄くあて，その上にテープを貼る．術後3週には皮膚は厚く丈夫になってくるが，保護のため1カ月間はガーゼで被覆する．以後は開放とし，3カ月間は日中のみ遮光クリームの塗布を指示した．創部が小範囲のものは外来通院，広範囲のものでは入院期間を3週間としている．

2. 培養軟骨の培養と移植

耳介後部から約 $1cm^3$ の軟骨を採取する．軟骨片を除菌後，酵素処理した後，培養を行う．培地はF-12培地とDME培地を等量混合したものに10%自己血清，ペニシリンG（100u/ml：Sigma）とカナマイシン（0.1mg/ml：Sigma）を添加した．手術日は培養軟骨細胞がマトリックスを形成した段階で予定する．軟骨細胞塊 2.5～10ml（1ml あたりの軟骨細胞数 1×10^7～10^8cell/ml）を作製する．軟骨細胞は凍結保存可能で，再培養することができる（図22・1）．

手術は外来通院で行い，入院は通常必要としない．局所麻酔と静脈麻酔の併用のもとに行う．鼻孔縁切開で骨膜上で皮下剥離を十分行ってできたポケットの中に培養軟骨を注入する．鼻やおとがいにシリコンインプラントがはいっている場合は抜去して，カプセルの中に注入する．位置がずれているときはカプセルを破り剥離して適切な大きさの腔を作る．培養軟骨を注入後は切開部を5-0ナイロンで縫合する．外固定が重要で，このとき，形を整えるこ

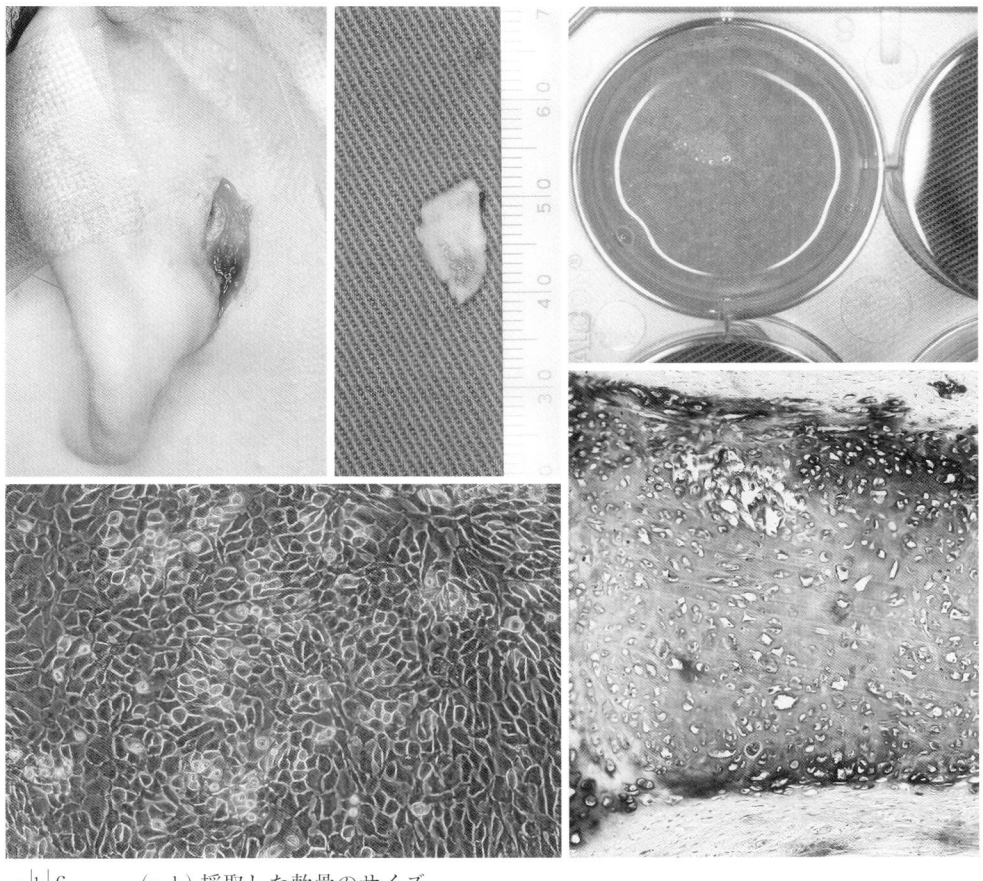

a	b	c
d		e

(a, b) 採取した軟骨のサイズ
    chonca の軟骨を採取した。
(c) ゲル化した軟骨細胞
(d) 移植前の培養下の軟骨細胞
(e) 移植後 3 カ月の病理組織学的所見
    免疫染色でヒト type II コラーゲンが同定され，ヒト軟骨細胞および軟骨基質が形成されたことが示された。

図 22・1　培養軟骨の培養と移植

とが可能である．4日間固定し，その後3週間夜間のみのテープ固定を指導する．

C 症　例

代表的な症例を提示する．

【症例 1】6 歳，女

1 歳 6 カ月時，熱湯をあびて受傷し，他院で保存療法が行われた．初診時，左上肢の肥厚性瘢痕と肘関節に軽度の瘢痕拘縮を認めた．グラインダーによる dermabrasion と自家培養表皮移植を行った．移植後 2 年には瘢痕拘縮は改善され，瘢痕部は平坦となり，辺縁瘢痕は目立たなくなった（図 22・2）．

【症例 2】15 歳，女

1 年前に交通事故により上口唇を受傷し，他院で保存療法が行われた．上口唇白唇部の瘢痕を気にして来院した．ウルトラパルス CO_2 レーザーによる dermabrasion と自家培養表皮移植を行った．移植後 1 年には瘢痕部は目立たなくなった（図 22・3）．

【症例 3】28 歳，男

ほぼ全身に刺青を入れているため，通常の皮膚移植ができない症例である．ウルトラパルス CO_2 レーザーによる dermabrasion と自家培養表皮移植を行った．移植後 1 年には刺青部は除去され治癒した（図 22・4）．

【症例 4】23 歳，女

19 歳時，他院で隆鼻目的で鼻にシリコンインプラントを挿入した．来院時，鼻背部の皮膚が菲薄化して赤みを呈し，鼻腔内にシリコンが一部露出していた．13×7mm^2 の耳介軟骨を採取し，in vitro で培

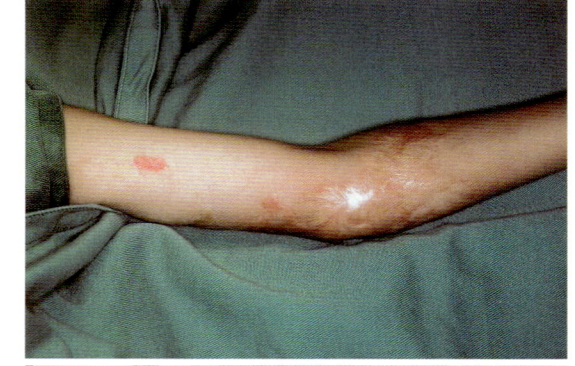

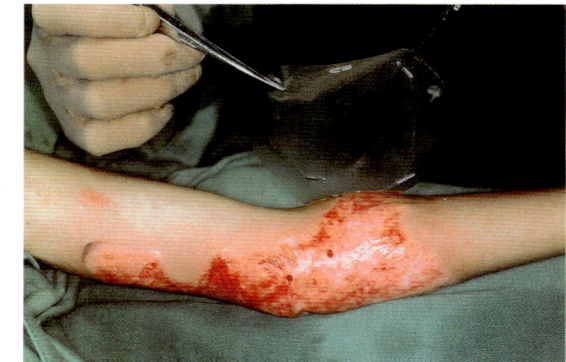

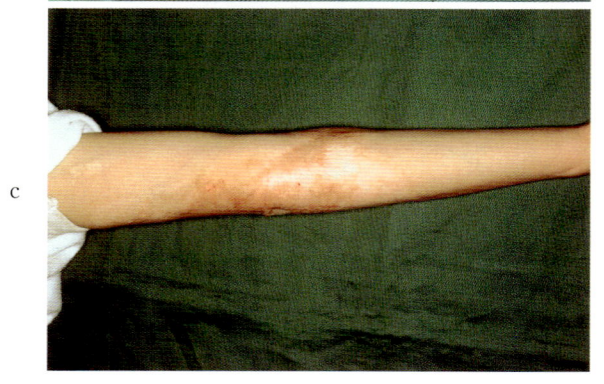

(a) 術前。肥厚性瘢痕と肘関節に軽度の瘢痕拘縮を認める。
(b) グラインダーによる dermabrasion 後，自家培養表皮を移植しているところ
(c) 術後2年の状態
瘢痕部は平坦となり，拘縮が改善され，辺縁瘢痕は目立たなくなっている。

図 22・2　症例1：6歳，女

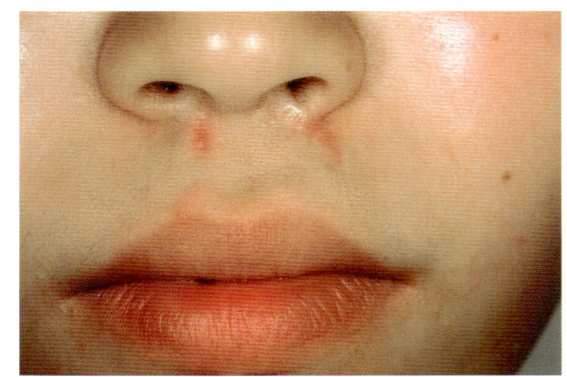

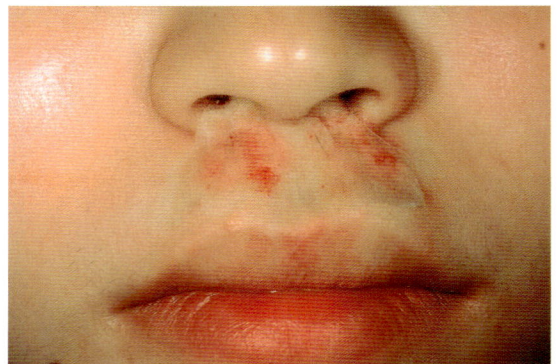

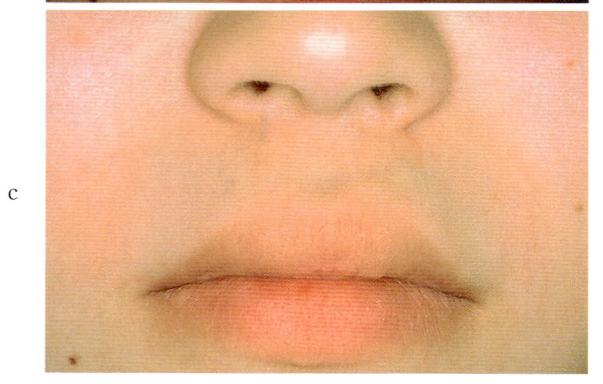

(a) 術　前
上口唇から鼻前庭に瘢痕が認められる。
(b) ウルトラパルス CO_2 レーザーによる dermabrasion 後，自家培養表皮を移植しているところ
(c) 術後1年の状態
瘢痕および辺縁瘢痕は目立たなくなっている。

図 22・3　症例2：15歳，女

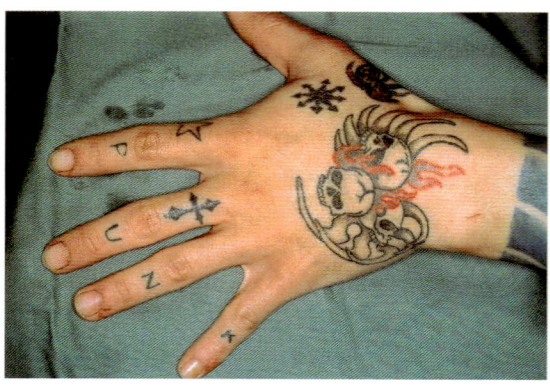

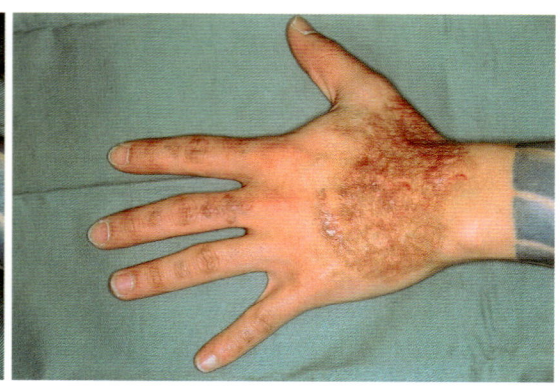

(a) 術　前　　　　　　　　　(b) 術後1年の状態
　　　　　　　　　　　　　　　手背に色素沈着と瘢痕が認められる。

図 22・4　症例3：28歳，男

養軟骨を作製した。鼻のインプラントを抜去し，同時に自家培養耳介軟骨細胞を 3.5ml 移植した。移植された軟骨細胞は生着し，良好な整容的結果が得られた。移植後2年を経過しているが吸収は認められない（図 22・5）。

D 考　察

再生医療は従来の治療方法では治療できない症例や整容的改善が得られない症例に対して行われるのが望ましいと考えられる。21世紀にはより侵襲が少なく，ドナーの犠牲が少ない治療法が求められている。しかし，従来の治療方法より優れた結果が得られないと思われる場合には，この治療の適応とはならないことを十分に留意すべきである。

美容外科領域での培養表皮移植の適応としては瘢痕，刺青などがある。これらの治療は従来，植皮術が行われてきた。しかし植皮術では，色素沈着，辺縁瘢痕，皮膚の色調や質感の違いなどの整容的改善に関して問題がある。また，広範囲の瘢痕や刺青を植皮で置き換えるにはドナーの犠牲が大きく，採取量の限界もある。こうした症例に対しては培養表皮移植はよい適応と考えられる。

培養表皮移植の手技上の問題点としては ① 培養表皮の取り扱いに注意を要する。すなわち培養表皮は基底細胞側を母床に移植しないと生着しないなど種々の手技に習熟を要する，② 感染に弱いため厳重な消毒と予防的な抗生剤投与を必要とする，③ dermabrasion の深さは症例により検討が必要である，という点である。

長所は ① ドナーの犠牲が最小限にとどめられ移植材料が大量に準備できる，② 色素沈着が少ない，③ 辺縁瘢痕を生じない，④ 表皮細胞は凍結保存が可能なので将来，再培養して移植に備えることができる，という点である。

欠点としては ① 培養期間が必要である，② コストがかかるため高価である，③ 整容的な改善度を厳しく評価すると正常皮膚と全く同じ質感は得られていない，などである。現時点では白色瘢痕，顔面瘢痕，広範囲の瘢痕，刺青においてドナーの犠牲を最小限に留めたい場合の治療の一つとして考慮すべきと考えている。

美容外科領域の培養耳介軟骨移植の適応としては隆鼻，おとがい形成などである。現在，これらに多く用いられているシリコンインプラントは繊細な加工と形状形成が容易で，長期的な量的変化がなく，ドナーの犠牲がないことが利点である[19]。しかし，シリコンインプラントは移動，変位，石灰化沈着，step like deformity，炎症による皮膚色の変化，骨吸収などの問題がある。また将来的な露出の可能性もある[20)～23)]。シリコンのトラブルの対処は抜去以外に方法はなく，インプラントを抜去しても形態を維持，改善する方法はこれまでなかった。このような症例に対して培養軟骨移植はよい適応であると考えられる。

培養軟骨移植の手技上の問題点としては，① 移植手技に習熟を要する，② 感染に弱いため厳重な消毒と予防的な抗生剤投与を必要とする，③ 移植後にしっかりした外固定が必要である，という点である。

長所は ① ドナーの犠牲が最小限にとどめられ移植材料が大量に準備できる，② 異物感がない，③ 形状やボリュームが容易に得られる，④ 軟骨細胞は凍結保存が可能なので将来再培養して追加移植に備えることができる，という点である。

欠点としては ① 培養期間が必要である，② コストがかかるため高価である，③ 数mm単位の微調整は難しい，などが挙げられる。今後，長期間の経過観察を行い，移植軟骨の吸収の有無について検討することが必要と考えられる。しかし，多少吸収されても軟骨細胞は凍結保存されているので追加移植が可能である。培養軟骨移植は頭蓋や顔面のaugmentation の新しい治療の一つとして大変有用である。さらに種々の治療への臨床応用が可能であると思われた。

E 今後の展望

再生医療では培養を行うため無菌設備と培養機械，器具などの設備が必要となる。また，培養，細胞工学の技術を習得した技術者を必要とする。このため，特定の施設でしか作製できないのが現状である。しかし，欧米ではすでに企業化が進み，臨床治療に用いられている。培養表皮は主として熱傷や潰瘍の治療に対して数千例，培養関節軟骨移植は1,000例の臨床応用が行われている。本邦においても近い将来，企業化される日も近いものと考える。

228　VI. 新しい展開

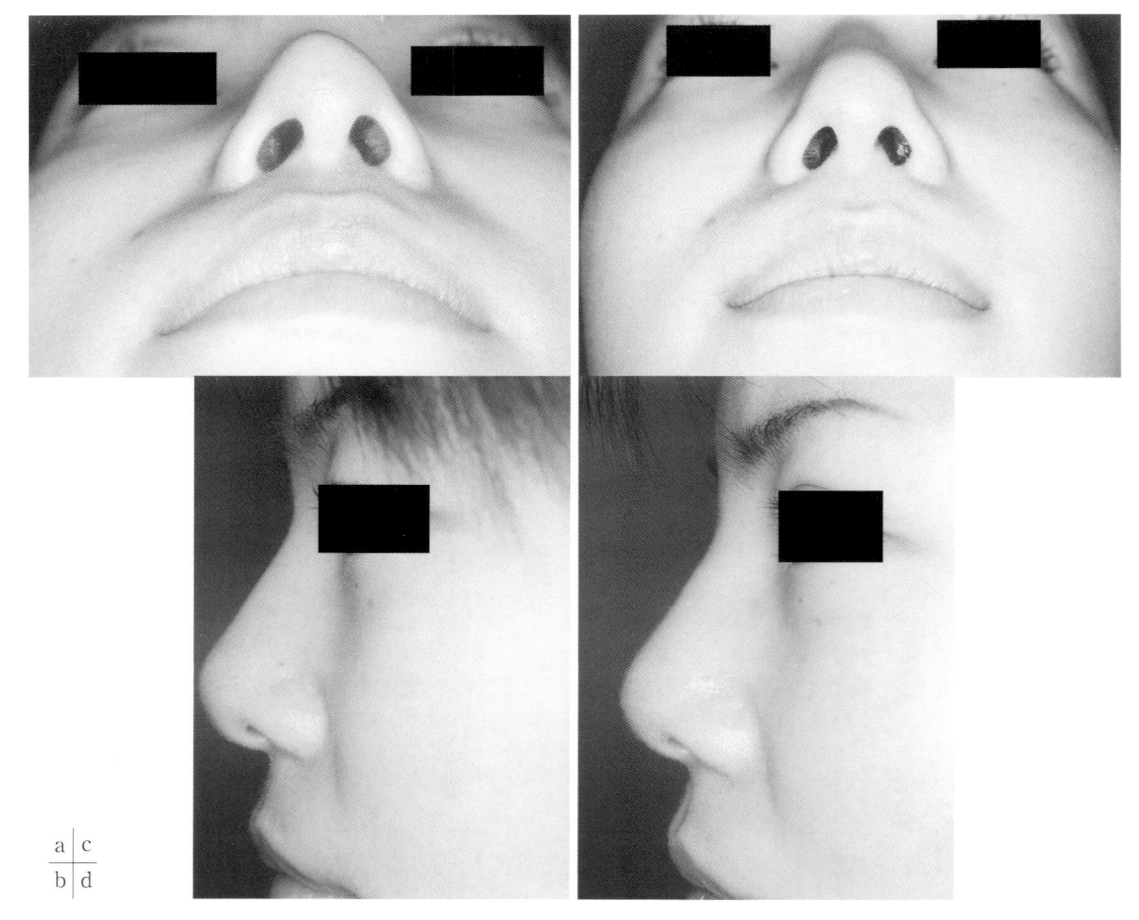

a | c
b | d

(a, b) 術　前
　　挿入されたインプラントが右に変位しており鼻尖が赤い。また，シリコンインプラントの周囲組織の拘縮により鼻尖が上を向いている。
(c, d) 培養軟骨移植後1年6カ月の状態
　　鼻根部から鼻尖まで高さは十分に保たれ，鼻尖の形は自然である。

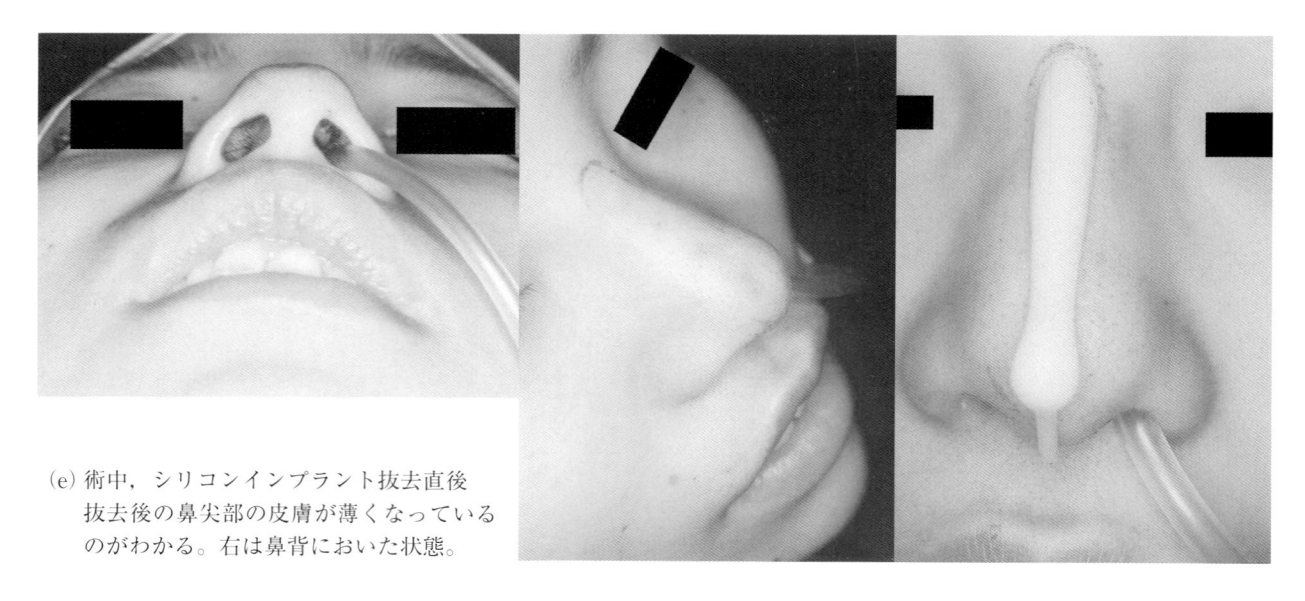

(e) 術中，シリコンインプラント抜去直後
　　抜去後の鼻尖部の皮膚が薄くなっているのがわかる。右は鼻背においた状態。

図22・5　症例4：23歳，女

また，美容外科領域ではBossら[24]はIsoragenについて報告し，臨床に用いている．これはしわの治療に自家培養線維芽細胞を注入移植して，自家コラーゲンを増生させる方法で，従来のコラーゲンやヒアルロン酸などの異物の注入にかわる新しい治療方法として発展してゆく可能性がある．

　近い将来，美容外科において再生医療は細胞組織工学的アプローチが進化するとともに重要な治療方法の一つとなることが十分期待される．（矢永博子）

文　献

1) Reinwald JG, Green H：Serial cultivation of strains of human epidermal keratinocytes；The formation of keratinizing colonies from single cells. Cell 6：331-344, 1975
2) Green H, Kehinde O, Thomas J：Growth of cultured human epidermal cells into multiple epithelia suitable for grafting. Proc Natl Acad Sci USA 76：5665-5668, 1979
3) O'Connor NE, Mulliken JB, Banks-Schlegel S, et al：Grafting of burns with cultured epithelium prepared from autologous epidermal cells. Lancet 1：75-78, 1981
4) Gallico GG III, O'Connor NE, Compton CC, et al：Permanent coverage of large burn wounds with autologous cultured human epithelium. N Engl J Med 311：448-451, 1984
5) Kumagai N, Nishina H, Tanabe H, et al：Clinical application of autologous cultured epithelia for the treatment of burn wounds and burn scars. Plast Reconstr Surg 82：99-108, 1988
6) Yanaga H, Udoh Y, Yamauchi T, et al：Cryopreserved cultured epidermal allografts achieved early closure of wounds and reduced scar formation in deep patil-thickness burn wounds (DDB) and split-thinness skin donor sites of pediatric patients. Burns 27：689-698, 2001
7) 熊谷憲夫，田辺博子：培養表皮移植による皮膚醜形の治療．手術 45：692-698, 1991
8) 熊谷憲夫：培養表皮の移植．創傷の治療　最近の進歩，森口隆彦編，pp137-152，克誠堂出版，東京，1993
9) Matsuzaki K, Kumagai N, Fukushi, et al：Cultured epithelial autografting on meshed skin graft scars；Evaluation of skin elasticity. J Burn Care' Rehabilitation 16：496-502, 1995
10) 矢永博子，田井良明：自家培養表皮移植の臨床応用―瘢痕および移植部の治療―．形成外科 43：541-546, 2000
11) Vacanti CA, Langer R, Schloo B：Synthetic biodegradable polymers seeded with chondrocytes provide a template for new cartilage formation. Plast Reconstr Surg 88：753-759, 1991
12) Cao YL, Vacanti JP, Paige KT, et al：Transplantation of chondrocytes utilizing a polymer-cell construct to produce tissue-engineered cartilage in the shape of a human ear. Plast Reconstr Surg 100：297-302, 1997
13) Ting V, Sims CD, Brecht LE, et al：In vitro prefabrication of human cartilage shapes using fibrin glue and human chondrocytes. Ann Plast Surg 40：41-21, 1998
14) Rodriguez A, Cao YL, Ibarra C, et al：Characteristics of cartilage engineered from human pediatric auricular cartilage. Plast Reconstr Surg 103：1111-1119, 1999
15) van Osch GJ, van der Veen SW, Verwoerd-Verhoef HL：In vitro redifferentiation of culture-expanded rabbit and human auricular chondrocytes for cartilage reconstruction. Plast Reconstr Surg 107：433-440, 2001
16) Brittberg M, Lindahl A, Nilsson A, et al：Treatment of deep cartilage defects in the knee with autologous chondrocyte transplantation. New Engl J Med 331：889-895, 1994
17) Ochi M, Uchio Y, Kawasaki K, et al：Transplantation of cartilage-like tissue made by tissue engineering in the treatment of cartilage defects of the knee. J Bone Joint Surg 84：571-578, 2002
18) Yanaga H, Koga M, Imai K, et al：Clinical application of biotechnically cultured autologous chondrocytes as novel graft material for nasal augmentation. Aesthetic Plast Surg in press, 2004
19) 出口正巳：シリコンインプラントによる鼻形成術とその問題点，美容外科最近の進歩（第1版），大森喜太郎編，pp 77-88，克誠堂出版，東京，2002
20) Matarasso A, Elias AC, Elias RL：Labial incompetence；A marker for progressive bone resorption in silastic chin augmentation. Plast Reconstr Surg 98：1007-1014, 1996
21) Maas CS, Monhian N, Shah SB：Implants in rhinoplasty. Facial Plast Surg 13：279-290, 1997
22) McCurdy Jr JA：The Asian nose：Augmentation rhinoplasty with L-shaped silicone implants. Facial Plast Surg 18：245-252, 2002
23) Zeng Y, Wu W, Yu H, et al：Slicone implants in augmentation rhinoplsty. Aesthetic Plast Surg 26：85-88, 2002
24) Boss WK, Marko O：Isolagen. Tissue augmentation in clinical practice；Procedures and technique. edited by Ina Klen pp335-347, Marcel Dekker, New York, 1998

23 人工生体材料の現状と問題点

SUMMARY

美容外科領域においてはさまざまな人工埋入・注入材料が次々と開発・販売されているが，人工材料は生体にとってあくまでも異物であり，これらの適用には自家組織移植に優る合理的な裏付けがなくてはならない。また人工埋入・注入材料には当然，長期にわたる安全性が求められる。すなわち毒性や発癌性がない，抗原性が低く局所反応が少ない，耐久性，安定性がある，などである。また人工埋入材料については手術室で容易に加工ができ，局所適合のよい材料が望ましい。さらに患者側の条件や手術手技も，治療結果に大きく影響する。

人工材料を用いることにより，移植組織の採取という手術侵襲がないぶん手術時間は短く，患者にとっては採取部位の瘢痕がなくてすみ，術後の疼痛は少なく，多くの場合はダウンタイムが短縮される。医師にとっては比較的簡単な手技で短時間に多くの治療ができるという利点がある反面，十分な知識と技術や経験のない医師でもある程度患者を満足させる手術ができ，安易な治療が行われやすいという見方もある。

人工材料を用いて良好な治療結果を得るためには，材料について十分な知識を得ることが大切で，成分・効能・安定性・使用法・合併症のみならず，法的責任，認可状況や安全情報に通じる必要がある。特に，いざというときに摘出が困難な材料や非吸収性材料の使用に際しては，材料に関しての十分な安全情報が得られるまで慎重でなければならない。加えて，患者および手術手技の慎重な選択と，リスクや代替治療を含めた情報を開示したインフォームドコンセントが必須である。

総論では人工材料の国内外の状況や法的責任，安全性の問題等について述べ，各論では具体的な各種材料について述べる。また，近年流通している軟組織補填注入材料（以下，注入材料）について調査し，表にまとめた。

A 総論

1. 美容外科で用いられる人工材料の国内認可状況

わが国においては，美容目的の人工材料で厚生労働省の医療承認を取得しているものは少なく，実質的な規制もほとんどない。アテロコラーゲン®（(株)高研社製）とZyderm®，Zyplast®（Inamed社製，米国）は承認されているが，その他の注入材料は承認されていない。人工乳房や隆鼻，おとがい形成などに用いられるシリコンプロテーゼにも医療承認を受けているものはない。したがってわが国の臨床データは不十分で，海外の資料をもとに判断せざるを得ない。日本人に最適な材料を安価かつ安定して供給するためには，国内規格に基づく国内生産が望まれるが，これらが正式な医療承認を得るにはレーザーや光治療機器と同様に多くの障害がある。したがって現実は，情報技術の発達とともにさまざまな材料が海外より輸入され使用されている。

2. Off-labelおよび未承認材料の使用

現在，人工埋入・注入材料の使用には次の3つのカテゴリーがある。すなわち，① 政府や公的機関の医療承認を得た材料の適応内使用，② off-label（医療承認材料の適応外）の使用，③ 未承認材料の使用，である[1]。例えばボツリヌストキシンは，米国で眉間のしわ治療に対し2002年にFDA承認を得

たが，その他の部位に対する使用はoff-labelである。また生理食塩水バッグプロテーゼはFDA承認を得ているが，closed capsulotomyやヨード剤によるポケット洗浄，バッグのoverfillやunderfillは製造者およびFDAから認められていない[2]。

②や③はすべて違法というわけではないが，医師は認可状況や添付文書を十分に把握し，緊急情報や近況についても熟知する必要がある。またその事実を患者に説明し，得られる利益とリスク，代替治療について説明し，これらをカルテに記載し同意文書を得る。使用時は，製品のラベルや製造番号を必ずカルテに記録する。緊急性のない美容外科では，医師自身と患者を守るうえでこれらは不可欠の行為である。「説明と同意」文書がないと，万一医療紛争が発生した場合に圧倒的な不利となり，場合によっては民事のみならず刑事や行政責任を問われることにもなりかねない。

3. 輸入材料の品質

医療承認を得ていない人工材料を用いる場合でも，医師は個人輸入によりこれらを使用することができる。ただし医師免許証に基づく裁量権には，常に医師個人の責任が伴うことを忘れてはならない。診断や治療目的に医薬品等を輸入するには，医師は薬事監視専門官に営利転売せず個人の責任で使用することを報告し，審査の後，厚生労働省確認済み輸入報告書（薬監証明）を税関に提出して通関する。現在，わが国にはブローカー経由の流通も多く出回っているが，このような行為は基本的に違法であり，また材料に対する品質保証はなく責任体制も当然とれていないので，個人輸入や正規の代理店を通さないこれらの流通を利用することは厳に慎まなくてはならない。また海外の製造業者は，企業の吸収合併や倒産で入れ替わり連絡が取れないこともあるので注意を要する。

安全性の判断には，生産国，製造元，原材料，製造過程，成分，成分の安定性，流通国での使用状況や長期的な経過についての情報が必要である。審査基準は各国に差があるため，たとえ海外の認可があっても目安にはなるが保証はない。これらの人工材料に関する情報収集は個人では限界があり，学会などによる組織的な活動と啓蒙が必要である。

4. 安全性の評価

一般的に生体材料の安全性評価には，生物学的・力学的試験，生体適合性・品質評価，各国不具合・回収報告などがある。生物学的試験には，マウス感作性・アレルゲン性・抗原性・遺伝毒性・血液適合性の試験や短期筋肉内埋入試験がある。力学的試験には，磨耗・荷重強度・耐久性・金属疲労・腐蝕疲労試験，体液の影響評価がある。材料表面の生体影響，滅菌の影響，金属イオン毒性，いわゆる環境ホルモンであるDEHP（Diethylhexylphthalate）等のフタル酸エステル類の溶出量も評価される[3]。低分子製剤対象の従来の毒性学に比べ，美容外科で使用される人工材料に多い高分子の医療用具の毒性学は未成熟で，細胞接触反応の分析や長期の予測に課題があり，異なる生物試験や市販後調査が必要である。吸収材料では分解生成物が低毒性で完全に体外へ排出されることや，材料の適用期間と分解吸収速度のバランスが重要である。

埋入材料の発癌性

金属では発癌のリスクは低く，因果が証明された20例の報告中，顔面領域は1例である（下顎骨プレートに接する歯肉の癌）[4]。高分子材料も顎顔面や乳房で発癌リスク上昇はないとする大規模コホート研究の報告が複数あり，発癌症例の報告はない。

全身疾患との関連

金属は磨耗によりリンパ系，肝臓，脾臓への蓄積の報告があるが，疾患関連の根拠はない。人工乳房（シリコンジェルバッグプロテーゼ）については，近年の2大コホート研究では膠原病に対するリスクの増大は認めなかった[4]。シリコンジェルの大量注入では，肉芽腫性肝炎や血管内注入による致死性肺水腫などの全身毒性が報告されている[4]。

アレルギー反応

金属では顎顔面でステンレスワイヤーやプレートが原因のIV型アレルギーの報告があるが，チタンは稀である[4]。注入材料では異種コラーゲンに多いが，ヒトコラーゲンやヒアルロン酸では少ない。その他の高分子のアレルギー情報はほとんどなく，事前のテストが望ましい。

局所の合併症

人工材料による局所の不具合症状は，発赤，腫脹，疼痛，凹凸，移動，脱出が多い。病態としては

感染，異物肉芽腫，石灰化，皮膚炎，カプセル拘縮，血行障害，瘢痕が多い。特に人工乳房においては，画像診断の妨害も長期的に問題になる。金属の合併症はおもに感染で，顎顔面2659例のレビューで感染は7%である。固形シリコンの合併症は11%で，うち感染3.8%，露出2.9%，移動4.6%で，部位では耳介の感染が18%，鼻部の露出が22%と高い[4]。おとがいや頬部など皮下組織が厚い部位では好成績で，薄く緊張した部位では菲薄化，穿孔，感染が多い。シリコンジェルの大量注入では，重篤な慢性炎症と広範切除を要した報告が多数ある。

安全情報を開業医や市民が得るには，Webが有用である。日本美容医療協会や米国形成外科学会，FDAの副作用報告プログラム[*1][*2]や後述する欧州の人工乳房情報などが代表的である。

5. 国際規格

人工材料が安全性や品質評価の国際規格を取得しているか否かは，判断材料になる。ISO（国際標準化機構）規格では，ISO9001/9002/9003品質管理システムや，ISO10993生物学的安全性評価，ISO13485医療機器指令が関連する。CEマークはEU法規制の適合表示で，製造者が規定を守り宣言するか，欧州認証機関に確認を委ねる。英国ではシリコンジェルバッグプロテーゼ（以下，シリコンジェルバッグとする）が承認されているが，CEマーク取得がその前提にある。そのほか，医療器具クラス分類，欧州品質システム規格EN46001/46002/46003，医療器具指令 Directive 93/42/EEC，ドイツ TUV 規格，GMP（Good Manufacturing Practice）などがある。日本は平成17年度に薬事法改正予定で，医療材料のクラス分類を行い，低リスク機器の第三者認証制度，高リスク機器の販売許可制度が導入される。組織工学医療用具は細胞組織医療機器に分類され，生物由来の医療機器・薬品は感染例の反省を受け生物由来製品の分類を新設する。

6. 人工乳房の認可・回収と動向

1990年代に英国を除き世界的に使用停止となったシリコンジェルバッグは，危険性の根拠の乏しさが報告され，2004年現在，日本，米国，カナダ，オーストラリア，韓国など一部を除き，多くの先進国で許可されている。ちなみにわが国においては1992年に，それまで医療承認を得ていた（株）高研とDowCorning社（米国）の人工乳房が市場から撤退し（高研は承認の自主撤回，DowCorning社は倒産），医療承認を受けたバッグプロテーゼはなくなった。米国，カナダ，オーストラリア，韓国においても生理食塩水バッグプロテーゼ（以下，生食バッグとする）は認可されており，すべての人工乳房が認可されていないのはおそらく日本ぐらいであろう。多くの国では情報提出を条件に自由市場を認めているが，政府の管理に基づいて販売される国もある。米国では生食バッグは承認済みだが，Inamed社（米国）のシリコンジェルバッグの美容外科におけるFDA承認は2004年に延期が決定し，この先7~8年は見通しがないとされる。この決定に際しては，マンモグラフィーでの癌発見率の低下，不定愁訴の増加，高い再手術率，MRI上の無症状の破裂が問題視された[*3]。Mentor社（米国）は現在，FDA提出用データの作成中である。Inamed社（米国）のコヒーシブインプラント（McGhan BIOCELL™ Style410）は，全米のセンターで現在治験中である。シリコンジェルバッグに関して英国のIndependent review group[*4]や米国のNational Science Panel, Institute of Medicine[*5]などの調査機関の報告があるが，危険性の根拠が乏しいことを述べている[*3][*6][*7]。政府情報のWeb提供に加え，英国ではWebでincident reportの提出が患者からも可能である[*8]。Yaremchukら[5]は米国の教訓として，

[*1] Medwatch Web：www.fda.gov/Medwatch
[*2] The Medical Device Reporting System：www.fda.gov/cdrh/maude.html
[*3] U.S. FDA：Breast Implant Resource Groups. http://www.fda.gov/cdrh/breastimplants/biresourc.html
[*4] Independent review group：www.silicone-review.gov.uk
[*5] Institute of Medicine：www.nap.edu/catalog/9618.html
[*6] Blais P：Breast implant-47 important articles. http://implants.clic.net/tony/Blais/index.html
[*7] U.S. FDA：Draft guidance for industry and FDA staff. Saline, Silicone Gel, and Alternative Breast Implants. http://www.fda.gov/cdrh/ode/guidance/1239.html
[*8] incident report：www.doh.gov.uk/bimplants, www.medical-devices.gov.uk, agmed.sante.gov.fr/htm/10/implant/liste.htm

政府の許認可システムや法整備に臨床医が参加すること，合併症例報告に常に注意すること，因果関係の根拠を早急に検討すること，製造者の宣伝や保証を過信しないようにすること，を述べている。

以下に，最近の販売禁止通達例を述べる。英国で2000年にLipoMatrix社（スイス）の大豆油由来トリグリセライドインプラント（Trilucent™），Poly Implants Prothesis社（フランス）のポリサッカライドハイドロジェルおよびNovaMed社（ドイツ）のPVP（ポリビニルピロリドン）ハイドロジェル（NovaGold™）の販売禁止が通達された。Trilucent™は外殻が脆いうえに内容物分解による浸透圧亢進と血漿流入の結果，破裂や片側肥大が起きた。毒性酸化物の発生，非吸収性泡状物質形成，慢性炎症，外殻の皮膚癒着，内容液2層化の問題も指摘された。フランスにおいても2002年にArion社（フランス）のCMC（カルボキシメチルセルロース）ハイドロジェル，Poly Implants Prothesis社のハイドロジェル，Polytech Silimed社（ドイツ）のシリコンジェル，生食バッグおよびポリウレタンコーティングバッグの販売禁止を通達した。Eurosilicone社（フランス）の一部のバッグは，不具合報告ではないものの，EC（EU）の規格で認めない出荷前の再滅菌を行っていたとの理由で2001年にリコールされた。各国政府は通達理由として，充填材の代謝運命が不明確，ラットでの充填材埋入後の病理学的全身作用，長期毒性データの欠如を挙げた。英国はThe Trilucent Care Centreを設置し，Trilucent™の抜去を薦め，抜去しない場合は妊娠や授乳を避ける指導を行い[*9]，2003年まで診療費用を負担する計画を行った。ベルギーでもTrilucent™の抜去を薦めた。EQUAM（European Committee on Quality Assurance and Medical Devices in Plastic Surgery）は人工乳房の登録制度と市販後調査を国際的に呼びかけている[*10]。注入では，2002年に豊胸術を目的としたヒアルロン酸注入がスウェーデンから世界的に広がったが，長期結果は出ていない。

7. 注入材料の動向

日本では1970年代まで，パラフィン，オルガノーゲン，シリコンジェルなど非吸収性の異物注入が行われ，合併症が多発した。1980年代にはコラーゲンと脂肪注入以外は減少したが，1990年代にはインターネットの普及とともに安全性の確認がない材料を含め多数の注入材料が輸入され始めた。注入材料を含めダウンタイムの少ない非手術的処置は世界的に増加傾向で，専門外医師の参入も増加した。米国では1992〜2002年に脂肪注入が4倍，コラーゲンが2.5倍増加し，BOTOX®が全美容処置数で1位になった[*11]。注入を手術と併用する例も増えている。ちなみに脂肪注入による豊胸術は，石灰沈着を来すとマンモグラフィーで乳癌と鑑別診断が紛らわしいこともあり，米国においては行うべきでないとの批判があり，台湾では禁止されているという。

注入材料の数は，今回調査し得ただけでも多数に及んだ（表。以下，製剤名の後に製造元，製造国表示がないものは表を参照）。これらの多くは安全情報や長期成績が乏しく，認可状況もさまざまで，非吸収性で長期合併症を起こす可能性が指摘されているものもある。調合・注入・保存法，効果の出現，注入回数は個々に異なり，医師に訓練が必要である。米国でも未承認製剤の使用が増加し，ハイドロキシアパタイトやシリコンオイルがoff-labelで使用され，形成外科学会が警告を発している[6]。

B 各 論

1. 金属材料

美容外科で用いられる金属には，チタン，ステンレス，コバルトクロム合金などがある。近年では非磁性体純チタンが頻用され，利点はMR compatibility（撮像に影響せず撮像からの影響も受けない），X線可視性，生体親和性，軽量，感染耐性，耐久性，可塑性，および除去が簡単な点である。骨接合後7カ月の抜釘時に検査した14例の調査[7]では，

[*9] The Trilucent Care Centre：www.trilucentinfo.com
[*10] EQUAM：www.ipraf.org/committees/equam.html
[*11] ASPS：2002 Cosmetic surgery trends.
http://www.plasticsurgery.org/public_education/loader.cfm?url = /Commonspot/security/getfile.cfm&PageID = 6069

全例において削れたチタンの粉末が周囲結合織に浸入し，2例では隣接骨内にも認められた。しかし，その毒性が抜釘のリスクに勝るとするデータは現状ではない。フェイスリフト（Cable suture, Golden lift など）で金属ワイヤーを挿入した例においては，いまだ長期報告がない。

2. 人工骨・骨誘導材料，骨形成蛋白

人工骨・骨誘導材料には，ハイドロキシアパタイト，リン酸三カルシウム（TCP），リン酸カルシウムペースト，およびそれらの複合体などがある。

ハイドロキシアパタイトは通常，ブロックや顆粒として用いられる。骨親和性が高く，骨膜下に埋入され多孔内に組織が入り込み，埋入後は摘出や調整が難しい。美容外科で用いられる注入材としては，ポリサッカライドに溶かしたハイドロキシアパタイト（Radience®）が用いられる[6]。米国のFDAで承認された効能は声帯麻痺や尿失禁だが，off-labelで口唇の augmentation などの報告が増えている。

TCPは骨を形成し徐々に吸収され自家骨に置換される骨誘導材料で，ブロック，円柱，顆粒として用いられるが，ペースト化も研究されている。リン酸カルシウムペーストは可塑性がよく，注入や隙間の充填も可能である。粘調で徐々に硬化するが，温度による硬化速度変化に注意を要し，止血を十分に行うことと，硬化まで形を維持する必要がある。

3. 高分子材料（ポリマー）

高分子は可塑性がよく医療材料全体の1/4を占め，美容外科に用いられる埋入材料でも大部分を占める。これらの製材にはさまざまな成分が含まれ，特に外国製で未承認のものは慎重な検討が必要である。特に材料の吸収性，混入された添加剤・触媒の溶出，残留モノマーの可能性に注意する必要がある。

シリコン化合物

「シリコン」はケイ素（Silicon）を意味する言葉で，単体結晶で半導体に用いられる金属である。美容外科で用いるのはケイ素化合物（Silicone, Polysiloxane）で，本来シリコーンと表記されるが，シリコンと通称されている。シリコンは広く用いられ，1998年の米国調査では顔面の補填埋入材料として，9割の医師が固形シリコンを第1選択とした。製造時の造形が容易で手術室でも加工でき，抜去しやすい。こめかみ，鼻，おとがい，乳房，精巣，殿部，ふくらはぎ用とさまざまな既成品があり，組織拡張器にも用いられている。柔らかいジェルタイプ，シリコン膜から漏れにくいコヒーシブジェル，造形しやすい固形シリコンなど硬度も幅広い。反面，DowCorning社の7,000件の訴訟，2004年からの23億円の賠償のようにトラブルの歴史を持つ。液体シリコンの注入は現在でも報告事例がある。米国では，0.05ml未満ずつ注入すれば合併症が起きないとする microdroplet 法を支持する医師が，網膜剥離の患者に対しFDA承認のある医療用シリコンオイルを美容目的に off-label で使用し，議論になっている[8]。またバッグに充填されたシリコンジェルも，バッグの破損や漏出で注入と同様の合併症を生じる可能性がある。FDAによるシリコンジェル人工乳房の認可延期には，5年間にわたるMRI経過観察中に，無症状の破裂が5％に見られたとする問題の指摘がある。シリコンに対する生体反応は線維性カプセル形成であり，特に人工乳房で問題となる。米国を中心にビタミンEのほか，off-label で Accolate®（AstraZeneca, 米国），Singulair®（Merck, 米国），Papaverine などが拘縮予防に投与されているが，エビデンスや認可がなく，投与に際して肝障害などに対する安全性の証明が必要である。

コラーゲン

医療分野における用途として細胞培地，止血製剤，歯周組織のGTR法（Guided Tissue Regeneration）などに用いられるが，美容外科ではおもに注入材料として用いられる。前述のように，（株）高研のアテロコラーゲン®，Inamed社のZyderm®，Zyplast®はわが国でも医療承認が下りている。歯科用骨補材ではハイドロキシアパタイトと混合した複合材もある。FDA認可のヒト由来製剤には Cosmoderm®，Cymetra®や Demalogen® などがあり，アレルギー反応が少ない。吸収は2～4カ月程度で，用途に合わせて数種類の濃度を持つ製剤が多い。

ヒアルロン酸

N-アセチル-D-グルコサミンとD-グルクロン酸の二糖の直鎖状の多糖類で，皮膚・眼球・関節に多く，基質に保水や弾性を与える。ヒアルロンダーゼによって分解される。製法には鶏冠抽出や細菌発酵合成があり，現在，美容外科で用いられている製剤も，原料は日本製が多いと言われる。人工関節液や

表　流通する注入・埋入材料[20]

主成分　剤名	（添加／由来，製造元，製造国）
ヒアルロン酸	
AcHyal	（明治製菓，日本）
Hyal 2000, Hyruan	（LG Life Science，韓国）
Hyaludern	（LCA pharmaceutical，フランス）
Hyal-System	（MERZ，ドイツ）
Hyalograft 3D, Hyalomatrix, Hyalonect	（Fidia Advanced Biopolymers，イタリア）
Hylaform	（Inamed，米国）
Rofilan hylan gel	（Rofil Medical，オランダ）
Juvèderm	（L.E.A. Derm，フランス）
MacDermol	（Laboratoires ORGEV，フランス）
Macrolane, Perlane, Restylane*	（Q-Med，スウェーデン）
Reviderm Intra, Philoderm	（デキストラン，Rofil Medical，オランダ）
シリコンオイル	
Adatosil	（Escalon，米国）
Biocell Ultravital, Biopolimero	（Belleza Integral，ベネズエラ）
Bioplastique	（ポリビニルピロリドン，Bioplasty/Uroplasty，米国／オランダ）
Dermagen	（不明，メキシコ）
MDX4-4011	（旧 Dow-Corning，米国）
PMS-350	（Vikomed，ドイツ）
Silikon-1000	（Richard-James，米国）
非吸収性ハイドロジェル	
ポリアクリルアミド（モノマー残留有）	
Amazingel, Biocompatible Hydrogel	（富華高分子会社，中国）
Aquamid	（Contura，デンマーク）
Argiform	（Bioform，ロシア）
Bioformacryl	（Polymekon，イタリア）
Evolution	（ProCytech，フランス）
Formacryl	（Bioform，ロシア）
Outline	（ProCytech，フランス）
ポリメチルメタクリレート	
Artecoll	（Rofil Medical，オランダ）
Artefill, Arteplast	（Artes Medical，米国）
Dermadeep, Dermalive	（Dermatech，フランス）
Meta-Crill	（Metacrill，ブラジル）
Metrex, Profill, Rhegecoll	（Kuhra Vital GmbH，スイス）
ポリアルキルアミド	
BioAlcamid	（Polymekon，イタリア）
ポリビニルアルコール	
Bioinblue	（Polymekon，イタリア）
ポリビニルピロリドン	
Fibroquel	（ASPID，メキシコ）
ポリオキシエチレン脂肪酸・エラスチンコポリマー	
Kopolymer 4E	（Kuhra Vital GmbH，スイス）
金属・非金属成分・胚組織	
Hyacell	（Kuhra Vital GmbH，スイス）
不明	
Endoplast	（Filorga，フランス）
コラーゲン	
Autologen#	（自家，Collagen Matrix Tech.，米国）
Biocell collagen II	（BioCell Tech.，米国）
Cosmoderm*, Cosmoplast*	（同種，Inamed，米国）
DermiCol	（Colbar，イスラエル）
Fiberel	（Inamed，米国）
Koken Atelocollagen	（高研，日本）
Resoplast	（Rofil Medical，オランダ）
Zyderm*, Zyplast*	（Inamed，米国）
無細胞真皮分画	
Alloderm, Cymetra*	（同種，LifeCell，米国）
Dermalogen*	（Collagen Matrix Tech.，米国）
Dermaplant	（同種，Collagen Matrix Tech.，米国）
Oasis, Surgis（ES），Surgisis	（ブタ，Cook Biotech，米国）
Permacol	（ブタ，Tissue Science Lab.，米国）

ポリテトラフルオロエチレン
  Advanta ･････････････････････････････ (Atrium, 米国)
  Gore-tex ･････････････････････････････ (Gore ATW, 米国)
  SoftForm, UltraSoft ･･･････････････････ (Tissue Tech., 米国)
ポリ乳酸ハイドロゲル
  New-Fill, Sculptra ････････････････････ (Biotech Industry, ルクセンブルグ)→(Dermik/Aventis, 米国)
ヒプロメロース・ポリ乳酸・ヒアルロン酸
  Hylan Dex, Hylan SeS ･････････････････ (デキストラン粒, MediDerma, フランス)
  Matridex, Matridur ････････････････････ (Aesthetic Visions, ドイツ)
ハイドロキシアパタイトゲル
  Radience (FN) ･･････････････････････ (Bioform, 米国)
ボツリヌス毒素
 A 型
  BTXA ････････････････････････････ (蘭州生物製品研究所, 中国)
  Botox, Vistabel ･･････････････････････ (Allergan, 米国)
  Dysport ･･････････････････････････ (Ipsen, イギリス)
 B 型
  Myobloc, Neurobloc ･････････････････ (Elan, アイルランド)
可塑精製蛋白分画
  CosmetaLife ･･････････････････････････ (GEL-DEL Tech., 米国)
大腿筋膜由来粒子
  Fascian* ･･････････････････････････････ (同種, Fascian Biosystems, 米国)
培養ヒト線維芽細胞
  Isolagen ･････････････････････････････ (自家, Isolagen Tech., 米国)
血漿懸濁液・ビタミンC複合体
  Plasmagel# ･･･････････････････････････ (自家, Fresnius, フランス)
新生児包皮由来角化細胞・素材線維芽細胞を含む2層皮膚代用素材
  Apligraf ･････････････････････････････ (Organogenesis, 米国)
生体触媒 (詳細不明)
  DermaCellagen ･･････････････････････ (GeriGene, 米国)
ヒト胎盤エキス

＊FDA 承認済み # FDA 承認を要さない Tech. = Technologies

人工硝子体として用いられ，美容外科では注入材料として用いられる。アレルギー反応の発生は0.05%未満である。吸収は3〜12カ月程度の製剤が多い。FDA認可製剤ではRestylane®，未承認ではHylaform®，Rofilan®などがある。AcHyal®はスペイン流通のヒアルロン酸だが，製造元は明治製菓で整形外科用のアダント®と同じ内容である。関節内注入用製剤は分子量や濃度が低く吸収が早く，同添付文書には「1カ月に1回の使用を3カ月，以後5カ月ごとの使用を薦める」と記載されている。Macrolane®はスウェーデンで流通する豊胸目的の合成ヒアルロン酸で，2年程度維持されると謳っているが長期成績の報告はない。

ポリ乳酸

加水分解により二酸化炭素と水になるが，最低2〜3年を要する。皮内テストは必要ないとされる。X線透過性の吸収性プレートやスクリューとして用いられるが，美容外科では注入材料としても使用される。ポリ乳酸自体の容積以外に炎症による浮腫やコラーゲンの増量，溶解水の吸収があるため効果判定には1カ月を要し，また数回の治療が必要なため微細な造形は難しいとする意見もある。プレートとスクリュー10例の長期経過では，3年で異物反応が全例に見られ，最大5.7年までポリ乳酸粒子が残存したとの報告がある[7]。吸収性材料とはいえ，組織反応が長期に渡り残存する可能性がある。2004年，HIVによる顔面脂肪萎縮に対するSculptra®(Dermik，米国)のFDA承認が得られたが，シワ治療などの承認はない。

デキストラン

グルコースを唯一の成分として乳酸菌が生産する多糖類で，冷水にもよく溶ける。医療では代用血漿として用いられている。ヒアルロン酸とデキストランビーズの混合製剤にはFDA未承認のReviderm®などがある。真皮に注入し1〜2年で吸収するが，約1カ月間の線維芽細胞の増殖が起こる。

アクリル

可塑性がよく強度があり周囲組織反応が少ないため，人工骨を中心に広く医療に用いられているが，モノマーによる生体毒性や反応熱が問題になる。メチルメタクリレートは整形外科で骨セメント使用時に，血管拡張により術中死亡を含めた重大な循環系合併症を引き起こすことがあるが，顎顔面領域での報告はない。ポリメチルメタクリレートとポリヒドロキシエチルメタクリレートを多孔にした HTR® (Biomet 社製，米国) は硬組織材料として用いられる。美容外科ではハイドロジェル製剤を非吸収性にするためにも用いられ，残留モノマーを含むものが多いと言われる。ポリアミドの代表はナイロンである。再建に用いるナイロンプレートの SupraFOIL® (S Jackson 社製，米国) は脱出率が高いと報告されている。

ポリウレタン

ウレタン結合を有するポリマーの総称で，日常生活に広く使われている。人工心臓，カテーテル等に応用されたが，セグメント化ポリウレタンは生体で加水分解劣化や脂質吸着劣化を起こすため，人工血管や人工弁などの長期埋入製品は開発中である。美容外科ではかつて固形スポンジを人工乳房に利用し失敗したが，近年，ポリウレタンコーティングした人工乳房として再登場した。しかし拘縮，肉芽腫，摘出困難などが報告され，2002 年にフランスで販売禁止が通達された。

ポリプロピレン

比較的硬い材料で透明性が高く，ディスポの注射器等に用いられ，形成外科ではサージカルメッシュや APTOS®，fether lift™ に使われている。

ポリエチレン

骨補填用途に多孔性素材として用いられ，製材としては Medpor® (Porex 社製，米国) などがある。孔に軟部組織や骨が新生し，動揺や脱出は少ないが摘出は難しい。ポリテトラフルオロエチレンは非吸収性の固体で，テフロン人工血管，Gore-Tex® の材料として知られている。生体内材料として 20 年の歴史があり，437 例の追跡調査で感染 0.9%，脱出 0.5% 未満との報告がある[7]。美容外科では Soft-Form® などのチューブ状材料が鼻唇溝や口唇縁に用いられる。炭素繊維や酸化アルミニウムを組み合わせた Proplast® (Vitek 社製，米国) は頬部・おとがい・鼻・眼窩底で一定の成績を得たが，顎関節での炎症が問題視され 1990 年の FDA 警告の後，製造中止になった。

4. ハイドロジェル

ハイドロジェル (hydrophilic gel) は，架橋した親水性高分子を多量の溶媒の水で膨張させた粘弾性体の総称で，ハイドロジェルがすなわち非吸収性というわけではない。ヒアルロン酸やコラーゲンもハイドロジェルに含まれる。紙おむつや化粧品をはじめ，医療では細胞培養基基質，ソフトコンタクトレンズ，眼内レンズ，歯科補綴，創傷被覆材に使われる。親水性高分子には前述のポリアクリルや，ポリビニルアルコール，ポリエチレンオキサイド，ポリビニルピロリドンなどがあり，これらを 40 μm 程度の非吸収性粒子としてハイドロジェルの注入材料とすることが美容外科では多い。ポリアクリルアミドの例は Amazingel®，Aquamid™，Argiform®，DermaLive®，ポリメチルメタクリレートには Artecoll®，Artefill™ などがある。そのほか，ハイドロジェル製材は数多く流通している（表）。デンマークやスウェーデンのグループがその安全性を主張し[9,10]，ヨーロッパやカナダでは承認例が多いが，その是非が議論になっている。米国でも off-label で用いられ，真皮深くに注入するよう注意書きがあるが，修正不能の過矯正や凸凹，異物肉芽腫による発赤や腫脹が発生した報告[11,12]もある。また，砒素その他の重金属を検出した報告[13]もある。中国では近年ポリアクリルアミドジェルの乳房への大量注入による合併症が増え，乳房切除・再建に至る例も増加し[14]，非医師による施術が疑われるものもあるという。ロシアでも同様の問題が増加しており，同国の文献ではポリマーの乳腺・皮下組織への埋入，遠隔部への播種，無菌性炎症・壊死などが指摘されている[15,16]。

異物注入による悲劇の歴史を繰り返さぬよう，慎重な対応が求められている。

5. ボツリヌス毒素

ボツリヌス毒素はボツリヌス菌産生のアセチルコリン遊離阻害性神経毒で，A〜G の 7 型があり A，B，E は食中毒の原因として多い。美容外科では作用の強い A，B 型が用いられる。製造工程でウシおよびヒツジ由来成分を使用する。適応は，筋収縮に

より生じるしわ，腋臭・多汗症，筋肉の過量（咬筋肥大症など）・過緊張，筋肉痛，顔面神経麻痺後の非対称等である。認可は厳しく，BOTOX®の添付文書には赤字で「眼瞼痙攣および片側顔面痙攣および痙性斜頸以外には安全性が確立していないので絶対使用しないこと」と記載されている。美容の承認はFDAも眉間のしわのみだが[*12]需要は高まる一方で，米国での1997〜2002年にかけてのBOTOX®使用は24倍に増加し，2002年には年間112万件の注射で最も多い美容処置になった[17]（ちなみにBOTOX®は2004年現在，わが国においても眉間のしわに対する治験が進行中である）。そのほか，A型では英国のDysport®，中国のBTXA®，B型ではアイルランドのMyobloc®，Neurobloc®などがあるが，力価や持続期間が異なる。不明確な情報ではあるが，BTXA®は溶剤にゼラチンを含むと言われている。ゼラチンは医療ではスポンゼル（山之内），ゼルフォーム（住友製薬）などの止血製剤やマトリックスとして利用されているが，ウシ・ブタ由来の蛋白であり，アナフィラキシーや狂牛病などの感染のリスクがあるため，品質が重要である。

ボツリヌス毒素は全身的には脳神経・脊髄運動麻痺，呼吸麻痺，副交感神経麻痺の作用があり，致死量は0.1〜5.0μg/Kgである。美容での死亡例はないが，複視・眼瞼下垂・瞳孔散大などの眼の症状のほか，口囲や頸部注射後の構語困難・嚥下障害の発生例があり，コリン作動薬やステロイドによる局所治療も報告がある。また痙性斜頸に対する投与で呼吸困難の報告がある。因果関係は不明だが視神経萎縮が生じ視力が低下した報告があり，視力検査が望ましいとされる。妊娠初期にBOTOX® 500単位を投与した妊婦で，胎児死亡の報告がある。動物では耐性形成，保存による安定性変化の問題があるが，ヒトの臨床報告は少ない。薬液の残りは0.5%次亜塩素酸ナトリウム溶液で失活後，密閉可能な袋に廃棄する。

6. フィブリン接着剤

フィブリン接着剤は，組織接着を目的に美容外科でもフェイスリフトなどに利用され出血が1/3に減少した報告もある[18]。国内ではベリプラスト Beriplast®（アベンティスファーマジャパン社製），ボルヒール Bolheal®（帝人社製），FDA認可のティシール Tisseel®（Baxter/日本臓器社製）などがある。原料のヒトフィブリノゲン，トロンビン，ヒト血液凝固第XIII因子は，HBV，HCV，HIV陰性の血漿から製造されるが，潜在的な感染のリスクは完全に否定できない。Baxterは2002年までの800万の使用例で狂牛病，HIV，HBV，HCVの感染例はないとしている。旧ミドリ十字の血液製剤フィブリノゲンによるHCV感染問題では，フィブリン糊を使用された約1万人のHCV感染が推計された。同製剤は美容外科でも使用されたが，厚生労働省は未承認の使用法で60例以上の発症を確認したものの美容外科の発症は確認されていないとしている。

7. 自家組織由来の加工材料

自家加工材料には，多血小板血漿，乏血小板血漿，培養軟骨，培養線維芽細胞(Isolagen)，Autologen®，Plasmagel®などがあり，患者から採取した組織を使って製剤を提供するサービス請負も広がっている。

自家多血小板血漿 Autologous Platelet-Rich Plasma (PRP)は血小板を多量に含む血漿分画で，作用としては骨成長，移植片安定化，創傷治癒促進，止血作用などがある。これは血小板中のPDGF，TGFなどの成長因子の作用と考えられている。単体または自家骨や骨補填材との混合で用い，凝固のため塩化カルシウム溶液またはトロンビン添加溶液を混合して用いる。濃縮は遠心分離がおもで，400mlの血液より70ml程度のPRPを精製する大型のシステムや，5〜6mlの血液より1ml程度の精製が可能な小型ものまである。他の成分は患者に戻すことができ，フィブリンを含む乏血小板血漿 Platelet-Poor Plasmaを得ることもできる。歯科や整形外科で発展したこの方法は，美容外科では止血と創傷治癒促進の目的でフェイスリフト，レーザーリサーフェシング，腹壁形成，乳房形成，脂肪移植等に用いられている[19]。

[*12] U.S. FDA：FDA approves Botox to treat frown lines（FDA Talk Paper T02-20）.
http://www.fda.gov/bbs/topics/ANSWERS/2002/ANS01147.html　　　　　　　　　　（web情報：2004年10月現在）

8. 再生医学とハイブリッド生体材料

美容外科では，患者の組織再生によるaugmentationや若返り，カプセル拘縮などの異物反応の減少を目的とした再生医学的研究が行われている。培養材料，組織再生テンプレート，成長因子デリバリーシステム，自己組織・高分子複合体，有機無機複合体などの転用が研究されている。

まとめ

人工埋入・注入材料は発展途上の分野であり，適切に使用されれば美容外科において大きな効果が期待される。巻頭に述べたように，美容外科に用いられている人工埋入・注入材料は数多くあるが，正式に厚生労働省から医療承認を得ている人工材料はわずかである。しかしながら基本的には医師の裁量権下に，例え未承認材料であってもこれを使用することができる。それだけに，未承認材料を使用する医師はこれらについての十分な知識，特に安全性についての確認を行ったうえで，厳しい倫理観のもとに人工材料の慎重な選択を行う必要がある。また患者および手術手技の慎重な選択と，患者に対し詳細な情報を提供し理解を得ることを基本としたインフォームドコンセントが大切である。未承認材料を医師の裁量権下に使用することができるということは，裏を返せば不具合が生じた場合はその責任は当該医師にあるということを忘れてはならない。

（市川広太，宮坂宗男，谷野隆三郎）

文献

1) Rohrich RJ, Janis JE, Reisman NR：Use of off-label and non-approved drugs and devices in plastic surgery. Plast Reconstr Surg 112：241-243, 2003
2) 蓜島由二，中澤裕之，本郷敏雄ら：プラスチック製医療用具からのフタル酸エステル類の溶出特性とリスク評価．医療材料・医療機器の安全性と生体適合性．I-VIII, 土屋利江編，pp235-249, シーエムシー出版，東京，2003
3) Dowden RV, Reisman NR Gorney M：Going off-label with breast implants. Plast Reconstr Surg 110：323-32, 2002
4) Rubin JP, Yaremchuk MJ：Complications and toxicities of implantable biomaterials used in facial reconstructive and aesthetic surgery. Plast Reconstr Surg 100：1336-1353, 1997
5) Yaremchuk MJ, Rubin JP, Posnick JC：Symposium "Implantable Materials in Facial Aesthetic and Reconstructive Surgery", American Society of Maxillofacial Surgeons, in Montreal, 1995. J Craniofac Surg 7：473-484, 1996
6) Rohrich RJ, Rios JL, Fagien S：Role of new fillers in facial rejuvenation；A cautious outlook. Plast Reconstr Surg112：1899-1902, 2003
7) Goldwyn RM, Rubin JP, Yaremchuk MJ：Biomaterials. The Unfavorable Resurt in Plastic Surgery, pp161-176, LWW, Philadelphia, 2001
8) Rohrich RJ, Potter JK：Liquid Injectable Silicone. Plast Reconstr Surg 113：1239-1241, 2004
9) Breiting V, Aasted A, Jorgensen A, et al：A study on patients treated with polyacrylamide hydrogel injection for facial corrections. Aesthetic Plast Surg 28：45-53, 2004
10) Christensen L, Breiting V, Aasted A, et al；Long-term effects of polyacrylamide hydrogel on human breast tissue. Plast Reconstr Surg 111：1883-1890, 2003
11) Blanchard M：Filler material may cause nodules, lumps in lips. Cosmetic Surgery Times. June15 Issue, 2002
12) Rudolph CM, Soyer HP, Schuller-Petrovic S, et al：Foreign body granulomas due to injectable aesthetic micro implants. Am J Pathol 40：100-102, 1999
13) 佐藤和夫，百束比古，二ツ川章二：PIXE分析によるHydrogel（注入用製剤，豊胸用材料）の検討．日美外会報 25：63-70, 2003
14) Cheng NX, Wang YL, Wang JH, et al；Complications of breast augmentation with injected hydrophilic polyacrylamide gel. Aesthetic Plast Surg 26：375-382, 2002
15) Phenisnov KP, Makin IL, Omelchenko TE, et al；Problems of breast reconstruction following injections of polyacrylamide gel. Ann Plast Reconstr Aesthetic Surg 2：41-51, 2001
16) Milanov NO, Donchenko EV, Fisenko EP；Plastic contour correction with polyacrylamide gels；Myths and reality. Ann Plast Reconstr Aesthetic Surg 4：63-70, 2000
17) Rohrich RJ：The american society of plastic surgeons'procedural statistics. Plast Reconstr Surg 112：1389-1392, 2003
18) Oliver DW, Hamilton SA, Figle AA, et al：A prospective, randomized, Double-blind trial of the use of fibrin sealant for face lifts. Plast Reconstr Surg 108：2101-2105, 2001
19) Man D, Plosker H, Winland-Brown JE：The use of autologous platelet-rich plasma and autologous platelet-poor plasma in cosmetic surgery. Plast Reconstr Surg 107：229-237, 2001
20) Ichikawa K：Soft tissue implantable materials A to Z. Plast Reconstr Surg, in press

24 Filler療法の適応と問題点

SUMMARY

コラーゲン注入材は顔面の多様なしわや陥凹を治療することができる。ウシの皮膚由来のコラーゲン製剤にはZyderm I®, Zyderm II®やZy-plast®（Inamed社製，米国）がある。さらにアテロコラーゲン®（高研社製，日本）の1, 2, 3%がある。これらは1977年から人体（顔面の陥凹やしわ）に応用されてきた。ウシコラーゲンは皮内テストが必要であり，4週間の観察期間に陽性反応を示したものは治療から除外される。この欠点を直したものがヒト由来コラーゲンであり，Cosmoderm I®とCosmoplast®（Inamed社製，米国）がある。

ヒアルロン酸製剤にはRestylane®（Q-med社製，スウェーデン）3種とHylaform®（Genzyme社製，米国）も3種ある。皮内テストは不要であるが，注入後の凹凸や色素沈着が起こることがあり，使用部位は限定される。

ボツリヌス毒素製剤の注入材料としてはBotox®（Allergan社製，アイルランド）とDysport®（Ipsen社製，英国）がある。顔面の表情筋と神経末端の接合部分に作用して，筋肉の収縮を弱くすることにより表情筋によるしわを目立たなくする。他の注入材料との併用で効果がより大きくなる。

ポリ乳酸製剤にはNew-Fill®（Biotech社製，ルクセンブルグ）がある。ポリ乳酸製剤は陥凹に対して有効であるが，注入を数回行う必要があり，また隆起に数週間かかるので，他の注入剤より使用に注意を要する。

はじめに

顔面のしわ（眉間，額，目尻，下瞼，鼻唇溝，口角，口唇，頬などの部位）に対して注入剤を患部に注入することでしわを減少させ，老化に対処している。その注入材料として，ウシの皮膚由来のコラーゲン製剤（Zyderm I®, Zyderm II®, Zyplast®）およびアテロコラーゲン®の1, 2, 3%，ヒト由来コラーゲン（Cosmoderm I®とCosmoplast®），ヒアルロン酸（Restylane®と，Hylaform®），ボツリヌス毒素（Botox®），ポリ乳酸（New-Fill®）などを用いて治療を行っている。

A 概念

1. コラーゲン

皮膚の成分として多量に含まれるタンパク質で，しわや陥凹部分に注入して使用する。ウシ由来とヒト由来のコラーゲンがあるが，ウシ由来のものは事前に皮内テストが必要である。

2. ヒアルロン酸

コラーゲンと同様にしわや陥凹部分に注入して使用する。タンパク質ではないので皮内テストは不要である。

3. ボツリヌス毒素

ボツリヌス菌が産生する菌体外毒素であり，筋肉と神経の接合部分に作用して筋肉の収縮を止めることによりしわに対して作用する。

4. ポリ乳酸

乳酸の重合体で，微粒子が液体に混合された状態で用いる。陥凹部分に注入して隆起させる。

B 術前の評価

35mmカメラで患部を撮影しておく。最近ではデジタルカメラを用いることが多い。術後の効果を確認できるように照明の状態と撮影距離を注入前後で同一にしておく。

C 手技および術後管理

1. コラーゲン

ウシ由来コラーゲンを用いる場合は事前に皮内テストを実施して4週間の観察を行い、アレルギー反応がないか確かめておく（図24・1）。またリドカインの過敏症もないことを問診にて聞いておく。疼痛緩和のためにペンレス®などを注入前に貼っておくとよい。30Gの針でコラーゲン製剤を注入する。真皮浅層に0.003～0.01ml程度ずつ注入する。注入と同時に皮膚が少し白くなり、わずかの隆起が認められる程度がおおよそ適切な量である（図24・2）。使用できるコラーゲンは8種類あるが、皮膚の厚みやかたさに応じて濃度を選択している。注入2週後に注入部位を観察して、注入が不足している部分にはさらに追加注入する。効果が少ない場合は濃度の高いコラーゲンを注入する。効果期間は数カ月程度で長い場合は1年を超えることもあるが、患者本人が気になった時に次回の治療を行う。

2. ヒアルロン酸

コラーゲンと同様にしわや陥凹部分に注入して使用する。タンパク質ではないので皮内テストは不要である。注入手技と術後管理はコラーゲンとほぼ同じであるが、注入直後に盛り上がりを控え、丁度皮膚が平坦になる程度注入するのがよいと思われる（図24・3）。効果持続期間はコラーゲンより若干長く部位にもよるが1年程度が多い。

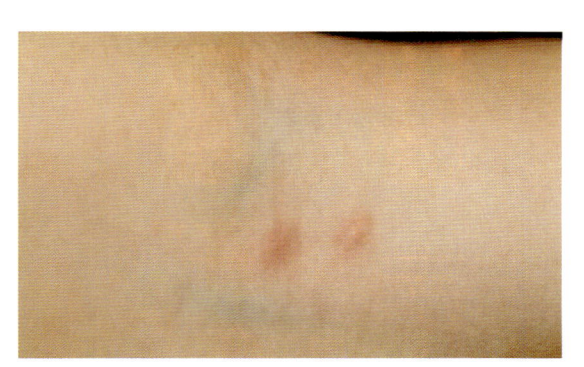

図24・1　ウシコラーゲンに対する皮内反応の陽性例
　アテロコラーゲン®とZyderm®の両方に対して発赤、腫脹を示した。

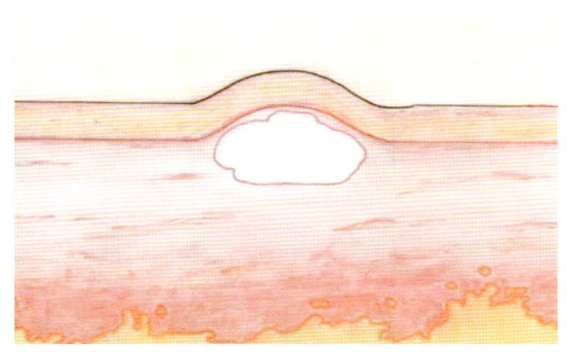

図24・2　真皮浅層にコラーゲンを注入した直後の状態
　白い部分がコラーゲンを示す。やや隆起している程度に注入する。

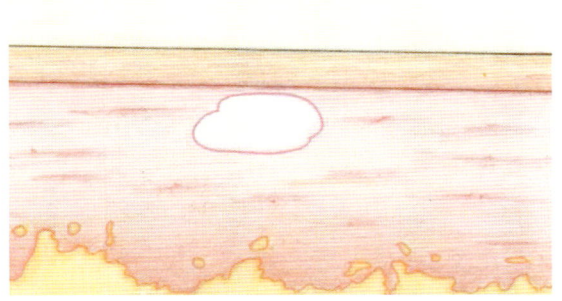

図24・3　真皮浅層にヒアルロン酸を注入した直後の状態
　白い部分がヒアルロン酸を示す。ほとんど隆起しない程度に注入。

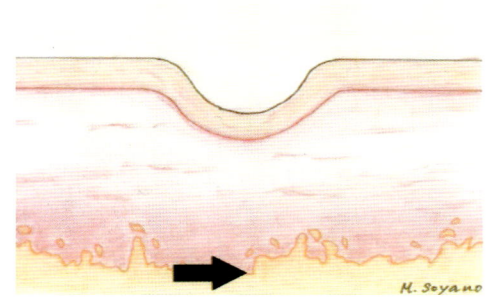

図24・4　皮膚の断面図
　矢印部位（真皮深層から皮下）に対してBotox®やNew-Fill®を注入する。

3. ボツリヌス毒素

ボツリヌス毒素の場合は頻回に使用すると抗体ができて効果がなくなることが知られているので、その使用の既往も問診で聞く必要がある。Botox®がおもな製品であるが、同効薬としてDysport®などもある。1バイアルの単位がそれぞれ異なるがBotox® 100単位がDysport® 500単位に相当するようである。おもに眉間、額、目尻が対象になるが、エラの縮小に用いられることもある。収縮する筋体に注入する。注入の深さは真皮深層から皮下の表情筋部分であるが、咬筋は深い部分に存在し、咬筋の筋体に注射している（図24・4）。1カ所あたり0.1単位（Botox®換算）から1単位を注入する。眉間などは数カ所の注入を要する。3～5日くらいで効果が発現するため1週後に診察して、効果が弱い場合はさらに追加注入を行う。効果持続期間は3カ月から6カ月程度のため、効果が弱くなった時にまた注入を要する。

4. ポリ乳酸

New-Fill® 1バイアルに3～5mlの生理食塩水を入れ固形の製品を水分とよく混合して使用する。注入の深さは皮下（図24・4）で、一様に微粒子が浸透するように注入する。陥凹部分や隆起させたい部分に注入し、数回の注入を要することが多い。希望の隆起に達するのに2週以上かかり、長い場合は1年以上かかることがある。本製品の体内での分解は遅く、効果期間は数年程度ではないかと思われる。

D 症 例

1. コラーゲン

【症例1】42歳，男

額のしわにZyderm® IIを注入した。2週後にはしわが目立たなくなった（図24・5）。

【症例2】39歳，女

下眼瞼陥凹に対し、アテロコラーゲン® 2%を注入した。2週後には陥凹が目立たなくなった（図

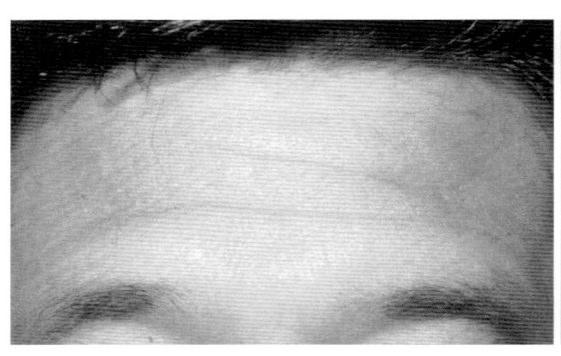

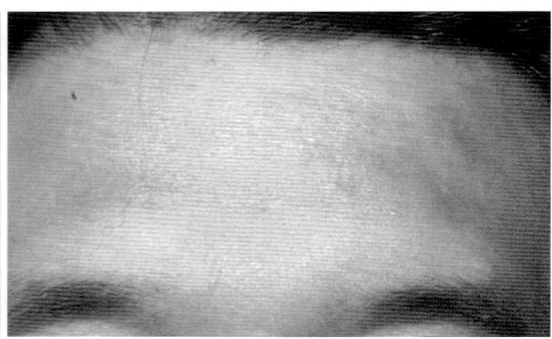

(a) 治療前　　　　　　　　(b) 治療後2週の状態
図24・5　症例1：42歳，男，コラーゲンによる治療

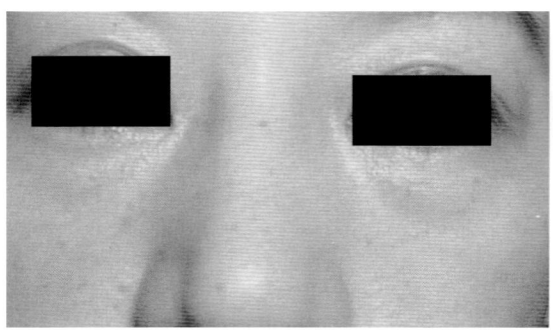

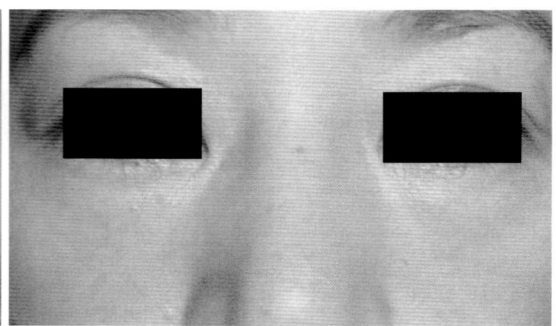

(a) 治療前　　　　　　　　(b) 治療後2週の状態
図24・6　症例2：39歳，女，コラーゲンによる治療

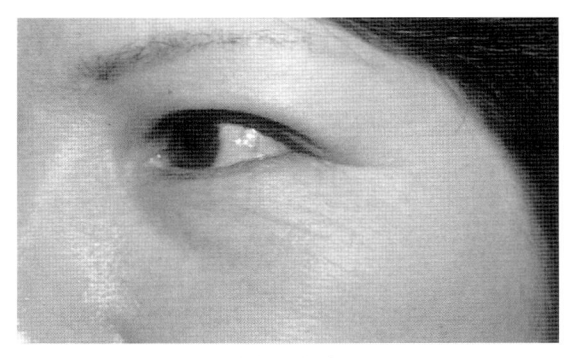

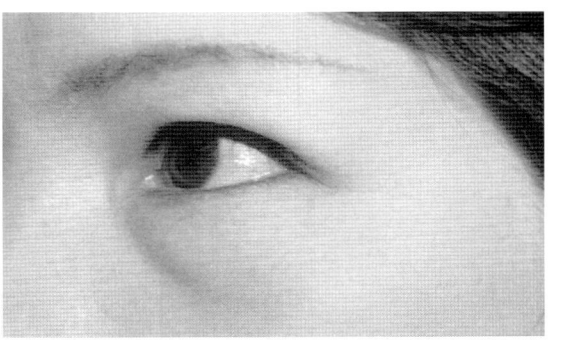

(a) 治療前　　　　　　　　　　　　　　(b) 治療後 2 週の状態

図 24・7　症例 3：40 歳，女，コラーゲンによる治療

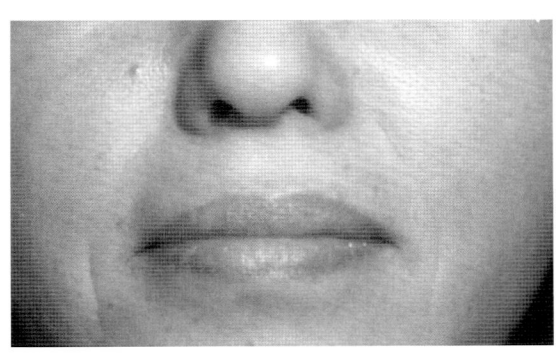

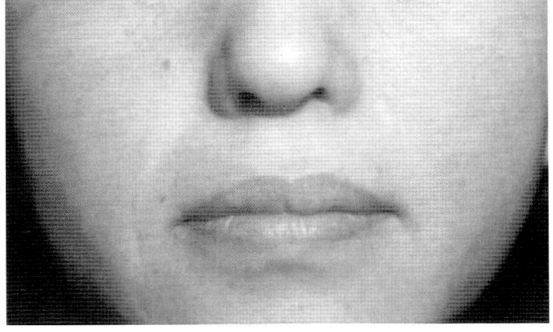

(a) 治療前　　　　　　　　　　　　　　(b) 治療後 2 週の状態

図 24・8　症例 4：50 歳，女，コラーゲンによる治療

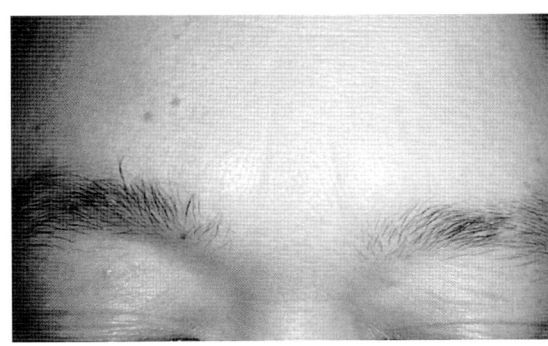

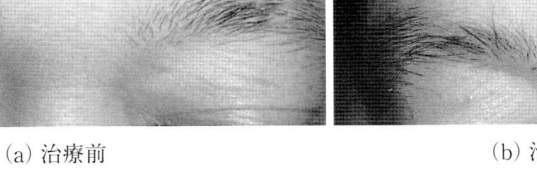

(a) 治療前　　　　　　　　　　　　　　(b) 治療後 10 日の状態

図 24・9　症例 5：45 歳，男，コラーゲンによる治療

24・6)。

【症例 3】40 歳，女

目尻，下眼瞼のしわに対し，Zyderm®Ⅰとアテロコラーゲン®2% を注入した。2 週後にはしわが認められなくなった。(図 24・7)。

【症例 4】50 歳，女

鼻唇溝のしわに対し，Zyderm®を注入した。2 週後にしわは浅くなった（図 24・8）。

【症例 5】45 歳，男

眉間の除皺を希望して来院した。右のしわに Zy-plast®を，左のしわに Cosmoplast®を注入した。左右ともに同程度のしわの軽減を示した。2 カ月以上後にも効果が持続している（図 24・9）。

2. ヒアルロン酸

【症例 6】73 歳，女

額のしわに対し，Hylaform®を注入した。1 カ月後には患部はやや隆起が見えるが，しわは目立たなくなった（図 24・10）。

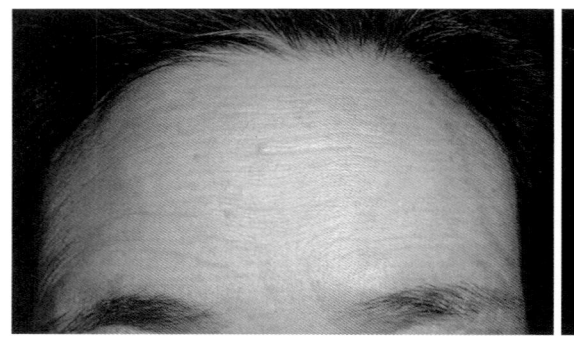

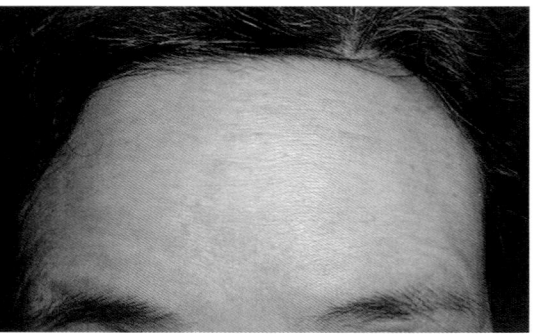

(a) 治療前　　　　　　　　　　　　　(b) 治療後 2 週の状態
図 24・10　症例 6：73 歳，女，ヒアルロン酸による治療

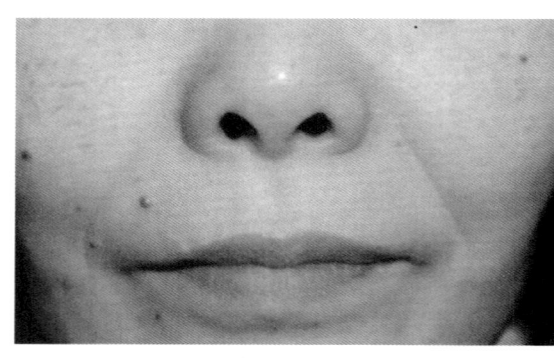

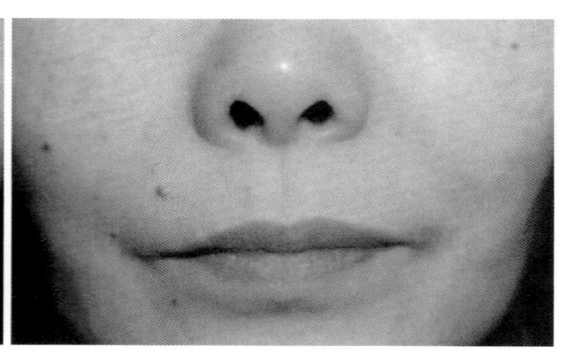

(a) 治療前　　　　　　　　　　　　　(b) 治療後 2 週の状態
図 24・11　症例 7：54 歳，女，ヒアルロン酸による治療

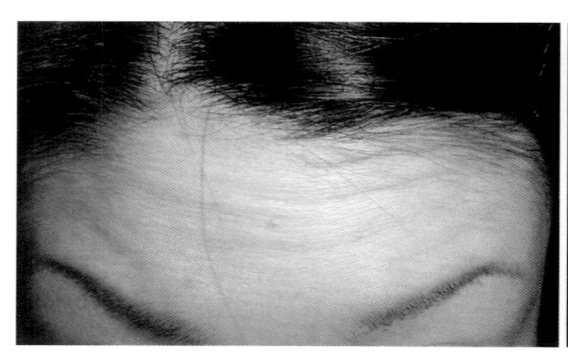

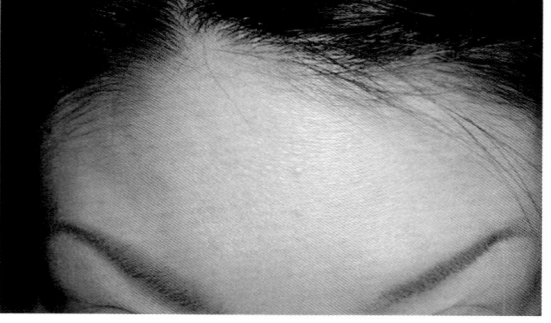

(a) 治療前　　　　　　　　　　　　　(b) 治療後 2 週の状態
図 24・12　症例 8：26 歳，女，ボツリヌス毒素による治療

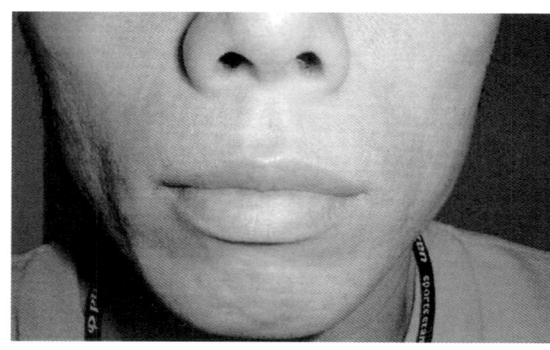

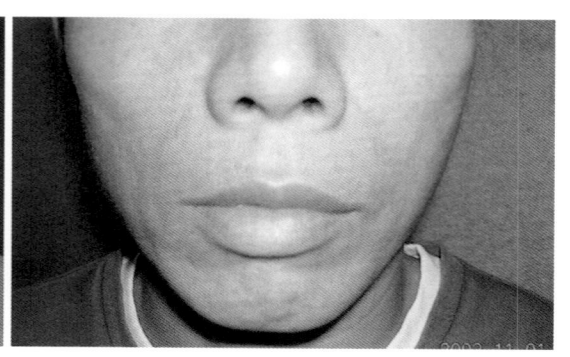

(a) 治療前　　　　　　　　　　　　　(b) 治療後 14 カ月の状態
図 24・13　症例 9：37 歳，男，ボツリヌス毒素による治療

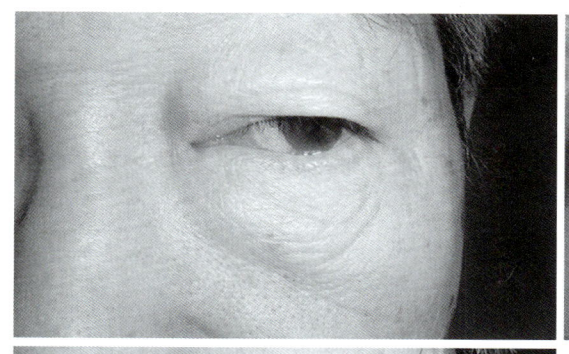

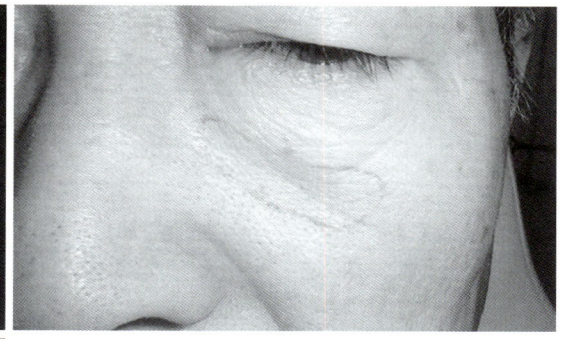

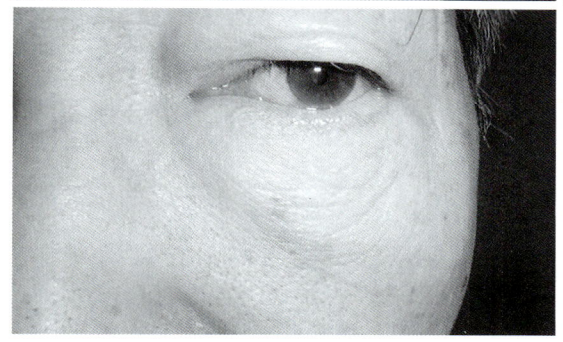

(a) 治療前
(b) マーキング
(c) 治療後13カ月の状態
図 24・14　症例10：70歳，男，ポリ乳酸による治療

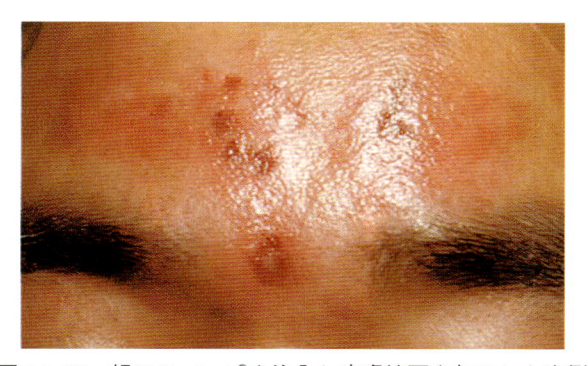

図 24・15　額にZyplast®を注入し皮膚壊死を起こした症例

【症例7】54歳，女
　鼻唇溝のしわに対し，Restylane®を注入した。2週後には深い溝が目立たなくなった（図24・11）。

3. ボツリヌス毒素

【症例8】26歳，女
　上方を見る時の額のしわが目立つのを主訴に来院した。これは，表情皺と呼ばれている。額の真皮深層から皮下にBotox®を注入した。治療後8日には針跡も消失し，上方視しても額にしわは出現しなくなった（図24・12）。

【症例9】37歳，男
　咬筋が太く，正面からみた顔面のエラの部分の突出が気になるとの主訴で来院した。咬筋の筋腹にBotox®を，10単位を数カ所に分けて注入した。1年2カ月の間に2回注入し，3回目の注入直前にはエラの突出は小さくなった（図24・13）。

4. ポリ乳酸

【症例10】70歳，男
　左下瞼の陥凹を主訴に来院した。New-Fill®を4mlの生理食塩水で溶解し，その1mlを陥凹部分に注入した。2週後に1.5mlを追加し，1年後には陥凹が浅くなった（図24・14）。

E　考　察

　顔面の陥凹やしわに対して1977年から人体に応用されてきたウシコラーゲンは，皮内テストが必要ではあったが，顔面の各部位に対して自然で有効な結果をもたらした[1~8]。しかし，副作用として注入部位の壊死（図24・15）や，遅延陽性反応を見ることがあった[9]。遅延陽性反応とは，テストが陰性と判定されても治療部位が注入の数週間後に，皮内テストの陽性反応と類似した発赤や腫脹が出現することである[9]。コラーゲン注入治療にヒトコラーゲン[10]を使用することにより遅延陽性反応を起こす可能性がなくなるだろうと期待している。ヒトコラーゲンには濃度が2種類しかなく従来のウシコラーゲンほどの多くの部位は治療できないが，今後広まってゆく治療材料かと思われる。

ヒアルロン酸[11)〜13)]はヒトコラーゲンと同様に事前に皮内テストが不必要であるが，注入部位は皮膚の厚い部位に限定される。薄い皮膚に注入すると凹凸や色素沈着などが見られ，その副作用が消失するまで1年程度を要することがある。ただしコラーゲンで治療できない深いしわなどには有効であると思われる。

ボツリヌス毒素はおもに顔面の上部の表情しわにとても有効[14)]で，またエラなどの筋肉を縮小する治療を行う場合にも画期的である。手技としては作用部位以外に注入にしないように慎重に行う必要がある。眼瞼下垂などが合併症として報告されている[15)]。また頻回にボツリヌス毒素を注入すると，抗体が産生されて次の治療から効果が見られなくなることも報告されている[16)]。

ポリ乳酸製注入材料は一番最近臨床応用が開始されたため，まだ治療方法の確立はされていないが，フランスではエイズ患者の治療後に起こる脂肪脱落に対して有効な治療法として多く行われている[17)]。ポリ乳酸[18)19)]が皮下に注入されると，本人のコラーゲン産生細胞が刺激されて隆起するという性質を利用していると考えられている。注入間隔は最低でも2週間をあける必要がある。著者の経験症例中には数カ月かかって隆起する例もあった[20)]。薄い皮膚の部分に注入に凹凸をもったしこりができたこともあった。注入回数については経験上，複数回必要だと感じている。

各種注入剤の違いに関わらず起こる副作用として，疼痛，内出血などがある。痛みに対しては前述のペンレス®などの使用が薦められる。内出血に対しては事前に患者に伝える必要がある。コラーゲン製剤のうち架橋コラーゲン製剤（Zyplast®とCosmoplast®）では前述の皮膚壊死を引き起こすことがあるので，慎重に注入する必要がある。

（征矢野進一）

文　献

1) Knapp TP, Kaplan EN, Daniels JR : Injectable collagen for soft tissue augmentation. Plast Reconstr Surg 60 : 398-405, 1977
2) 征矢野進一，福田修：ZCI（コラーゲン注入剤）による皮膚陥凹の治療経験．日美外会報 8：147-154, 1986
3) 平本道昭，一色信彦：顔面の陥凹性瘢痕及びしわに対する Zyderm（ZCI）の臨床的応用 耳鼻臨床, 81：471-477, 1988
4) 本間賢一，大浦武彦，井川浩晴：Zyderm（注入用コラーゲン）の使用経験．西日本皮膚科 49：311-319, 1987
5) 征矢野進一：コラーゲン注入療法の適応と実際．形成外科 43：S213-S218, 2000
6) DeLustro F, Smith ST, Sundsmo J, et al : Reaction to injectabl collagen ; Results in animal models and clinical use. Plast Reconstr Surg 79 : 581-592, 1987
7) Klein AW : Injectable collagen gives good cosmetic results in soft-tissue augmentation. Cosmetic Dermatology 5 : 42-43, 1992
8) 征矢野進一：注入用コラーゲンを用いたしわの治療．日美外報 12：33-41, 1990
9) 征矢野進一：コラーゲン注入において注意すべきいくつかの問題点．形成外科, 35：1487-1494, 1992
10) Langdon RC, Cuono CB, Birchall N, et al : Reconstitution of structure and cell function in human skin grafts derived from cryopreserved allogenic dermis and autologous culture keratinocytes. J Invest Dermatol 91 : 478-485, 1988
11) Duranti F, Salti G, Bovani B, et al : Injectable hyaluronic acid gel for soft tissue augmentation. Dermatol Surg 24 : 1317-1325, 1998
12) 征矢野進一，菅原康志：ヒアルロン酸を用いたしわの治療経験．日美外報 22：1-7, 2000
13) 征矢野進一：しわや陥凹の治療に用いたコラーゲンとヒアルロン酸の差異について．日美外報 23：126-133, 2001
14) Binder WJ, Blitzer A, Brin MF : Treatment of Hyperfunctional Lines of the face with botulinum toxin A. Dermatol Surg 24 : 1198-1205, 1998
15) Greene P, Fahn S, Diamond B : Development of resistance to botulinum toxin type A in Patients with torticollis. Mov Disord 9 : 213-217, 1994
16) 榎堀みき子：ボツリヌス毒素注入療法．皮膚科診療プラクティス，葛西健一郎ほか編, pp 198-206, 文光堂，東京，2004
17) Jopp A : Therapeutic options in facial lipoatrophy caused by haart. Jager H. and HIV infections., v17. 2. Ecomed : 1-6, 2001
18) Nakamura S, Ninomiya S, Takatori Y, et al : Polylactide screws in acetabular osteotomy. Acta Orthop Scand 64 : 301-302, 1993
19) 敷波保夫：生体材料としてのポリ乳酸の特性と応用．リュウマチ科 21：267-278, 1999
20) 征矢野進一：注入用ポリ乳酸（ニューフィル）の使用経験．日美外報 24：15-19, 2002

和文索引

あ
I 型シリコンインプラント　84
アクリル　237
アテロコラーゲン　230
アレルギー性結膜炎　36
アレルギー反応　231
鞍鼻　111
移植軟骨の挿入法　89

い
IC　5
インフォームドコンセント　5
インプラントの露出　83

え
FMR トレーニング　37
L 型インプラント　83

お
大森清一　3
重い瞼　45
オルソパントモグラム　150

か
下顎骨角部突出　135
下顎矢状分割骨切り術　143
下顎枝垂直骨切り術　144
下顎正中骨切り術　144
下顎分節骨切り術　142
下垂乳頭　186
下鼻甲介の処理　118
カプセル拘縮　170
軽い瞼　45
加齢による眼瞼の変化　22
陥没乳頭　186, 191
眼輪筋の役割　18

き
機能的咬合　153
頰骨突出　136
矯正装置　154
挙筋の役割　18
局所の合併症　231
金属材料　233

け
瞼裂横径　20

こ
抗シリコン抗体　168
高分子材料（ポリマー）　234
国際規格　232
骨移植　105, 123
骨切り術　124
骨形成蛋白　234

骨誘導材料　234
コヒーシブジェル・シリコン　171, 182
コラーゲン　234, 240, 241
CL 装用者の術後リスク　36

さ
最終補綴歯科治療　155
再生医療　223
削骨術　124

し
耳介軟骨採取法　88
歯科矯正　149
自家組織由来の加工材料　238
自家軟骨移植　86
脂肪吸引　196
脂肪採取　207
脂肪塞栓　201, 203
脂肪注入　207
脂肪注入法　206
斜鼻　111
斜鼻矯正　111
重瞼術　25
重瞼の消失　42
重瞼幅の狭小化　42
手術沈溺　11
術後矯正　155
術後の重瞼幅　36
術前矯正　152
上顎分節骨切り術　142
上眼瞼の厚さ　36
上眼瞼の解剖　16, 46
上眼瞼の脂肪　16
小乳頭症　186
シリコン　123
シリコンインプラント　77
シリコン化合物　234
シリコンジェルバッグ　232
シリコン樹脂　76
シリコンプロテーゼの露出　97
歯列模型　150
人工骨　234
人工材料　123
人工生体材料　230
身体醜形恐怖症　9

す
頭蓋顔面外科手術　123
スケレトグラム　152

せ
生食インプラント　180
石灰化　80
切開式重瞼術　30
切開法　25
説明と同意　231

全身疾患との関連　231
全切開法　25, 30
前頭筋の役割　17

た
多乳頭症　186

ち
腸骨移植　103
腸骨採取　104

つ
鶴切法　40

て
デキストラン　236

と
頭部 X 線規格写真　149
ドーム状乳頭乳輪　186

な
内視鏡　178
内視鏡下手術　216
軟骨移植　123
軟骨性斜鼻　118

に
二次的鼻修正　96
二重瞼のメカニズム　34
乳頭　186
乳頭・乳輪欠損　186
乳頭の作製法　187
乳房異物　162
乳房増大術　162, 170, 178
乳輪　186
乳輪の作製法　189

は
肺塞栓　201, 202
ハイドロキシアパタイト　123
ハイドロジェル　237
培養表皮　223
抜糸式縫合法　25, 30

ひ
ヒアルロン酸　234, 240, 241
鼻孔変形　82
鼻骨骨切り術　112, 117
肥大乳頭　186, 194
鼻中隔弯曲矯正術　112, 116
鼻中隔弯曲症　111
ヒトアジュバント病　162
ヒト培養耳介軟骨　223
皮膚眼瞼挙筋連結法　26
皮膚挙筋固定法　42

皮膚瞼板連結法　26
皮膚の菲薄化　82
鼻閉　111
眉毛の位置　35
眉毛の挙上癖　36

ふ

フィブリン接着材　238
副乳　186
部分切開法　25, 31
プロステーシス　171

へ

Heringの法則　19

ほ

豊胸術　170
豊胸術筋膜下　171
豊胸術大胸筋下　171
豊胸術乳腺下　171

縫合法　25
ボツリヌス毒素　237, 240, 242
ポリウレタン　237
ポリエチレン　237
ポリ乳酸　236, 240, 242
ポリプロピレン　237
ボリュームへの挑戦　52

ま

埋入材料の発癌性　231
埋没式縫合法　25
埋没法　34

み

三木威勇治　3
ミュラー筋　46

む

無乳頭症　186

も

蒙古襞　35

や

薬監証明　231

ゆ

遊離 DIEA　169

り

隆鼻術　76
　　―耳介軟骨を用いた　94
　　―肋軟骨を用いた　92
隆鼻術用注入物　101

ろ

肋軟骨採取法　88

欧文索引

A
abdominoplasty 220
augmentation 123

B
bimaxillary prognathism 142
bimaxillary protrusion 129, 142
blepharoplasty 45

C
composite lift 法 51
composite rhytidectomy 67
CR 68
criss-cross suction 198

D
dental compensation 152

E
ear-island rhytidectomy 51
endoscopic breast augrentation 178
extended SMAS face lift 68
extended SMAS technique 65

F
face lift 手術 51
facial asymmetry 142
facial bone contouring surgery 122
Filler 療法 240

forehead lift 219
frontal sinus hyperplasia 125

G
genioplasty 131
gummy smile 128

H
Hamra 67
high SMAS flap 65

J
jowl 65

L
lateral SMAS ectomy 65
Le Fort I 型骨切り術 129, 142
lipoinjection 206
liposuction 196
long face 142
long face syndrome 128
low SMAS 65

M
masseteric ligaments 68
mastopexy 171
mini lift 52, 69

O
omega incision 52

open lipectomy 197

P
pneumosinus dilatans 125

R
reduction 124
Rees 53
retaining ligament 58
retaining ligaments 59, 72

S
segmental osteotomy 129
short face syndrome 128
SMAS 法 51, 57
SMAS flap 法 + Malar suspension by cablesuture 65
superficial liposuction 197
superwet 法 197

T
tissue engineering 223
tumescent 法 197

Z
Zyderm® 230
zygomatic ligaments 72
Zyplast® 230

形成外科 ADVANCE シリーズ II-4
美容外科：最近の進歩 〈検印省略〉

1998年10月20日	第1版第1刷発行
2000年 6月19日	〃　　第2刷発行
2002年 5月 1日	〃　　第3刷発行
2005年 1月 5日	第2版第1刷発行

定価（本体 21,000円＋税）

監修者　波利井清紀
編集者　大森喜太郎
発行者　今井　良
発行所　克誠堂出版株式会社
〒113-0033　東京都文京区本郷3-23-5-202
電話(03) 3811-0995　振替00180-0-196804
URL http://www.kokuseido.co.jp

ISBN4-7719-0282-8 C 3047 ￥21000 E　　印刷　明石印刷株式会社
Printed in Japan　© Kitaro Ohmori, 2005

・本書の複製権・翻訳権・上映権・譲渡権・公衆送信権（送信可能化権を含む）は克誠堂出版株式会社が保有します。
・JCLS <(株)日本著作出版権管理システム委託出版物>
本書の無断複写は著作権法上での例外を除き禁じられています。複写される場合は、そのつど事前に(株)日本著作出版権管理システム(電話03-3817-5670, FAX 03-3815-8199)の許諾を得てください。